U0292055

国家科学技术学术著作出版基金资助出版

# 甲状腺疾病的核医学诊断与治疗

Nuclear Medicine Diagnosis and
Treatment of Thyroid Diseases

主　编　余　飞　　林岩松

主　审　马寄晓　　吕中伟

副主编　武志芳　　兰晓莉　　王　峰

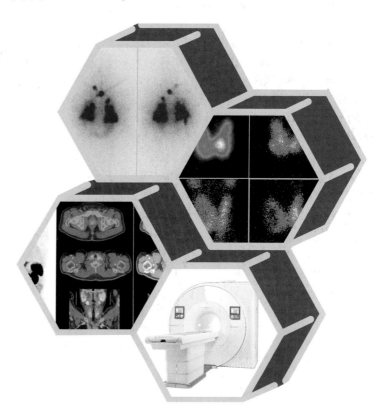

人民卫生出版社
·北京·

**版权所有，侵权必究！**

图书在版编目（CIP）数据

甲状腺疾病的核医学诊断与治疗/余飞，林岩松主编. —北京：人民卫生出版社，2022.9
ISBN 978-7-117-32658-2

Ⅰ.①甲… Ⅱ.①余…②林… Ⅲ.①甲状腺疾病-核医学-诊疗 Ⅳ.①R816.6

中国版本图书馆 CIP 数据核字(2021)第 266935 号

| | | |
|---|---|---|
| 人卫智网 | www.ipmph.com | 医学教育、学术、考试、健康，购书智慧智能综合服务平台 |
| 人卫官网 | www.pmph.com | 人卫官方资讯发布平台 |

**甲状腺疾病的核医学诊断与治疗**
Jiazhuangxian Jibing de Heyixue Zhenduan yu Zhiliao

主　　编：余　飞　林岩松
出版发行：人民卫生出版社(中继线 010-59780011)
地　　址：北京市朝阳区潘家园南里 19 号
邮　　编：100021
E - mail：pmph @ pmph. com
购书热线：010-59787592　010-59787584　010-65264830
印　　刷：北京盛通印刷股份有限公司
经　　销：新华书店
开　　本：889×1194　1/16　印张：24
字　　数：760 千字
版　　次：2022 年 9 月第 1 版
印　　次：2022 年 10 月第 1 次印刷
标准书号：ISBN 978-7-117-32658-2
定　　价：169.00 元

打击盗版举报电话：010-59787491　E-mail：WQ @ pmph. com
质量问题联系电话：010-59787234　E-mail：zhiliang @ pmph. com
数字融合服务电话：4001118166　E-mail：zengzhi @ pmph. com

## 编　　委（以姓氏笔画为序）

王　峰（南京医科大学附属南京医院）

王雪鹃（北京大学肿瘤医院）

尹雅芙（上海交通大学医学院附属新华医院）

田　蓉（四川大学华西医院）

兰晓莉（华中科技大学同济医学院附属协和医院）

邢　岩（上海交通大学附属第一人民医院）

朱小华（华中科技大学同济医学院附属同济医院）

安少辉（上海联影医疗科技股份有限公司）

许杰华（珠海市人民医院）

杜　进（中国同辐股份有限公司）

余　飞（同济大学附属第十人民医院）

宋少莉（复旦大学附属肿瘤医院）

陈立波（上海交通大学附属第六人民医院）

陈志军（江西省肿瘤医院）

武志芳（山西医科大学第一医院）

林岩松（北京协和医院）

孟召伟（天津医科大学总医院）

涂　彧（苏州大学医学部放射医学与防护学院）

蔡海东（同济大学附属第十人民医院）

管　樑（上海交通大学医学院附属瑞金医院）

## 编　　者（以姓氏笔画为序）

王　宁（原子高科股份有限公司）

付　浩（上海交通大学附属第六人民医院）

付　博（原子高科股份有限公司）

吕　园（南京医科大学附属南京医院）

刘　斌（四川大学华西医院）

刘延晴（北京协和医院）

刘杰瑞（北京协和医院）

汤　明（华中科技大学同济医学院附属同济医院）

李盼丽（复旦大学附属肿瘤医院）

李洪玉（中国同辐股份有限公司）

杨梦蝶（同济大学附属第十人民医院）

张　倩（同济大学附属第十人民医院）

张晓懿（常熟市第二人民医院）

胡胜清（华中科技大学同济医学院附属协和医院）

俞　杨（南京医科大学附属南京医院）

袁婷婷（北京大学肿瘤医院）

唐　波（山东省疾病预防控制中心）

黄文山（珠海市人民医院）

萨　日（上海交通大学附属第六人民医院）

粟　宇（江西省肿瘤医院）

程　林（上海交通大学附属第六人民医院）

## 编写秘书

秦珊珊　杨梦蝶　张佳佳

# 主编简介

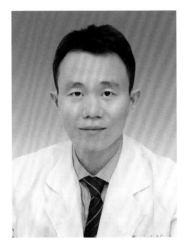

余 飞

医学博士,主任医师,教授。同济大学医学院核医学研究所所长,同济大学附属第十人民医院党委副书记,上海市甲状腺疾病研究中心博士生导师、博士后指导教师。

国家重点研发计划课题组组长、国家自然科学基金评审专家、教育部科技评审专家,《中华核医学与分子影像杂志》编辑分部(上海)副主任。历任中国核学会核医学继续教育委员会副主任委员、中国医师协会核医学医师分会青年委员会副主任委员、中华医学会核医学分会继续教育学组副组长、中华医学会教育技术分会全国委员、上海市核学会核医学与分子影像专业委员会副主任委员、上海市医学会教育技术专科分会副主任委员。主持国家自然科学基金项目、国家科学技术学术著作出版基金项目、中央高校学科交叉课题、上海市级医院临床创新三年行动计划重大临床研究项目、上海市人民政府决策咨询重点课题等。入选上海市人才发展基金计划、上海市中医药高层次人才引领计划;获华夏医学科技奖、中国医院协会医院科技创新奖、上海市科技进步奖、上海医学科技奖等;开展甲状腺疾病演进分子机制及电离辐射重塑免疫微环境机制研究,主编/副主编著作4部。

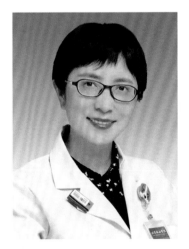

林岩松

医学博士,主任医师,教授。北京协和医院核医学科副主任,北京协和医学院博士生导师,卫生部优秀青年科技人才。

倡导基于$^{131}$I治疗前后规范化评估的分化型甲状腺癌碘治疗决策理念,主导中国临床肿瘤学会(CSCO)复发转移性分化型甲状腺癌诊治指南中英文版撰写发布,执笔并修订多项中华医学会、中国医师协会等甲状腺疾病诊治指南。侧重分子特征与甲状腺癌的临床及预后关系探索,率先采用多种分子核医学手段探测碘难治性甲状腺癌,主导阿帕替尼、多纳非尼治疗碘难治性甲状腺癌疗效的三期全国多中心临床研究,为我国自主知识产权新药在碘难治性甲状腺癌领域应用提供循证医学证据。主持国家自然科学基金和科技部国际合作项目。甲状腺疾病领域发表相关文章100余篇,其中SCI文章30余篇;以第一完成人获中华医学科技奖及华夏医学科技奖,获中华医学会核医学分会突出贡献奖、第三届国之名医优秀风范奖。

# 序言（一）

核医学在中国的发展已有近 70 年历史，SPECT（SPECT/CT）和 PET（PET/CT、PET/MR）等大型核医学影像设备的应用为临床诊疗开拓了医学影像领域。

核医学的广泛应用，需要其诊疗质量作为保证。随着核医学人才队伍逐渐壮大以及信息时代的来临，怎样将新的医学进展运用到核医学诊疗工作中，以保证诊疗质量为大家所关注。

余飞教授和林岩松教授正是本着解决此问题的初衷，邀请了国内最一线的核医学临床医务工作者、工程技术学者以及物理学、放射性药物等领域的工作者及科技管理者，共同编写了这本《甲状腺疾病的核医学诊断与治疗》。

该书主要内容围绕甲状腺疾病的核医学诊疗展开，共 3 篇 22 章。第一篇为总论，主要介绍甲状腺基础、核物理与辐射防护、核医学仪器、诊疗用放射性药物、体外放射分析技术、显像方法等相关知识。第二篇和第三篇分别介绍甲状腺疾病的核医学诊断和治疗，内容包括甲状腺常见疾病及诸多罕见病例的规范诊疗以及诊疗中的特殊情况和前沿进展。

该书内容翔实，涵盖了基本原理、技术要求、诊疗要点、科研问题等，涉及范围广、介绍全面，并配有相当数量的插图和表格，汇集了国内一线核医学工作者的宝贵经验，来之不易，相信会有利于读者学习和了解国内外本领域的动态及发展前景。

经过逐章审阅，我深信，该书作为核医学、甲状腺疾病相关专著中新的一员，能够成为医务人员临床实践中真正的"良师益友"，并在"健康中国"建设中作出出色贡献。

马寄晓
2021 年 12 月

# 序言（二）

1990 年，由周前、林祥通教授主编的《甲状腺核医学》问世，该书对核医学技术在甲状腺疾病方面的应用推广起到了一定作用。在之后的 30 多年中，核医学技术日新月异、突飞猛进，放射性核素诊疗药物也同样层出不穷、涤故更新，核医学在甲状腺疾病诊治方面的研究与临床应用成果倍增。在这样的背景下，余飞教授和林岩松教授主编的《甲状腺疾病的核医学诊断与治疗》一书令人期待。该书的编写工作得到了国内众多专家的鼎力支持，参与编写者中不乏我国核医学领域的权威专家，他们均在核医学领域深耕多年，亦有不少编者参与了国际、国内权威指南的制定工作。

该书针对甲状腺疾病的核医学诊断和治疗进行了较为完整而详细的总结介绍。全书共分三篇。第一篇总论从甲状腺疾病和核医学技术基础讲起，涉及核技术的物理基础、核医学仪器、放射性核素药物、体外分析技术、显像方法等，有基础内容，亦有前沿进展，令读者鉴往知来、温故知新。第二篇重点介绍 9 种甲状腺（甲状旁腺）常见疾病，以核医学角度分析甲状腺疾病的进展、预后，其中每一章均有来自全国三甲医院核医学科临床经典病例、非典型病例的核医学影像，资料珍贵，病例翔实，为临床医师提供了宝贵的学习资料。第三篇侧重介绍了核医学在 7 种甲状腺疾病中的治疗应用，融入了综合诊疗、个体化诊疗、放射性核素治疗失败或不敏感时的治疗措施，以及甲状腺疾病放射性核素治疗的特殊情况和最新进展等内容。

该书具有较高学术水准，实用性较强，并且注重培养医师运用核医学知识解决临床实际问题的能力。编委包括国内一流院校、附属医院的多位知名专家、行业领军人物，著作整体写作层次强、立意高。该书的成功出版势必会进一步推动我国核医学在甲状腺疾病诊疗领域的更广泛应用，从而进一步推动多学科协同诊疗、促进甲状腺疾病医学共同繁荣进步，为我国培养医学人才作出贡献。

黄　钢
2021 年 12 月

# 前　　言

甲状腺作为人类最大的内分泌腺体,对人体各器官系统活动的协调一致、机体内环境稳态的维持极其重要。当前,中国甲状腺疾病的检出率呈逐年增高趋势。并且,甲状腺疾病的诊断结果分析难度大,治疗随访方案错综复杂。核技术在医学领域的应用蓬勃发展,是当前我国医学现代化的重要标志之一,由此衍生的核医学新型设备、新特药物、创新诊疗方式可有效提升甲状腺疾病诊疗效果,改善患者预后,提高生活质量,降低疾病经济负担。但由于大众对于"核"的认识偏差以及现有核技术相关医疗资源的配置相对不足,核技术在甲状腺疾病诊疗中的价值还未得到充分应用,目前较少有学术专著系统全面地阐述核技术在甲状腺疾病诊疗中的应用。

2020年1月,我和北京协和医院林岩松教授共同发起,邀请我国核技术和医学相关领域内具有较高知名度和临床实践经验的专家学者(其中包括国内核技术相关企业、医学影像设备制造企业的高级研发人员),聚焦我国甲状腺疾病的诊疗热点和难点问题,从基本原理、核心理论、技术操作、质量控制、诊断思路、治疗分析、应用拓展等方面开展编写工作。本书注重加强医师综合能力的提升,注重培养医师运用核医学知识解决临床实际问题的能力,编写内容涵盖综合诊疗、个体化诊疗、放射性核素治疗耐受或不敏感时的治疗措施以及甲状腺疾病放射性核素治疗的特殊情况和最新进展等内容,突出放射性核素的示踪性、靶向性、无创性,契合现代医学所倡导的综合诊疗理念。

本书对标国际一流水准的高质量学术专著,将近年来甲状腺疾病相关研究进展进行深度整合,旨在运用最佳证据指导临床实践最优化,为我国临床医师提供高依从性、高适宜度、高循证依据的甲状腺疾病诊疗与随访方案,以期培养更多高水平医学生、临床医师、科研人员,为丰富我国核医学诊疗手段、提升核技术在医疗领域的应用提供学术智库,为中国甲状腺疾病诊治储备人才智库。

中国核医学领域著名学者前辈马寄晓教授,岁至期颐,夫子之墙数仞,仍竭虑躬亲批阅本书全稿;我的导师、同济大学附属第十人民医院副院长吕中伟教授,工作繁重,亦殚精伏案为本书审阅;还有诸多国内外专家、各界朋友对本书给予关注与支持,在此一并表示感谢。本书的出版获国家科学技术学术著作出版基金、国家自然科学基金(82071956)、上海申康医院发展中心促进市级医院临床技能与临床创新三年行动计划(SHDC2020CR4065)、中央高校基本科研业务费学科交叉项目(22120180533)、同济大学研究生教材建设项目(2020JC26)、同济大学研究生教育研究与改革线上精品课程建设项目(KCJP2115)资助。

由于编写时间紧张及编写队伍水平有限,加之临床诊疗技术发展日新月异,本书难免存在疏漏之处,诚恳希望读者提出宝贵的批评和修改意见。

上海市甲状腺疾病研究中心
同济大学医学院核医学研究所
同济大学附属第十人民医院
上海市公共卫生三年行动计划重点学科(核医学)

余　飞
2021年12月

# 目　录

## 第一篇　总　论

## 第二篇 甲状腺疾病的核医学诊断

## 第三篇　甲状腺疾病的核医学治疗

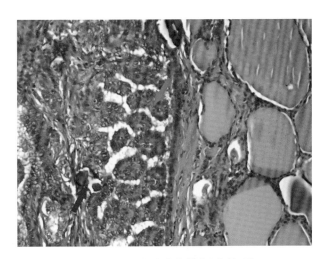

**图 1-1-6　甲状腺乳头状癌（电镜观）**

癌细胞呈乳头状，乳头中心见纤维血管间质，部分间质内见砂粒体。

➡：砂粒体；⇨：肿瘤细胞呈乳头状。

## （三）滤泡旁细胞

除甲状腺滤泡上皮细胞外，甲状腺还含有另一种内分泌细胞，即滤泡旁细胞（parafollicular cell）。滤泡旁细胞常成群分布，位于甲状腺滤泡之间和滤泡上皮细胞之间。细胞较大，HE 染色切片中胞质着色较淡，也称为明亮细胞（clear cell），简称 C 细胞。滤泡旁细胞富含分泌颗粒，于镀银染色切片可见其胞质内有黑色的嗜银分泌颗粒，因此又称为基底部含颗粒细胞。

电镜下，滤泡上皮内的滤泡旁细胞一般为卵圆形，其长轴与基底膜平行。有一层薄的滤泡上皮细胞胞质将滤泡旁细胞和滤泡腔内胶质隔开，使滤泡旁细胞不与滤泡腔相接。滤泡旁细胞内有许多被薄膜包绕的致密分泌颗粒，以胞吐方式释放分泌颗粒内的降钙素（calcitonin，CT）。降钙素能促进成骨细胞活动，使骨盐沉着于类骨质，并抑制胃肠道和肾小管吸收 $Ca^{2+}$，使血钙浓度降低；注射钙剂使血钙升高时，分泌颗粒即明显减少。

滤泡旁细胞属于产生多肽激素的胺前体摄取与脱羧（amine precursor uptake and decarboxylation，APUD）细胞系统。此类细胞都起源于神经嵴，有一些共同的组织化学特征，可摄取具生物活性胺类的前体物质[如 3,4-二羟基苯丙氨酸（多巴）、5-羟色胺酸]，并能在细胞内将前体物质进行脱羧，形成胺类。甲状腺髓样癌发生于滤泡旁细胞，可分泌降钙素。电镜下（图 1-1-7）可见细胞排列呈巢状或束状，无乳头或滤泡结构，其间质内有淀粉样沉着，呈未分化状，恶性程度中等，可有颈淋巴结转移和血运转移。髓样癌除有颈部肿块外，由于肿瘤产生 5-羟色胺和降钙素，患者可出现腹泻、心悸、面色潮红和血钙降低等症状。对合并家族史者，应注意多发性内分泌肿

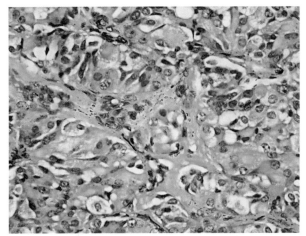

**图 1-1-7　甲状腺髓样癌（镜下观）**

瘤细胞呈实体片巢状、梭形、多角形。

瘤综合征 Ⅱ 型（multiple endocrine neoplasia type Ⅱ，MEN-Ⅱ）的可能。

APUD 细胞系除滤泡旁细胞外，还包括胰岛的 A 细胞和 B 细胞、腺垂体分泌促肾上腺皮质激素的细胞、垂体中叶分泌促黑素细胞激素的细胞、胃分泌促胃液素的细胞等。

## 二、甲状腺的胚胎学

甲状腺起源于内胚层，是胚胎发育中最早出现的内分泌腺，甲状腺由甲状腺滤泡和 C 细胞组成。滤泡细胞起源于内胚层的甲状腺原基。人胚第 3 周时，胚胎形成纵行管道（即原肠），又分前肠、中肠、后肠。前肠继续分化成咽至十二指肠胆总管开口以上的消化管，颌下腺、舌下腺、肝、胆道、胰腺，喉以下的呼吸道，以及胸腺、甲状腺、甲状旁腺等。甲状腺起源于联合突和奇结节之间的内胚层组织增生。人胚第 3 周，相当于大鼠胚胎期第 8~8.5 天。从大鼠模型研究得知，原始肠管在各种信号分子（称为转录因子）的作用下，最终分化产生各器官的原基，包括甲状腺原基。胚胎期第 12~12.5 天，甲状腺芽继续向下迁移、膨大，甲状腺滤泡细胞开始定向、分化、成熟。目前研究发现，滤泡细胞是由前肠分化而来的，故内胚层前肠细胞被认为是滤泡细胞的前体。大约在人类胚胎期第 10 周，滤泡前体细胞完成了分化，成为有功能的成熟细

胞;大约在人类胚胎第 10~11 周,甲状腺器官完成最后的滤泡增殖、膨胀,形成成熟的甲状腺。

　　如果胚胎期发育不正常,可引起甲状腺位置异常,即甲状腺出现于颈前部以外的地方,称为异位甲状腺(ectopic thyroid)。如果甲状腺部分或全部未下降而停留在舌咽部,即形成舌甲状腺(lingual thyroid)。舌甲状腺为最常见的异位甲状腺,约占异位甲状腺的 90%。如果甲状腺位于胸骨后,则称为胸骨后甲状腺(retrosternal thyroid)。在正常甲状腺部位有甲状腺,同时存在异位甲状腺,此异位甲状腺称为副甲状腺(accessory thyroid)。如果正常甲状腺部位无甲状腺,则异位的甲状腺称为迷走甲状腺。人类的迷走甲状腺可上起舌部,下达横膈。关于甲状腺发育的分子机制研究近年进展迅速。目前虽不清楚甲状腺原基的形成机制,但对原基形成后的发育机制已有所了解。

　　先天性甲状腺功能减退(简称甲减)是由不同原因引起的胚胎期甲状腺发育和功能异常,造成甲状腺激素分泌不足的一组综合症状。甲状腺形态和功能的发育是在各种基因或转录因子参与下完成的。下面介绍相关的几个重要基因。

　　**1. 叉头框(forkhead box,FOX)**　又称甲状腺转录因子 2(thyroid transcription factor 2,TTF2),是一类从酵母到人类都广泛存在的转录因子,其功能对胚胎正常发育至关重要。*FOX* 基因家族中的 *FOXE1* 基因在大鼠胚胎广泛表达,在甲状腺原基、原咽内胚层外层,咽弓和拉特克囊、甲状腺滤泡、舌、会厌、上颚、食管、鼻后腔,毛发等处广泛表达。*FOXE1* 在甲状腺腺芽被成对盒基因 8(pair box gene 8,*Pax8*)轻微调节,通过 Forkhead 区域识别并结合脱氧核糖核酸(deoxyribonucleic acid,DNA),且能识别和结合于甲状腺球蛋白(Tg)、甲状腺过氧化物酶(thyroid peroxidase,TPO)启动子 DNA 序列的甲状腺特异性核蛋白,进而调节转录活性。*TTF2* 基因缺陷表现为先天性甲减伴腭裂,表明在人类甲状腺发育过程中 *TTF2* 基因也十分重要。在大鼠胚胎期 11~11.5d,正常的甲状腺基与主动脉弓相靠近。此时 *FOXE1* 缺失会导致甲状腺迁移障碍,甲状腺靠近咽部,以一团细胞形式出现,到胚胎 15.5d 变得更明显,如甲状腺发育不全,表现为甲状腺异位或甲状腺芽自身缺失。这提示 *FOXE1* 不仅跟滤泡细胞存活有关,还与甲状腺滤泡细胞前体移动有关。FOXE1、Hbex、TTF2、Pax8 这 4 个转录因子共同表达是分化的甲状腺滤泡细胞和前体的特异性标志,与甲状腺发育密切相关。如果缺乏 *Hbex*、*NKX2-1*、*Pax8*、*FOXE1* 这 4 个对滤泡细胞前体生存起重要作用的基因,虽然能形成甲状腺芽,但是甲状腺最终形态是严重受损的。*FOXE1* 在人类胚胎期 33d 才出现。有别于其他因子的是,*FOXE1* 还负责迁移功能。甲状腺滤泡细胞起源于甲状腺原基。哺乳类动物原肠胚形成末期,内胚层转化为原始肠管,在各种基因和因子的作用下,形成各器官的原基(包括甲状腺原基)。经过滤泡细胞成熟分化后,甲状腺原基开始迁移到舌下部位。*FOXE1* 与甲状腺发育前体的迁移密切相关。只有 *FOXE1* 转录因子出现后,甲状腺芽才开始迁移,因此 *FOXE1* 可能是控制迁移的关键分子。

　　**2. 成对盒基因 8(*Pax8*)**　也是一种重要的参与甲状腺早期发育的基因。*Pax8*$^{-/-}$ 小鼠的甲状腺没有滤泡结构及滤泡上皮细胞,不过其滤泡旁细胞不受影响。如不给予甲状腺激素,此种小鼠常于出生后 2~3 周死于甲减。进一步的研究显示,同 *Titf1/Nkx2-1*$^{-/-}$ 小鼠一样,*Pax8*$^{-/-}$ 小鼠亦可出现甲状腺原基,但甲状腺原基不能继续发育为甲状腺。

　　**3. 生长因子超家族**　又称成纤维细胞生长因子(fibroblast growth factor,FGF)家族。人的 FGF 家族共有 22 个成员:FGF1~FGF23 中缺少 FGF15(人 FGF19 和小鼠 FGF15 同源)。其中,FGF3~FGF8、FGF10、FGF21~FGF23 含有氨基末端信号肽,容易从细胞中分泌;FGF9、FGF16、FGF20 缺少明显的氨基末端信号肽,但仍然能从细胞分泌;FGF1、FGF2 缺少信号序列,不能被分泌。FGF11~FGF14 没有 FGFR 活性,FGF19、FGF21、FGF23 的 FGFR 活性很低。成纤维细胞生长因子受体(fibroblast growth factor receptors,FGFRs)是一类穿膜的酪氨酸激酶受体,FGFRs 介导 FGFs 信号传递到细胞质中。目前研究发现,FGFRs 有 4 种独立编码的受体:R1、R2、R3、R4,它们之间有 55%~72% 的氨基酸一致性。

　　FGF 调节原肠的发育,调节胚胎前后肠的形成。哺乳类动物原肠胚形成末期,内胚层转化为原始肠管,此后,在信号分子和特殊转化因子作用下,原始肠管开始沿着它的前后轴发育。其包含两种胚胎性组织:上皮和间充质。外胚层和内胚层基本上分化为上皮,中胚层分化为间充质。甲状腺原基来源于原肠的内胚层,人类妊娠 3~4 周即可见明显的甲状腺原基,原基发育后,甲状腺滤泡开始分化成熟。FGF 在调节间充质上起主要作用。间充质进一步分化为结缔组织等。间充质是胚胎的原始中胚层组织,其互相连接成网,在细胞间充满胶状的细胞间质。最终,上皮和间充质继续分化成各器官的原基。因此,FGF基因的功能发生在原基形成前后,可能与其他器官相近,一旦发生突变,可能严重影响甲状腺的发育,甚至不能形成甲状腺细胞。这表明,FGF对胚胎甲状腺发育的影响可能发生在影响甲状腺原基形成前后。

**4. 同源盒基因3(homeobox A3,*Hoxa3*)**　为*Hox*家族成员,可能与甲状腺晚期发育有关。*Hoxa3*$^{-/-}$小鼠的甲状腺表型不稳定,可有峡部缺如、滤泡细胞数量减少、一叶缺如或萎缩。除甲状腺发育异常外,*Hoxa3*$^{-/-}$小鼠还有胸腺和甲状旁腺缺如。*Hoxa3*$^{-/-}$小鼠还出现终鳃体发育和迁移障碍,以致终鳃体不能与甲状腺原基融合,使得甲状腺内的滤泡旁细胞数量减少,甚至缺如。有人认为,*Hoxa3*本身在甲状腺的发育中不起什么作用,但它影响终鳃体的发育和迁移,从而间接影响甲状腺的发育。

**5. 促甲状腺激素受体(thyroid-stimulating hormone receptor,TSHR)**　是糖蛋白激素受体家族成员,编码在甲状腺滤泡细胞底外侧膜上,由765个氨基酸组成,为编码甲状腺滤泡细胞表面的跨膜受体。TSHR对胎儿正常甲状腺形态发育、分化起着重要作用,可能也参与甲状腺的晚期发育。敲除*Tshr*基因的*TSHR*$^{-/-}$小鼠和带有*TSHR*基因失活性突变的*TSHR*$^{hyt/hyt}$小鼠在出生时甲状腺的大小和结构并不受影响,但甲状腺过氧化物酶基因和钠碘同向转运体基因的表达显著降低,而且成年后会出现甲状腺萎缩。

# 第三节　甲状腺生理

甲状腺是人体最大的内分泌腺,由许多大小不等的单层上皮细胞围成的腺泡组成。腺泡上皮细胞是甲状腺激素合成与释放的部位,可以分泌大量胶质,而胶质的主要成分是含有甲状腺激素的甲状腺球蛋白。因此,胶质是甲状腺激素的储存库。甲状腺激素也是体内唯一在细胞外储存的内分泌激素,其在机体生长、分化、产热等方面具有重要的调节作用。

## 一、甲状腺激素的合成与分泌

甲状腺激素(TH)是酪氨酸的碘化物,主要有两种:一种是四碘甲状腺原氨酸(tetraiodothyronine,$T_4$),又称甲状腺素(thyroxin);另一种为三碘甲状腺原氨酸(triiodothyronine,$T_3$)。另外,甲状腺也可以合成极少的反式三碘甲状腺原氨酸(reverse triiodothyronine),即反$T_3$(reverse $T_3$,$rT_3$),不具有甲状腺激素的生物活性。

甲状腺激素合成的主要原料是碘和甲状腺球蛋白(Tg)。碘是人体必需的微量元素。甲状腺的含碘量为8 000μg,主要来源于食物,食物中的无机碘易溶于水形成碘离子被消化道吸收。人每天从食物中摄取碘100~200μg,其中约1/3进入甲状腺,约占全身总碘量的90%。因此,甲状腺与碘代谢的关系极为密切。甲状腺球蛋白由腺泡上皮细胞分泌,其酪氨酸残基碘化后合成甲状腺激素。

甲状腺激素的合成过程主要如下。

**1. 甲状腺腺泡聚碘**　碘的转运是甲状腺激素合成的第一个重要环节。由肠道吸收的碘以$I^-$形式存在于血液中,浓度为250μg/L,而甲状腺内$I^-$浓度比血液中高20~25倍,且甲状腺上皮细胞的静息电位为−50mV,因此聚碘过程是逆电化学梯度的主动转运过程。然后,碘再顺电化学梯度经细胞顶端膜进入腺泡腔。

**2. 碘的活化**　是取代酪氨酸残基上氢原子的先决条件。这一过程在腺泡上皮细胞顶端膜的微绒毛与腺泡腔交界处进行。摄入腺泡上皮的$I^-$在过氧化物酶的催化下而活化。

**3. 酪氨酸碘化与甲状腺激素合成**　活化后的$I^-$进入滤泡腔,与甲状腺球蛋白结构中的酪氨酸残基结合,形成碘化的甲状腺球蛋白。甲状腺球蛋白酪氨酸残基上的氢原子可被碘原子取代或碘化,生成一碘酪氨酸残基(monoiodotyrosine,MIT)和二碘酪氨酸残基(diiodotyrosine,DIT)。2分子DIT偶联成四碘甲状腺原氨酸($T_4$),1分子MIT与1分子DIT偶联形成三碘甲状腺原氨酸($T_3$),还能合成少量$rT_3$。

在甲状腺激素合成的过程中,甲状腺过氧化物酶直接参与碘的活化、酪氨酸的碘化以及偶联等多个环节,并起催化作用,其合成与活性受促甲状腺激素(thyroid stimulating hormone,TSH)调节。硫氧嘧啶与硫脲类药物可抑制TPO活性,使甲状腺激素合成减少,在临床上可用于治疗甲状腺功能亢进。

**4. 甲状腺激素的贮存、释放、转运与代谢**

（1）贮存：甲状腺激素在腺泡腔内以胶质的形式贮存。其特点有二：一是贮存于细胞外；二是贮存量大，可供机体利用 $50\sim120d$，在体内各种激素贮存量上居首位。因此，应用抗甲状腺药物时，用药时间需要较长才能起效。

甲状腺球蛋白是酪氨酸碘化和偶联的场所。在一个甲状腺球蛋白分子上，$T_4$ 与 $T_3$ 之比为 $20:1$。当甲状腺内碘化活动增强时，由于 DIT 含量增加，$T_4$ 含量增加；反之，碘不足时，MIT 含量增加，$T_3$ 含量增加。

（2）释放：当甲状腺受到 TSH 刺激后，腺泡细胞顶端即活跃起来，伸出伪足，将已合成好的甲状腺球蛋白胶质通过吞饮作用吞入腺细胞内，随即与溶酶体融合而形成吞噬体，后者与溶酶体融合，Tg 被水解，释放 $T_3$、$T_4$ 进入血液，水解下来的 MIT 和 DIT 在甲状腺上皮细胞胞质中碘化酪氨酸脱碘酶的作用下迅速脱碘，供重新利用。该酶对 $T_3$、$T_4$ 无作用，$T_3$ 和 $T_4$ 可迅速进入血液循环。已经脱去 $T_3$、$T_4$、MIT 和 DIT 的甲状腺球蛋白则被溶酶体中的蛋白水解酶水解。$T_3$ 的量虽远较 $T_4$ 为少，但 $T_3$ 与蛋白结合较松，易分离，且其活性较强，起效迅速。因此，其生理作用较 $T_4$ 高 $4\sim5$ 倍。

（3）转运：$T_3$、$T_4$ 释放入血后，99% 以上与血浆中的甲状腺素结合球蛋白（thyroxine binding globulin，TBG）、甲状腺结合前白蛋白及白蛋白结合，以游离形式存在的占极少数。只有游离型的甲状腺激素才能进入靶组织细胞，发挥生物学作用，结合型的甲状腺激素没有生物活性。两者可以相互转化，保持动态平衡。其中 $T_4$ 主要与甲状腺球蛋白结合，$T_3$ 与各种蛋白的亲和力小得多，所以主要以游离形式存在。

（4）代谢：血浆中 $T_4$ 的半衰期约为 $7d$，$T_3$ 的半衰期约为 $1.5d$。肝、肾、垂体及骨骼肌是甲状腺激素降解的主要部位。脱碘是 $T_4$ 和 $T_3$ 降解的主要方式。80% 的 $T_4$ 在外周组织脱碘酶的作用下生成 $T_3$ 和 $rT_3$，成为血液中 $T_3$ 的主要来源。其余 $15\%\sim20\%$ 的 $T_4$ 和 $T_3$ 在肝脏内降解，形成葡糖醛酸或硫酸盐代谢产物，随胆汁排入消化道，经粪便排出体外。

## 二、甲状腺相关激素

**1. 甲状腺素和游离甲状腺素**　甲状腺素是一种含碘的甲状腺原氨酸，四碘甲状腺原氨酸（$T_4$）以两种形式存在：一种是与甲状腺素结合球蛋白（TBG）结合，称为结合型甲状腺素；另一种是以游离状态存在的甲状腺素，称为游离型甲状腺素（free thyroxine，$FT_4$）。两者可以相互转化，结合型与游离型总称为血清总甲状腺素（total $T_4$，$TT_4$）。$T_4$ 不能进入外周组织细胞，只有转变为 $FT_4$ 后才可进入细胞中发挥其生理功能，故测定 $FT_4$ 比 $TT_4$ 更有意义。但是，在生理情况下，几乎所有 $T_4$ 都呈结合型，而 $FT_4$ 含量甚少。TSH 刺激甲状腺分泌 $T_4$，$T_4$ 又反馈抑制 TSH 释放。

**2. 三碘甲状腺原氨酸和游离三碘甲状腺原氨酸**　$T_4$ 经脱碘后转变为 $T_3$。$T_3$ 以两种形式存在：一种是与 TBG 结合，为结合型 $T_3$；另一种呈游离状态，为游离型 $T_3$（free triiodothyronine，$FT_3$）。两型可互相转化，结合型 $T_3$ 与游离型 $T_3$ 之和为总 $T_3$（total $T_3$，$TT_3$）。$T_3$ 不能进入外周组织细胞，只有转化为 $FT_3$ 后才可进入细胞，发挥其生理功能，因此测定 $FT_3$ 比测定 $TT_3$ 更有意义。但是，生理情况下，$T_3$ 主要以结合型 $T_3$ 为主，$FT_3$ 含量甚少。TSH 刺激甲状腺分泌 $T_3$，$T_3$ 反馈抑制 TSH 释放。

**3. $rT_3$ 测定**　人体有少量的 $T_4$ 经过 5' 脱碘酶作用生成 $rT_3$。生理情况下，$rT_3$ 在血中含量甚少，生物活性也低；病理情况下，$T_4$ 转为 $T_3$ 受阻，而转为 $rT_3$ 的量增多。

**4. 促甲状腺激素（TSH）**　是由腺垂体产生的主要激素之一，受下丘脑的促甲状腺激素释放激素（thyrotropin-releasing hormone，TRH）刺激而释放，是一种糖蛋白，由 211 个氨基酸组成，糖类约占整个分子的 15%。整个分子由 2 条肽链——α 链和 β 链组成。其释放呈脉冲式，每 $2\sim4h$ 出现一次波动。TSH 可以促进甲状腺合成、分泌甲状腺激素，是调节甲状腺功能的主要激素，其水平的高低能反映垂体分泌促甲状腺激素的多少。TSH 测定是评价下丘脑-垂体-甲状腺轴功能的重要手段。

## 三、甲状腺相关自身抗体

**1. TSH 受体抗体（TSH receptor antibody，TRAb）**　分为 3 种类型：甲状腺刺激性抗体（thyroid stimulating antibody，TSAb）、甲状腺刺激阻断性抗体（thyroid stimulation blocking antibody，TSBAb）、甲状腺生长免

疫球蛋白(thyroid growth immunoglobulins,TGI)。其中,TSAb 与 TSH 受体结合产生类似于 TSH 的效应,引起甲状腺增生及甲状腺激素产生和分泌过多,被认为是毒性弥漫性甲状腺肿〔又称格雷夫斯病(Graves disease,GD)〕主要的直接致病原因。95%未经治疗的格雷夫斯病患者 TSAb 阳性;母体的 TSAb 可通过胎盘,导致胎儿或新生儿发生甲状腺功能亢进。TSAb 与 TSH 受体结合可阻断 TSH 与受体结合,抑制甲状腺增生和甲状腺激素产生。格雷夫斯病患者可有刺激性和阻断性两种抗体并存,其甲状腺功能取决于何种抗体占优势。TGI 与 TSH 受体结合,其生物学效应与 TSAb 不同,仅刺激甲状腺细胞增生,不引起甲状腺功能亢进。

2. **甲状腺球蛋白抗体(thyroxine binding globulin antibody,TgAb)**　是一种由 4 个亚基构成的酸性糖蛋白,存在于血清中,其可特异性地与 70%~75% 的 $T_3$ 和 $T_4$ 结合,起运输 $T_3$、$T_4$ 至靶细胞的作用,是一组针对甲状腺球蛋白不同抗原(antigen,Ag)决定簇的多克隆抗体。TgAb 是自身免疫性甲状腺疾病中第一个被认识的自身抗体。一般认为,TgAb 对甲状腺无损伤作用。临床上,TgAb 用于自身免疫性疾病的诊断,并可作为血清 Tg 测定的辅助检查指标,判断 Tg 水平的假性增高或降低。

3. **甲状腺过氧化物酶抗体(thyroid peroxidase antibody,TPOAb)**　是甲状腺激素合成过程中的关键酶,参与碘氧化、酪氨酸碘化及碘化酪氨酸偶联等过程。TPOAb 是甲状腺微粒体抗体(thyroid microsome anti-body,TMAb)的主要成分,是一组针对不同抗原决定簇的多克隆抗体,能够通过激活补体、抗体依赖细胞介导的细胞毒作用和致敏 T 细胞杀伤作用引起甲状腺滤泡损伤,引起甲状腺功能减退。临床上,TPOAb 主要用于诊断自身免疫性甲状腺疾病。

4. **$Na^+/I^-$ 同向转运体($Na^+/I^-$ symporter,NIS)**　是甲状腺的特异蛋白质之一,参与甲状腺对碘的主动摄取,而碘的主动摄取是甲状腺激素合成的第一步。位于甲状腺滤泡细胞基底膜,介导血浆中的 $I^-$ 逆电化学梯度转运入甲状腺。NIS 在甲状腺的表达受多种机制调控,在乳腺、胎盘等甲状腺外组织也有表达。NIS 与多种甲状腺疾病如先天性甲状腺功能减退、自身免疫性甲状腺疾病、甲状腺癌的发病机制有关。

## 四、甲状腺相关肿瘤标志物

1. **甲状腺球蛋白(Tg)**　是甲状腺滤泡上皮细胞分泌的大分子糖蛋白,绝大多数由甲状腺细胞合成并释放进入甲状腺滤泡的残腔中。TSH、甲状腺体内碘缺乏和甲状腺刺激性免疫球蛋白等因素可刺激其产生。对于先天性甲状腺功能减退患者,检测 Tg 可鉴别甲状腺完全缺损、甲状腺发育不全。Tg 也被认为是甲状腺体形完整性的特殊标志物,是分化型甲状腺癌(differentiated thyroid carcinoma,DTC)的肿瘤标志物,可作为 DTC 患者治疗后随访的重要参考指标,也可用于鉴别亚急性甲状腺炎和假的甲状腺毒症。

目前,检测 Tg 的方法主要有放射免疫分析法(radio immuno assay,RIA)和免疫放射分析法(immuno radiometric assay,IRMA)两大类。RIA 的原理是标记抗原($Ag^*$)和非标记抗原(Ag)或待测物与特异性抗体(antibody,Ab)进行竞争结合,灵敏度最高可达 10mol/L。IRMA 是以标记过量抗体与被测抗原或被测物的非竞争结合为基础的方法,灵敏度更高。

2. **降钙素(CT)**　由甲状腺的滤泡细胞产生和分泌。CT 由 32 个氨基酸组成,主要生理功能是通过抑制骨组织释放钙来降低血钙水平。此外,CT 也可以抑制肾小管对钙、磷的重吸收,使尿钙、尿磷增加。降钙素的分泌受血清钙的浓度影响:血钙浓度增高时,CT 分泌增加;反之,分泌减少。

## 五、甲状腺激素的临床应用

血清甲状腺激素和 TSH 联合应用,可以判断甲状腺功能紊乱的原因,协助制订有效的治疗方案。

1. 甲状腺激素升高伴 TSH 降低,多为甲状腺本身疾病,如弥漫性甲状腺肿、甲状腺腺瘤等引起的原发性甲状腺功能亢进(简称甲亢)。甲状腺激素升高,TSH 也升高,多为下丘脑-垂体功能紊乱,如脑垂体腺瘤引起的继发性甲亢。

2. 甲状腺激素降低伴 TSH 升高,多为原发于甲状腺的功能减退,如原发性甲亢治疗过度、慢性甲状腺炎等。血清甲状腺激素降低,TSH 也降低,多为下丘脑-垂体功能受损引起的继发性甲减。

## 六、甲状腺激素的生物学作用

### （一）促进生长发育

甲状腺激素是促进机体正常生长发育必不可少的激素，是胎儿与新生儿脑发育的关键激素，与生长激素共同调控幼年期的生长发育。胚胎时期缺碘而导致甲状腺激素合成不足或出生后甲状腺功能减退的婴幼儿，脑发育会有明显障碍，表现为智力低下、身材矮小，称为呆小症。在儿童生长发育过程中，如缺乏甲状腺激素，可影响生长激素发挥正常作用，这可能与甲状腺激素能增强生长激素介质活性及增加骨更新率的作用有关。

### （二）调节新陈代谢

**1. 调控产热效应**　是最显著的生物效应。甲状腺激素可提高大多数组织（除脑、脾脏和睾丸等外）的耗氧量和产热量。甲状腺激素可通过增加线粒体的数量和体积，促进解偶联蛋白升高和提高 $Na^+$-$K^+$-ATP 酶的活性，增强脂肪酸的氧化。这种产热效应的生理意义在于使人体的能量代谢维持在一定水平，调节体温并使之恒定。在胚胎时期，大脑可因甲状腺激素的刺激而增加耗氧率，但出生后大脑就失去这种反应能力。当甲状腺激素分泌过多或过少时，人体不能很好地适应环境温度变化。

**2. 调节三大物质代谢**

（1）糖代谢：甲状腺激素可加速葡萄糖的吸收，利用与糖原合成及分解提高糖代谢速率，促进肝糖原异生，增强升血糖激素的升糖效应。甲状腺激素升高可增强胰岛素抵抗，升高血糖。$T_3$ 与 $T_4$ 可同时加强外周组织对糖的利用，降低血糖。因此，甲亢患者餐后血糖升高，很快又降低。

（2）脂代谢：甲状腺激素可促进脂肪合成与分解，加速脂肪代谢速率。甲状腺激素可增加儿茶酚胺和胰高血糖素对脂肪的分解，使分解速度大于合成速度；促进胆固醇的合成，促进其清除，降低胆固醇。在临床上，甲亢患者总体脂量低，血胆固醇量低于正常，表现为消瘦；相反，甲减患者体脂比例升高。

（3）蛋白质代谢：正常情况下，甲状腺激素促进 DNA 转录、信使核糖核酸（messenger ribonucleic acid, mRNA）形成，促使结构蛋白质、功能蛋白质合成，保持正氮平衡；当甲状腺激素分泌过多时，可抑制蛋白质合成，导致外周组织（主要是骨骼肌）蛋白质分解加速，导致尿酸、尿氮高，出现负氮平衡，表现为肌无力，但这时中枢神经系统兴奋性高，不断传来神经冲动，肌肉受到频繁刺激，出现纤维震颤；甲状腺激素分泌过少时，蛋白质合成障碍，进一步导致组织间蛋白沉积，导致黏液性水肿。

### （三）影响器官系统功能

甲状腺激素作用于几乎全身所有组织，大多继发于甲状腺素促进代谢与耗氧过程，因此对各个系统均有影响，其中最主要的是心血管系统及神经系统。

**1. 心血管系统**　生理状态下，甲状腺激素增加心肌细胞膜上 β 受体的数量和与儿茶酚胺的亲和力，促进心肌细胞肌质网的 $Ca^{2+}$ 释放，可升高心率，提升心肌收缩能力，促进血管平滑肌舒张，降低舒张压。当甲状腺激素分泌过多时，可导致心悸，心排血量增多，外周阻力降低，脉压增大，血容量升高。反之，当甲状腺激素分泌缺乏时，脉搏、心率、搏出量均降低，心脏增大，血压下降。

**2. 神经系统**　生理状态下，甲状腺激素提升中枢神经系统兴奋性，提升细胞对儿茶酚胺的反应。甲状腺激素分泌过多，会出现紧张、易激动、焦躁、多言多动、喜怒无常、失眠多梦、注意力分散、腱反射增强等；反之，甲状腺激素分泌不足，可导致言行迟钝、记忆力减退、少动嗜睡、腱反射降低、疲惫无力等。

**3. 其他**　甲状腺激素可促进胃肠排空，小肠转化时间缩短、蠕动增加，使得食欲旺盛，易有饥饿感，大便次数增多且呈糊状。甲状腺对肝脏有直接毒性作用，使肝细胞相对缺氧而变性坏死，导致转氨酶增高，甚至出现黄疸。甲状腺激素还可影响生殖功能，对胰岛、甲状旁腺及肾上腺皮质等内分泌腺的分泌都有不同程度的影响。

## 七、甲状腺功能的调节

甲状腺作为内分泌系统重要的组成部分，间接或直接地接受中枢神经系统的调节，也影响中枢神经系统的活动。除此之外，甲状腺功能还受自身调节及神经免疫调节，从而维持正常的甲状腺功能。

1. **下丘脑-腺垂体-甲状腺轴** 甲状腺激素的合成和分泌过程受下丘脑、腺垂体所分泌的 TSH 的调节和控制,而 TSH 的分泌则受血液中甲状腺激素浓度的影响。当人体内在活动或外部环境发生变化、甲状腺激素的需要量增加(如寒冷者、妊娠期女性、生长发育期的青少年)或甲状腺激素的合成发生障碍(如给予抗甲状腺药物)时,血中甲状腺素的浓度下降,即可刺激腺垂体,引起 TSH 分泌增加(反馈作用),而使甲状腺合成和分泌甲状腺素的过程加快;当血中甲状腺素的浓度增加到一定程度,其又可反过来抑制 TSH 的分泌(负反馈作用),使甲状腺合成、分泌甲状腺素的速度减慢。下丘脑-腺垂体-甲状腺通过这种反馈和负反馈作用维持生理动态平衡,调节甲状腺激素水平稳态。

2. **甲状腺自身调节** 甲状腺内的碘不但参与甲状腺激素的合成和释放,还可以调节甲状腺激素的合成与释放。当甲状腺内碘浓度达到较高水平时,甲状腺内大量的碘和过氧化物酶竞争,抑制过氧化物酶的活性,减少酪氨酸的有机化,抑制甲状腺内激素的合成;甲状腺内超生理剂量的碘能抑制甲状腺滤泡内溶酶体的释放,抑制甲状腺从甲状腺球蛋白上水解,抑制滤泡中甲状腺激素的释放,从而迅速降低血液循环中的甲状腺激素水平,称为碘阻滞效应[又称沃尔夫-柴可夫效应(Wolff-Chaikoff effect)]。若甲状腺内高碘负荷继续维持 10~14d 或以上,这种效应就会发生逸脱,高碘抑制甲状腺激素合成和释放的作用不再发生。在临床上,使用碘治疗甲亢时应予以注意。

3. **神经及免疫调节** 甲状腺受交感神经和副交感神经支配。荧光组织化学技术及电镜观察证明,甲状腺腺泡细胞膜上有 α 和 β 肾上腺素能受体及 M 胆碱能受体。电刺激交感神经和副交感神经可分别促进和抑制甲状腺激素的合成和释放。自主神经主要是在内外环境变化引起机体应急反应时对甲状腺的功能起调节作用。此外,一些激素也可以影响垂体 TSH 的分泌。例如,雌激素、去甲肾上腺素有加强腺垂体促甲状腺激素对垂体促甲状腺激素释放激素的反应,而糖皮质激素、生长激素、生长抑素则减弱此反应。B 淋巴细胞合成 TRAb,与格雷夫斯病(GD)的发病相关。

(张倩 余飞)

## 参考文献

[1] 向光大.临床甲状腺病学.北京:人民卫生出版社,2013.

[2] 王庭槐.生理学.9 版.北京:人民卫生出版社,2018.

[3] 李继承,曾园珊.组织学与胚胎学.9 版.北京:人民卫生出版社,2018.

[4] 柏树令,丁文龙.系统解剖学.9 版.北京:人民卫生出版社,2018.

[5] 段文若.甲状腺疾病的诊断及个体化治疗.北京:人民卫生出版社,2012.

[6] 李玉林.病理学.7 版.北京:人民卫生出版社,2011.

[7] CARRE A,NAMZA RT,KARIYAWASAM D,et al. A novel FOXE1 mutation ( R73S) in Bamforth-Lazarus syndrome causing in creased thyroidal gene expression. Thyroid,2014,24(4):649-654.

[8] HINTON CF,HARRIS KB,BORGFELD L,et al. Trends in incidence rates of congenital hypothyroidism related to select demographic factors data from the United states,California,Massachusetts,New York and Teras. Pediatrics,2010,125(Suppl 2):S37-47.

[9] TONACCHERA M,BANCO M,LAPI P,et al. Genetic analysis of TTF2 gene in children with congenital hypethyroidism and cleft palate,congenital hypothoroidism or isolated cleft palate. Thyroid,2004,14(8):584-588.

# 第二章

# 核物理与辐射防护基本知识

电离辐射为人类带来了巨大的利益。然而，如果使用不当，它也会给人类健康和生存环境造成影响，甚至是危害。因此，如何合理、有效地发挥电离辐射的作用，使人们从中获得更多好处，同时尽量避免和减轻电离辐射的危害，成为人们关注的焦点。电离辐射本质上是能量，电离辐射的有害效应则是这种能量在人体内沉积所导致的直接危害或潜在危害。描述这类危害，首先要了解电离辐射本身、电离辐射场、电离辐射与物质相互作用的类型和能量的转移传递等方面的定性概念和定量指标。因此，本章主要介绍原子物理、原子核结构、电离辐射与物质相互作用和放射卫生防护相关基础知识，同时结合临床核医学实际工作介绍其基本的防护原则和措施。

## 第一节　核素与核衰变

广义的辐射（radiation）是以波动形式或运动粒子形式向周围空间或物质传播的能量，如声辐射、热辐射、电磁辐射、核辐射（包括射线与粒子辐射）等。由辐射体发射的辐射同时由另外的物体所接受。而通常所说的辐射指的是与人体健康关系相对比较密切的电磁辐射和粒子辐射。辐射粒子是高速运动的电子、质子、中子、α粒子与其他粒子，可以来自放射性核素的衰变，也可能来自加速器加速的带电粒子。γ射线来自放射性核素的衰变，X射线一般通过高速电子轰击靶体而产生。辐射寓利害于一体，在工农业生产和人类生活的方方面面有着广泛的应用，同时也产生各种不同程度的危害。趋利避害是辐射应用及其研究所关注的主要问题。

### 一、辐射分类

平常所说的"辐射"仅指高能电磁辐射和粒子辐射，不包括无线电波和射频波等低能电磁辐射，也不包括声辐射和热辐射。这种狭义的辐射也称为粒子或射线。依照不同的分类原则，辐射可以分为不同的类型。

按照来源，辐射可以分为核辐射、原子辐射、宇宙辐射等，也可分为天然辐射、人工辐射等。

按照荷电情况和粒子性质，辐射（射线）可分为：①带电粒子辐射，如α、p、D、T、$\pi^{\pm}$、$\mu^{\pm}$、$e^{\pm}$等；②中性粒子，如n、ν、$\pi^0$等；③电磁辐射，如γ射线和X射线等。

按照辐射能量大小，即依据能否使介质原子（atom）发生电离，辐射又分为电离辐射（ionizing radiation）与非电离辐射（non-ionizing radiation）。电离（ionization）是指原子的电子脱离原子的束缚成为自由电子的现象，即将电子从原子或分子剥离的过程。原子的电离能一般只有数电子伏（eV），而一般的粒子辐射、X射线和γ射线的能量都能够使原子发生电离，它们都是电离辐射。实际应用中，电离辐射专指高能电磁辐射（X射线和γ射线）和粒子辐射，即所谓的核辐射；而电磁辐射（electromagnetic radiation）专指工频电磁辐射、无线电波和射频波等低能电磁辐射，不包含X/γ射线。非电离辐射仅指不能引起电离的低能电磁辐射。日常生活中常说的电磁辐射与非电离辐射两个概念是等价的。

### 二、电离辐射源

电离辐射源根据不同的来源常分为两大类：一类是天然辐射源，源自茫茫宇宙空间和地球地壳物质中;另一类是人工辐射源,源自人类与辐射相关的活动、实践或辐射事件。天然辐射源对地球上人类的辐射,称为天然本底照射(background radiation)。人工辐射源产生的电离辐射线对人体的辐射,称人工照射。

1. **天然辐射**　人类生活在天然辐射环境之中。天然辐射有两种来源:一种是来自外层空间的宇宙射线,即高能粒子或射线;另一种则是天然放射性,即天然存在于自然界普通物(如空气、水、泥土、岩石、食物等)中的放射性。

天然放射性核素品种很多,性质与状态也各不相同。它们在环境中的分布十分广泛。在岩石、土壤、空气、水、动植物、建筑材料、食品甚至人体内都有天然放射性核素的踪迹。地壳是天然放射性核素,尤其是原生放射性核素的重要贮存库。地壳中的放射性物质主要为铀、钍系和$^{40}$K。其中,空气中的天然放射性核素主要有地表释入大气中的$^{222}$Rn及其子体核素,动植物食品中的天然放射性核素大多数是$^{40}$K。通过食物链的传递以及呼吸与饮食,人体内也蓄积了一定量的放射性核素,可以说人体本身也是一个放射源。人体的放射性水平随体重与年龄增加,成年人体内的放射性活度在5 000Bq左右。

宇宙射线(cosmic ray)是一种从外层空间射到地球上的高能粒子流,主要有高能质子、电子、γ射线与其他粒子。宇宙射线尽管能量很高,但基本被稠密的大气层阻挡,对人体的直接伤害较小。

天然的本底辐射无法避免,人类在漫长的进化过程中,就生活在天然放射性环境之中。

2. **人工辐射**　随着科技与经济的不断发展,核能与核技术应用越来越广泛,放射性同位素的使用与核技术的应用已经遍及国民经济各个部门和人们的日常生活。核电站、核动力装置、辐照加工、地质勘探、医学诊断与治疗、生产工艺检验、烟雾报警、射线工业探伤等在不同生产领域与日常生活中扮演重要角色。核技术带给人类巨大利益,但同时也伴随着放射性废物日益增多,以及给相关工作人员和公众带来越来越大的潜在危害。核辐射带给人类巨大利益,同时又存在明显或潜在的危险,会对人类及环境造成危害,甚至灾难。因此在积极利用核辐射的同时,必须采取最优化的辐射防护措施。

人类活动所产生的人工辐射主要来源有核试验、核设施、核技术应用、核燃料循环与建筑业等。放射性污染主要指人工辐射源造成的污染,如核试验时产生的放射性物质,生产和使用放射性物质企业排出的核废料。另外,医用、工业用、科学部门用的X射线源及放射性物质镭、钴、铯以及发光涂料等,会产生一定的放射性污染。

核试验有大气层试验、水下试验、外层空间试验、地面及地下核试验等多种形式。核试验产生的放射性物质可造成大气放射性污染、大面积或全球地表污染、地下水质污染。

核设施在设计时已设想"最大可能事故"的发生,并据此事先做出应急计划,以防发生不测。1979年美国三里岛核电站因失水造成反应堆堆芯部分融化,放射性碘、氪、氙排入空气环境,但由于厂房通风系统装有过滤器,排出的量很小,事故未对周围环境造成危害。1986年乌克兰的切尔诺贝利核电站第4号机组事故是核电站史上最大的事故,造成反应堆毁坏和大量放射性物质释入大气。事故发生后,核电站周围30km地带内的居民撤离。需要指出的是,国内核电厂所采用的反应堆堆型不同于切尔诺贝利核电站反应堆,安全有保障。

核燃料工业会产生污染源。在核燃料循环中,从铀矿开采、冶炼直到燃料原件制造,都产生放射性"三废",主要放射性核素为镭与氡。

核技术应用单位产生的放射性污染物通常有:各种污染材料(如纸、棉织物、金属、塑料和劳保用品)、各种污染工具设备、低放废液固化物、试验用动物尸体或试剂、废放射源、含放射性核素的有机溶液。

此外,建筑材料也不可能同程度地具有放射性,室内空气也可能含有微量氡。国家对建筑材料的放射性与居室的氡浓度制定了国家标准。

## 三、原子核基本性质

### (一) 原子核组成

卢瑟福(E. Rutherford)1911年用α粒子束轰击金属薄膜,发现存在大角度α粒子散射。通过对实验结果的理论分析,确定原子中存在一个带正电的核心,此即原子核(nucleus)。原子核的尺寸在$10^{-12}$cm的数量级,仅是原子大小的万分之一,质量却占整个原子质量的99.9%以上。卢瑟福α散射实验奠定了现代原子模型的基础。由于原子整体上呈中性,因此原子核的电量必定与核外的电子总电量相等,符号相反。

原子核由中子(neutron)和质子(proton)组成,质子和中子统称为核子(nucleon)。不同的原子核所含的核子数不同。核子数也称为原子核质量数(mass number),等于原子序数(atomic number,即原子核质子数)与原子核中子数($N$)之和。中子不带电。质子电荷量与电子电荷量相等,都为一个电荷单位(e);不同的是,质子带正电荷,电子带负电荷。一个原子核的总电荷为Ze。一个原子的基本特征可以用符号$_Z^A X$表示,其中 $X$ 是元素符号,$Z$ 是原子序数,$A$ 是原子质量数(即原子核内核子数)。原子结构如图1-2-1所示。

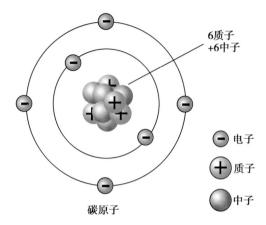

图 1-2-1 原子结构示意图

玻尔的量子理论和随后发展起来的量子力学揭示,核外电子运动状态由主量子数(n)、轨道角动量量子数(l)、轨道方向量子数(ml)和自旋量子数(ms)决定。在原子中具有相同量子数的电子构成一个壳层,分别为K、L、M、N、O、P、Q层;每个壳层最多可以容纳$2n^2$个电子,如K层和L层可以容纳的电子数分别是2和8。在一个壳层内,具有相同量子数的电子构成一个次壳层,分别用符号s、p、d、f、g、h、i来表示;每个次壳层最多可以容纳2(2l+1)个电子(表1-2-1)。

表 1-2-1 电子的壳层结构

| 壳层 | 能级次序 | 各能级的电子数 | 满壳层电子总数 |
| --- | --- | --- | --- |
| K | 1s | 2 | 2 |
| L | 2s,2p | 2,6 | 10 |
| M | 3s,3p | 2,6 | 18 |
| N | 4s,3d,4p | 2,10,6 | 36 |
| O | 5s,4d,5p | 2,10,6 | 54 |
| P | 6s,4f,5d,6p | 2,14,10,6 | 86 |
| Q | 7s,5f,6d…… | 2,14,10…… | |

### (二)原子核能级

电子在原子核库仑场中所具有的势能主要由主量子数(n)和轨道量子数(l)决定,并随 n 和 l 的增大而提高。习惯上,规定当电子与原子核相距无穷远时,势能为零,因此当电子位于原子核外某一个壳层时,势能为负。n 和 l 的变化构成了分立的原子能级。电子填充壳层按照从低能级到高能级的顺序以保证原子处于能量最低状态,这种状态称为基态。由于内层电子对外层电子的屏蔽效应,实际的能级次序见表1-2-1。能量最低的能级是 1s,然后按增加的顺序依次是 2s、2p、3s、3p、4s、3d……由于 4s、3d 这样的能级交错现象,当主量子数>2 时,每个壳层可以容纳的电子数不是$2n^2$个,而是表1-2-1所列的数量。高原子序数的原子核比低原子序数的原子核对电子的吸引力大,因此对于同一个能级,当所属原子的原子序数增加时,它的能量更低。

当一个自由电子填充壳层时,会以发射一个光子的形式释放能量,能量值的大小等于壳层能级能量的绝对值,这些能量称为相应壳层的结合能。壳层能级能量随主量子数和轨道量子数增大,并且是负值,因此轨道电子的结合能随主量子数和轨道量子的增大而减小。以钨原子为例,K、L 和 M 层能级的能量分别是-70 000eV、-11 000eV 和-2 500eV,因此 K、L 和 M 层电子的结合能分别是 70 000eV、11 000eV 和2 500eV(图1-2-2)。同样地,由于高原子序数的能级能量更低,并且是负值,对于同一个能级,结合能将随

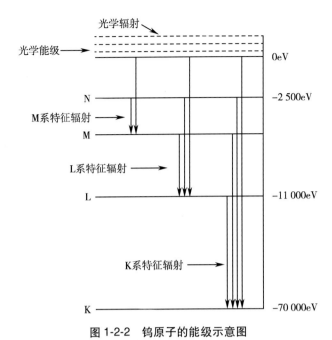

图 1-2-2　钨原子的能级示意图

原子序数增大而增加。以 K 层电子为例,当原子是氢、碳、氧和钨时,结合能依次是 136eV、285eV、528eV 和 70 000eV。

当电子获得能量,从低能级跃迁到高能级而使低能级出现空位时,称原子处于激发态。处于激发态的原子很不稳定,高能级电子会自发跃迁到低能级空位上而使原子回到基态。两能级能量的差值,一种可能是以电磁辐射的形式发出,这种电磁辐射称为特征辐射(当特征辐射的能量足够高,进入 X 射线能量范围时,又称为特征 X 射线);另一种可能是传递给外层电子,获得能量的外层电子脱离原子束缚成为自由电子,这种电子称俄歇电子,其能量等于相应跃迁的 X 射线的能量减去该电子的结合能。

如果空位出现在 K 层,L、M 及更外层电子就会跃迁到 K 层,同时产生 K 系特征辐射;类似地,如果 L 层出现空位,就会产生 L 系特征辐射,如果 M 层出现空位,就会产生 M 系特征辐射。图 1-2-2 中标明了钨原子的 K 系、L 系和 M 系特征辐射。

不同元素的原子,其轨道电子的能级不同,因而当轨道电子从高能级向低能级跃迁时所放出的辐射能量也是不同的。这就是说,每一种元素都有它自己的特征辐射。通过探测物质所发射的特征辐射可以确定物质的成分及各成分的含量。

原子核内部也存在类似原子的壳层结构和能级。每个壳层只能容纳一定数量的质子和中子。核子填充壳层的顺序也遵从低能级到高能级的顺序。以 $^{12}C$ 的核能级为例,其基态能量为 0,激发态能量分别是 4.4MeV、7.7MeV、9.6MeV、10.7MeV、11.8MeV、12.7MeV、16.6MeV、17.2MeV 和 18.4MeV。核获得能量,可以从基态跃迁到某个激发态。当它再跃迁回基态时,以 γ 射线形式辐射能量,能量值等于跃迁能级值之差。跃迁回基态的过程可以是一步完成,也可首先跃迁到其他较低的能级,再经数步回到基态。

由于一个微观粒子能量很微小,通常不是以能量的国际单位制(international system of units,SI)单位焦耳(J)表示,而是采用电子伏特(eV)或千电子伏特(keV)或兆电子伏特(MeV)。1eV 是一个电子在真空中通过 1V 电位差所获得的动能,它与其他 3 个单位的转换关系是:

$$1eV = 1.0 \times 10^{-3} keV = 1.0 \times 10^{-6} MeV = 1.602\ 192 \times 10^{-19} J$$

### (三)原子核大小

原子核的形状基本上为球形或近球形,通常用核半径($R$)来表示原子核的大小。原子核的半径在 $10^{-13} \sim 10^{-12}$ cm 数量级。原子核尺寸小,为方便度量,原子核物理特意引入一个长度单位,即费米(fm),$1fm = 10^{-15} m$。

α 粒子散射实验发现,在粒子能量足够高的情况下,它与原子核的作用不仅有库仑排斥作用,当距离接近时还有很强的吸引力-核力。核子之间存在一种不同于电磁作用和万有引力的一种强相互作用,即核力。核力的特点是短程力、饱和性、吸引力(排斥芯)与强相互作用。原子核的核力作用半径称为核半径。大多数稳定核的中子数多于质子数,因此核半径实际上是中子分布半径。实验表明,核半径与质量数之间的关系可由经验公式(1-2-1)表示:

$$R = r_0 A^{1/3} = (1.40 \pm 0.10) A^{1/3} \text{ fm} \tag{1-2-1}$$

公式中 $r_0$ 为参数。

平常也会用到电荷分布半径。原子核内电荷分布半径实质上是质子分布半径。实验总结出电荷分布半径与质量数($A$)之间的关系为：

$$R = r_0 A^{1/3} = (1.20 \pm 0.30) A^{1/3} \text{fm} \tag{1-2-2}$$

核半径与 $A^{1/3}$ 成正比,因此原子核体积近似地与 $A$ 成正比,即每个核子所占据的体积近似为一常量,由此推算出原子核的数密度为 $10^{38}/\text{cm}^3$,而密度为 $1.66 \times 10^{14} \text{g}/\text{cm}^3$。每立方厘米的核物质重达亿吨,其密度之大由此可见一斑。

**（四）原子、原子核质量**

一个原子的质量很微小($10^{-24} \sim 10^{-22}$ 数量级),因此,通常不以克(g)或千克(kg)为单位,而采用原子质量单位 u 表示。原子的质量以 u 为单位测量得的数称为相对原子质量。原子质量单位定义为：

$$1\text{u} = \frac{1}{12} {}^{12}_{6}\text{C 原子质量} \tag{1-2-3}$$

按阿伏伽德罗定律,1mol 任何元素的物质包含 $6.022\,045 \times 10^{23}$ 个原子,此数称为阿伏伽德罗常数($N_A$)。由于 1mol 物质的质量(即摩尔质量)在数值上与相对原子质量相等,单位是克每摩尔(g/mol),故 ${}^{12}_{6}\text{C}$ 的摩尔质量是 12g/mol。由阿伏伽德罗常数和摩尔质量可计算得到原子质量单位 u 和 g 或 kg 之间的关系：

$$1\text{u} = \frac{12}{N_A} \frac{1}{12} = \frac{1}{6.022\,142 \times 10^{23}}\text{g} = 1.660\,538\,7 \times 10^{-24}\text{g} \tag{1-2-4}$$

一个电子的质量只有 0.000 548u,而质子质量为 1.007 277u,中子质量为 1.008 665u,因此可认为原子核质量近似等于原子质量。

**1. 质量和能量的关系** 质量和能量都是物质的基本属性。根据相对论,这两个属性是相互联系的。具有一定质量的物体具有相应的能量,当质量发生了变化时,则其能量也发生相应变化,反之亦然。两者的关系可用质能关系式表示,即：

$$E = mc^2 \tag{1-2-5}$$
$$\Delta E = \Delta mc^2 \tag{1-2-6}$$

公式中,$E$ 为物体的能量,$\Delta E$ 为物体能量的变化,$m$ 为物体的质量,$\Delta m$ 为物体质量的变化,$c$ 为光速(等于 $2.997\,924\,580 \times 10^8 \text{m/s}$)。

对应于 1g 质量的能量是：

$$E = mc^2 = 10^{-3}\text{kg} \times (2.997\,924\,580 \times 10^8 \text{m/s})^2 = 8.987\,551\,79 \times 10^{13}\text{J}$$

这是一个巨大的能量,相当于 2 800t 煤的燃烧热。

一个原子质量单位的能量是：

$$E = mc^2 = 1.660\,565\,5 \times 10^{-27}\text{kg} \times (2.997\,924\,580 \times 10^8 \text{m/s})^2$$
$$= 1.492\,441\,8 \times 10^{-10}\text{J} = 931.501\,6\text{MeV}$$

类似地,可计算得到电子、质子和中子的静止质量能量分别是 0.511 003 4MeV、938.279 6MeV 和 939.573 1MeV。

根据相对论,运动物体的质量($m$)随其运动速度($v$)的变化而变化：

$$m = \frac{m_0}{\sqrt{1 - v^2/c^2}} \tag{1-2-7}$$

公式中,$m_0$ 为物体静止时的质量,即物体的静止质量;$m$ 为物体速度为 $v$ 时的质量。

上式表明,物体的质量随其运动速度增大而增大;任何物体的运动速度不可能超过真空中的光速。

在相对论中,运动物体的动能($E_k$)等于其总能量($E$)与静止质量能量($m_0 c^2$)之差,即：

$$E_k = E - m_0 c^2 \tag{1-2-8}$$

光子的静止质量($m_0$)为零,因此其总能量就是动能。

**2. 单位体积(单位质量)物质中的原子数、电子数**

(1) 单质:设单质物理密度为$\rho$,原子序数为$Z$,摩尔质量为$M_A$,根据阿伏伽德罗定律可计算得到:

$$单位体积中的原子数 = \frac{\rho}{M_A} N_A \tag{1-2-9}$$

$$单位体积中的电子数 = \frac{\rho Z}{M_A} N_A \tag{1-2-10}$$

$$每克原子数 = \frac{N_A}{M_A} \tag{1-2-11}$$

$$每克电子数 = \frac{Z}{M_A} N_A \tag{1-2-12}$$

单位体积中的电子数称为电子密度,用符号$n_e$表示,单位是 $\text{cm}^{-3}$ 或 $\text{m}^{-3}$。每克电子数用符号$N_e$表示。显然,两个参数可通过物理密度相互转换,即$n_e = \rho N_e$。

所有元素(氢元素除外)的$\frac{Z}{M_A}$近似为$0.5$,并且随原子序数的增加而略有减小,因此各种材料的每克电子数均非常接近(约$3 \times 10^{23}/\text{g}$),并且也随原子序数的增加而略有减小。

(2) 化合物或混合物:对于由已知元素的原子或离子构成的化合物或混合物,其每克电子数($N_e$)和电子密度($n_e$)的计算公式分别为:

$$N_e = \omega_1 N_{e1} + \omega_2 N_{e2} + \cdots \tag{1-2-13}$$

$$n_e = \rho(\omega_1 N_{e1} + \omega_2 N_{e2} + \cdots) = \rho N_e \tag{1-2-14}$$

公式中,下标1、2分别表示一种元素;$\omega_1$、$\omega_2$分别表示构成元素的原子或离子的质量份额;$N_{e1}$、$N_{e2}$分别表示构成元素的原子或离子的每克电子数。

**(五) 原子核结合能**

**1. 结合能**　原子核的质量并不等于所有中子质量与质子质量之和,总是小于组成它的核子的质量之和。如$^4\text{He}$核的质量比组成它的2个质子和中子质量之和要小。这是核力作用的结果。当若干自由质子和中子形成一个原子核时,由于核力的相互作用将释放一部分能量,这一能量称作结合能(binding energy)。一般以小写字母$m$表示原子核的质量,大写字母$M$表示原子质量,$B$表示原子核的结合能。原子核质量与结合能之间的关系为:

$$m = Zm_p + Nm_n - B/c^2 \tag{1-2-15}$$

考虑到原子的结合能远远小于原子核的结合能,可以忽略不计,原子质量表示为:

$$M = Nm_n + Zm_p + Zm_e - B/c^2 \tag{1-2-16}$$

**2. 质量亏损**　原子核的质量总是小于组成它的所有核子的质量之和。组成原子核 X 的 Z 个质子与 N 个中子的质量之和与该原子核质量之差称为该原子核的质量亏损(atomic defect)。

$$\Delta m(^A_Z X) = Zm_p + Nm_n - m(^A_Z X) \tag{1-2-17}$$

公式中,$m(^A_Z X)$为质量数为$A$、原子序数为$Z$的核的质量,也可记为$m(Z,A)$,X代表元素的化学符号。通常以$M(Z,A)$或$M(^A_Z X)$表示核素$^A_Z X$的原子质量。原子质量为:

$$M(Z,A) = m(Z,A) + Zm_e - B_e(Z)/c^2 \tag{1-2-18}$$

公式中,$B_e(Z)$是$Z$号元素的电子结合能,与核的质量相比是一个小量。在计算质量亏损时,可用原

子质量 $M(_Z^A X)$ 代替核质量。部分核素的质量亏损和原子质量见表 1-2-2。

$^4$He 核(即 $\alpha$ 粒子)质量比组成它的 2 个中子和 2 个质子的质量总和要小 28.30MeV,意味着 2 个质子和 2 个中子形成 1 个氦核时要释放出 28.30MeV 能量。反过来,若将 $^4$He 核拆成自由的核子,为了克服核子之间的相互作用就必须至少用 28.30MeV 的能量对体系做功。

原子核的结合能与质量亏损之间的关系为:

$$B(Z,A) = \Delta M(Z,A)c^2 \tag{1-2-19}$$

此即爱因斯坦质能关系。质能关系揭示质量与能量是统一的,能够相互转换。质能关系奠定了人类利用核能的科学基础,核武器、核电站,还有其他形式的核能利用由此应运而生。

表 1-2-2 部分核素的质量亏损和原子质量

| 核素 | $A$ | $\Delta_Z^A X$/MeV | $M(_Z^A X)$/u |
|---|---|---|---|
| n | 1 | 8.071 | 1.008 665 |
| $^1$H | 1 | 7.289 | 1.007 825 |
| $^2$H | 2 | 13.136 | 2.014 02 |
| $^3$H | 3 | 14.950 | 3.016 049 |
| $^4$He | 4 | 28.30 | 4.002 603 |
| $^6$Li | 6 | 14.087 | 6.015 123 |
| $^{14}$N | 14 | 2.863 | 14.003 074 |
| $^{56}$Fe | 56 | −60.604 | 55.934 940 |
| $^{208}$Pb | 208 | −21.759 | 207.976 641 |

**3. 比结合能曲线** 原子核的平均结合能反映出原子核结合的紧密程度。比结合能定义为原子核每个核子的平均结合能,即:

$$\varepsilon(_Z^A X) = B(_Z^A X)/A \tag{1-2-20}$$

比结合能($\varepsilon$)的单位是 MeV/Nu,Nu 代表核子。比结合能也可以理解为原子核拆散成自由核子时外界需要对每个核子所做的最小的平均功。比结合能小,说明核子之间结合较疏松,原子核稳定性差;比结合能大则说明核子之间结合较紧密,原子核稳定性高。

从比结合能曲线(图 1-2-3)发现,随着质量数变化,结合能曲线两头低中间高,中等质量核素的平均结合能比轻核与重核都大。比结合能曲线在开始时有起伏,在质量数 30 以后比结合能曲线光滑,$A$ 在 50~150 范围的中等质量核的比结合能较大(约 8MeV),原子核结合比较紧密。很轻的核与很重的核($A>200$)结合得比较疏松。

当结合能小的核通过核反应变成结合能大的核(即结合得比较疏松的核变成结合得紧密的核)时就会释放能量。所谓原子能主

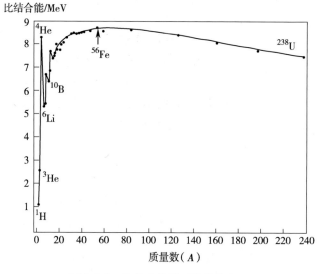

图 1-2-3 比结合能随质量数的变化

要是指原子核结合能发生变化时释放的能量。从比结合能曲线看出,有两种途径可以释放核能:一是重核裂变,即一个重核分裂成两个中等质量的核;另一个是轻核聚变(fusion)。人们已经依据重核裂变的原理制造出反应堆与原子弹,依据轻核聚变的原理制造了氢弹,现在正在探索可控聚变反应,以期解决未来面临的能源问题。

（六）与原子核概念关联的常用术语

1. **核素(nuclide)**　指任何特定中子数、质子数及特定能态(一般为基态)的原子核。能够自发地发射粒子(射线)或自发裂变的核素称为放射性核素(radionuclide),也称不稳定核素。

2. **同位素(isotopes)**　质子数($Z$)相同,中子数($N$)不同的核素互为同位素。如氧(O)的 3 种天然同位素$^{16}$O、$^{17}$O、$^{18}$O,其天然含量百分比即同位素的丰度($\rho$)分别为 99.756%、0.039%、0.205%。

3. **元素(element)**　指原子序数即质子数($Z$)特定的一类核素,如 Fe 元素、Cu 元素等,而 O 的同位素$^{16}$O、$^{17}$O、$^{18}$O 都是 O 元素。

4. **同质异能素(isomer)**　指中子数与质子数都相同,但能态不同的核素,如$^{99}$Tc 与$^{99m}$Tc。所谓能态是指自旋与能级。原子核受激发可以处在基态之上的不同的激发态,而激发态则称为同质异能态,其寿命处在皮秒与年之间。长寿命的同质异能态习惯称为亚稳态(metastable states),并以 m 标记,如$^{99m}$Tc 与$^{87m}$Sr。$^{87m}$Sr 的半衰期为 2.81h,它是$^{87}$Sr 的同质异能素。同质异能素广泛应用于医学影像诊断。

人类已经发现 3 000 多种核素,其中天然的有 300 多个,其余 2 600 多个核素都是人工合成的放射性核素。天然核素中,稳定核素有 270 多个,放射性核素有 30 多个。近 10 年,中国科学院近代物理研究所等研究机构共合成 10 余个新核素。新元素一定是新核素,新核素则不一定是新元素。一般说来,发现或合成新元素的难度与科学意义都远高于新核素。至 2003 年底,人类共发现天然的与人工合成的元素为 118 种,欧洲、美国、俄国等国家和地区的核物理研究机构一直不懈努力企图合成新的元素,国内尚未合成过新元素。

## 四、放射性

1896 年,贝可勒尔(H. Becquerel)在研究铀矿的荧光现象时首次发现了天然放射性。1934 年,居里夫妇(I. Curie 和 F. Joliot)利用钋源 $\alpha$ 射线轰击硼铝镁发现了人工放射性。到目前为止,人工已经合成 2 700 多种放射性核素。

原子核自发地发射各种粒子(射线)的行为称为原子核的放射性(radioactivity)。放射性与原子核衰变密切相关。原子核因自发地发射各种粒子而发生的转变称为原子核衰变(decay)。

（一）原子核的稳定性

经实验发现的核素约有 3 000 种,其中只有近 300 种是稳定的,不稳定核素都会自发地放出射线,最终变为稳定核素。影响核稳定性的因素如下:

1. **中子数与质子数的比例关系**　对于轻核,中子数和质子数相等的核素较稳定。对于重核,由于核内质子数增多,相互间的库仑斥力增大,要保证原子核稳定,就需要有更多的中子来增加相互间的核吸引力。但是中子数的增加并不是越多越好,而是需要与质子数保持合理的比例关系。如果在横轴为质子数、纵轴为中子数的坐标系中标出所有稳定核素的位置,就会发现它们分布在一条狭长的区域内(图1-2-4)。狭长区域的中心线可以用一个关于质子数($Z$)和质量数($A$)的经验公式表示:

$$Z=\frac{A}{1.98+0.015\,5A^{2/3}} \tag{1-2-21}$$

2. **核子数的奇偶性**　如果将近 300 种稳定核素按质子数和中子数的奇偶性分类,就会发现大多数是偶偶核,奇偶核和偶奇核各占约 20%,剩下的不到 2% 是奇奇核。这表明质子数和中子数各自成对时,原子核较稳定。

3. **重核的不稳定性**　原子序数小于 82 的元素至少存在一种稳定核素,而原子序数大于 82 的元素都不稳定,会自发地放出 $\alpha$ 粒子或自发裂变而成为铅($Z=82$)的稳定同位素。

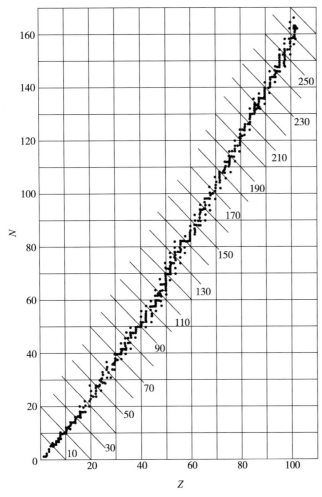

图 1-2-4　核的稳定性与质子数($Z$)、中子数($N$)的关系

每个黑点表示一个稳定核素,平行的一组斜线表示同量异位线。

## （二）衰变类型

放射性核素通过发射不同的粒子或射线最终转变成为稳定核素。放射性核素能自发地发射各种射线,如 α 粒子、正负 β 粒子或 γ 射线。有的放射性核素在发射 α 或 β 的同时还发射 γ 射线。此外,一些放射性核素发射质子、中子和其他粒子。发生衰变前的核称为母核,发生衰变后的核称为子核,衰变过程中释放的能量称为衰变能。根据能量守恒定律,衰变能等于衰变前后诸粒子静止质量之差所对应的能量,并以子核和发射粒子动能的形式释放。如果衰变后的子核处于激发态,则激发态与基态能量之差也是衰变能的一部分。子核的质量往往远大于发射粒子的质量,因此发射粒子的动能近似等于衰变能或衰变能与子核的激发能之差,而子核的动能一般可以忽略。一个衰变过程既可以用反应式表示,也可以用衰变纲图表示,衰变纲图比反应式更直观。

衰变方式大体上可分为 6 种,即 γ 衰变、α 衰变、负 β 衰变（β⁻）、正 β 衰变（β⁺）、电子俘获（electron capture,EC）、自发裂变。放射性核素以其中一种方式或不同的组合方式发生衰变。原子核衰变的主要方式是 α 衰变、β 衰变、γ 跃迁。原子核衰变过程中质能守恒,电荷也守恒。

**1. α 衰变**　原子核自发地放射出 α 粒子（也就是氦的原子核）而发生的转变称为 α 衰变。α 放射性与 α 衰变相关。α 衰变后的子核与衰变前的母核相比,电荷数减少 2,质量数减少 4。可以用下列式子表示 α 衰变：

$$_{Z}^{A}X \rightarrow _{Z-2}^{A-4}Y + _{2}^{4}\mathrm{He} + Q \tag{1-2-22}$$

公式中,$X$ 表示母核,$Y$ 表示子核,$A$ 和 $A-4$ 表示衰变前后的质量数,$Z$ 和 $Z-2$ 表示衰变前后的电荷数,$Q$ 表示衰变能。衰变能等于母核的静止质量减去子核及 α 粒子静止质量之差所对应的能量,因此只有母子核静止质量之差大于 α 粒子静止质量时,才能保证衰变能大于零,衰变才可能发生。

α 粒子能量为 1~10Mev,半衰期范围很宽 $T_{1/2} = 10^{-7}\mathrm{s} \sim 10^{15}\mathrm{a}$。α 粒子在物质中的射程很短,在人体组织中约为 0.03mm。普通纸张、数厘米的空气层及手套都能够阻止自然衰变产生的 α 粒子。

一般重核($A>140$)才发生 α 衰变,如铀、氡、钍等核。铍核($^8$Be)是能够发生 α 衰变的最轻的核。重核发生 α 衰变后原子核的质子数和中子数都将减少 2,因此它在图 1-2-4 中的位置表现为向左下移动靠拢稳定核素区。镭($_{88}^{226}$Ra)是典型的 α 衰变核素,它可能通过发射 4.78MeV 的 α 粒子直接衰变到氡的基态,也可能通过发射 4.60MeV 的 α 粒子先衰变到氡的激发态,后者再放射 0.18MeV 的 γ 射线而跃迁到基态。在两种衰变方式中,前一种方式的分支比(即发生的概率份额)是 94.5%,后一种方式的分支比是 5.5%(图 1-2-5)。

α 粒子能量是分立的,具体大小取决于母核与子核所处的能级状态,由 α 粒子能量测得的衰变能之差能够反映母核或子核能级间的能量之差(图 1-2-6)。

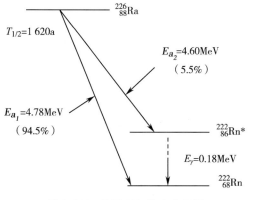

图 1-2-5　从镭到氡的衰变纲图

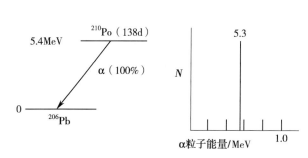

图 1-2-6　$^{210}$Po α 衰变与 α 粒子能量

N 为计数。

2. **β 衰变**　原子核自发地放射出正负电子或俘获一个轨道电子而发生的转变,统称为 β 衰变。β 衰变可进一步细分,放射电子与正电子的分别称为 β⁻衰变与 β⁺衰变,俘获轨道电子的称为电子俘获(EC)。β 粒子实质上是电子和正电子,β 放射性与 β 衰变相联系。在 β 衰变中,子核与母核的质量数相同,只是电荷数相差 1。β⁻衰变相当于原子核的一个中子变成质子,而 β⁺衰变和轨道电子俘获相当于原子核的一个质子变成中子。β 衰变中母核和子核是相邻的同量异位素。

与 α 衰变明显不同之处在于,β 衰变中电子或正电子的能量是连续的而非分立的,具有最大能量。β 衰变在放出一个 β 粒子同时,还放出一个中微子。中微子能量是连续的,因此 β 粒子的能量是连续性的并且具有最大值。

（1）β⁻衰变

$$^{A}_{Z}X \rightarrow ^{A}_{Z+1}Y + e^{-} + \bar{\nu} + Q \tag{1-2-23}$$

例如,$^{32}$P→$^{32}$S+e+$\bar{\nu}_g$+Q,见图 1-2-7。

（2）β⁺衰变

$$^{A}_{Z}X \rightarrow ^{A}_{Z-1}Y + e^{+} + \nu + Q \tag{1-2-24}$$

例如,$^{18}$F→$^{18}$O+e⁺+$\bar{\nu}_g$+Q,见图 1-2-8。

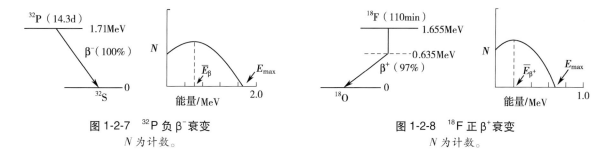

图 1-2-7　$^{32}$P 负 β⁻衰变　　　　　　　　　图 1-2-8　$^{18}$F 正 β⁺衰变

N 为计数。　　　　　　　　　　　　　　　N 为计数。

（3）轨道电子俘获(EC):原子核俘获核外轨道上的一个电子,使核中的一个质子转变成一个中子,同时放出一个中微子的转变称为轨道电子俘获。电子俘获表示为:

$$^{A}_{Z}X + e^{-} \rightarrow ^{A}_{Z-1}Y + \nu + Q \tag{1-2-25}$$

例如,$^{111}$In+e⁻→$^{111}$Cd+ν+Q,见图 1-2-9。

根据衰变能必须大于零的要求,可推导出发生 β 衰变必须满足的前提条件分别是:对于 β⁻衰变,母核的原子质量应大于子核的原子质量;对于 β⁺衰变,母子核原子质量之差应大于 2 个电子的静止质量;对于轨道电子俘获,母子核原子质量之差所对应的能量应大于轨道电子结合能。

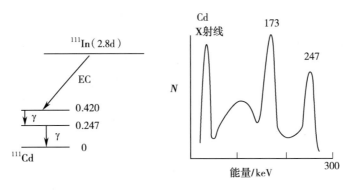

**图 1-2-9** $^{111}$In 电子俘获与能谱

$N$ 为计数。

一次 β⁻衰变或 β⁺衰变会发射出 2 个粒子(β⁻粒子与反中微子或 β⁺粒子与中微子),根据前面的叙述,子核的动能可以忽略,衰变能近似等于 2 个粒子的动能之和。但每个粒子分配到的能量可以是零与衰变能之间的任何值,其中取中间位置的概率要比两端的大,因而在许多次衰变中每一种粒子总体的动能分布将是一个类似图 1-2-10 的两端低、中间高的连续谱分布。

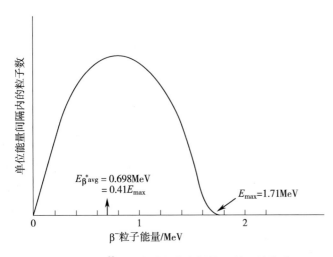

**图 1-2-10** $^{32}_{15}$P 衰变过程中发射的 β⁻粒子的能谱

当一种核素位于图 1-2-4 中的稳定核素区的左上方时,因它的中子数比相应的稳定同位素的中子数多而被称为丰中子核素。这类核素易发生 β⁻衰变。经衰变后,一个中子变成一个质子,而质量数不变,因此它是沿同量异位线向右下靠拢稳定核素区。相反地,如果一种核素位于图 1-2-4 中的稳定核素区的右下方,则被称为缺中子核素。这类核素易发生 β⁺衰变和/或轨道电子俘获反应,沿同量异位线向左上靠拢稳定核素区。

**3. γ 衰变和内转换** 原子核可以处在不同的激发态(exitation):低能态可以激发到高能态,高能态通过释放 γ 射线又可以退激发到低能态(如基态)。原子核能级之间的跃迁称为 γ 跃迁,原子核从激发态到基态的跃迁称为 γ 衰变,其间伴随 γ 射线出射。γ 放射性与 γ 衰变相联系,也常与 α、β 衰变有联系。α、β 衰变的子核往往处于激发态,一般还要发生 γ 衰变。因此,γ 射线的放射一般是伴随 α 或 β 衰变产生的。原子核能级的间隔一般在 $10^{-3}$MeV 以上,故 γ 射线能量低限是 $10^{-3}$MeV,高端可达到 MeV 能量级。

例如,放射源 $^{60}$Co 既具有 β 放射性,也具有 γ 放射性。放射性核素 $^{60}$Co 首先经 β 衰变至 $^{60}$Ni 的激发态,再经 $^{60}$Ni 的激发态跃迁到基态并且同时放射出 γ 射线。γ 衰变与 α、β 衰变不同,不会导致核素的变化,而只是改变原子核的内部状态。因此,γ 跃迁的子核和母核,其电荷数和质量数均相同,只是内部状态不同而已。发生 γ 衰变的条件是原子核处于激发态。

γ 跃迁的物理过程为核能级之间的跃迁,γ 衰变能量表示为:

$$E_0 = E_i - E_f = E_r + h\nu \approx h\nu \qquad (1\text{-}2\text{-}26)$$

公式中 $E_r$ 为核反冲能。γ 射线又称 γ 光子,其静止质量为 0,自旋 $s=1$,能量 $E_\gamma = h\nu$,动量 $P = \dfrac{h\nu}{c} = \dfrac{h}{\lambda}$。

$^{99m}$Tc 发生 γ 跃迁时,其 γ 射线能量为 140keV(图 1-2-11)。

处于激发态的原子核可以通过 γ 跃迁退激发,也可以通过发射内转换电子退激发。较高能态向较低能态跃迁时可以将激发能直接交给核外的电子,使其离开原子,这种现象称为内转换(internal conversion,IC),发射出的电子称为内转换电子(图 1-2-12)。根据能量守恒定律,内转换电子的动能等于跃迁的能量减去轨道电子的结合能。K 层电子最靠近原子核,因此只要能量足够,K 层内转换的概率最大。应注意的是,不能将内转换过程理解为内光电效应,即不能认为是原子核先放出光子,然后光子再与核外的轨道电子发生光电效应,原因是发生内转换的概率要比发生内光电效应的概率大得多。无论是电子俘获过程还是内转换过程,由于原子的内壳层缺少了电子而出现空位,外层电子将会来填充这个空位,因此两个过程都会伴随着特征 X 射线和俄歇电子的发射。

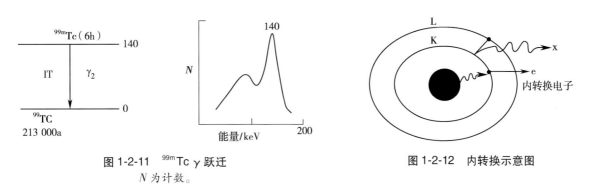

图 1-2-11 $^{99m}$Tc γ 跃迁
N 为计数。

图 1-2-12 内转换示意图

**4. 自发裂变** 原子核裂变(fission)指重核分裂成为两个或者多个原子核的现象,可分为自发裂变与诱发裂变两种。自发裂变是指原子核在没有外来粒子轰击情况下自行发生的裂变,一般可表示为:

$$_{Z}^{A}X \rightarrow _{Z_1}^{A_1}Y_1 + _{Z_2}^{A_2}Y_2 \tag{1-2-27}$$

其中:$A = A_1 + A_2, Z = Z_1 + Z_2$。

重核的自发裂变概率很低,但会随着质量数增加而增加。$^{235}$U 的半衰期为 $2 \times 10^{17}$a,而$^{254}$Cf 的半衰期为 55d。除了自发裂变衰变方式,重核还通过发射 α 粒子或 γ 射线衰变。在外来粒子的轰击下,原子核也可能发生裂变,这种裂变称为诱发裂变。入射粒子可以是带电粒子或中子。中子诱发裂变是链式核反应的主要过程。$^{235}$U 中子诱发裂变是铀弹与核电站的主要链式反应,其反应为:

$$n + ^{235}U \rightarrow ^{236}U^* \rightarrow X + Y + ? \ n \tag{1-2-28}$$

中子在慢化后又引起新的裂变反应。每次$^{235}$U 诱发裂变的产物都不尽相同,平均每次发射 2.47 个中子,中子带走的能量平均为 1.5MeV,一次裂变过程释放的能量约为 200MeV,这些能量大部分将转化为热能。

**(三) 放射性衰变的基本规律**

放射性核素通过 α、β、γ、电子俘获及自发裂变等途径发生衰变,其放射性衰变是随机过程,遵从统计衰变规律。单位时间放射性核素发生衰变的数量($-dN/dt$)与当前放射性原子核的总数 N 成正比,即:

$$dN/dt = -\lambda N \tag{1-2-29}$$

其中,λ 为放射性核素的衰变常数,表示单位时间内一个原子核发生衰变的概率,其量纲为 $t^{-1}$。随着时间变化,放射源(或放射性样品)中放射性核素的原子核数量呈指数下降,即:

$$N = N_0 e^{-\lambda t} \tag{1-2-30}$$

$N_0$ 为初始时刻放射性核素的原子核数量。任何放射性物质,其原有的放射性原子核的数量将随时间的推移变得越来越少。单位时间放射性核素发生衰变的数量($-dN/dt$)叫放射性活度(activity,A),简称活度。放射源的强弱可用放射性活度来度量。

根据 A 的定义,很容易得到活度随时间的衰减规律。

$$A = -dN/dt = \lambda N \tag{1-2-31}$$

$$A = A_0 e^{-\lambda t} \tag{1-2-32}$$

$A_0 = \lambda N_0$ 是初始时刻的放射性活度。放射性活度也随时间指数下降。

活度的国际单位制单位是贝可勒尔(简称贝可,Bq),衍生单位有 MBq、GBq 和 TBq。在使用 Bq 单位之前,放射性活度单位是居里(Ci)。这些单位之间的关系可表示为:

$$1Ci = 3.7×10^{10}Bq = 3.7×10^{4}MBq = 3.7×10GBq = 3.7×10^{-2}TBq$$

除了"居里"以外,历史上还曾用克镭当量作为活度的单位。如果一个 γ 放射源的 γ 辐射对空气的电离作用和 1g 镭的 γ 辐射对空气的电离作用相同,那么这个源的活度可用 1g 镭当量表示。放射性活度比较低的放射源曾用毫居里、微居里、毫克镭当量作为活度的单位。

除了用衰变常数(λ)以外,通常还用半衰期($T_{1/2}$)和平均寿命($\tau$)描述衰变的快慢。半衰期(half life)定义为放射性核数量或放射性活度衰减至原来的 1/2 所需的时间,它与衰变常数之间的关系为:

$$T_{1/2} = \frac{\ln 2}{\lambda} \approx \frac{0.693}{\lambda} \tag{1-2-33}$$

每一种放射性核素的半衰期($T_{1/2}$)都是唯一的,因此可以作为放射性核素的表征(图 1-2-13)。此外,还可用平均寿命($\tau$)来表示衰变的快慢,它与衰变常数及半衰期之间的关系则为:

$$\tau = \frac{1}{N_0} \int_0^\infty \lambda N t dt = \frac{1}{\lambda} \approx 1.44 T_{1/2} \tag{1-2-34}$$

若一种核素存在几种衰变方式,核素的衰变常数则为各个分支衰变常数($\lambda_i$)之和:

$$\lambda = \sum \lambda_i \tag{1-2-35}$$

各衰变方式的分支比为:

$$R_i = \lambda_i / \lambda \tag{1-2-36}$$

对应于第 i 支衰变,其分支放射性活度为:

$$A_i = \lambda_i N = \frac{\lambda_i}{\lambda} A = \frac{\lambda_i}{\lambda} A_0 e^{-\lambda t} \tag{1-2-37}$$

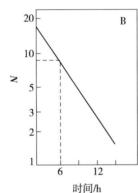

图 1-2-13 $^{99m}$Tc 指数衰变(半衰期为 6h)
A.普通坐标;B.半对数坐标。N 为每分钟衰变的原子核数。

分支放射性活度与总放射性活度成正比。需要注意,分支放射性活度随时间是按 $e^{-\lambda t}$ 指数衰减而不是 $e^{-\lambda_i t}$ 指数衰减,这是因为任何放射性活度随时间的衰减都是由于放射性原子核数量($N$)的减少,而 $N$ 的减少是所有分支衰变的总体结果。

原子核的衰变往往是多代的,母核衰变为子核,子核继续衰变,这样一代又一代地连续进行,直至最后衰变为稳定核,这种衰变叫作多代衰变或连续衰变(successive decay)。例如,$^{232}$Th 经过 α 衰变至 $^{228}$Ra,然后接连两次 β$^-$ 衰变至 $^{228}$Th,再经过若干次 α 与 β$^-$ 衰变,最后到稳定核 $^{208}$Pb 为止。

连续多代放射性衰变系列通称放射系。地壳中存在的一些重的放射性核素形成了 3 个天然放射系。它们的母体半衰期都很长,和地球年龄 $10^9$a 相近,甚至更长,只有半衰期在这个量级的放射性核素才能保存下来,且处于长期平衡的状态。3 个天然放射性系的成员大多具有 α 放射性,少数具有 β 放射性,一般都伴随有 γ 辐射,但没有一个具有 β$^+$ 衰变或轨道电子俘获。每个放射系从母核开始,均经过至少 10 次连续衰变。

## 第二节　射线与物质的相互作用

原子的核外电子因与外界相互作用获得足够的能量,挣脱原子核对它的束缚,造成原子的电离。电离是由具有足够动能的带电粒子(如电子、质子、α 粒子等)与原子中电子碰撞引起的。原子核外壳层电子受原子核束缚的程度不同,带电粒子必须具有不小于原子核外壳层电子束缚的能量,才能使物质的原子电离。不带电粒子(如光子、中子等)本身不能使物质电离,但能借助它们与原子的壳层电子或原子核作用产生的次级粒子(如电子、反冲核等),随后再与物质中原子作用,引起原子的电离。由带电粒子通过碰撞直接引起的物质原子或分子的电离称为直接电离,这些带电粒子称为直接电离粒子。不带电粒子通过它们与物质相互作用产生带电粒子引起的原子电离,称为间接电离,这些不带电粒子称为间接电离粒子。由直接电离粒子或间接电离粒子,或者两者混合组成的辐射称为电离辐射。电离辐射与物质的相互作用是电离辐射剂量学的基础。本节将讨论带电粒子、X(γ)射线与物质的相互作用过程,定量分析能量在物质中的转移、吸收规律。

## 一、带电粒子与物质的相互作用

### (一)带电粒子与物质相互作用的主要方式

具有一定能量的带电粒子入射到靶物质中,与物质原子发生作用,作用的主要方式有:①与核外电子发生非弹性碰撞;②与原子核发生非弹性碰撞;③与原子核发生弹性碰撞;④与原子核发生核反应。

**1. 带电粒子与核外电子的非弹性碰撞** 当带电粒子从靶物质原子近旁经过时,入射粒子和轨道电子之间的库仑力使电子受到吸引或排斥,从而获得一部分能量。如果轨道电子获得足够的能量,就会引起原子电离,则原子成为正离子,轨道电子成为自由电子。如果轨道电子获得的能量不足以电离,则可以引起原子激发,使电子从低能级跃迁到高能级。处于激发态的原子很不稳定,跃迁到高能级的电子会自发跃迁到低能级而使原子回到基态,同时释放出特征 X 射线或俄歇电子,X 射线能量或俄歇电子动能等于高低能级能量的差值。如果电离出来的电子具有足够的动能,能进一步引起物质电离,则称为次级电子或 δ 电子。由次级电子引起的电离称为次级电离。

带电粒子与核外电子的非弹性碰撞导致物质原子电离和激发而损失的能量称为碰撞损失或电离损失。线性碰撞阻止本领(linear collision stopping power)$\left[用符号 S_{col} 或\left(\dfrac{\mathrm{d}E}{\mathrm{d}l}\right)_{col} 表示\right]$和质量碰撞阻止本领(mass collision stopping power)$\left[用符号\left(\dfrac{S}{\rho}\right)_{col} 或\dfrac{1}{\rho}\left(\dfrac{\mathrm{d}E}{\mathrm{d}l}\right)_{col} 表示\right]$是描述电离(碰撞)损失的两个物理量。线性碰撞阻止本领是指入射带电粒子在靶物质中穿行单位长度路程时电离损失的平均能量,其国际单位制(international system of units,SI)单位是 J/m,还常用到 MeV/cm 这一单位。质量碰撞阻止本领等于线性碰撞阻止本领除以靶物质的密度,其 SI 单位是 J·m²/kg,此外 MeV·cm²/g 也常用到。

**2. 带电粒子与原子核的非弹性碰撞** 当带电粒子从原子核附近掠过时,在原子核库仑场的作用下,运动方向和速度发生变化,此时带电粒子的一部分动能就变成具有连续能谱的 X 射线辐射出来,这种辐射称为轫致辐射。与线性碰撞阻止本领、质量碰撞阻止本领类似,线性辐射阻止本领(linear radiative stopping power)$\left[用符号 S_{rad} 或\left(\dfrac{\mathrm{d}E}{\mathrm{d}l}\right)_{rad} 表示\right]$和质量辐射阻止本领(mass radiative stopping power)$\left[用符号\left(\dfrac{S}{\rho}\right)_{rad} 或\dfrac{1}{\rho}\left(\dfrac{\mathrm{d}E}{\mathrm{d}l}\right)_{rad} 表示\right]$被用来描述单位路程长度和单位质量厚度的辐射能量损失。根据量子电动力学理论,可推得下面的关系式:

$$\left(\frac{S}{\rho}\right)_{rad}\propto\frac{z^2 Z^2}{m^2}NE \tag{1-2-38}$$

公式中,z 为带电粒子的电荷数,Z 为靶原子的原子序数,N 为单位质量靶物质中的原子数,m 为带电粒子的静止质量,E 为带电粒子的能量。

由公式(1-2-38)可以得出如下结论:①辐射损失与入射带电粒子静止质量的平方($m^2$)成反比,轻带电粒子的辐射损失比重带电粒子的辐射损失大得多(如相同能量的电子的辐射损失要比质子大 100 万倍),重带电粒子的轫致辐射引起的能量损失可以忽略;②辐射损失与单位质量靶物质原子数的平方($Z^2$)成正比,说明重元素物质中的轫致辐射损失比轻元素物质大;③辐射损失与粒子能量($E$)成正比,这与电离损失的情况不同。

**3. 带电粒子与原子核的弹性碰撞** 当带电粒子与靶物质原子核库仑场发生相互作用时,尽管带电粒子的运动方向和速度发生了变化,但不辐射光子,也不激发原子核,此种相互作用满足动能和动量守恒定律,属弹性碰撞,也称弹性散射。碰撞发生后,绝大部分能量由散射粒子带走。重带电粒子由于质量大,与原子核发生弹性碰撞时运动方向改变小,散射现象不明显,因此它在物质中的径迹比较直。相反,电子质量很小,与原子核发生弹性碰撞时运动方向改变可以很大,而且会与轨道电子发生弹性碰撞。经多次散射后,电子的运动方向偏离原来的方向,最后的散射角可以大于90°,甚至可能是180°,因此它在物质中的径迹很曲折。散射角小于90°、接近90°、大于90°时的多次散射分别称为前向散射、侧向散射和反向散射。

弹性碰撞发生的概率与带电粒子的种类和能量有关。只有当带电粒子的能量很低,其速度比玻尔轨道的电子速度($v_0 = 2.183 \times 10^8 \text{cm/s}$)小很多时,才会有明显的弹性碰撞过程。与$v_0$对应的$\alpha$粒子、质子和电子的能量分别是0.1MeV,0.025MeV和0.013 5keV。通常情况下,$\alpha$粒子和质子的能量比上述能量高得多,因此对重带电粒子发生弹性碰撞的概率很小。对于能量在$10^4 \sim 10^6$eV范围的电子,发生弹性碰撞的概率也仅占5%。当电子能量高出这个范围时,弹性碰撞发生的概率进一步减小。

**4. 带电粒子与原子核发生核反应** 当一个重带电粒子具有足够高的能量(约100MeV),并且与原子核的碰撞距离小于原子核的半径时,如果有一个或数个核子被入射粒子击中,它们将会在一个内部级联过程中离开原子核,其飞行方向主要倾向于粒子入射方向。失去核子的原子核处于高能量的激发态,将通过发射所谓的"蒸发粒子"(主要是一些较低能量的核子)和$\gamma$射线而退激。当核反应发生时,入射粒子的一部分动能被中子和$\gamma$射线带走,而不是以原子激发和电离的形式被局部吸收,因此这将影响吸收剂量的空间分布。

除上面介绍的作用方式以外,当一个粒子与其反粒子发生碰撞时,它们的质量可能转化为辐射的能量,这种辐射称为湮没辐射。例如,当一个正电子与一个负电子碰撞时,产生两个能量为0.511MeV的$\gamma$光子。当高速带电粒子在透明介质中以高于光在该介质的传播速度运动时,还能产生契伦科夫辐射,即带电粒子的部分能量以蓝色光的形式辐射出来。

**(二) 带电粒子与物质相互作用系数**

**1. 总质量阻止本领(total mass stopping power)** 定义为带电粒子在密度为$\rho$的介质中穿过路程($\text{d}l$)时,一切形式的能量损失($\text{d}E$)除以$\rho \text{d}l$而得的商,用符号$\frac{1}{\rho}\left(\frac{\text{d}E}{\text{d}l}\right)$或$\frac{S}{\rho}$表示。对于电子,在常规的能量范围内,总的能量损失可认为就是电离损失和辐射损失之和,其他作用过程的能量损失可以忽略不计,因此:

$$\frac{S}{\rho} = \left(\frac{S}{\rho}\right)_{\text{col}} + \left(\frac{S}{\rho}\right)_{\text{rad}} \tag{1-2-39}$$

对于重带电粒子,辐射损失可以忽略,公式(1-2-39)可改写为:

$$\frac{S}{\rho} = \left(\frac{S}{\rho}\right)_{\text{col}} \tag{1-2-40}$$

**2. 射程** 带电粒子在与物质的相互作用过程中,不断地损失其动能,最终将损失所有的动能而停止运动(不包括热运动)。粒子从入射位置至完全停止位置沿运动轨迹所经过的距离称为路径长度;沿入射方向从入射位置至完全停止位置所经过的距离称为射程。粒子的运动轨迹是曲折的,因此射程总是小于路径长度。粒子与物质的相互作用是一个随机过程,每个相同能量入射粒子的路径长度和射程均可能不一样,整个粒子束的路径长度和射程将构成统计分布。平均路径长度用来描述路径长度的分布特点,而平均射程和外推射程等概念用来描述射程分布特点。

重带电粒子因其质量大,与核外电子的一次碰撞只损失很小一部分能量,运动方向也改变很小,并且与原子核发生弹性散射的概率小,其运动路径比较直,因此粒子数随吸收块厚度变化曲线表现为开始时部分平坦和尾部快速下降。电子因质量小,每次碰撞的电离损失和辐射损失比重带电粒子大得多,同时运动方向改变大,并且与原子核发生弹性碰撞概率大,其运动路径曲折,粒子的射程分布在一个很宽范围,也就是说电子的射程发生了较严重的歧离,因此粒子数随厚度变化曲线呈逐渐下降趋势(图1-2-14)。

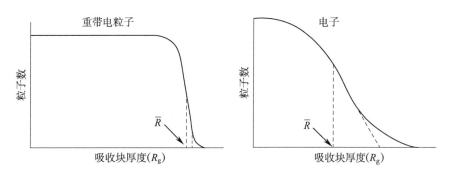

图 1-2-14　粒子数随吸收块厚度变化曲线

外推射程($R_e$)定义为粒子数随吸收块厚度($R_g$)变化曲线最陡部分做切线外推与横坐标相交,相交位置对应的吸收块厚度。

3. **比电离**　带电粒子穿过靶物质时使物质原子电离产生电子-离子对,单位路程上产生的电子-离子对数量称为比电离,它与带电粒子在靶物质中的碰撞阻止本领成正比。从理论上分析,由于碰撞阻止本领近似与带电粒子速度平方成反比,因此当粒子接近其路程的末端时,碰撞阻止本领和比电离达到最大值,越过峰值以后,由于粒子能量几乎耗尽,碰撞阻止本领和比电离很快下降到零。从实验测量结果看,重带电粒子束的比电离曲线和百分深度剂量曲线尾部均可以观察到明显的峰值(称为布拉格峰),而在电子束的比电离曲线和百分深度剂量曲线尾部均观察不到峰值,这是由于电子束的能量歧离和射程歧离现象严重。所谓能量歧离和射程歧离是指一束相同能量的入射粒子穿过相同厚度的靶物质,其能量和射程并不完全相同的现象。利用重带电粒子束(主要是质子和负 $\pi$ 介子)实施放疗,可以通过调整布拉格峰的位置和宽度使其正好包括靶区,从而达到提高靶区剂量和减少正常组织受照剂量的目的,这正是重带电粒子束相对光子、电子和中子束等所具有的剂量学优点。

4. **传能线密度**(linear energy transfer,LET)　是描述辐射品质的物理量,定义为 d$E$ 除以 d$l$ 而得的商,即:

$$L_{\Delta} = \left(\frac{\mathrm{d}E}{\mathrm{d}l}\right)_{\Delta} \tag{1-2-41}$$

公式中,$L_{\Delta}$ 是传能线密度,d$E$ 是特定能量带电粒子在物质中穿行 d$l$ 距离时,由能量转移小于某一特定值($\Delta$)的历次碰撞所造成的能量损失。上述定义中的 $\Delta$ 是能量截止值,即凡小于 $\Delta$ 值的能量转移值碰撞所造成的能量传递均认为是在局部授予物质的。$\Delta$ 值常以"电子伏特"为单位。至于 $\Delta$ 值的大小,很大程度上取决于有关授予能量微观分布的那个质量元的大小。通常传递给次级电子的能量超过 100eV 时就认为构成一条独立的 $\delta$ 径迹。

由定义可知,当 $\Delta$ 值很小时,$L_{\Delta}$ 会明显小于 $\left(\frac{\mathrm{d}E}{\mathrm{d}l}\right)_{col}$,随 $\Delta$ 值增大,$L_{\Delta}$ 与 $\left(\frac{\mathrm{d}E}{\mathrm{d}l}\right)_{col}$ 差别逐渐减小;当 $\Delta \rightarrow \infty$ 时,$L_{\infty} = \left(\frac{\mathrm{d}E}{\mathrm{d}l}\right)_{col}$。

重带电粒子的能量损失沿其径迹的分布要比电子的密集得多,因而它们具有较高的 $L_{\Delta}$ 值和 $\left(\frac{\mathrm{d}E}{\mathrm{d}l}\right)_{col}$ 值。

生物效应依赖于电离辐射微观体积内局部授予的能量。就一级近似而言,$L_{\infty}$ 相等的辐射预期能产生相同的生物效应,$L_{\infty}$ 高的辐射比 $L_{\infty}$ 低的辐射有更高的生物学效能。

## 二、X(γ)射线与物质的相互作用

X(γ)射线与无线电波、红外线、可见光、紫外线一样,都是电磁辐射,但波长比紫外线更短,在干涉、衍射、偏振这些现象上表现出波动性;同时,X(γ)射线也是一种粒子,即X(γ)光子,在与物质相互作用过程中的大多数情况又表现出其粒子性。如果电磁波的频率为$\nu$,波长为$\lambda$,则一个光子的能量$E=h\nu=hc/\lambda$,其中$h$是普朗克常数,$c$是光在真空中的速度。与带电粒子相比,X(γ)射线与物质的相互作用表现出不同的特点:①X(γ)光子不能直接引起物质原子电离或激发,而是首先把能量传递给带电粒子;②X(γ)光子与物质的一次相互作用可以损失其能量的全部或很大一部分,而带电粒子则通过许多次相互作用逐渐损失能量;③X(γ)光子束入射到物体时,其强度随穿透物质厚度近似呈指数衰减,而带电粒子有确定的射程,在射程之外观察不到带电粒子。X(γ)射线与物质相互作用的主要过程有光电效应、康普顿效应和电子对效应;其他次要的作用过程有相干散射、光致核反应等。本章将重点讨论3个主要作用以及它们对X(γ)射线能量在介质中的转移和吸收的相对重要性,并扼要介绍其他次要过程。

### (一) 光子与物质相互作用系数

**1. 截面和微分截面** 截面(cross section)是描述粒子与物质相互作用概率的物理量,定义为一个入射粒子与单位面积上一个靶粒子发生相互作用的概率,用符号$\sigma$表示。靶粒子可以是原子、原子核或核外电子,相应的截面称原子截面、原子核截面或电子截面。$\sigma$的SI单位是$m^2$,专用单位是靶恩(barn,b),$1b=10^{-24}cm^2=10^{-28}m^2$。

如果一个入射粒子与物质有多种独立的相互作用方式,则相互作用总截面等于各种作用截面之和:

$$\sigma=\sum_j \sigma_j \tag{1-2-42}$$

如果以粒子的入射方向为$z$轴建立图1-2-15所示的球坐标系,则当作用发生后,入射粒子、靶粒子或作用过程中产生的新粒子将沿以$(\theta,\varphi)$表示的某方向飞行,并且同一种粒子沿不同方向飞行的概率可能不相同,因此需要有一个物理量——微分截面(differential cross section)来描述相互作用后某种粒子的角分布特征。微分截面的物理含义是一个入射粒子与单位面积上一个靶粒子发生相互作用,并且作用后粒子飞行在某方向单位立体角内的概率,用$\dfrac{d\sigma}{d\Omega}$表示,在球坐标系中$d\Omega=\sin\theta d\theta d\varphi$。以康普顿效应为例,当入射光子与原子核外层电子发生相互碰撞后,入射光子改变运动方向,被称为散射光子,电子离开原来的位置,被称为反冲电子,因此散射光子和反冲电子都有各自的微分截面。

**2. 线性衰减系数与截面的关系** 考虑一单能平行X(γ)光子束水平入射到物质中,其穿射情况见图1-2-16。设靶物质单位体积的靶粒子数为$n$,密度为$\rho$;在厚度$t=0$处,与X(γ)光子束入射方向垂直的单

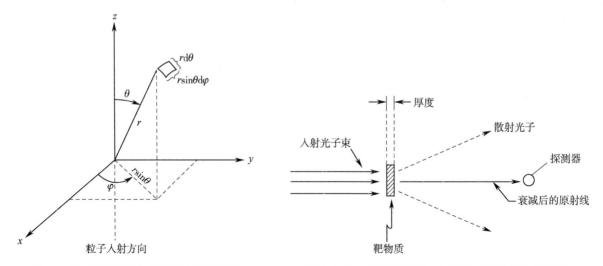

图 1-2-15 描述粒子入射的球坐标系示意　　　　图 1-2-16 单能平行 X(γ)光子束被物质衰减示意图

位面积上的光子数为 $I_0$;在厚度 $t$ 处,单位面积上的光子数为 $I$;穿过 $dt$ 薄层时,有 $dI$ 个光子与物质发生了相互作用。从前面的介绍可知,X(γ)光子与靶物质可能发生光电效应、康普顿散射、电子对效应等形式的相互作用。一旦发生这些相互作用,X(γ)光子或者损失其全部能量而消失,或者损失部分能量并偏离入射方向,或者不损失能量仅偏离方向。如果散射光子不会照射到探测器,则探测器测量到的就是未与物质发生相互作用的光子,因而测量到的光子数量变化就是($-dI$)。根据截面定义可得到如下的微分方程:

$$-dI = \sigma In dt \tag{1-2-43}$$

根据初始条件 $t=0$ 时,$I=I_0$,解微分方程得:

$$I = I_0 e^{-\sigma nt} = I_0 e^{-\mu t} \tag{1-2-44}$$

$$\mu = \sigma n \tag{1-2-45}$$

公式(1-2-45)中,$\mu$ 表示 X(γ)光子与每单位厚度物质发生相互作用的概率,称为线性衰减系数(linear attenuation coefficient),单位是 $m^{-1}$ 或 $cm^{-1}$。由公式(1-2-43)和公式(1-2-45)可得 $\mu = \frac{-dI}{I}/dt$,因此线性衰减系数也表示 X(γ)光子束穿过靶物质时在单位厚度上入射 X(γ)光子数减少的百分数。

对于每一种相互作用形式,可以定义相应的线性衰减系数,总线性衰减系数等于各种相互作用的线性衰减系数之和:

$$\mu(E) = \sum_j \mu_j(E) \tag{1-2-46}$$

质量衰减系数(mass attenuation coefficient)$\frac{\mu}{\rho}$ 表示 X(γ)光子与每单位质量厚度物质发生相互作用的概率,等于线性衰减系数除以物质密度之商,单位是 $m^2/kg$ 或 $cm^2/g$。

任何物质都会热胀冷缩,并且有气、液和固的三相变化,也就是说物质密度会随温度和/或气压的变化而变化,因此线性衰减系数也将随温度和/或气压的变化而变化。由定义知,质量衰减系数与物质密度无关,不管物质的热力学状态如何,它的质量衰减系数都是相同的,因此在许多情况,使用质量衰减系数比线性衰减系数方便。

3. **线性能量转移系数和质能转移系数** 线性能量转移系数(linear energy transfer coefficient)定义为 X(γ)光子在物质中穿行单位距离时,其总能量由于各种相互作用而转移为带电粒子动能的份额,用符号 $\mu_{tr}$ 表示,单位为 $m^{-1}$ 或 $cm^{-1}$。设光子能量为 $h\nu$,其中转移为带电粒子动能的部分为 $E_{tr}$,则 $\mu_{tr}$ 和 $\mu$ 的关系可表示为:

$$\mu_{tr} = \mu \frac{E_{tr}}{h\nu} \tag{1-2-47}$$

对于 X(γ)光子与物质相互作用的每一种形式,如果相互作用时有能量转移,就可以定义相应的线性能量转移系数,总转移系数等于各转移系数之和:

$$\mu_{tr} = \sum_j \mu_{tr,j} \tag{1-2-48}$$

质能转移系数(mass energy transfer coefficient)$\frac{\mu_{tr}}{\rho}$ 定义为 $dE_{tr}/EN$ 除以 $\rho dl$ 而得的商,即:

$$\frac{\mu_{tr}}{\rho} = \frac{1}{\rho EN} \times \frac{dE_{tr}}{dl} \tag{1-2-49}$$

公式中,$\rho$ 为物质密度,$dE_{tr}/EN$ 是该能量的入射 X(γ)光子穿过质量厚度为 $\rho dl$ 的物质层时,其总能量中,因相互作用而转移为带电粒子动能的份额,$E$ 是入射 X(γ)光子的能量,$N$ 是入射 X(γ)光子数。

质能吸收系数定义为 X(γ)光子在物质中穿过单位质量厚度时,其能量真正被受照物质吸收的那部分所占的份额。X($\gamma$)光子转移给次级电子的动能,有一部分通过轫致辐射和湮没辐射而损失掉,真正被物质所吸收的能量应等于X($\gamma$)光子转移给次级电子的动能减去因辐射而损失的能量,因此质能吸收系数(mass energy absorption co efficient)$\frac{\mu_{en}}{\rho}$和质能转移系数之间的关系可表示为:

$$\frac{\mu_{en}}{\rho}=\frac{\mu_{tr}}{\rho}(1-g) \tag{1-2-50}$$

公式中,$g$为次级电子的动能因辐射而损失的份额。

质能转移系数和质能吸收系数均与质量衰减系数具有相同的量纲,它们的单位也是 $m^2/kg$ 或 $cm^2/g$。

**4. 半价层(half-value layer,HVL)**　定义为X($\gamma$)射线束流强衰减到其初始值1/2时所需的某种物质的衰减块厚度,它与线性衰减系数$\mu$的关系可表示为:

$$HVL=ln2/\mu=0.693/\mu \tag{1-2-51}$$

与$\mu$的意义一样,HVL亦是X($\gamma$)光子能量和衰减物质材料的函数,当指明衰减材料后,HVL表示该种物质对X($\gamma$)光子的衰减能力。

**5. 平均自由程($l$)**　定义为X($\gamma$)光子与物质发生相互作用前平均的自由运动距离。$l$与$\mu$的关系类似$\tau$与$\lambda$的关系:$l=1/\mu$。

**(二) 光电效应**

**1. 作用过程**　能量为$h\nu$的X($\gamma$)光子与物质原子的轨道电子发生相互作用,把全部能量传递给对方,X($\gamma$)光子消失,获得能量的电子挣脱原子束缚成为自由电子(称为光电子);原子的电子轨道出现一个空位而处于激发态,它将通过发射特征X射线或俄歇电子的形式很快回到基态,这个过程称为光电效应(图1-2-17)。

由能量守恒定律知,发生光电效应时,入射X($\gamma$)光子能量($h\nu$)和光电子的动能($E$)满足关系:

$$h\nu=E_e+B_i \tag{1-2-52}$$

公式中,$B_i$为原子第i层电子的结合能,与原子序数和壳层数有关。

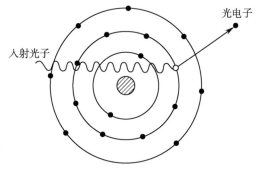

图 1-2-17　光电效应示意图

**2. 作用系数**　K层和L层电子发生光电效应的概率最大,如果入射X($\gamma$)光子的能量大于K层电子结合能,则K层电子光电效应截面占原子总截面的80%以上。当入射X($\gamma$)光子能量大于K层电子结合能时,每个原子的光电效应总截面($\sigma_\tau$)与原子序数、X($\gamma$)光子能量之间的关系可表示为:

$$\sigma_\tau \propto Z^n/(h\nu)^3 \tag{1-2-53}$$

公式中,$n$是原子序数的函数,低原子序数材料的$n$近似取4,高原子序数材料的$n$近似取4.8。

原子的光电效应总截面和光电线性衰减系数与$Z$的4~4.8次方成正比,光电质量衰减系数与$Z$的3~3.8次方成正比;随原子序数增大,光电效应发生的概率迅速增加,也就是说,电子在原子中束缚得越紧,其参与光电效应的概率越大。随能量增大,光电效应发生的概率迅速减小。于是,入射X($\gamma$)光子的能量最终转化为两部分,一部分为次级电子(光电子和俄歇电子)的动能,另一部分为特征X射线能量。

**3. 光电子的角分布**　相对于X($\gamma$)光子的入射方向,光电子沿不同角度方向运动概率不同,形成所谓的角分布。在90°和180°方向没有光电子,而在某一角度光电子出现概率最大;当入射X($\gamma$)光子能量很低时,垂直入射方向出现概率最大;随入射X($\gamma$)光子能量增加,角分布逐渐倾向沿光子入射方向。

**(三) 康普顿效应**

当入射X($\gamma$)光子和原子内一个轨道电子发生相互作用时,光子损失一部分能量,并改变运动方向,电子获得能量而脱离原子,此种作用过程称为康普顿效应。损失能量后的 X(γ)光子称散射光子,获得能量的电子称反冲电了。考虑到相对康普顿效应占优势的光子能量范围,轨道电子的结合能很小,因此在推导有关的计算公式时,往往忽略结合能的作用,把康普顿效应看作光子和处于静止的自由电子之间的弹性碰撞(图 1-2-18)。

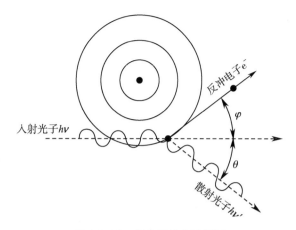

图 1-2-18　康普顿效应示意图

设散射光子与入射方向成 $\theta$ 角,反冲电子与入射方向成 $\varphi$ 角,则可以由相对论的能量和动量守恒定律,推导出散射光子能量($h\nu'$)和反冲电子动能($E$)的计算公式为:

$$h\nu' = \frac{h\nu}{1+\alpha(1-\cos\theta)} \qquad (1\text{-}2\text{-}54)$$

$$E = h\nu - h\nu' = \frac{\alpha(1-\cos\theta)}{1+\alpha(1-\cos\theta)}h\nu \qquad (1\text{-}2\text{-}55)$$

公式中,$\alpha$ 为入射 X(γ)光子能量($h\nu$)和电子静止能量($m_e c^2$)的比值,$m_e c^2 = 0.511\text{MeV}$。反冲角 $\varphi$ 和散射角 $\theta$ 之间的关系为:

$$ctg\varphi = (1+\alpha)\text{tg}(\theta/2) \qquad (1\text{-}2\text{-}56)$$

公式(1-2-55)说明,在入射 X(γ)光子能量一定的情况,散射光子能量随散射角增大而减小,相应地反冲电子动能将增大。在散射角一定的情况下,散射光子能量随入射 X(γ)光子能量增大而增大,但增大的速度逐渐减慢;反冲电子动能随入射 X(γ)光子能量增大而同速增大。

每个原子的康普顿效应总截面、转移截面和散射截面均与原子序数成正比。普顿效应线性衰减系数 $\mu_c$,线性能量转移系数 $\mu_{c,tr}$ 分别近似等于电子截面 $_e\sigma$,$_e\sigma_{tr}$ 与物质电子密度 $n_e$ 的乘积。由于所有物质的每克电子数均十分接近(氢除外),故康普顿效应的质量衰减系数和质能转移系数与原子序数近似无关。也就是说,所有物质的这些系数值都基本相等。

**(四) 电子对效应**

当 X(γ)光子从原子核旁经过时,在原子核库仑场的作用下形成一对正负电子,此过程称电子对效应(图 1-2-19)。与光电效应类似,电子对效应除涉及入射 X(γ)光子和轨道电子以外,还需要有原子核参加,才能满足动量守恒定律。原子核质量大,它获得的能量可忽略,因此可认为 X(γ)光子能量的一部分转变为正负电子的静止能量 $2m_e c^2$,另一部分作为正负电子的动能 $E_+$ 和 $E_-$。

$$h\nu = E_+ + E_- + 2m_e c^2 \qquad (1\text{-}2\text{-}57)$$

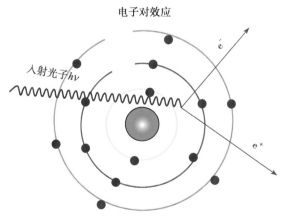

图 1-2-19　电子对效应示意图

由公式(1-2-57)知,只有当入射 X(γ)光子能量大于 $2m_e c^2 = 1.02\text{MeV}$ 时,才能发生电子对效应。对一定能量的入射 X(γ)光子,电子对的动能之和为常数,但单个电子的动能可以取 0 到($h\nu - 2m_e c^2$)之间的任意值,如对于 20MeV 的 X(γ)光子,正或负电子的动能分布在 $0 \sim 18.98\text{MeV}$ 范围,但出现在整个范围中间部分的电子数量比两端多。正负电子的角分布与 X(γ)光子能量的关系和光电子与能量的关系相似,即随入射 X(γ)光子能量的增加正负电子的角分布趋向于光子的入射方向。

获得动能的正负电子在物质中通过电离或辐射

的方式损失能量。当正电子停止下来时,它和一个自由电子结合而转变为两个光子,此过程称电子对湮没,湮没时放出的光子属湮没辐射。根据能量和动量守恒定律,两个光子的能量均为 0.511MeV,飞行方向正好相反。由上可知,经电子对湮没后,入射 X(γ)光子的能量最终将转化为两部分,一部分是正负电子的动能,其份额是$(1-2m_ec^2/h\nu)$,另一部分是次级光子的能量,其份额是 $2m_ec^2/h\nu$。

电子对效应的质量衰减系数与原子序数成正比;当能量较低时,随 X(γ)光子能量线性增加;当能量较高时,随 X(γ)光子能量的变化逐渐变慢。质能转移系数随原子序数和光子能量的变化情况也是如此。

**(五) 光子与物质的其他相互作用过程**

**1. 相干散射** X(γ)光子具有波粒二象性,既是粒子也是电磁波。当入射电磁波从原子附近经过时,引起轨道电子共振,振荡电子将发射波长相同但方向不同的电磁波,不同轨道电子发射的电磁波具有相干性,故称此过程为相干散射,又称瑞利散射。在相干散射过程中,X(γ)光子仅改变运动方向而没有能量转移。

**2. 光核反应** X(γ)光子与原子核作用引起的核反应称光核反应。常见的反应类型有(γ,p)(γ,n)。光核反应是有阈能的反应。当 X(γ)光子能量大于阈能时,反应截面随 X(γ)光子能量增加而增大,当 X(γ)光子能量大于阈能数个 MeV 时反应截面达到最大,此后随 X(γ)光子能量增加而减小。

由于光核反应截面很小,在剂量学考虑中往往忽略光核反应的贡献。但在机房防护设计时,如果加速器 X 射线能量大于 10MeV,则需要考虑(γ,n)反应。这是因为,一方面中子比光子更容易从迷道中逸出,另一方面反应后的核素具有短寿命的 $\beta^+$衰变(半衰期约为 10min)。

**(六) 各种相互作用的总系数和相对重要性**

**1. 单质的作用系数** 在上述 5 种作用形式中,光电效应、康普顿效应和电子对效应是主要作用形式,相干散射对总截面的贡献很小但不可忽略,光核反应的贡献可以忽略。故光子与物质相互作用的原子总截面:

$$\sigma = \sigma_\tau + \sigma_e + \sigma_P + \sigma_{coh} \tag{1-2-58}$$

得总线性衰减系数:

$$\mu = \mu_\tau + \mu_e + \mu_P + \mu_{coh} \tag{1-2-59}$$

相应地,总质量衰减系数:

$$\frac{\mu}{\rho} = \frac{\mu_\tau}{\rho} + \frac{\mu_e}{\rho} + \frac{\mu_P}{\rho} + \frac{\mu_{coh}}{\rho} \tag{1-2-60}$$

相干散射过程中没有能量转移,故总线性能量转移系数:

$$\mu_{tr} = \mu_{\tau,tr} + \mu_{e,tr} + \mu_{p,tr} \tag{1-2-61}$$

相应地,总质能转移系数:

$$\begin{aligned}
\frac{\mu}{\rho} &= \frac{\mu_{\tau,tr}}{\rho} + \frac{\mu_{e,tr}}{\rho} + \frac{\mu_{p,tr}}{\rho} \\
&= \frac{\mu_\tau}{\rho}\left(1 - \frac{\delta}{h\nu}\right) + \frac{\mu_e}{\rho}\frac{E}{h\nu} + \frac{\mu_p}{\rho}\left(1 - \frac{2m_ec^2}{h\nu}\right)
\end{aligned} \tag{1-2-62}$$

由公式(1-2-60)和(1-2-61)知,总质能吸收系数:

$$\frac{\mu_{en}}{\rho} = \left(\frac{\mu_{\tau,tr}}{\rho} + \frac{\mu_{e,tr}}{\rho} + \frac{\mu_{p,tr}}{\rho}\right)(1-g) \tag{1-2-63}$$

**2. 化合物或混合物的作用系数** 对于已知元素的原子构成的化合物或其混合物,其质量衰减系数和质能转移系数分别为:

$$\frac{\mu}{\rho} = \left(\frac{\mu}{\rho}\right)_1 w_1 + \left(\frac{\mu}{\rho}\right)_2 w_2 + \cdots \tag{1-2-64}$$

$$\frac{\mu_{tr}}{\rho} = \left(\frac{\mu_{tr}}{\rho}\right)_1 w_1 + \left(\frac{\mu_{tr}}{\rho}\right)_2 w_2 + \cdots \tag{1-2-65}$$

公式中,下标 1、2……分别表示一种构成元素;$w_1$、$w_2$……分别表示构成元素原子的质量份额。

质能吸收系数:

$$\frac{\mu_{en}}{\rho} = \frac{\mu_{tr}}{\rho}(1-g) \tag{1-2-66}$$

公式中,$g$ 表示化合物或混合物原子中次级带电粒子动能因辐射而损失的份额:

$$g = 1 - w_1 g_1 - w_2 g_2 - \cdots \tag{1-2-67}$$

**3. 化合物或混合物的有效原子序数**　X(γ)光子与化合物或混合物的相互作用可以等效为 X(γ)光子与某种单质的相互作用,这种单质的原子序数称为化合物或混合物的有效原子序数(effective atomic number),可用符号 $\overline{Z}$ 表示。在 X(γ)光子与物质相互作用的 3 种主要形式中,原子序数对光电效应影响最大,因此有效原子序数一般针对光电效应计算:

$$\overline{Z} = \sqrt[m]{a_1 Z_1^m + a_2 Z_2^m + \cdots + a_n Z_n^m} \tag{1-2-68}$$

公式中,$\alpha_1$、$\alpha_2$……$\alpha_n$ 是构成元素原子的电子数份额;$m$ 可以在 3~3.8 的范围取值,在这个范围内取不同的值对结果的影响很小。

对于化合物,电子数份额可直接由分子结构式确定。对于混合物,电子数份额可根据下面的公式由质量份额计算得到:

$$a_j = (w_j Z_j / M_j) / \sum_{i=1}^{n} (w_i Z_i / M_i) \tag{1-2-69}$$

公式中,$j$ 表示某一种构成元素,$\alpha_j$ 和 $w_j$ 表示某种构成元素原子在混合物中所占电子数份额和质量份额,$Z_j$ 和 $M_j$ 表示某种构成元素的原子序数和原子量;$n$ 是构成元素的种类数;$i$ 是构成元素编号,取值可以从 1 到 n。

**4. 各种相互作用的相对重要性**　X(γ)光子与物质相互作用的 3 种主要形式与 X(γ)光子能量、吸收物质原子序数的关系各不相同,表现为对不同原子序数在不同能量范围,它们的作用截面占总截面的份额有变化。如图 1-2-20,左侧曲线表示光电效应和康普顿效应截面相等,右侧曲线表示康普顿效应-和电子对效应截面相等。在 10keV ~ 100MeV 能量范围的低端部分光电效应占优势,中间部分康普顿效应占优势,高端部分电子对效应占优势;例如对于水,3 种效应占优势的能量范围依次是 10~30keV、30keV~25MeV、25~100MeV。

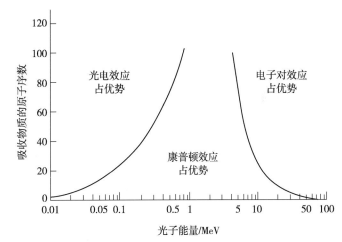

图 1-2-20　X(γ)光子与物质相互作用的 3 种主要形式与 X(γ)光子能量、吸收物质原子序数的关系

# 第三节　核辐射卫生防护基本知识

## 一、基本剂量学量

电离辐射剂量学中的量是为了对辐射与物质相互作用产生的真实效应和潜在影响提供一种物理学上的量度。这些量的数值既依赖于辐射场的性质,又依赖于辐射与物质相互作用的程度。所以,剂量学中的

量,一般可以通过辐射场的量与相互作用有关的系数的乘积来计算。鉴于剂量学的量一般可以直接测量,通常不采用乘积的形式来定义这些量。

### (一) 吸收剂量

1. **授予能($\varepsilon$)** 是电离辐射以电离、激发的方式授予某一体积中物质的能量。其定义为:

$$\varepsilon = R_{in} - R_{out} + \sum Q \tag{1-2-70}$$

公式中,$R_{in}$ 是进入该体积的辐射能,即进入该体积的所有带点和不带电粒子的能量(不包括静止质量能)的总和;$R_{out}$ 是从该体积逸出的辐射能,即离开该体积的所有带点和不带电粒子的能量(不包括静止质量能)的总和;$\sum Q$ 是在该体积中发生的任何核变化时,所有原子核和基本粒子静止质量能变化的总和("+"表示减少,"-"表示增加)。

授予能的单位是 J。

由于辐射源发射的电离粒子以及它们与物质的相互作用都是随机的,在某一体积内发生的每一个过程,无论其发生的时间、位置,还是能量传递的多少,都具有统计涨落的性质。因此,授予能($\varepsilon$)是一个随机量。但是,它的数学期望值,即平均授予能($\bar{\varepsilon}$)是非随机量。

2. **吸收剂量($D$)** 是单位质量受照物质中所吸收的平均辐射能量。其定义为 $d\bar{\varepsilon}$ 除以 $dm$ 所得的商,即:

$$D = d\bar{\varepsilon}/dm \tag{1-2-71}$$

公式中,$d\bar{\varepsilon}$ 是电离辐射授予质量为 $dm$ 的物质的平均能量。

吸收剂量的单位是 J/m,专门名称是戈瑞(Gray),符号 Gy。$1Gy = 1J/kg$。

吸收剂量适用于任何类型的辐射和受照物质,并且是个与无限小体积相联系的辐射量,即受照物质中每一点都有特定的吸收剂量数值。因此,在给出吸收剂量数值时,必须指明辐射类型、介质种类和所在位置。

3. **吸收剂量率($\dot{D}$)** 是单位时间内的吸收剂量,定义为 $dD$ 除以 $dt$ 所得的商,即:

$$\dot{D} = dD/dt \tag{1-2-72}$$

公式中,$dD$ 是时间间隔 $dt$ 内吸收剂量的增量(Gy/s)。

吸收剂量率的单位是 J/(kg·s)或 Gy/s。

### (二) 比释动能

1. **转移能($\varepsilon_{tr}$)** 是不带电粒子在某一体积元内转移给次级带电粒子的初始动能的总和,其中包括在该体积内发生的次级过程所产生的任何带电粒子的能量。

转移能 $\varepsilon_{tr}$ 同授予能 $\varepsilon$ 一样也是随机量。其数学期望值,即平均转移能 $\bar{\varepsilon}_{tr}$ 是非随机量。

2. **比释动能($K$)** 不带电粒子授予物质的能量的过程可以分成两个阶段。第一,不带电粒子与物质相互作用释出次级带电粒子,不带电粒子的能量转移给次级的带电粒子;第二,带电粒子将通过电离、激发,把从不带电粒子那里得来的能量授予物质。吸收剂量是表示第二过程的结果。为了表示第一过程的结果,引进了另一个新辐射量,即比释动能(kinetic energy released in material,kerma)。

比释动能定义为 $\bar{\varepsilon}_{tr}$ 除以 $dm$ 所得的商,即:

$$K = d\bar{\varepsilon}_{tr}/dm \tag{1-2-73}$$

公式中,$d\bar{\varepsilon}_{tr}$ 是不带电粒子在质量 $dm$ 的物质中释出的全部带电粒子的初始动能总和的平均值。它既包括这些带电粒子在韧致辐射过程中辐射出来的能量,也包括在该体积元内发生的次级过程所产生的任何带电粒子的能量。

比释动能 $K$ 的单位与吸收剂量的单位相同,即 J/kg 或 Gy。

比释动能只适用于不带电粒子,但适用于任何物质。它也是一个与无限小体积相联系的辐射量。在受照物质中,每一点上都有其特定的比释动能数值。所以在给出比释动能数值时,也必须同时指出与该比释动能相联系的物质和该物质的部位。

3. **比释动能率($\dot{K}$)**　是 $dK$ 除以 $dt$ 所得的商,即:

$$\dot{K} = dK/dt \tag{1-2-74}$$

公式中,$dK$ 是在时间间隔 $dt$ 内比释动能的增量。

比释动能率的单位与吸收计量率相同,即 $J/(kg \cdot s)$ 或 $Gy/s$。

**(三) 照射量**

1. **照射量(exposure)**　是一个用来表示 X 或 γ 射线在空气中产生电离能力大小的辐射量。

照射量($X$)定义为 $dQ$ 除以 $dm$ 所得的商,即:

$$X = dQ/dm \tag{1-2-75}$$

公式中,$dQ$ 的值是 X 或 γ 射线在质量为 $dm$ 的空气中,释放出来的全部电子(正、负电子)完全被空气阻止时,在空气中产生一种符号的离子的总电荷的绝对值。

定义中的 $dQ$ 不包括光子在空气中释放出来的次级电子产生的韧致辐射被吸收后产生的电离。不过,这仅在光子能量很高时才有意义。

照射量的单位是 $C/kg$。

照射量只用于量度 X 或 γ 射线在空气介质中产生的照射效能。但是,实际工作中,常说到除空气之外的其他介质中某点处的照射量为多少,这时的照射量数值应理解为所考察的那点处放置少量空气后测得的照射量值。

只有在满足电子平衡的条件下,才能严格按照定义精确测量照射量。因此,鉴于现有技术条件和对精确度的要求,能被精确测量照射量的光子能量限于 $10keV \sim 3MeV$ 范围以内。在辐射防护中,能量的上限可扩大到 $8MeV$。

2. **照射量率($\dot{X}$)**　是 $dX$ 除以 $dt$ 所得的商,即:

$$\dot{X} = dX/dt \tag{1-2-76}$$

公式中,$dX$ 是时间间隔 $dt$ 内照射量的增量。

照射量率的单位是 $C/(kg \cdot s)$。

3. **照射量因子**　对于单能 X 或 γ 射线,空气中某点的照射量($X$)与同一点处的能量注量($\Psi$)有下述关系:

$$X = \Psi(\mu_{en}/\rho)_a(e/W_a) \tag{1-2-77}$$

公式中,$\mu_{en}/\rho$ 是空气对给定的单能 X 或 γ 射线的质量能量吸收系数,单位是 $m^2/kg$;$e$ 是电子的电量,其值为 $1.602\times10^{-19}C$;$W_a$ 是电子在干燥空气中每形成一对离子所消耗的平均能量,其值为 $33.85eV$。

将单能光子的能量注量与粒子注量的关系 $\Psi = E \cdot \Phi$ 代入公式(1-2-77),即得:

$$X = f_x\Phi \tag{1-2-78}$$

公式中,$f_x = E(\mu_{en}/\rho) \cdot (e/W_a)$ 称为照射量因子,它表示与单位光子注量相应的照射量,其单位是 $C \cdot kg^{-1} \cdot m^2$。

对于具有谱分布的 X 或 γ 射线,则公式(1-2-78)应写成如下形式:

$$X = \int \Phi_E f_x(E) dE \tag{1-2-79}$$

公式中,$\Phi_E$ 是光子注量按光子能量的微分分布;$f_x(E)$ 是光子能量为 $E$ 的照射量因子。

**(四) 比释动能与吸收剂量的关系**

在带电粒子平衡条件下,不带电粒子在某一体积元的物质中,转移给带电粒子的平均能量 $d\overline{\varepsilon}_{tr}$,就等于该体积元物质所吸收的平均能量 $d\overline{\varepsilon}$。若该体积元物质的质量为 $dm$,则:

$$K = \frac{d\,\overline{\varepsilon}_{tr}}{dm} = \frac{d\,\overline{\varepsilon}}{dm} = D \tag{1-2-80}$$

应该指出的是:除了满足带电粒子平衡条件外,要使公式(1-2-80)成立的另一条件是带电粒子产生的轫致辐射效应可以忽略。在这个前提下,可以认为比释动能与吸收剂量在数值上相等。但这只对低能 X 或 γ 射线来说是成立的;而对于高能 X 或 γ 射线,由于次级带电粒子是电子,有一部分能量在物质中转变为轫致辐射而离开所相关的那个体积元,故使 $K \neq D$,此时的表达式为:

$$D = \frac{d\,\overline{\varepsilon}}{dm} = \frac{d\,\overline{\varepsilon}_{tr}}{dm}(1-g) = K(1-g) \tag{1-2-81}$$

公式中,$g$ 是次级电子在慢化过程中,能量损失于轫致辐射的能量份额。

高能电子在高原子序数的物质内,$g$ 值比较大,但在低原子序数物质内,$g$ 值一般比较小,通常可忽略,这样可近似地认为吸收剂量与比释动能在数值上相等,即 $D = K$。

吸收剂量与比释动能的数值差同入射的不带电粒子的能量有关。在辐射防护领域所用的能量范围内,对于 X、γ 光子或中子都可以近似地认为吸收剂量同比释动能在数值上是相等的,即 $D \approx K$。

**（五）照射量与吸收剂量的关系**

在带电粒子平衡条件下,由公式(1-2-71)(1-2-75)(1-12-77)可得单能 X 或 γ 射线在某物质中吸收剂量($D$)和能量注量($\Psi$)的关系为:

$$D = \Psi(\mu_{em}/\rho) \tag{1-2-82}$$

公式中,$\mu_{em}/\rho$ 是单能 X 或 γ 射线对某物质的质量能量吸收系数,单位是 $m^2/kg$。

公式(1-2-81)是计算单能 X 或 γ 射线吸收剂量的基本公式。从公式(1-2-81)可知,当能量注量($\Psi$)确定不变时,吸收剂量($D$)与物质的质量能量吸收系数($\mu_{em}/\rho$)成正比。故有:

$$D_1/D_2 = (\mu_{en}/\rho)_1/(\mu_{en}/\rho)_2 \tag{1-2-83}$$

公式中,脚码 1 和 2 分别表示物质 1 与物质 2。

因此,只要知道在一种物质中的吸收剂量,就可以用公式(1-2-83)求出在带电粒子平衡条件下另一种物质中的吸收剂量。

同时,也可得出在带电粒子平衡条件下,空气中照射量和吸收剂量的关系为:

$$D_a = \frac{W_a}{e}X \tag{1-2-84}$$

公式中,$D_a$ 是在空气中同一点处的吸收剂量。

将公式(1-2-84)代入公式(1-2-83),得:

$$\begin{aligned} D_m &= \frac{(\mu_{en}/\rho)_m}{(\mu_{en}/\rho)_a} \cdot \frac{W_a}{e} \cdot X \\ &= 33.97\,\frac{(\mu_{en}/\rho)_m}{(\mu_{en}/\rho)_a} \cdot X = f_m \cdot X \end{aligned} \tag{1-2-85}$$

公式中,$D_m$ 是处于空气中同一点处所求物质的吸收剂量,单位是 Gy;$X$ 是照射量,单位是 $C/kg$;$W_a$、$e$ 的意义、数值同前;$f_m = 33.97(\mu_{en}/\rho)_m/(\mu_{en}/\rho)_a$ 为由以 $C/kg$ 为单位的照射量换算到以 Gy 为单位的吸收剂量的换算因子,其单位是 J/C。

需要再次强调,只有当忽略轫致辐射和次级过程再产生的带电粒子,而且满足电子平衡条件时,照射量与吸收剂量数值上才有公式(1-2-84)和(1-2-85)所表示的关系。

**（六）吸收剂量、比释动能和照射量的区别**

吸收剂量、比释动能和照射量这 3 个辐射量之间的区别见表1-2-3。

表 1-2-3 吸收剂量、比释动能和照射量的区别

| 辐射量 | 吸收剂量（D） | 比释动能（K） | 照射量（X） |
|---|---|---|---|
| 适用范围 | 适用于任何带电粒子及不带电粒子和任何物质 | 适用于不带电粒子如 X、γ 射线、中子等和任何物质 | 仅适用于 X、γ 射线，并仅限于空气介质 |
| 剂量学含义 | 表征辐射在所相关的体积（$V$）内沉积的能量，这些能量可来自 $V$ 内或 $V$ 外 | 表征不带电粒子在所相关的体积（$V$）内交给带电粒子的能量，不必注意这些能量在何处，以何种方式损失 | 表征 X、γ 射线在所相关的空气体积（$V$）内交给次级电子用于电离、激发的那部分能量 |

## 二、辐射防护实践中常用的量和单位

在辐射防护实践中，进行测量和计算的一个主要目的是定量地说明个人或群体实际受到或可能受到的辐射照射，因而需要涉及对受照个人或受照群体相关的辐射量。与个人相关的辐射量可以度量个人受照的大小，进而可以推算其所造成的危险大小；与群体相关的辐射量，则可显示辐射照射对所关心的人群造成的全部健康影响。同时，个人或群体的辐射量还可以用来比较各种实践给个人或群体带来的辐射危害的大小。

### （一）当量剂量

吸收剂量仅反映人体组织器官对辐射能量的沉积情况，电离辐射线的不同和能量的不同对机体的损伤效应是不一致的，因此出现辐射权重因子和当量剂量的概念。

1. **辐射权重因子** 在辐射防护中，关注的不是某一点的剂量，而是某一组织或器官吸收剂量的平均值，并按辐射的品质（quality）加权。为此目的的权重因子称为辐射权重因子（radiation weighting factor，$W_R$）。对于特定种类与能量的辐射，其权重因子的数值是根据生物学资料，由国际辐射防护委员会（International Commission on Radiological Protection，ICRP）选定的，代表这种辐射在小剂量时诱发随机效应的相对生物效应（relative biological effectiveness，RBE）的数值。

一种辐射对于另一种辐射的相对生物效应，是产生同样程度的某一规定的生物学终点所需要的这两种辐射的吸收剂量的反比。

如果辐射场是由几种具有不同 $W_R$ 值的不同种类和能量的辐射组成，则应将吸收剂量分成几组，各自有其 $W_R$ 值，然后相加得出总当量剂量；另一种办法是把吸收剂量表示为按能量的连续分布，每一能量间隔 E 到 E+dE 间的吸收剂量乘以表 1-2-4 中相应各组的 $W_R$ 值[《电离辐射防护与辐射源安全基本标准》（GB 18871—2002）]。但在 ICRP 第 103 号出版物对辐射权重因子又有所更改，为便于对比，在表 1-2-5 中列出。

表 1-2-4 辐射权重因子（$W_R$）*

| 辐射类型与能量 | $W_R$ |
|---|---|
| 光子，所有能量 | 1 |
| 电子和介子，所有能量** | 1 |
| 中子 | |
| 　能量：<10keV | 5 |
| 　能量：10～100keV | 10 |
| 　能量：>100keV～2MeV | 20 |
| 　能量：>2～20MeV | 10 |
| 　能量：>20MeV | 5 |
| 质子（不是反冲质子），能量>2MeV | 5 |
| α 粒子，核裂变碎片，重核 | 20 |

*：所有数值均与射到身体上的辐射有关，或就内照射而言，与该源发出的辐射有关。

**：不包括由原子核向 DNA 发射的俄歇电子，此种情况下需考虑进行专门的微剂量测定。

表 1-2-5 ICRP 第 103 号出版物中辐射权重因子（$W_R$）

| 辐射类型 | $W_R$ |
|---|---|
| 光子 | 1 |
| 电子和 μ 介子 | 1 |
| 质子和带电 π 介子 | 2 |
| α 粒子，裂变碎片，重核 | 20 |
| 中子 | 公式： |

$$W_R = \begin{cases} 2.5+18.2\exp\{-[\ln(E_n)]^2/6\}, & E_n<1\text{MeV} \\ 5.0+17.0\exp\{-[\ln(2E_n)]^2/6\}, & 1\text{MeV} \leq E_n \leq 50\text{MeV} \\ 2.5+3.25\exp\{-[\ln(0.04E_n)]^2/6\}, & E_n>50\text{MeV} \end{cases}$$

或图 1-2-21

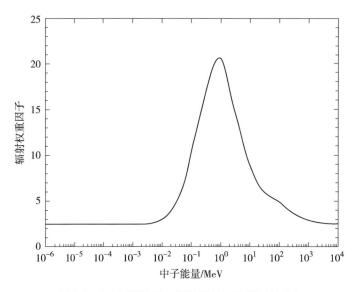

图 1-2-21　不同能量中子的辐射权重因子（$W_R$）

需要说明的是，表 1-2-5 不包括由原子核向 DNA 发射的俄歇电子。因为按照当量剂量的定义，对整个 DNA 分子的质量求出吸收剂量的平均值是没有现实意义的，俄歇电子的效应需要用微剂量学的技术估算。

2. **当量剂量**　虽然吸收剂量可以用来说明各种介质的物质受到辐射照射时吸收能量的多少，适用于各种辐射类型，但是，它还不能反映所导致的生物效应的不同。而在辐射防护工作中，最关心的是受照后在机体内产生的生物效应。因此需要对吸收剂量进行修正，由此产生了当量剂量（equivalent dose，$H_{T,R}$）的概念。

在 ICRP 1990 年建议书中，当量剂 $H_{T,R}$ 定义为：

$$H_{T,R} = D_{T,R} \cdot W_R \tag{1-2-86}$$

公式中，$D_{T,R}$ 是辐射 R 在器官或组织 T 内产生的平均吸收剂量；$W_R$ 为辐射 R 的辐射权重因子，无量纲。当辐射场是由具有不同 $W_R$ 值的不同类型的辐射所组成时，当量剂量为：

$$H_T = \sum_R W_R \cdot D_{T,R} \tag{1-2-87}$$

当量剂量用来描述人体受辐射照射时的危害程度，可以反映不同种类、不同能量以及不同照射条件所导致的生物效应的差异。

当量剂量的 SI 单位是 J/kg 或希沃特（Sievert，Sv）。历史上曾使用雷姆（rem）作为当量剂量的单位，1rem 为质量 1g 的受照物质吸收 100erg 的辐射能。

**（二）有效剂量**

相同的当量剂量，作用于不同的组织器官，产生的损伤效应也不同，原因在于人体的不同组织器官有着不同的辐射敏感性。

1. **组织权重因子**　随机性效应的概率与当量剂量的关系还与受到辐射照射的组织或器官有关。因此，从辐射防护的目的出发，需要再规定一个由当量剂量导出的量，以表示整个机体所受到的危害大小。对组织或器官 T 的当量剂量加权的因子称为组织权重因子（tissue weighting factor，$W_T$），反映了在全身受到均匀照射下，各组织或器官对总危害的相对贡献，换言之，它反映了不同组织或器官对发生辐射随机性效应的敏感性。

辐射权重因子同辐射种类和能量有关，但与组织或器官无关。同样，组织权重因子的数值决定于关注的该组织或器官，而与辐射的种类或能量无关。由于通过归一化，使得全身的组织权重因子之和为 1，当全身受到均匀的当量剂量时，其有效剂量在数值上等于均匀的当量剂量。

在辐射防护领域内，当量剂量和有效剂量是评价在远低于确定性效应阈值的吸收剂量下，发生随机性效应概率的依据。辐射权重因子和组织权重因子的数值,是 ICRP 根据放射生物学知识推荐的,随着放射生物学的发展,这些数值在不断变动。

表 1-2-6 是 ICRP 第 60 号出版物推荐的内容,也是《电离辐射防护与辐射源安全基本标准》(GB 18871-2002)的内容。但 ICRP 第 103 号出版物对组织权重因子有所更改,为便于对比,在表 1-2-7 中列出。

表 1-2-6　ICRP 第 60 号出版物组织权重因子

| 组织或器官 | $W_T$ | $\sum W_T$ |
|---|---|---|
| 性腺 | 0.20 | 0.20 |
| (红)骨髓、结肠[a]、肺、胃 | 0.12 | 0.48 |
| 膀胱、乳腺、肝、食管、甲状腺、其余组织或器官[b] | 0.05 | 0.3 |
| 皮肤、骨表面 | 0.01 | 0.02 |

[a]:结肠的权重因数适用于在大肠上部和下部肠壁中当量剂量的质量平均。

[b]:为进行计算用,表中"其余组织或器官"包括肾上腺、脑、外胸区域、小肠、肾、肌肉、胰、脾、胸腺和子宫。在上述"其余组织或器官"中有一单个组织或器官受到超过 12 个规定权重因数器官最高当量剂量的例外情况下,该组织或器官应取权重因数 0.025,而余下的上列"其余组织或器官"所受的平均当量剂量亦应取权重因数 0.025。

表 1-2-7　ICRP 第 103 号出版物组织权重因子

| 组织 | $W_T$ | $\sum W_T$ |
|---|---|---|
| 骨髓、结肠、肺、胃、乳腺、其余组织 | 0.12 | 0.72 |
| 性腺 | 0.08 | 0.08 |
| 膀胱、食管、肝、甲状腺 | 0.04 | 0.16 |
| 骨表面、脑、唾液、皮肤 | 0.01 | 0.04 |

2. **有效剂量**(effective dose,E)　定义是人体各组织或器官的当量剂量乘以相应的组织权重因子后的和,表示为:

$$E = \sum_{T} W_T \cdot H_T \tag{1-2-88}$$

公式中,$H_T$ 为组织或器官 T 所受的当量剂量;$W_T$ 是组织或器官 T 的组织权重因子。

由当量剂量的定义,可以得到:

$$E = \sum_{T} W_T \cdot \sum_{R} W_R \cdot D_{T,R} \tag{1-2-89}$$

公式中,$W_R$ 是辐射 R 的辐射权重因子;$D_{T,R}$ 是组织或器官 T 内的平均吸收剂量。可以看出,有效剂量是身体各组织或器官的双重加权的吸收剂量之和。

有效剂量的 SI 单位为焦耳每千克(J/kg)或希沃特(Sv)。

应该强调的是,有效剂量是应用于辐射防护管理的一个基本概念,可以用来对不同照射情景进行定量的比较。但不能用来对辐射照射所导致的生物效应或辐射危险度进行直接评价。

(三) 待积剂量

当放射性核素通过某种途径被摄入体内后,可以在体内产生照射,即内照射。内照射剂量率在时间上的分布,会根据放射性核素的种类、化学形态、摄入方式等变化。待积剂量(committed dose)是用来评价内照射危害的量,包括待积当量剂量和待积有效剂量。

1. **待积当量剂量**[committed equivalent dose,$H_T(\tau)$]　个人在单次摄入放射性物质后,在某一特定的组织或器官 T 内的当量剂量率的时间积分为该组织或器官的待积当量剂量,表示为:

$$H_T(\tau) = \int_{t_0}^{t_0+\tau} \dot{H}_T(t) \, dt \tag{1-2-90}$$

公式中,$t_0$ 为摄入放射性物质的时刻;$\dot{H}_T(t)$:为 t 时刻组织 0 或器官 T 的当量剂量率;$\tau$ 为摄入物质之后经过的时间。未对 $\tau$ 加以特殊规定时,对成年人 $\tau$ 取 50 年;对儿童的摄入要算至 70 岁。

2. **待积有效剂量**[committed effective dose,$E(\tau)$] 是待积当量剂量与涉及的组织权重因子的乘积之和,表示为:

$$E(\tau) = \sum_T W_T \cdot H_T(\tau) \tag{1-2-91}$$

公式中,$H_T(\tau)$ 为积分至 $\tau$ 时间时组织或器官 T 的待积当量剂量;$W_T$ 为组织或器官 T 的组织权重因子。同样,未对 $\tau$ 加以特殊规定时,对成年人 $\tau$ 取 50 年,对儿童的摄入要算至 70 岁。

在实际工作中,由于估算待积有效剂量要花费大量时间去计算,所以 ICRP 不建议把它应用于实际工作中,而只是把它的计算当作制定内照射次级标准的一个步骤。

**(四) 集体剂量**

以上是针对个人受到照射时的剂量学量。集体剂量(collective dose)是群体所受到的总辐射剂量的一种表示,定义为:受某一辐射源照射的群体的成员数与他们所受的平均辐射剂量的乘积。集体剂量的单位是人·希[沃特](man·Sr)。

集体有效剂量(collective effective dose,S)对于一给定的辐射源,受照群体所受的总有效剂量 S 的定义为:

$$S = \sum_i E_i \cdot N_i \tag{1-2-92}$$

公式中,$E_i$ 为群体分组 $i$ 中成员的平均有效剂量;$N_i$ 为该分组的成员数。

集体有效剂量还可以用积分定义:

$$S = \int_0^\infty E \frac{dN}{dE} dE \tag{1-2-93}$$

公式中,$\frac{dN}{dE}dE$ 为所受的有效剂量在 E 和 E+dE 之间的成员数。

集体剂量的概念最初用来表示人类的某一实践对靶(或称关键组)人群所导致的辐射剂量,借以进一步评价对受照群体所带来的总后果或健康危害。但此应用评价的前提是建立在危害与剂量之间的线性无阈假设上的,用集体剂量来评价健康危害显然会导致一些不合理的结论,产生误导。目前,ICRP 在其新建议书(征求意见稿)中已经强调指出,线性无阈假设是一种慎重的假设,通常仅限于应用于辐射防护管理。因此,集体剂量的使用必须慎重,不建议用于受照人群的健康危害评价。

**(五) 剂量负担**

对于某种给定的实践,由其产生的人均剂量率($\dot{H}_T$ 或 $\dot{E}$)对无限远时间的积分定义为该实践造成的剂量负担(dose commitment,$H_{C,T}$ 或 $E_c$),即:

$$H_{C,T} = \int_0^\infty \dot{H}_T(t)dt \quad \text{或} \quad E_C = \int_0^\infty \dot{E}(t)dt \tag{1-2-94}$$

剂量负担对于正当化或最优化并不是一个直接有用的量,只有在某种实践以同样的速率持续下去,同时其他有关因素假定保持恒定的前提下,按单位实践(如 1 年)计算,特定人群最大的未来人均剂量率在数值上等于单位实践所造成的剂量负担。这提供了估计连续性实践所产生的最大的未来人均年剂量的一种简单方法。

**(六) 剂量当量及其测量实用值**

在外照射情况下,身体各部分的当量剂量是不均匀的,而且直接测量身体中的当量剂量也是不可能的。为此,有必要将实际测量的量与人体的有效剂量和皮肤当量剂量关联起来。人们曾用过诸如"自由空气中的吸收剂量"或"自由空气中小块组织内的吸收剂量"这样的术语。然而,这样的表述方法也只能给出粗略的近似值。

由于外照射防护最关心的身体部位是人体的躯干部,因此国际辐射单位和测量委员会(International Commission on Radiation Units and Measurements,ICRU)建议用直径为30cm的组织等效球作为人体躯干的模型,用以足够准确地估计人体躯干中的最大剂量,即采用这样一个人体躯干模型,就可以在辐射场中,通过测定此模型中不同部位的剂量,比较准确地估算人体躯干所受到的剂量。ICRU认为这是一种恰当表征辐射场的方法。

这里,直径30cm的组织等效球一般称为ICRU球,由密度为$1g/cm^3$,成分为氧76.2%、氢10.1%、碳11.1%、氮2.6%的软组织等效材料组成。

1. **剂量当量(dose equivalent,H)概念** 组织中某点处的剂量当量$H$是$D$、$Q$和$N$的乘积,即:

$$H = D \cdot Q \cdot N \tag{1-2-95}$$

式中,$D$为该点处的吸收剂量,$Q$为辐射品质因子;$N$为其他修正因子的乘积。

辐射品质因子($Q$)是对吸收剂量进行修正,用来定义当量剂量的无量纲的因子,其数值是作为水中非限定传能线密度的函数$Q(L)$给出的(表1-2-8)。

表1-2-8 ICRP第60号出版物指定的 Q-L 关系式

| 水中非限定传能线密度($L$)/(keV·μm$^{-1}$) | $Q(L)$/(keV·μm$^{-1}$) |
| --- | --- |
| ≤10 | 1 |
| 10~100 | 0.32L-2.2 |
| ≥100 | $300/\sqrt{L}$ |

为了便于说明实用测量辐射量,这里先介绍2个由实际辐射场导出的用来描述辐射场特性的术语。

(1)扩展场(expanded field):考察一个体积为$V$的空间区域,假若这一空间区域内,粒子的注量、角分布和能量分布与所研究的实际辐射场的数值相同,则称该区域为实际辐射场的扩展场。

(2)齐向扩展场(aligned and expanded fields):如果上述区域$V$内,粒子注量和其能量分布与所研究的实际辐射场相同,但粒子的运动方向是单向的,则称该区域为实际辐射场的齐向扩展场。

2. **实用辐射量** 在针对环境或工作场所的实际测量中,ICRU推荐如下2个实用辐射量:

(1)周围剂量当量[ambient dose equivalent,$H^*(d)$] 是用来表征强贯穿辐射的实用量,也是用于估计有效剂量($E$)的量。辐射场中某点处的$H^*(d)$是相应的齐向扩展场在ICRU球体内逆向齐向辐射场方向半径上深度($d$)处产生的剂量当量。对于强贯穿辐射,ICRU推荐$d=10mm$。所以,$H^*(d)$可以写成$H^*(10)$。

一个具有各向同性响应、按$H^*$刻度的剂量仪表可用来测量任何辐射场中的$H^*$值,只要该辐射场在仪表尺寸范围内是均匀的。

(2)定向剂量当量[$H'(d,\Omega)$] 是用来测量弱贯穿辐射的实用量,也用于估计皮肤当量剂量。根据ICRU的报道,β辐射和能量约低于15keV的光子可视为弱贯穿辐射。辐射场中某点处的定向剂量当量[$H'(d,\Omega)$]是相应的扩展场ICRU球体内,沿指定方向($\Omega$)的半径上深度($d$)处产生的剂量当量。当指定方向($\Omega$)与辐射场入射方向的夹角为180°时,可以简单记作$H'(d)$。在弱贯穿辐射情况下,对于皮肤,ICRU推荐深度采用$d=0.07mm$。所以,$H'(d,\Omega)$可以写成$H'(0.07,\Omega)$;对于眼晶状体,深度采用$d=3mm$。

一个仪器,若能确定由组织等效材料构成的平板表面之下$d$处的剂量当量,并且组织等效材料板与指定方向($\Omega$)垂直在仪器入射窗范围内的辐射场是均匀的,它就适宜用来测定该点的弱贯穿辐射定向剂量当量。

针对个人剂量监测目的,引入个人剂量当量(personal dose equivalent)的概念:人体某一指定点下适当深度($d$)处按ICRU球定义的软组织内的剂量当量。这一剂量学量既适用于强贯穿辐射,也适用于弱贯穿辐射。对强贯穿辐射,推荐深度 $d=10mm$,称为深部个人剂量当量$[Hp(d)]$;对于弱贯穿辐射,推荐深度 $d=0.07mm$,称为浅部个人剂量当量$[Hs(d)]$。

### 三、放射防护目的与基本原则

1895 年伦琴发现 X 射线不到半年,一位工程师在《德国医学周刊》上最早报道 X 射线诱发放射性皮炎的辐射危害。辐射应用的早期,人们没有意识到需要放射防护,到 20 世纪 20 年代至少有 336 人的死亡归因于辐射,其中,251 人死于皮肤癌,56 人死于贫血或白血病。人们认识到放射防护的重要性以后,这类职业辐射的危害事件明显降低。

#### (一)放射防护的目的

放射防护的目的是避免发生有害的确定性效应,并将随机性效应的发生概率限制到可以接受的水平。

不能将辐射诱发的确定性效应和随机性效应相提并论。确定性效应有阈剂量。人体器官和组织受到的辐射照射剂量达到相应阈剂量时,必然出现确定性效应;超过阈剂量照射时确定性效应的严重程度也必然随着受照剂量的增加而加重。所以,人们只要把受照剂量保持在器官或组织相应阈剂量以下,就完全可以避免有害的确定性效应发生(把确定性效应的发生概率降低到零)。

与确定性效应不同,随机性效应不能完全被避免。因为在小剂量和低剂量率照射条件下,随机性效应和剂量之间呈线性关系,没有阈剂量。只能在放射防护方面采取有效措施或方法把随机性效应的发生概率(以 $10^{-2}Sv^{-1}$ 为单位)限制到可以接受的水平。这个水平大约相当于职业人员的正常死亡率,即在 $10^{-5}\sim10^{-4}$ 概率范围内。

#### (二)放射防护的基本原则

为了实现放射防护目的,应当严格遵守放射防护的 3 项基本原则,它们是一个完整的放射防护体系。这 3 项基本原则是相互关联的,在实践中任何一项都不可以偏废。在进行与辐射防护有关的设计、监督与管理时,必须遵守以下基本原则:实践的正当性、辐射防护的最优化、个人剂量的限值。要正确理解 3 原则,必须熟悉以下一些基本概念。

1. 实践与干预

(1)实践:即辐射实践,定义为任何引入新的照射或照射途径,或扩大受照人员范围,或改变现有照射途径,从而使人受到照射或受到照射的可能性或受到照射的人数增加的人类活动。简单来说,实践就是指使总的辐射照射增加的受控的人类活动。

(2)干预:即辐射干预,定义为任何旨在减少或避免不属于受控实践的或因事故而失控的辐射源所致照射或潜在照射的活动,即通过影响现存形式而降低总照射的人类活动。干预需要采取防护行动或补救行动。干预一般有应急照射情况下的干预与持续照射情况下的干预两种情况。

2. 人工照射类型

(1)职业照射(occupational exposure):指除了国家有关法规、标准所排除的照射以及按规定予以豁免的实践或源产生的照射以外,工作人员在其工作过程中所受到的所有照射。

(2)医疗照射(medical exposure):指受检者与患者接受存在电离辐射的医学检查或治疗而受到的照射。此外,在知情、自情况下愿帮助受检者/患者时所受到的照射,以及生物医学研究中志愿者所受的照射也属于医疗照射。

(3)公众照射(public exposure):指除职业性放射工作人员以外的其他社会成员所受的电离辐射照射,包括经批准的源和实践产生的照射和在干预情况下受到的照射,但不包括职业照射、医疗照射和当地正常的天然本底辐射的照射。

3. 照射情况

(1)计划照射情况:是指在照射发生之前可以对放射防护进行预先计划的,以及可以合理地对照射大小和范围进行预估的照射情况。所有类型的照射都有可能在计划照射中发生,包括职业照射、公众照射和医疗照射。

(2)应急照射情况:是指在一个计划照射情况的运行期间发生的或由恶意行为产生的或其他意外情

况所致的照射情况。由于辐射源失控而引起的照射称为异常照射,包括应急照射和事故照射。前者是在辐射事故中,为抢救生命、防止伤害或制止事故扩大而采取紧急行动中自愿接受的照射;后者则指因事故使工作人员非自愿接受的、意料之外的照射。

（3）现存照射情况:或称既存照射情况,是指由早已就位的源(如天然源)引起的照射。

**4. 放射防护原则**

（1）实践的正当性(justification of a practice):此处,实践(practice)指任何引入新的照射源或照射途径,或扩大受照人员范围,或改变现有辐射源的照射途径网络,使人员受照射或可能受到照射或受照射人数增加的人类活动。由实践获得的净利益远远超过付出的代价(包括对健康损害的代价)时,称为实践正当化。在施行伴有辐射照射的任何实践前,都必须经过正当性判断,确认这种实践具有正当的理由,获得的利益大于代价(包括健康损害和非健康损害的代价)。也就是说,进行任何一项有辐射的工作都应具有正当的理由,即通过代价-利益分析,全面考虑经济和社会因素,并与其他代替方案相比较,确定进行该项工作产生的总危险与总利益相比是微不足道的,才可以认为此项工作具有正当理由,合乎实践的正当性原则。这里所说的利益包括对于全社会的一切利益(当前利益和长远利益),而不仅仅是某些集团或个人所得的利益。因此,判断是否具有正当性,必须由被授权的部门做出。

在临床核医学诊疗中,正当性判断应从以下方面着手:

1）在确定实施核医学诊疗前应首先做出正当性判断,以确保按临床需要得到的诊疗预期利益将超过该诊疗可能带来的潜在危险。执业医师在申请放射性药物诊疗前,应注意查阅以往患者或受检者的检查资料,应避免不必要的重复检查。

2）所有新型临床核医学诊疗技术和方法,使用前都应通过正当性判断;已判断为正当的技术和方法,当取得新的或重要的证据并需要重新判断时,应对其重新进行正当性判断。

3）临床核医学医师应掌握相应医学影像诊断技术的特点及其适应证,使用时应严格控制其适应证范围。即使新型临床核医学技术和方法已做过正当性判断,在用于新的适应证前还应另行进行正当性判断。

4）用放射性药物诊断时,应参考有关医疗照射指导水平,采用能达到预期诊断目的所需要的最低放射性核素施用量。

5）对哺乳和怀孕女性施用诊断性放射性药物,应特别注意进行正当性判断。因特别需要对怀孕女性进行影像检查时,应对其胎儿所受吸收剂量进行评估。

6）除非是挽救生命的情况,孕妇不应接受放射性药物(特别是含$^{131}$I 和$^{32}$P 的放射性药物)的治疗。为挽救生命而进行放射性药物治疗时,应按相关标准要求对胎儿接受剂量进行评估,并书面告知患者或受检者胎儿可能存在潜在风险。

7）为了避免对胎儿和胚胎造成意外辐射照射,应对患者是否怀孕进行询问、检查和评估,并将有关咨询说明张贴在临床核医学部门有关场所,特别是入口处和候诊区。

8）仅当有明显的临床指征时才可以对儿童实施放射性核素显像检查,并应根据儿童的体重、身体表面积或其他适用准则尽可能减少放射性药物施用量,还应选择半衰期尽可能短的放射性核素。

9）除非是挽救生命的情况外,宜尽量避免对哺乳期女性进行放射性药物治疗;必须使用时,应建议患者或受检者按《临床核医学的患者防护与质量控制规范》(GB 16361—2012)的建议适当停止哺乳。

（2）辐射防护的最优化(optimization of radiation protection):即在考虑了社会和经济因素的前提下,符合一切辐射照射都应当保持在可合理达到的尽可能低的水平(as low as reasonably achievable,ALARA)原则。利益-代价分析是为达到放射防护最优化使用的最有效方法。

这是辐射防护的重要原则。应避免一切不必要的照射。对符合正当性原则的辐射工作,在防护设计中,对各项防护方案通过代价-利益分析,选择出一个最优的方案。这个方案考虑了现实经济和社会因素,使照射合理达到尽可能低的水平,得到最优纯利益。

"合理达到"即进一步改善防护条件所增加的防护代价会使总的利益减少;反之,如果降低一些防护要求则增加了危害的代价,同样使总的利益减少。根据最优化原则,既不能降低对辐射防护的要求,也不能一味追求尽可能低的辐射水平,而脱离现实情况,在防护上花费过多成本。正确执行这一原则,既可最大限度地降低各类人员的辐射危害,又可避免资源浪费,合理使用资金。因此,各单位都应制订辐射防护最优化纲要;各级领导和所有辐射工作人员都应对此有所了解,承担各自的责任,在工作中加以贯彻和体现,并定期评审。

在临床核医学诊疗中,最优化应包括以下方面:

1) 一般要求

A. 执业医师在开具放射性药物处方时,应做到:①在能实现预期的诊断目标情况下,使患者接受的剂量尽可能低;②充分应用已有的信息,避免一切不必要的重复照射;③应有实际医疗照射与放射性药物诊疗处方相一致的验证程序;④在实施核医学诊断检查时,应参考相应的医疗照射指导水平[参见《临床核医学的患者防护与质量控制规范》(GB 16361—2012)]。

B. 执业医师、技术人员及其他影像工作人员应在能达到可接受的图像质量的情况下,使患者接受的剂量尽可能的低。为此,应采用以下措施:①根据不同患者的特点选用可供使用的适当放射性药物及其施用活度,特别是对儿童与器官功能损害患者;②对非检查器官使用阻断放射性药物吸收的方法,并加速排除;③注意采用适当的图像获取和处理技术;④执业医师、技术人员及其他影像工作人员除应具备相应专业技能外,还应接受核医学诊疗质量控制要求和防护知识等的技术培训。

C. 除非有很明显的临床指征,对孕妇接受诊疗时所施用的放射性药物应注意控制。女性在施用放射性药物期间应避免怀孕。

2) 临床核医学诊断中的最优化要求

A. 应按技术说明书和相关标准要求建立核医学检查设备的运行条件,以便在取得最佳影像时,患者接受剂量最小。

B. 核医学工作人员应对已施用放射性药物的患者提供书面和口头指导,以便他们在出院后还能有效地限制其护理人员和公众所受的照射,减少与其家庭成员如未成年人和孕妇,特别是与其配偶的接近。

C. 对每一个患者应做到:①施用放射诊断药物之前,应按程序确定患者身份、施药前患者的准备和施药程序等有关信息。②对每个诊断程序,应适当考虑与该程序有关的医疗照射指导水平。③应正确、详细地记录患者的相关信息。④应选择适当的数据采集条件,以便能在达到必要的诊断预期目标下,患者接受的剂量最低。例如,为获取最佳品质影像,应适当选择准直器、能量窗、矩阵尺度、采集时间、准直器的张角等;在给女性施用放射性药物前,要判断患者是否怀孕或哺乳;单光子发射计算机断层成像(singlephoton emission computed tomography,SPECT)或正电子发射断层成像(positron emission tomography,PET)的有关参数和缩放(zoom)因子。⑤采用动态分析时,为获取最佳品质影像,也应适当选取帧的数量、时间间隔等参数。⑥应特别小心,以确保准直器表面或其他部位不会受到污染而导致影响影像质量。⑦在实施诊断后,尤其是在检查后的短时间内,应鼓励患者(特别是儿童)多饮水、多排泄,以加快肾脏排出放射性药物。⑧利尿剂或利胆剂等药物一般不干扰检查程序,却能影响放射性药物在特定器官内的贮存或沉积。这种方法有时被用来增加检查的特异性,而且也对辐射防护产生积极的影响。

D. 对于接受放射性核素诊断的哺乳期女性,应按《临床核医学的患者防护与质量控制规范》(GB 16361—2012)的建议中断哺乳。

E. 对于孕妇,应按以下方式进行医疗照射最优化处理:①采用$^{99m}$Tc及其放射性药物进行核医学诊断时,可直接采用较小的施用药量和延长成像时间来进行优化。此核素穿不过胎盘屏障,因而不会导致胎儿受到高剂量照射,此时通常不需要估算胎儿受照剂量。但若使用其他放射性核素(如碘或镓),宜进行胎儿剂量计算和风险评估。②应鼓励孕妇多喝水和多排尿,以便通过孕妇肾脏迅速清除放射性药物。对于易穿过胎盘屏障被胎儿摄入的放射性药物,如放射性碘,要避免引起胎儿事故性照射。

3) 临床核医学治疗中的最优化要求

A. 应有以下最优化措施:①在施用放射治疗药物之前,应按程序确定患者身份、施药前患者的准备和施药程序等有关信息;②在给女性施用放射性药物前,要判断患者是否怀孕或哺乳;③给患者口头或书面指导,以减少对其家庭成员和公众所造成的照射;④要特别注意防止由患者呕吐物和排泄物造成的放射性污染;⑤住院患者按治疗剂量接受放射性药物后,出院时间应符合《电离辐射防护与辐射源安全基本标

**1. 时间防护**　缩短操作时间以减少外照射剂量的防护措施,称为时间防护。因为,在一个相对恒定的辐射场内,外照射剂量率($\dot{D}$)也相对稳定,人员在该辐射场内受到外照射累积剂量($D$)与操作时间($t$)成正比,即操作时间长,累积受照剂量就多。通过"冷试验"方法对某种操作动作或操作过程进行预试验可以熟练操作技术,节省操作时间,减少外照射剂量。所谓"冷试验",即用非放射性物质替代放射性源进行的预试验。

**2. 距离防护**　人员受到的外照射剂量与其离开放射源距离的平方成反比。依据这种规律降低外照射剂量率的防护措施,称为距离防护。例如,离开源 1m 处的剂量率为 400Sv/h 时,在 2m 处的剂量率则为 100Sv/h,在 10m 处为 4Sv/h,在 20m 处为 1Sv/h。由此可见,增大人体与源之间的距离对减少外照射剂量率非常明显。所以,常用灵活可靠的长柄夹具操作点状源,或用遥控技术操作外照射源。

**3. 屏蔽防护**　在人体与外照射源之间设置的能降低剂量率的实体屏障称为屏蔽体(shield)。利用屏蔽体减少人员受外照射剂量的防护措施称为屏蔽防护。屏蔽防护可为职业人员和公众提供安全的工作条件和生活环境。

(1) 屏蔽的材料:因辐射类型、辐射能量和源的活度不同而异。对于光子和 X 射线,常用原子序数高的材料,如贫化铀、铅、铸铁、混凝土或砖,以及含合适铅当量的复合材料作屏蔽体。对于中子,常用含硼的聚乙烯板或石蜡层或水等原子序数低的材料作屏蔽体。对于高能粒子,采用铝或有机玻璃板等低原子序数的材料作屏蔽体,可以减少韧致辐射的产额。

(2) 屏蔽类型:包括整体屏蔽、分离屏蔽、阴影屏蔽和局部屏蔽。

(3) 屏蔽体的样式:可分为可移动屏蔽体和不可移动屏蔽体。可移动屏蔽体包括贮源容器、手套箱、企口铅砖和合适铅当量的橡胶围裙、橡胶手套、橡胶背心、橡胶围颈、橡胶三角裤,以及合适铅当量的玻璃屏风和玻璃眼镜等。固定屏蔽体包括屏蔽墙、屏蔽地板、屏蔽天棚、屏蔽门和屏蔽玻璃观察窗等。

时间防护、距离防护和屏蔽防护都可以减少人员受外照射的剂量。应当根据具体情况综合应用这 3 项外照射防护技术。

## 五、内照射防护基本措施

非密封源又称开放源(unsealed source),其特点是极易扩散,因而可能污染工作场所表面或环境介质。因此,非密封源可能导致内照射危险。内照射防护的基本原则是:积极采取各种有效措施,切断放射性物质进入人体的各种途径,减少放射性核素进入人体内的一切机会,使进入人体内的放射性物质不超过《电离辐射防护与辐射源安全基本标准》(GB 18871—2002)规定的放射性核素年摄入量限值,减少或防止人体受到内照射危害。内照射防护的基本措施如下。

**1. 围封包容**　对于开放型放射性工作场所,必须采取严密而有效的围封包容措施:在开放源的周围设立一系列屏障,以限制可能被污染的体积和表面,防止放射性物质向周围环境扩散,将可能产生的放射性污染限制在尽量小的范围。

**2. 保洁去污**　任何放射性核素的操作者都必须遵守安全操作规定,防止或减少污染的发生,保持工作场所内的整洁,对受污染表面及时去污,对污染空气进行合理通风,有条件者安装空气净化装置。

**3. 个人卫生防护**　操作开放型放射性核素的人员,应根据工作性质正确穿戴相应的防护衣具(如工作服、工作帽、靴鞋、手套和口罩),必要时可穿戴隔绝式或活性炭过滤面具或特殊防护口罩。限制暴露于污染环境中的时间。遵守个人卫生规定,不提倡留长发和长指甲,禁止在开放型放射性工作场所或污染区存放和/或食用食品、饮用水,禁止吸烟等。

**4. 妥善治理放射性废物**　开放型放射性工作都会产生一定量的放射性废物。采取合理而有效的措施治理放射性"三废",是保护工作环境,减少放射性核素体内转移的重要步骤。

在贯彻实施上述基本措施时,必须同时抓住以下 3 个环节:①对开展开放型放射性物质工作的建筑物的设计和建造,按规定提出防护的特殊要求;②提出并认真实施与从事开放型放射性工作有关的若干卫生防护措施;③放射性工作操作的特殊要求。

## 第四节　核医学诊疗中的放射防护

核医学是电离辐射临床医学实践的三大领域之一——在诊断与治疗疾病或进行临床研究等辐射实践中使用开放源(非密封源)。核医学实践过程中放射线的来源主要是各种放射性药物。它既产生外照射,又由于注射和污染而产生内照射。由于核医学诊疗的特殊性,在核医学实践过程中,不同的环节均可能产生放射性污染,使放射工作人员、受检者与患者、有关公众受到过量照射,甚至可能导致放射性事故。因此,核医学诊疗的放射防护工作贯穿于整个诊疗过程,需从场所选址、布局、分区、废物管理、人员防护等多个方面进行综合考虑。

### 一、操作非密封放射性物质的辐射危险

操作非密封放射性物质场所存在的 β 粒子、γ 光子外照射以及由放射性污染物形成的表面污染、空气污染可直接或间接地引起内照射。医疗照射中用的非密封源污染多为 β、γ 辐射体污染。

1. 非密封放射性物质外照射　就核医学诊断或治疗而言,职业人员受到的外照射来自 3 种情况:在给患者用药前的药物准备、配制过程中会受到 β 粒子和 γ 光子外照射;在给患者使用核药物过程中会受到 β 和 γ 射线外照射;患者服用核药物后其本身就是外照射源。例如,接触装有活度为 3.7MBq 的 $^{99m}$Tc、$^{113m}$In、$^{131}$I 和 $^{198}$Au 的注射器表面时,手指皮肤受到外照射,剂量见表 1-2-9。

表 1-2-9　接触装有核素的注射器表面的手指受照剂量

| 核素 | 受照剂量率/( mGy·min$^{-1}$) | 核素 | 受照剂量率/( mGy·min$^{-1}$) |
| --- | --- | --- | --- |
| $^{99m}$Tc | 0.01~0.05 | $^{131}$I | 0.14~0.70 |
| $^{113m}$In | 0.15 | $^{198}$Au | 0.08~0.20 |

引自:涂彧. 放射卫生学. 北京:中国原子能出版社,2004.

核医学诊断或治疗中,在规范操作情况下,医务人员无论是手指还是全身受到的外照射剂量都不超过国家现行放射防护标准中对职业人员个人规定的年当量剂量限值和年有效剂量限值。受照剂量的上限大约相当于天然本底辐射水平的 2 倍。所以,人们不必谈"核"色变,但也不能粗心大意,当工作量增加或使用的核药物活度增大时,应当采取必要的外照射防护措施。

2. 表面放射性物质污染　由于非密封源易扩散,操作过程中存在蒸发、挥发、溢出或洒落以及密封源泄漏等情况,都可以使工作场所的地面、墙面、设备以及人员的工作服、手套、皮肤等表面受到程度不同、面积不等的放射性物质污染,称为表面放射性物质污染。表面污染物在物体表面的存在状态有两种:非固定性污染状态和固定性污染状态。非固定性污染状态是一种松散的物理附着状态;固定性污染状态是渗入或离子交换的结果。随着表面污染时间延长,非固定性污染物中有一部分会转化为固定性污染物。

形成表面放射性物质污染的另一些原因包括工作人员把在污染区使用的设备或物品拿到清洁区使用;或工作人员在污染区工作后进入清洁区之前,没有在卫生通过间更换个人防护衣具,也没在卫生通过间进行必要的污染洗消程序,而是径直进入清洁区。这些原因常造成交叉污染,使清洁区办公桌、椅子或电话及公用钥匙等受到不同程度的放射性物质污染。

表面污染的主要危害是放射性污染物可以经过接触,由手口和/或皮肤(尤其是伤口)进入体内,也可以由于从物体表面重新扬起、悬浮而扩散到空气中,再经呼吸道进入体内,导致内照射。

3. 工作场所受污染的空气　是由非密封源核衰变时反冲核作用导致的自然扩散或挥发、蒸发扩散,以及液体搅动扩散和压力液体雾化扩散等原因造成的。此外,非固定性表面污染物在气流扰动和机械振动等外力作用下,飞扬成为气载污染物,而气载污染物与空气中固有的凝聚核相结合后体积变大,因重力作用又回降到物体表面,造成污染表面,形成表面松散污染物与空气污染物之间的动态效应。

值得重视的是,对气体放射性废物、液体放射性废物、松散的固体放射性废物、受污染的医疗器械和器皿、含放射性核素的患者粪便和服用核药物患者呼出的气体等,如果管理不严格,也会成为工作场所空气

污染源,甚至会影响环境质量,影响公众的辐射安全。

**4. 放射性核素进入人体的途径**　对职业照射人员而言,放射性核素进入体内的途径是呼吸道、消化道和完整的皮肤及伤口。其中,经呼吸道进入体内是主要途径。

## 二、工作场所设计建造的防护要求

### (一) 工作场所的选址

核医学工作场所的选址要在离居民区尽量远且人较少的地方。在医疗机构内部选择核医学工作场址,应充分考虑周围场所的安全,不应邻接产科、儿科、食堂等部门,这些部门选址时也应避开核医学工作场所。

核医学工作场所尽可能做到相对独立布置或集中设置,宜建在医疗机构内单独的建筑物内,或集中于无人长时间滞留的建筑物的一端或底层,并设置相应的物理隔离和单独的人员和物流通道,与非核医学工作场所有明确的分界隔离;出、入口宜单独设置,且不宜设置在门诊大厅、收费处等人群稠密区域;排风口的位置尽可能远离周边高层建筑。

### (二) 工作场所的布局

核医学工作场所应合理布局:住院治疗场所和门诊诊断场所应相对分开布置;同一工作场所内应根据诊疗流程合理设计各功能区域的布局,控制区应相对集中,高活性室集中在一端,防止交叉污染。尽量减小放射性药物、放射性废物的存放范围,限制给药后患者的活动空间。

**1. 核医学工作场所平面布局设计应遵循的原则**

(1) 使工作场所的外照射水平和污染发生概率尽可能小。

(2) 保持影像设备工作场所内较低辐射水平,以避免干扰影像质量。

(3) 在核医学诊疗工作区域,控制区的入口和出口应设置门锁权限控制和单向门等安全措施,限制患者或受检者随意流动,保证工作场所内的工作人员和公众免受不必要的照射。

(4) 在分装和给药室的出口处应设计卫生通过间,进行污染检测。

**2. 核医学工作场所根据功能设置可分为诊断工作场所和治疗工作场所。** 其功能设置要求如下。

(1) 单一的诊断工作场所应设置给药前患者或受检者候诊区、放射性药物贮存室、分装给药室(可含质控室)、给药后患者或受检者候诊室(根据放射性核素防护特性分别设置)、质控(样品测量)室、控制室、机房、留观室、给药后患者或受检者卫生间和放射性废物储藏室等功能用房。

(2) 单一的治疗工作场所应设置放射性药物贮存室、分装及药物准备室、给药室、病房(使用非密封源治疗患者)或给药后留观室、给药后患者专用卫生间、值班室和急救室、放置急救设施区域等功能用房。

(3) 诊断工作场所和治疗工作场所都需要设置清洁用品储存场所、员工休息室、护士站、更衣室、卫生间、去污淋浴间、抢救室或抢救功能区等辅助用房。

(4) 综合性核医学工作场所的部分功能用房和辅助用房可以共同利用。

(5) 正电子药物制备工作场所至少应包括回旋加速器机房工作区、药物制备区、药物分装区及质控区等。

**3. 核医学工作场所监督区、控制区和非限制区的划分**　根据《电离辐射防护与辐射源安全基本标准》(GB 18871—2002)的要求,核医学工作场所应分为控制区和监督区。一般情况下,操作非密封放射性物质的场所可分为三区,即控制区、监督区和非限制区。表 1-2-10 列出了核医学工作场所分区及其相应年受照剂量和受照位置。

表 1-2-10　核医学工作场所分区及其相应年受照剂量和受照位置

| 分区 | 年受照剂量 | 受照位置 |
| --- | --- | --- |
| 控制区 | 可能超过年剂量限值的 3/10 | 制备、分装放射性药物的操作室、给药/注射室、治疗患者的床位区等 |
| 监督区 | 不超过年剂量限值的 3/10 | 标记实验室、控制室、更衣室、医务人员卫生间等 |
| 非限制区 | 不超过年剂量限值的 1/10 | 办公室、电梯等 |

（1）核医学工作场所的控制区：为了下述目的，把要求或可能要求采取专门防护措施或做出安全规定的区域指定为控制区（controlled area）。①在正常工作条件下，为控制正常照射或防止污染扩散；②为防止潜在照射或限制其程度。

在确定任何一个控制区的边界时，必须考虑预期正常照射大小和潜在照射可能性及其大小，以及所需防护与安全程序的性质和范围。应当采用实体手段划定控制区边界；当实在难以做到时，应采用某些其他适宜手段。

当某项源投入使用，或仅间歇性运行，或从一处移到另一处时，可以采取适当方法划定相应控制区并规定照射时间。

在控制区进出口处和控制区内相应位置设立醒目的标准辐射危险警示标志。制订在控制区的职业防护与安全操作规则和程序。进入控制区工作应当持有许可证；入口处的门应有安全联锁，以限制受照人员数，限制程度应当与预期照射的大小和可能性相适应。控制区内应当设置实体屏蔽。定期审查控制区的工作条件，以确定是否有必要修订防护措施或安全规定，是否需要更改控制区边界。

核医学工作场所控制区的进出口及其他合适位置处应设置醒目的警告标志并给出相应的辐射水平和污染水平指示；制订职业照射的防护与安全措施；按需要，在控制区入口设置防护衣具、监测设备和个人随身清洁衣物的贮存柜；按需要，在控制区出口设置皮肤和工作服污染监测设备、被携带出物品污染监测设备、冲洗或淋浴设施以及被污染物品贮存柜。

核医学工作场所控制区一般包括使用非密封源核素的房间（放射性药物贮存室、分装和/或药物准备室、给药室等）、扫描室、给药后候诊室、留观室、样品测量室、放射性废物储藏室、病房（使用非密封源治疗患者）、卫生通过间、清洁用品储存场所、患者/受检者专用卫生间、急救室等。

（2）核医学工作场所的监督区：可以将未被指定控制区的区域指定为监督区（supervised area）。监督区内，虽然不需要采取专门的防护措施和做出安全规定，但该区域的职业照射条件需要处于经常监督下。在考虑到监督区辐射危害的性质和范围之后，必须：①采用适当方法划定监督区边界；②在监督区出入口处适当位置设立辐射危害警示标志；③定期审查该区域的工作条件，以确定是否需要采取防护措施和制订安全规定，或更改监督区边界。

核医学工作场所监督区一般包括控制室、员工休息室、更衣室、医务人员卫生间、医护人员专用走廊、登记室等。

（3）核医学工作场所的非限制区：是指除控制区和监督区以外的核医学工作场所其他区域。此区域不需要设置专门的防护手段或安全措施，也不需要对职业照射条件进行监督和评价，人员可以自由出入，但最好有出入的方向。非限制区包括电梯、走廊、办公室。

**4. 核医学放射工作场所路线管理**　核医学工作场所应设立相对独立的工作人员、患者、放射性药物和放射性废物路径。工作人员通道和患者通道分开，减少给药后患者对其他人员的照射。注射放射性药物后患者与注射放射性药物前患者不交叉，人员与放射性药物通道不交叉，放射性药物和放射性废物运送通道应尽可能短。对于同时开展 PET 和 SPECT 检测工作的场所，布局时应尽量将 PET 检查与 SPECT/CT 检查功能区域分开，分别设置注药后候诊室、留观室、患者/受检者专用卫生间等，避免行不同检查患者之间发生交叉照射。

若不能满足独立设置各类路径，应通过设计合适的"时间空间交通模式"来控制辐射源（放射性药物、放射性废物、给药后患者或受检者）的活动，通过错时检查来实现注射放射性药物后患者或受检者与注射放射性药物前患者或受检者不交叉，注射放射性药物后患者或受检者与工作人员不交叉，人员通道与放射性药物通道不交叉。

核医学工作场所宜采取合适的措施，控制无关人员随意进入控制区和给药后患者随意流动，避免工作人员和公众受到不必要的辐射。控制区的出入口应设立卫生缓冲区，为工作人员和患者提供必要的可更换衣物、防护用品、冲洗设施和表面污染监测设备。控制区内应设给药后患者专用卫生间。合理设置放射性物质运输通道，以便于放射性药物、放射性废物的运送和处理以及放射性污染的清理、清洗等工作的开展。

5. **卫生通过间制度** 操作量较大的核医学工作场所应设置卫生通过间。人员由清洁区进入污染区时,必须经过卫生通过间,在卫生通过间更换衣服、穿戴个人防护用品,然后进入污染区域;离开污染区时,必须经过卫生通过间,在这里淋浴去污,必要时皮肤经过放射性污染监测后才能进入非限制区。控制区内各个房间可能操作的放射性核素活度量不同和可能受到的污染程度不同,应依次布置。卫生通过间内除了设置淋浴和洗涤设备外,还应当设置必要的放射性物质表面污染监测仪、γ 照射量率监测仪以及外伤或去污药品箱。

**(三) 工作场所的分级、分类**

1. **工作场所分级** 诊疗工作使用的核素不同,使用的量亦存在差异,因此,对所有核医学工作场所要进行分类,区别对待,便于管理。

(1) 放射性核素毒性分组:为了判定非密封源工作场所级别,便于对工作场所提出防护要求和确定防护下限,需要熟识常用核素的放射毒性大小。从放射防护角度出发,《电离辐射防护与辐射源安全基本标准》(GB 18871—2002)按照非密封源对工作场所可能导致的空气污染程度不同,依据核素导出空气浓度将放射性核素划分为极毒、高毒、中毒和低毒 4 组。

(2) 工作场所分级:操作非密封源的活度不同,对工作场所和对环境的污染程度也不同,操作活度越大,污染程度就越明显。根据非密封源的日等效最大操作活度不同,工作场所可分为甲、乙、丙 3 级(表 1-2-11)。

**表 1-2-11 非密封源工作场所的分级**

| 工作场所级别 | 日等效最大操作活度/Bq | 工作场所级别 | 日等效最大操作活度/Bq |
|---|---|---|---|
| 甲级 | $>4\times10^9$ | 丙级 | 豁免活度值$<2\times10^7$ |
| 乙级 | $2\times10^7 \sim 4\times10^9$ | | |

引自:《电离辐射防护与辐射源安全基本标准》(GB 18871—2002)。

非密封源的日等效最大操作活度在数值上等于实际计划的各核素日最大操作活度与该核素毒性组别修正因子乘积之和除以操作方式相关修正因子所得的商,即:

$$日等效最大操作活度=\frac{日最大操作活度\times核素毒性组别修正因子}{操作方式修正因子} \tag{1-2-96}$$

放射性核素的毒性组别修正因子和操作方式相关修正因子分别见表 1-2-12 和表 1-2-13。

**表 1-2-12 放射性核素毒性组别修正因子**

| 核素毒性组别 | 毒性组别修正因子 | 核素毒性组别 | 毒性组别修正因子 |
|---|---|---|---|
| 极毒 | 10 | 中毒 | 0.1 |
| 高毒 | 1 | 低毒 | 0.01 |

引自:《电离辐射防护与辐射源安全基本标准》(GB 18871—2002)。

**表 1-2-13 操作方式与放射源状态修正因子**

| 操作方式 | 放射源状态 | | | |
|---|---|---|---|---|
| | 表面污染水平较低的固体 | 液体、溶液、悬浮液 | 表面有污染的固体 | 气体、蒸汽、粉末、压力高的液体、固体 |
| 源的贮存 | 1 000 | 100 | 10 | 1 |
| 很简单的操作 | 100 | 10 | 1 | 0.1 |
| 简单操作 | 10 | 1 | 0.1 | 0.01 |
| 特别危险的操作 | 1 | 0.1 | 0.01 | 0.001 |

引自:《电离辐射防护与辐射源安全基本标准》(GB 18871—2002)。

表 1-2-13 中不同操作方式的说明如下。

1）源的贮存：包括把盛放于容器中的核素溶液、样品和废液密封后放在工作场所的通风柜、手套箱、样品架、工作台或专用柜内的操作。这些操作发生污染的危险较小。

2）很简单的操作：如把少量稀释溶液合并、分装或稀释，或洗涤污染不严重的器皿等。这类操作过程中会有少量液体洒漏或飞溅。

3）简单的操作：溶液的取样、转移、沉淀、过滤，或离心分离、萃取或反萃取、离子交换、色层分析、吸移或滴定核素溶液等操作。这类操作可能会有较多放射性物质扩散，污染表面和空气。

4）特别危险的操作：包括对放射性核素溶液加温、蒸发、烘干以及强放射性溶液取样、粉末物质称量或溶解，干燥物质收集与转移等操作。在这类操作过程中会产生少量气体或气溶胶，污染事故发生概率较大，后果也较严重。

对于甲、乙、丙 3 个等级非密封源工作场所的安全管理要求不同，《放射源分类办法》规定，甲级非密封源工作场所参照Ⅰ类放射源安全管理，乙级和丙级非密封源工作场所参照Ⅱ、Ⅲ类放射源安全管理。

**2. 核医学工作场所分类** 一般临床核医学的活性实验室、病房、洗涤室、显像室等工作场所属于《电离辐射防护与辐射源安全基本标准》（GB 18871—2002）规定的乙级或丙级非密封源工作场所。为便于操作，《临床核医学放射卫生防护标准》（GBZ 120—2006）中，依据计划操作最大量放射性核素的加权活度，将工作场所分为Ⅰ、Ⅱ、Ⅲ三类（表 1-2-14）。

表 1-2-14 临床核医学工作具体分类

| 分类 | 操作最大量放射性核素的加权活度/MBq | 分类 | 操作最大量放射性核素的加权活度/MBq |
|---|---|---|---|
| Ⅰ | >5 000 | Ⅲ | <50 |
| Ⅱ | 50~5 000 | | |

①本表依据为国际辐射防护委员会（ICRP）第 57 号出版物；②加权活度=（计划的日操作最大活度×核素的毒性权重因子）÷操作性质修正因子。

供计算操作最大量放射性核素加权活度用的核医学常用放射性核素毒性权重因子和不同操作性质的修正因子分别见表 1-2-15 和表 1-2-16。

表 1-2-15 核医学常用放射性核素的毒性权重因子

| 类别 | 放射性核素 | 核素的毒性权重因子 |
|---|---|---|
| A | $^{75}Se$, $^{89}Sr$, $^{125}I$, $^{131}I$ | 100 |
| B | $^{11}C$, $^{13}N$, $^{15}O$, $^{18}F$, $^{51}Cr$, $^{67}Ge$, $^{99m}Tc$, $^{111}In$, $^{111m}In$, $^{123}I$, $^{201}Tl$ | 1 |
| C | $^{3}H$, $^{14}C$, $^{81m}Kr$, $^{127}Xe$, $^{133}Xe$ | 0.01 |

表 1-2-16 不同操作性质的修正因子

| 操作方式和区域 | 操作性质修正因子 |
|---|---|
| 贮存 | 100 |
| 废物处理、闪烁法计数和显像，候诊区及诊断病床区 | 10 |
| 配药、分装及给药，简单放射性药物制备，治疗病床区 | 1 |
| 复杂放射性药物制备 | 0.1 |

**（四）操作非密封放射性物质场所内环境和设备要求**

针对非密封放射性物质操作容易引起表面污染、产生内照射危害的特点，对放射性实验室设备提出一些特殊要求。

**1. 地板** 应光滑、无缝隙、无破损。所用材料能耐酸碱，易去除放射性污染。木材及水泥地面不宜单独使用,应覆盖一层聚氯乙烯板或硬橡胶板。板与板的接缝应衔接平整。在地板与墙面的连接处,塑料板应上翻到离地面 20cm 以上。地面应有一定坡度,在最低处尽可能设置地漏。

2. **墙面**　乙级实验室的地面与墙面或墙面与天花板交接处做成圆角,以利于去污。丙级实验室中离地面 1.5~2m 以下的墙壁,应刷浅色油漆。甲级和乙级实验室的墙壁和天花板应全部刷漆。

3. **工作台面**　所有工作台面均应铺上耐酸碱并且光滑的材料,如钢化玻璃台面或上釉陶瓷砖等。在瓷砖的交接处用环氧树脂、水玻璃等抹缝。有的工作台可用不锈钢台面。

4. **门窗家具**　为便于去污和防止表面聚积放射性物质,实验室的所有门窗及各种家具都应刷漆。

5. **供水与排水**　甲级和乙级实验室要有冷水、热水供给设备。水龙头最好采用长臂或脚踏开关。应采用上釉陶瓷水池。放射性下水池应有明显标志,以便与非放射性水池分开。甲、乙级实验室放射性下水道和非放射性下水道应分开。丙级实验室的高毒性放射性废水必须经处理后才能直接排放。乙级以上实验室的放射性废水只能通入废水储存池,以便集中进行去污处理。

6. **污物桶**　室内应设置放射性污物桶和非放射性污物桶。放射性污物桶应有明显标志;桶内衬塑料膜口袋,当装满废物时,便于把整个塑料袋一起拿出,直接集中处理。

7. **照明**　室内灯光要足够明亮,甲、乙级实验室的日光灯和电线最好安装在天花板内,呈封闭式照明。通风橱应从外面提供照明或采用封闭式照明,照明灯的功率要大于一般照明用功率。

8. **通风与通风橱**　整个实验室要有良好的通风,气流方向只能从清洁区到污染区,从低放射性区到高放射性区。对于规模较大的放射性单位,应根据操作性质和特点,合理安排通风系统,严防污染气体倒流。室内换气次数:①甲级,6~10 次/h;②乙级,4~6 次/h;③丙级,3~4 次/h。根据工作性质,室内应配备必要的工作箱和通风橱等设备。通风橱操作口的截面风速必须保证不小于 1m/s,结构上要注意减少气流死角。密闭箱内应保持 10~20mmHg 的负压。

9. **手套箱和操作器具**　当操作的放射性活度达到乙级实验室水平时,应配备相应的 α、β 和 γ 手套箱以及用以增加操作距离的各种镊子、钳子和其他器械。安装在手套箱上的操作器械必须有高度的可靠性,易去污,能操作各种形状和大小的物体。β 和 γ 手套箱必须具备足够的屏蔽。

10. 不同核医学工作场所用房室内表面及装备结构的基本放射防护要求如表 1-2-17 所示。以体外放射免疫分析为目的而使用含有放射性核素的试剂盒时,普通化学实验室即可作为其工作场所,不需要专门防护。

表 1-2-17　不同核医学工作场所用房室内表面及装备结构的基本放射防护要求

| 设施 | 防护要求 | | |
|---|---|---|---|
| | Ⅰ类场所 | Ⅱ类场所 | Ⅲ类场所 |
| 结构屏蔽 | 需要 | 需要 | 不需要 |
| 地面 | 与墙壁接缝无缝隙 | 与墙壁接缝无缝隙 | 易清洗 |
| 表面 | 易清洗 | 易清洗 | 易清洗 |
| 分装柜 | 需要 | 需要 | 不需要 |
| 通风 | 特殊的强制通风 | 良好通风 | 一般自然通风 |
| 管道 | 特殊的管道[a] | 普通管道 | 普通管道 |
| 盥洗与去污 | 洗手盆和去污设备 | 洗手盆[b]和去污设备 | 洗手盆[b] |

[a]:下水道宜短,大水流管道应有标记以便维修检测;[b]:洗手盆应为感应式或脚踏式等非手部接触开关控制。

**(五) 核医学放射工作场所放射防护措施要求**

核医学放射诊疗工作应按照相关标准要求配置以下防护措施和设施。

1. **核医学工作场所的分类**　应按照《电离辐射防护与辐射源安全基本标准》(GB 18871—2002)中非密封源工作场所分级规定进行分类,并采取相应防护措施。应依据计划操作最大量放射性核素的加权活度对开放性放射性核素工作场所进行分类管理,把工作场所分为 Ⅰ、Ⅱ、Ⅲ 三类。不同类别核医学工作场所用房室内表面及装备结构的基本放射防护要求见表1-2-17。

**2. 核医学工作场所的通风**　按表1-2-17要求,核医学工作场所应保持良好的通风条件,通风系统独立设置,合理设置工作场所的气流组织,遵循自非放射区向监督区再向控制区的流向设计,保持含放射性核素场所负压以防止放射性气体交叉污染,保证工作场所的空气质量。合成和操作放射性药物所用的通风橱应有专用排风装置,风速应不小于1m/s。排气口应高于本建筑物屋顶并安装专用过滤装置,排出空气浓度应达到环境主管部门的要求。

3. 核医学工作场所中相应位置应有明确的患者、受检者导向标识或提示。控制区的入口应设置电离辐射警告标志。

4. 给药后患者或受检者候诊室、扫描室应配备监视设施或观察窗和对讲装置。回旋加速器机房内应装备应急对外通信设施。

5. 应为放射性物质内部运输配备足够屏蔽的储存、转运等容器。容器表面应设置电离辐射标志。

6. 药物制备室应安装固定式剂量率报警仪。扫描室外防护门上方应设置工作状态指示灯。

7. 回旋加速器机房内应安装固定式剂量率报警仪,应设置门机联锁装置,机房内应设置紧急停机开关和紧急开门按键。机房电缆、管道等应采用S形或折形穿过墙壁,在地沟中水沟和电缆沟应分开。不带自动屏蔽的回旋加速器应有单独的设备间。

8. 放射性废液衰变池的设置按环境主管部门规定执行。暴露的污水管道应做好防护设计。

9. 开展核医学工作的单位应根据工作内容,为工作人员配备合适的防护用品和去污用品,其数量应满足开展工作需要。对陪检者应至少配备铅橡胶防护衣。当使用的$^{99m}$Tc活度大于800MBq时,防护用品的铅当量应不小于0.5mmPb;对操作$^{68}$Ga、$^{18}$F等正电子放射性药物和$^{131}$I的场所,应考虑其他的防护措施,如穿戴放射性污染防护服、熟练操作技能、缩短工作时间、使用注射器防护套和先留置注射器留置针等措施。

10. 根据工作内容及实际需要,合理选择使用移动铅屏风、注射器屏蔽套、带有屏蔽的容器、托盘、长柄镊子、分装柜或生物安全柜、屏蔽运输容器、放射性废物桶等辅助用品。

### 三、核医学诊疗中的个人防护

无论是从技术方面考虑还是从经济方面考虑,在操作非密封源过程中期望彻底包容放射源是不实际的。因此,还需要采取辅助性防护措施加以补充,这就是拟订安全操作规则和穿戴个人防护衣具保护工作人员。

**（一）个人安全操作的卫生要求**

1. 进行开放型放射工作时,应穿好工作服和工作鞋,佩戴口罩和手套。必要时应戴塑料套袖和围裙。在强活度下工作,应佩戴个人剂量计,进行个人剂量监测。个人防护用品要保持清洁和完整。被放射性污染的防护用具不得带入放射性工作场所。不能继续使用的个人防护用具应集中妥善处理。

2. 严禁在放射工作场所进食、饮水、吸烟和存放食物。

3. 避免使用容易导致皮肤破损的容器和玻璃器具。手若有小伤,要清洗干净,妥善包扎,戴上乳胶手套才能进行水平较低的放射性操作,如伤口较大或患严重感冒,需停止工作。不准用有机溶剂(乙醚、氯仿、乙酸乙酯、甲苯等)洗手和涂抹皮肤,否则会增加皮肤的放射性物质通透性。如果皮肤被污染,切忌用有机溶剂洗涤。

4. 在甲级放射工作场所或粉尘操作完毕后,必须严格执行卫生通过制度。工作完毕,要更衣、洗手、淋浴、进行污染检查,合格后才能离开。

**（二）安全操作**

1. 工作人员在操作放射性物质前,应做充分准备,拟定周密的工作计划和步骤,检查仪器是否正常,通风是否良好,个人防护用品是否齐全以及发生事故时的应急方案。凡采用新技术、新方法时,在正式操作前必须熟悉操作的内容及放射性物质的性质(电离辐射种类、能量、物理化学状态等)。

2. 对于难度较大的操作,要预先用非放射性物质做冷实验(也叫空白实验),经反复练习成熟后,再开始工作。必要时还需有关负责人审批。对于危险性操作,必须有两人以上在场,不得一个人单独操作。

3. 凡开瓶、分装及煮沸、蒸发等产生放射性气体、气溶胶的操作及粉尘操作,必须在通风橱或操作箱内进行。应采取预防污染的措施,如操作放射性液体时,须在铺有吸水纸的瓷盘内进行,并根据射线的性质和辐射强度,使用相应防护屏和远距离操作器械。操作 $4×10^7Bq$ 以上的 β、γ 核素,应佩戴防护眼镜。

4. 凡装有放射性核素的容器,均应贴上有明显标志的标签,注明放射性核素的名称、活度等信息,以免与其他非放射性试剂混淆。

5. 放射性工作场所要保持清洁。清扫时要避免灰尘飞扬,应用吸尘器吸去灰尘或用湿拖把。场所内的设备和操作工具,使用后应进行清洗,不得随意携带出去。

6. 经常检查人体和工作环境的污染情况,发现超限值水平的污染应及时妥善处理。

7. 严格管理制度,防止放射性溶液泼洒、弄错或丢失。

**(三)穿戴个人防护衣具**

个人防护用具分为两类:基本的个人防护衣具和附加的个人防护衣具。可以根据实际需要,合理组合使用这两类个人防护衣具。

基本个人防护衣具是通常情况下穿戴的工作帽、防护口罩、工作服、工作鞋和防护手套等。

1. **工作帽**　常以棉织品或纸质薄膜制作。留长发的工作人员应当把头发全部罩在工作帽内。

2. **防护口罩**　常用的是纱布或纸质口罩,或超细纤维滤膜口罩。这些口罩对放射性气体核素没有过滤效果,仅对放射性气溶胶粒子有过滤效果。超细纤维滤膜口罩对气溶胶粒子过滤效率较好(达 99% 以上)。

3. **工作手套**　常用的是乳胶手套。戴手套之前应当仔细检查手套质量,漏气或破损的手套不能使用。与外科医师戴、脱手套不同,防护用工作手套的外表面是受污染面,内表面是清洁面,戴、脱手套时不能使其内面受污染。切勿戴着受污染的手套到清洁区打电话,或取拿、传递钥匙等。

4. **工作服**　常以白色棉织品或特定染色棉织品制作。丙级工作场所的工作服以白色为常见。甲、乙级工作场所的工作服则以上、下身分离的工作服为常见。切勿穿着受污染的工作服和工作鞋进入清洁区办事。

附加个人防护衣具是指在某些特殊情况下需要补充采用的某些个人防护衣具,如气衣、个人呼吸器、塑料套袖、塑料围裙、橡胶铅围裙、橡胶手套、纸质鞋套和防护眼镜等。

## 四、核医学诊疗过程中的患者防护

疾病的核医学诊断、治疗所使用的放射性药物为非密封型放射源。诊治过程中,需将放射性药物引入患者体内,患者在受到放射性核素内照射的同时,又可作为一个核辐射的发射体,对周围人群进行外照射。另外,患者的排泄物可能对周围环境造成污染。因此,在核医学诊断与治疗过程中既有内照射,也有外照射及环境污染。如何对患者进行有效的内照射防护,尤其要对其周围工作人员及其他人群进行有效外照射防护,对其排泄物引起的环境污染进行有效控制,是核医学工作者必须高度重视的问题。

**(一)核医学诊断中的患者防护**

核医学检查中存在电离辐射,可能对患者身体健康(特别是人体的敏感部位,如甲状腺、乳腺、性腺等)造成一定影响。接受核医学检查后,患者体内往往仍存留放射性核素,如果不加强控制防护,会对周围人群造成辐射损害,并对环境造成放射性污染。但如果能采取必要的防护措施,就能将电离辐射对患者及他人的损害降到最低,因此进行核医学检查时以及接受核医学检查后,应注意采取防护措施,以避免自身及周围人群受到不必要的辐射,影响身体健康。

1. **严格掌握检查的适应证及操作程序**　核医学检查需要将放射性核素引入体内,可能对患者产生电离辐射而造成一定危害,所以应遵循放射实践的正当化原则。一方面要高度重视,严格掌握检查的适应证,不盲目检查。另一方面不要恐惧,因为与 X 线成像技术相比,核素显像给予受检者的辐射剂量要小得多。例如,脑 $^{99m}$Tc-ECD 显像辐射当量剂量是头部 CT 的 0.047 倍,头颅摄影的 0.78 倍;$^{99m}$Tc-MAA 肺灌注显像辐射当量剂量是胸部摄影的 0.55 倍,胸部透视的 0.034 倍。这些放射性示踪剂多无其他副作用,大多数在数小时,最多 1~2d,即从身体内排出,只要严格掌握适应证且严格按程序操作,就能将危害降至最低,甚至到忽略不计的水平。因此,要求申请医师与核医学工作人员严格按有关操作程序进行检查。

（1）申请医师

1）申请医师应根据患者的病史、体格检查及实验室化验结果等进行正确的临床判断,在比较可供选择的各种检查技术之后,决定是否提出相应申请。

2）申请医师应在申请单上写明患者的现病史、既往史及其他诊治结果,建议采用核医学检查的项目和目的等,以便核医学医师选定对患者最有益的检查程序。

3）对育龄期女患者应注意其怀孕的可能性,并在申请单上做必要说明;若已怀孕或本人认为可能怀孕,通常由核医学医师和申请医师共同决定此种情况下进行核医学检查是否符合正当化原则。

（2）核医学医师

1）当核医学检查申请单提供的信息不完备,或资料不足以表明进行核医学检查的必要性时,核医学医师有责任同申请医师联系,要求补充有关信息,并协商妥善处理。

2）对于经评价核定必须进行的核医学检查,核医学医师应针对具体临床问题逐例计划,并考虑每种放射性核素的物理、化学和生物学特性,选择患者吸收剂量和危险性最小,而又能给出诊断信息的放射性药物及恰当的检查程序和技术。

3）核医学医师有责任及时将新的或改进的核医学技术通告其他临床科室的医师,以便采用现有最好方法处理临床问题。

4）如果患者近期做过核医学检查,特别是做过和本次申请相同的检查,核医学医师应对上次检查残存的放射性核素活度是否会干扰本次检查的诊断质量做出判断,并采取必要措施。

（3）核医学技术人员

1）技术人员在施行核医学检查前应仔细核对申请要求和检查程序,如有疑问,应及时询问有关人员。

2）技术人员对所用放射性药物必须进行活度测定,施行每次临床核医学实践时必须严格按相应操作规程进行。注意每次检查所用放射性药物的活度不能超过国家标准［《电离辐射防护与辐射源安全基本标准》(GB 18871—2002)］所规定的指导水平。

3）技术人员向患者施予放射性药物前必须仔细核对:①患者姓名是否与申请单上的姓名相符;②准备施予的放射性药物名称、化学形式和活度是否与要求相符;③是否准备使用非常规程序;④患者是否已做好准备工作,如已禁食或施用阻断剂;⑤安排多项检查时的先后顺序。

4）给患者注射放射性药物时必须小心谨慎,注意检查注射放射性药物的静脉周围有无泄漏,规定的活度是否已全部注入。如果出现意外,必须立即报告核医学医师。

5）给患者口服放射性药物前应检查其是否能正常吞咽,服药时应观察这些药物是否已被吞下,并注视患者是否有出现呕吐的任何指征。

6）必须记录每一次给予放射性药物的全部情况(包括患者反应和副作用等)。如给予情况不满意,应同时记录失败的原因。

7）应当建立避免给错放射性药物或将放射性药物给错患者的防范措施。如果发生给药失误,核医学医师应立即对患者进行妥善处理,并向有关部门报告。

8）完成核素显像后必须请核医学医师进行复查。

**2. 诊断用场所的布局应有助于工作程序**　如一端为放射性药物贮存室,则依次应为给药室、候诊室、检查室,应避免无关人员通过;给药室与检查室应分开,如必须在检查室给药,检查室应具有相应防护设备;候诊室应靠近给药室和检查室,宜有专用厕所;各场所张贴电离警示标志和警示说明,患者正进行检查时,其他人员不得进入检查室;若正在进行检查的工作间没有关门,要让人员远离检查室门口,以免接受不必要的电离辐射。

**3. 对陪同人员的防护**　患者进行核医学检查时,尽量不要亲友等陪同,如果确需陪同进入检查室,陪伴者一定要穿防护衣进行辐射防护。严禁孕妇陪同患者。

注射放射性药物后,患者需在专门候检室等待,不要随意远离自己的座位,要尽量减少患者之间的相互照射,注射完药物的患者近似活动性放射源,所以必须重视对来自患者的辐射防护,加强患者管理。

患者在进行核医学检查时,体内注有放射性核素,因多数诊断用核素的半衰期较短,照射剂量通常较小,患者家属所受照射剂量并不大,但仍需注意在给药后最初数小时内减少与患者密切接触。特殊情况下,某些患者应严格按照医师的要求限制活动范围,以免给周围接触人群造成不必要的电离辐射,并可依据具体情况通过一些简单的措施减少放射性药物对患者的影响。仅为诊断目的使用放射性核素的受检者,进行手术时不需要特殊防护措施。

**4. 减少患者体内的辐射吸收剂量**

(1) 大量饮水和利尿:大多数放射性药物或其代谢产物通过泌尿系统排出,故在检查后24~48h内大量饮水和利尿,可减少膀胱及周围器官的吸收剂量。

(2) 使用 KI 或 $KClO_4$ 等阻滞剂进行封闭:当使用放射性碘或高锝酸盐进行检查时(甲状腺显像除外),可以在检查前用 KI 或 $KClO_4$ 对甲状腺组织进行封闭,以有效减少甲状腺组织的吸收剂量。

(3) 轻泻剂:可增加进入胃肠道的放射性药物及其代谢物的排泄。

(4) 其他:根据器官及药物的性质决定采取何种措施促进排出,如肾脏中的药物可以通过利尿剂促进排出,胆囊中的药物可以通过胆囊收缩素或高脂餐等促进排出。

**5. 对特殊人群的防护**

(1) 育龄女性:申请核医学检查时应考虑其是否怀孕,并严格掌握适应证。在提请检查时如果月经期已过或停经,一般应作为怀孕看待,除非有排除这种可能性的情况(如已实施子宫全切术或输卵管结扎术)。由于现行核医学诊断检查所用核素的半衰期较短,不会使检查结束后形成的胚胎受到显著照射,胚胎受到的危险是微不足道的,故完成核医学检查后不需要等待,可以怀孕。

(2) 孕妇:施行核医学检查必须有确实的正当理由,特别要控制使用能通过胎盘传输而进入胎儿组织的放射性药物的检查。胎儿受到的照射可能来自以下途径:放射性药物通过胎盘的传输进入胎儿体内构成内照射危害;母体组织器官内的放射性药物对胎儿构成外照射危害。在胎盘传输中,放射性药物的化学和生物学特性是决定性因素。某些放射性药物,如$^{131}I$(碘化物)或$^{99m}Tc$(高锝酸盐)可通过胎盘屏障而被胎儿组织吸收,在妊娠的最后阶段,这类药物可以浓集在胎儿的甲状腺内。对迅速通过肾脏排出的放射性药物,膀胱作为储蓄器,成为对其他器官或组织以及对胎儿照射的重要辐射源。因此,若给予孕妇经肾脏排出的放射性核素药物,应在膀胱部分充盈时给药而不是在排尿之后即刻给药,给药后应当鼓励其频繁排尿。

此外,孕妇在已怀孕而未知时受到辐射照射,常会产生恐惧心态,甚至因此提出人工流产的要求。根据所增加的相对危险来衡量,诊断程序引起的胎儿照射很少能成为人工流产的正当理由。此时,应当由有资格的专家对辐射吸收剂量和胎儿受到的危险做出评估,患者自己应当能够对流产问题做出决定。

(3) 哺乳期女性:决定是否对哺乳期女性施行核医学检查,应当权衡母乳哺育的婴儿所受照射危险和母亲疾病得到诊治而及时治愈的利益。放射性核素可分泌到乳汁中,因此除非确实必要,一般情况下应当推迟对哺乳期女性施行放射性药物用于体内的核医学检查。哺乳期女性如接受核医学检查,要注意选择放射性药物,并根据所用放射性药物进入乳汁的情况,确定暂停哺乳时间(表1-2-18)。

表1-2-18　给予哺乳期女性下列药物后停止哺乳的时间

| 类别 | 药物 | 停止哺乳时间 |
|---|---|---|
| 第一类药物 | 除标记的邻碘马尿酸钠以外的所有$^{131}I$ 和$^{125}I$ 放射性药物,$^{22}Na$、$^{67}Ga$、$^{201}Tl$、$^{75}Se$-蛋氨酸类放射性药物 | 应停止哺乳至少3周 |
| 第二类药物 | $^{131}I$、$^{125}I$、$^{123}I$-邻碘马尿酸钠;除标记的红细胞、磷酸盐和 DTPA 以外的所有的$^{99m}Tc$ 化合物 | 应停止哺乳至少12h |
| 第三类药物 | $^{99m}Tc$-红细胞、磷酸盐和 DTPA 类 | 应停止哺乳至少4h |
| 第四类药物 | $^{51}Cr$-EDTA | 不需要停止哺乳 |

DTPA:二乙基三胺五乙酸(diethyltriaminepentaacetic acid);EDTA:乙二胺四乙酸(ethylenediamine tetraacetic acid)。

（4）儿童：核医学医师必须根据临床实际需要和患儿的体重与体表面积确定最佳放射性药物用量；对儿童施行核医学检查应由儿科医师协同进行，检查时可根据情况谨慎地采用有效的镇静方法和各种固定措施。

### （二）核医学治疗中的患者防护

1936 年 Lawrence 用$^{32}$P 治疗白血病，1942 年 Hertz 和 Roberts 用$^{131}$I 治疗甲亢，自此经过半个多世纪的研究探索，放射性核素内照射治疗已成为临床重要的治疗手段之一，虽然应用范围有限，但是对肿瘤、甲状腺和关节疾病的治疗明显有效。在进行放射性核素治疗的同时，必须高度重视放射防护问题，考虑患者本身的用药安全及防护、医务人员及公众的防护及对周围环境的影响。

**1. 确定门诊治疗和住院治疗的原则**

（1）确定门诊治疗的原则：①一次门诊使用$^{131}$I 活度小于 400MBq 或与此辐射剂量相当的其他放射性药物；②患者生活完全可以自理，病情不严重；③患者排泄物、废弃物有足够的水源处理条件，且患者治疗前已学会和理解掌握废弃物、排泄物的处理方法；④具备独居卧室条件，患者具有减少与其他社会成员接触的可能条件，尤其要与婴幼儿隔离。

（2）确定住院治疗的原则：①一次使用$^{131}$I 活度大于 400MBq 或与此辐射剂量相当的其他放射性药物；②放射性核素治疗的种类、方式和时间必须住院才能进行；③病情较重而必须住院者；④患者的居住环境无法满足放射防护要求。

**2. 治疗性放射性药物的选用** 利用放射性药物进行放射性治疗的主要优势是可以把药物有针对性地引入人体的某些特定组织和部位。在临床实践中，进行肿瘤放射性药物治疗时，需要把具有亲肿瘤组织的分子和具有适当物理特性的放射性核素标记在一起。通过特定的方法（注射、口服、吸入等）把放射性药物引入体内而达到治疗目的，而对正常组织的影响很小。适当放射性核素的选择取决于药物的质量、照射距离、物理半衰期、化学性质、价格、实用性等因素。目前临床上常用的放射性药物是用能发射中等能量、在组织中照射距离仅数毫米的 β 辐射体的放射性核素标记物。

治疗性放射性药物可以是放射性核素标记的离子或分子，通过正常生理途径进入靶器官，如$^{131}$I 标记碘化钠治疗甲状腺癌，$^{32}$P 标记磷酸钠治疗红细胞增多症，$^{89}$Sr 标记氯化锶治疗骨转移瘤，$^{131}$I 标记间碘苄胍（meta-iodobenzyl-guanidine，MIBG）治疗神经细胞瘤；也可以是放射性核素标记的单克隆抗体。

放射性碘治疗甲状腺癌的技术开发最早，方法较成熟，效果肯定，其他大多数放射性药物只能起到缓解症状的作用。治疗甲状腺癌和转移性结节时，$^{131}$I 的应用活度为 3～10GBq，而且应该每 4～6 个月重复治疗，直到残存的功能性甲状腺组织和转移性结节消失为止。$^{131}$I 还可治疗甲状腺功能亢进，视甲状腺结节的大小，用药活度为 100～1 000MBq。在德国，1991 年甲状腺良性疾病的治疗占整个放射性药物治疗的70%，恶性甲状腺疾病治疗占 22%。放射性药物治疗无论对良性还是恶性疾病都非常重要。

放射性药物治疗还可以把药物直接注入体腔内，与病变组织、细胞直接接触，达到治疗目的。例如，$^{90}$Y 用于胸膜腔、腹膜腔、心包内的转移性肿瘤以及膀胱肿瘤和颅咽管瘤的腔内照射，关节炎的腔内治疗等；$^{198}$Au 治疗转移性腹水；$^{90}$Y 治疗肝癌。

**3. 核医学治疗中患者的防护原则**

（1）掌握适应证：对患者是否采用放射性核素治疗，应根据所患疾病引起的危险与辐射损伤的危险相比较而加以全面权衡。对儿童患者应特别注意估价其潜在的利益和危险。对育龄女性，申请放射性核素治疗时应注意考虑其是否怀孕。

（2）孕妇一般不宜施用放射性核素治疗：在特殊情况下必须施用时，应当考虑终止妊娠。接受治疗的育龄女性，以其体内留存的放射性药物不致使胚胎受到约 1mGy 吸收剂量照射作为可否怀孕的控制限值。例如，用$^{131}$I 治疗甲状腺功能亢进的育龄女性，一般需经过 6 个月后方可怀孕。哺乳期女性若接受放射性核素治疗，应在 6～8 个有效半衰期内停止授乳。

（3）必须设计治疗剂量：确定施用放射性核素治疗，必须根据治疗特点和临床需要逐例进行治疗剂量设计，必要时可通过少量试验来获取放射性核素在体内的分布及代谢资料，以更好地制订治疗计划。

（4）家属的配合：治疗前向患者及家属交代防护原则及注意事项，以取得其配合，并签订知情同意书。

**4. 核医学治疗中患者的防护要求**

（1）对病房的要求

1）根据使用放射性核素的种类、特性和活度,确定病房的位置及其防护墙、地板、天花板厚度。病房设置可一室一床或一室两床(床间距 1.5m),病房内设防护栅栏,以使患者间保持足够距离,或使用附加屏蔽。病床标有安全牌,注明核素种类、活度、日期等。

2）接受治疗的患者应使用专用便器或专用浴室和厕所;排泄物分开存放,并做标记。

3）使用治疗量 γ 放射性药物的区域应划为控制区,用药后患者床边 1.5m 处或单人病房应划为临时控制区。控制区入口处应有电离辐射标志。

4）配药室应靠近病房,尽量减少放射性药物和已接受治疗的患者通过非限制区。治疗室应有必要的防护监测仪器和防护屏、眼镜、手套及急救设备、药品等。

（2）被污染物品的处理:患者的被服和个人用品使用后应做去污处理,并经表面污染检测证明在导出限值以下后,方可做一般处理。使用过的放射性药物腔内注射器、绷带和敷料,应做污染物件处理或放射性废物处理。

（3）对陪伴人员和探视人员的限制:除医护人员外,其他无关人员不得进入病房内的控制区。患者不应该随便离开控制区,尽量不要人员陪伴。因病情需要必须有人陪伴时,应尽可能缩短陪伴者近距离接触时间或采用铅屏防护。接触患者衣物、洗漱用品、餐具等物品后,应认真用肥皂洗手。陪伴者不得在病房内进食、喝水、吸烟和睡觉。严禁孕妇、哺乳期女性、婴幼儿和青少年进入病房探视。

（4）患者出院后的防护措施:接受 $^{131}$I 治疗的患者,出院时体内放射性药物允许最大活度为 400MBq。因患者体内仍有一定的放射性物质,为避免和减少家属受到照射,患者最好住单人间或睡单人床;单独使用生活用品及卫生用品,并单独清洗和存放;大小便后,充分清理便池,防止污染便池外的地面和物品;不要与家人,特别是婴幼儿和孕妇密切接触。

（5）接受过放射性药物治疗的患者其外科手术处理原则:①应尽可能推迟到患者体内放射性水平降低到可接受范围,且不需要辐射安全防护时再做手术处理;②进行手术的外科医师及护理人员应佩戴个人剂量计;③术后,对手术间进行辐射监测和去污,对敷料、覆盖物等其他物件也应进行辐射监测,无法去污时可做放射性废物处理。

**5. 治疗给药失误的应急处理原则**　给予治疗量放射性药物失误比给予诊断量放射性药物失误造成的后果要严重。这种失误包括错误地给予远远大于(或小于)特定治疗所需的量,还包括对于根本就不需要治疗的患者给了治疗量。

一旦察觉治疗给药失误(如给错药或用药超过所需活度)事件后,核医学医师应当立即采取可利用的一切手段来尽量减轻不良效应。这就要求核医学医师熟识这种处理的一般原则。其中包括:①立即启动应急救援预案,按规定逐级上报;②利用催吐、洗胃、使用泻剂或灌肠来迅速排除口服的放射性药物;③通过饮水、利尿、螯合疗法(随情况而定)来加速静脉输入放射性药物的排泄;④对于不能自动排尿的患者,利用导尿管使之排尿;⑤如果情况适合,使用 KI 或 KClO$_4$ 等阻吸收剂,可减少甲状腺、唾液腺和胃的吸收剂量;⑥收集和监测排泄物,以及对全身或选定区域的体外计数测量(随代谢途径而定),可帮助确定滞留的程度;⑦同有资质的专家商议,请其提供关于估计剂量的方法、需要的治疗措施和追踪观察等方面的意见;⑧应立即告知患者及其家属,以确保患者家庭成员或其他前来探望者不致受到过量照射。

## 五、非密封源易发事故及防护对策

操作非密封源时,如果不小心就易发生物料外溢、喷溅或洒落。发生这类事故时要沉着冷静,不要惊慌,可以按下述程序认真处理。

**（一）少许液体或固体粉末洒落的处理方法**

如果是放射性物质的溶液溢出、喷溅或洒落,先用吸水纸将其吸干净;如果是固体粉末放射性物质洒落,则用湿润的棉球或湿抹布将其蘸干净。在以上基础上再用适当的去污剂去污。去污时采用与外科皮肤消毒相反的顺序,即从没受污染部位开始并逐渐向污染轻的位置靠近,最后对受污染较重的部位去污,切勿扩大污染范围。用过的吸水纸、湿棉球和湿抹布等都要放到搪瓷托盘内,最后集中到污物桶内,作为放射性废物集中处理。

### (二) 污染面积较大时的应急处理方法

1. 立即告知在场的其他人员撤离工作场所,报告单位负责人和放射防护人员。

2. 标划出受污染的部位和范围。测量污染部位表面的面积。

3. 如果皮肤、伤口或眼睛受到污染,立即以流动的清洁水冲洗后再进行相应的医学处理。

4. 如果个人防护衣具受污染,应当在现场脱掉,放在塑料袋内,待洗消去污染。

5. 针对污染物的理化特性、受污染表面性质和污染程度,采用合适的去污染方法去污。

6. 去污染以后,经过检测符合防护要求时,可以恢复工作。

7. 分析事故原因,总结教训,提出改进措施,并以书面形式向当地审管部门告知。

## 六、表面放射性污染物的去除

操作放射性物质的过程中,特别是开放性操作,往往不可避免地会使建筑物、设备、工具,以致人体表面沾染上放射性物质,这种现象统称为表面放射性污染。这些污染常是工作场所放射性气溶胶浓度和外照射剂量升高的重要原因之一。特别是工具、防护用品和环境的污染,如果不及时加以控制和清除,会蔓延扩大,有时后果可能很严重。

在大多数情况下,工具或设备的污染不会太严重,经过仔细去污,使其污染水平降至控制水平以下,就能继续使用。但是,在少数情况下,污染严重,无法通过清洗达到控制水平以下,或者从经济角度考虑不如更换一个新的物件更合算和方便,这时污染的物件只能当作废物处理。

在物体表面的放射性物质污染一般分为固定性污染和非固定性污染两类。当两个表面接触时,能从一个表面转移到另一个表面上的污染,称为非固定性污染(又称松散污染);而不能从一个表面转移到另一个表面污染,称为固定性污染。这两者是相对的,因为可转移的程度往往与污染核素特性、污染时间长短、两个接触表面的性质、接触方式,以及媒介物质的化学性质和物理性质等许多因素有关。

为了便于除去污染,对材料表面的要求是光滑、无孔和化学交换能力小,不仅能耐酸、耐碱及有机溶液,而且能够耐热,因为在加热时去污效果普遍较高。但对材料磨光是不必要的,因为经过一次去污后会完全破坏其光洁度。

采用适当方法从表面消除放射性污染物,称为去除表面放射性污染物,简称表面去污。表面可能是设备、构件、墙壁和地表等表面,也可能是个人防护衣具或人体皮肤表面。污染物可能是松散的放射性固体,也可能是含放射性物质的液体、蒸汽或挥发物。

### (一) 去污的一般原则

去污工作必须做得恰当,否则会扩大污染。去污时,应遵守下述一般原则。

**1. 尽早去污**　因为污染时间较短的放射性物质容易去除,单次去污效率较高,也可减少污染的扩大。

**2. 配制合适的去污试剂**　不同种类试剂的去污作用不同,应选择去污效果高、费用低、操作安全的去污试剂。

**3. 合理选择去污方法**　一般的去污方法有浸泡、冲刷、淋洗和擦拭等,均可在常温下进行。其具体方法一般应根据污染物件的特点、污染元素和表面介质的性质、去污设施和废物(包括废液)处理的条件等因素选择。将超声波发生器放在去污液中,用超声波去除零件上放射性物质的方法,近几年已得到广泛应用。

**4. 在去污过程中防止交叉污染和扩大污染**　去污程序一般应从污染较弱处开始,逐渐向污染较强处伸展。有时为了降低外照射或减少污染的扩散,首先应对污染最强处做一次粗略去污。在大多数情况下,去污剂和擦拭材料均不能反复使用,擦拭物的每个擦拭面不能在不同位置来回擦,否则容易使去污剂或擦拭物上的放射性物质扩散。

**5. 认真处理去污过程中产生的废物和废液**　去除放射性物质污染的过程实质上是把放射性物质转移到去污剂中或擦拭物上的过程。对于这些去污剂或擦拭物,在极个别情况下,可以进行处理,如回收其中有用的放射性物质;但在一般情况下,只能作为放射性废物或废水处理。特别要注意的是,防止因废物处理不当而使污染扩大。

**6. 去污时做好安全防护** 去除大面积污染时,应划出"禁区",严禁无关人员随意出入。去污人员首先应注意外照射防护,有时需要采用简单的工具和设备;要注意配备必要的个人防护用品,以防止形成内污染,减少内外照射总剂量。

**(二) 体表去污**

对体表去污,首先要脱掉被污染的衣物,这样可大大降低表面放射性污染。对于被污染的皮肤和头发,用肥皂、温水和毛巾可有效去除污染;一般可用软毛刷刷洗(操作要轻柔,防止损伤皮肤),还可选择适当的洗涤剂。但需注意,不能采用有机溶剂(乙醚、氯仿和三氯乙烯等)和能够促进皮肤吸收放射性物质的酸碱溶液、角质溶解剂及热水等。常用的皮肤去污剂有如下几种。

**1. EDTA 溶液** 取 10g EDTA-Na$_4$(乙二胺四乙酸四钠盐,络合物)溶于 100mL 蒸馏水中。

**2. 高锰酸钾溶液** 取 6.5g KMnO$_4$ 溶于 100mL 蒸馏水中。

**3. 亚硫氢酸钠溶液** 取 4.5g 亚硫氢酸钠溶于 100mL 蒸馏水中。

**4. 复合络合剂** 5g EDTA-Na$_4$、5g 十二烷基磺酸钠、35g 无水碳酸钠、5g 淀粉和 1 000mL 蒸馏水混合。

**5. DTPA 溶液** 取 7.5g DTPA(二乙基三胺五乙酸,络合物)溶于 100mL 蒸馏水中,pH=3。

**6. 5% 次氯酸钠溶液** 亦可采用 EDTA 肥皂去污。将此肥皂涂在污染处,稍洒点水,让其很好地起泡沫后,再用柔软的刷子刷洗(对指甲缝、皮肤皱褶处尤要仔细刷洗),然后用大量清水(温水更好)冲洗。这样反复 2~3 次,每次 2~3min。最后用干净毛巾擦干或自然晾干,用仪器检查去净与否。

如果用上述方法不能去净,可用软毛刷或棉签蘸 EDTA-Na$_4$ 溶液(10%)刷洗污染处 2~3min,然后用清水冲洗;也可以将高锰酸钾粉末倒在用水浸湿过的污染皮肤上,或将手直接浸泡在高锰酸钾溶液中,用软毛刷刷洗 2min,然后用清水冲洗,擦干后再用 4.5% 亚硫氢酸钠脱去皮肤表面颜色,最后用肥皂和水重新洗涮。这种去污方法,最多只能重复 2~3 次,否则会损伤皮肤。

被 $^{131}$I 或 $^{125}$I 污染时,先用 5% 硫代硫酸钠或 5% 亚硫酸钠洗涤,再以 10% 碘化钾或碘化钠作为载体帮助去污;被 $^{32}$P 污染时,先用 5%~10% 磷酸氢钠(Na$_2$HPO$_4$)溶液洗涤,再以 5% 柠檬酸洗涤,效果很好。

去污后,应在刷洗过的皮肤上涂以羊毛脂或其他类似油脂,以保护皮肤,预防龟裂。

头发污染时,可用洗发液或 3% 柠檬酸水溶液,或 EDTA 溶液洗头。必要时剃去头发。眼睛污染时,可用清水冲洗。伤口污染有时,应根据情况用橡皮管或绷带像普通急救一样先予以止血,再用生理盐水或 3% 过氧化氢(H$_2$O$_2$)冲洗伤口。

去除皮肤上的放射性物质时,不仅方法要正确,而且要及时,在一般方法无效时应马上请专科医师指导,特别是所受的污染很强时,可能需要做外科切除手术(由有经验的防护人员与医师共同研究确定)。

**(三) 设备表面去污**

去除设备表面污染的操作不需要像对待体表去污那样轻柔,去污剂的选择也少些禁忌,但是设备表面的性质(如材料种类、形状大小、光洁程度、可否拆卸、放置状况和设备的经济价值等)极为复杂,因此对其去污时选用的试剂和方法也是多种多样的。

设备表面去污方法实质分两类:一类是化学去污染,即用能够溶解或吸附放射性物质的化学试剂(药品)去污;另一类是机械去污法,即用擦、涮、切、刨和削等手段去污。一次去污过程中,往往是二者交叉使用。表面的放射性污染物质多数不以离子形式存在,所以对设备表面用离子交换或络合的原理去污,效果欠佳。

木质或水泥地上的放射性物质污染若经一般擦拭仍不能除去,就很难再去污了,因为这些材料的结构很稀疏,用酸性溶液会促使污染物向深处渗透,因此只能给予换新或覆盖。对于木制家具之类的污染可以给予局部削、刨或换新。铅、普通钢和铁等金属很易吸收大量放射性物质,被污染后立即用一般去污剂擦拭效果较好,其后的去污用机械方法较好。铝、铜或黄铜表面被污染时,用普通去污粉擦洗效果也相当好。

在应用放射性核素的实验室,常用普通洗衣粉与清水交替洗涤的方法给玻璃器皿去污。经验表明,这个方法对曾用于注射汞[$^{203}$Hg]新醇、$^{131}$I 和 $^{198}$Au 的注射器的针管去污率可达 90% 左右,但对针头效果不好,只有 7% 左右。

　　超声波清洗器有助于提高去污效果,能把油脂和放射性物质都清洗干净。功率高的超声波清洗器去污效果较好。其方法是在 2 000mL 清水中加入 100g 合成洗衣粉作为清洗剂,将接触过放射性核素的注射器、针头、移液管和量筒等放在清洗罐内,用超声波清洗器冲洗约 30min,多数情况去污率在 90% 以上。采用超声波清洗器是以机械化代替过去的手工操作,不但去污效果好,而且可以大大降低工作人员所受辐射量。

### （四）工作服表面去污

　　目前多趋向于将受污染的工作服分为两类:第一类是低于表面污染控制水平的工作服,第二类是高于表面污染控制水平的工作服。两类工作服分别在不同的洗衣机内洗涤。

　　表 1-2-19 中给出了不同去污剂对不同核素污染棉织品工作服的去污系数。例如,采用 0.3% 液体肥皂对 $^{89}$Sr 去污时,第一次洗涤的去污率为 83%,第二次和第三次洗涤的去污率分别为 2.4% 和 0.9%。同样的去污剂对 $^{32}$P 去污时,第一、第二、第三次洗涤去污率分别为 95%、0.8%、0.1%。每次洗涤后必须用清水漂洗 1~2 次,以除去二次污染的放射性物质。如果采用氧化还原剂作去污剂,洗涤次数和持续时间可以明显缩短。去污率的高低取决于污染程度、去污溶液的成分、去污溶液的温度、工作服的质料和洗涤持续时间等。

表 1-2-19　不同去污剂对不同核素污染棉织品的去污系数

| 去污剂成分 | $^{89}$Sr | $^{91}$Y | $^{141}$Ce | $^{59}$Fe | $^{32}$P | $^{131}$I |
|---|---|---|---|---|---|---|
| 水 | 3.3 | 1.8 | 3.3 | 3.0 | 5.6 | 20 |
| 柠檬酸钠盐 | 330 | — | 67 | 20 | 6.7 | 100 |
| 柠檬酸 | 50 | 2.6 | 18 | 14 | 2.0 | 20 |
| 柠檬酸铵盐 | — | 5.6 | 170 | 40 | 4.0 | 25 |
| N,N-二羟基乙胺基乙酸 | — | 170 | 110.0 | 29 | 25 | 20 |
| 高效洗衣粉 | 100 | 250 | 200 | 67 | 6.7 | 67 |

引自:姜德智.放射卫生学.苏州:苏州大学出版社,2004.

（唐波　张晓懿　涂彧）

## 参考文献

[1] 陈丽姝.外照射放射防护中使用的换算系数.北京:原子能出版社,1998.

[2] 国际放射防护委员会.放射性废物处置的放射防护政策.赵亚民,译.北京:原子能出版社,1999.

[3] 姜德智.放射卫生学.苏州:苏州大学出版社,2004.

[4] FAO,IAEA,ILO,et al.国际电离辐射防护和辐射源安全的基本安全标准.维也纳:国际原子能机构,1997.

[5] 中华人民共和国国家质量监督检验检疫总局.电离辐射防护与辐射源安全基本标准:GB 18871—2002.北京:中华人民共和国国家质量监督检验检疫总局,2006.

[6] IAEA.实用辐射技术分册:工作场所辐射和污染的监测.维也纳:国际原子能机构,1995.

[7] ICRP75 号出版物:工作人员辐射防护的一般原则.北京:原子能出版社,1997.

[8] 中华人民共和国国务院.中华人民共和国国务院令(第449号)放射性同位素与射线装置安全和防护条例.

[9] 中华人民共和国卫生部.临床核医学放射卫生防护标准:GBZ 120—2006.北京:人民卫生出版社,2007.

[10] 涂彧.放射卫生学.北京:中国原子能出版社,2004.

# 第三章

# 甲状腺疾病诊断的核医学仪器

甲状腺疾病的诊断除了体外血液成分分析、体内腺体物理结构显影检查外,还可以使用核医学手段利用放射性示踪药物检查腺体的分泌或吸收功能,如侦测甲状腺摄取和排出引入人体内的放射性核素的量与速度,以及对腺体放射性药物摄取情况进行显像等。

目前主要用于临床甲状腺疾病诊断的核医学仪器有可用于放射性药物分布计数率测量的甲状腺功能测量仪,以及核医学成像设备,如 SPECT 和 PET 等的设备。

## 第一节 核医学探测技术概况

### 一、技术简介

核医学是利用放射性核素及其标记物进行临床诊断、治疗、研究的一门学科,是将核探测技术应用到医学研究中的产物。核医学仪器就是利用探测器对核素的分布情况进行探测,将获取到的信息进行记录、分析、成像的设备。核医学仪器可以分为计数测量仪器、影像仪器及放射性核素治疗仪器等。其中,核医学成像是分子探针技术和核成像技术的结合与发展,是一种基于分子水平的功能性成像技术。通过向受体引入具有靶向性的放射性核素标记药物,等待其充分代谢,利用体外探测器获取核素的分布和积聚情况,通过图像重建技术获得受体生理过程的三维断层图像。核医学图像反映了受体内放射性核素的浓度分布,是一种功能性影像,其成像质量取决于脏器或组织的血流、细胞功能、细胞数量、代谢活性和排泄引流情况等因素,而非组织的密度变化,这与其他影像学成像具有本质的区别。由于病变过程中功能代谢的变化往往发生在形态学改变之前,相较于 X 射线(X-ray,XR)成像、计算机断层成像(computed tomography,CT)、磁共振成像(magnetic resonance imaging,MRI)以及超声成像等结构性成像技术,核医学成像被认为是最具有早期诊断价值的检查手段之一。图 1-3-1 显示了组织病变的过程,代谢异常早于结构改变,因此核医学影像手段对于病症的早发现具有重要意义。

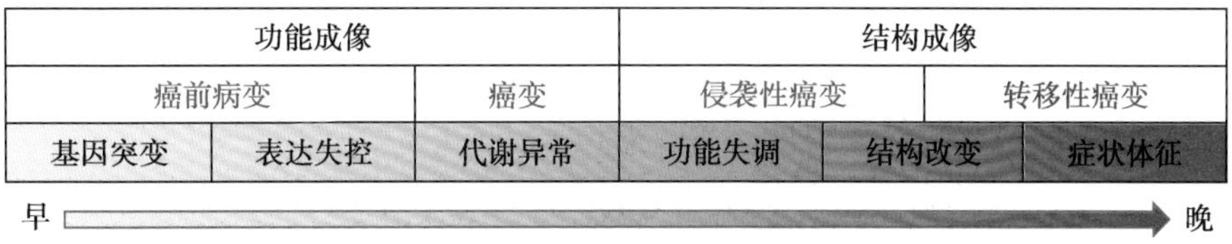

| 功能成像 | | | 结构成像 | | |
|---|---|---|---|---|---|
| 癌前病变 | | 癌变 | 侵袭性癌变 | | 转移性癌变 |
| 基因突变 | 表达失控 | 代谢异常 | 功能失调 | 结构改变 | 症状体征 |

早 ————————————————————→ 晚

图 1-3-1 病变演化过程

根据探测原理和成像方式的不同,核医学成像仪器可分为单光子成像和正电子成像(图 1-3-2)。单光子核素衰变产生各向同性的 γ 射线,为实现对核素的准确定位,须在探测器前端添加准直器部件对射线进行物理准直。而正电子核素衰变时产生 $\beta^+$ 粒子与周围物质中 $\beta^-$ 粒子结合并发生湮灭效应,产生一对同时刻、方向相反、能量相等的 γ 射线,利用成对探测器对这两个 γ 射线进行探测就可以确定正电子核素产生的位置,这种方式被称为电子准直。

放射性药物是核医学成像的关键。截至目前,已有多种核素被广泛用于探针标记。根据药物载体的

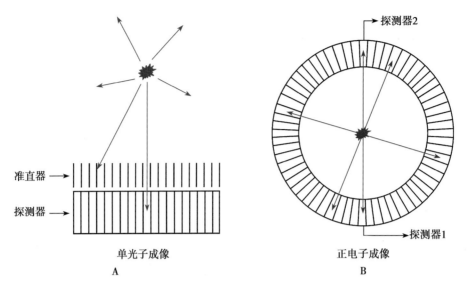

**图 1-3-2　单光子成像和正电子成像**
A. 单光子成像原理示意；B. 正电子成像原理示意。

不同可实现不同的临床应用，如用于代谢率测量的新陈代谢类标记物，用于分子受体密度测量的受体类标记物，用于血氧流量测量的血流与灌注类标记物，用于区域血液体积测量的体积标记物等。临床中常用的核医学核素及其特性见表 1-3-1。

表 1-3-1　常用核素及特性

| 核素 | 能量/keV | 半衰期/h | 主要临床应用 |
|---|---|---|---|
| 单光子核素（γ 射线） | | | |
| $^{99m}Tc$ | 140 | 6 | 骨、心肌、脑、肾脏、肺、肝、甲状腺等显像 |
| $^{201}Tl$ | 70 | 73 | 心肌显像 |
| $^{123}I$ | 159 | 13.3 | 甲状腺、脑血流显像 |
| $^{131}I$ | 364 | 192 | 甲状腺、肾脏显像 |
| $^{133}Xe$ | 81 | 62 | 肺脏、心肌显像 |
| $^{153}Sm$ | 103 | 46.3 | 骨转移瘤显像 |
| $^{111}In$ | 171,250 | 68 | 直肠、肿瘤显像 |
| $^{67}Ga$ | 90 | 78 | 肿瘤显像 |
| 正电子核素（β$^+$电子） | | | |
| $^{11}C$ | 960 | 0.4 | 肿瘤显像 |
| $^{13}N$ | 1 200 | 0.17 | 心肌血流显像 |
| $^{15}O$ | 1 720 | 0.034 | 血流灌注显像 |
| $^{18}F$ | 630 | 1.83 | 肿瘤、脑显像，心肌活性检查 |
| $^{64}Cu$ | 650 | 12.7 | 肿瘤显像、诊疗一体化 |
| $^{68}Ga$ | 1 830 | 1.135 | 前列腺癌，乳腺癌 |
| $^{76}Br$ | 1 900 | 16.1 | 受体显像 |
| $^{82}Rb$ | 3 150 | 0.02 | 心肌血流显像 |
| $^{89}Zr$ | 395.5 | 78.41 | 细胞标记追踪 |
| $^{124}I$ | 1 500 | 100.32 | 甲状腺显像 |

单光子核素类型丰富、应用广泛,可根据不同疾病的诊断需求选用不同核素标记的示踪剂,其在骨转移瘤、肾脏、甲状腺显像等方面具有独特的优势。由于具有低制药成本、低设备成本、应用范围广、药物易获取等特点,SPECT 在临床使用较多。图 1-3-3 显示了不同单光子核素的显影效果比较。$^{131}$I 核素是最常用的甲状腺显影核素,其成像效果如图 1-3-4 所示。

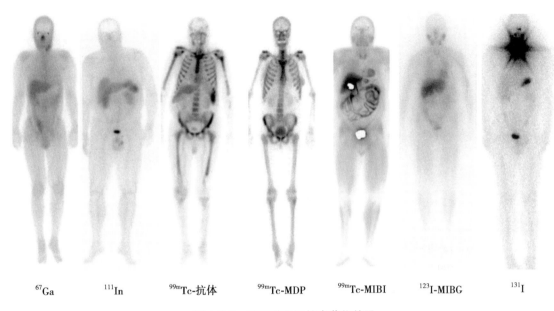

| $^{67}$Ga | $^{111}$In | $^{99m}$Tc-抗体 | $^{99m}$Tc-MDP | $^{99m}$Tc-MIBI | $^{123}$I-MIBG | $^{131}$I |

图 1-3-3　不同单光子核素药物效果

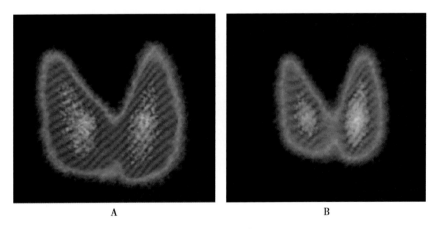

图 1-3-4　甲状腺$^{131}$I 显像

A. 甲状腺肿大治疗前;B. 甲状腺肿大治疗后。

PET 临床应用中最常使用的正电子核素是$^{18}$F。氟[$^{18}$F]脱氧葡糖(fluorodeoxyglucose[$^{18}$F],$^{18}$F-FDG)作为一种葡萄糖类似物,在人体内具有与葡萄糖几乎相同的生物行为,因此其代谢过程可以很好地反映人体内的生理性和病理性过程,目前已广泛用于肿瘤、心脏、神经等的临床诊断中。此外,$^{11}$C、$^{13}$N 和$^{15}$O 等核素也常被使用。

然而,核医学成像偏重于功能成像,能够提供的解剖学信息有限也从一定程度上限制了其发展。一方面,核医学重建空间分辨率一直远低于 CT、MRI 结构成像分的辨率。SPECT 和 PET 的系统分辨率都比较差,通常在数毫米量级,而 CT 及 MRI 分辨率均可达亚毫米级别。另一方面,作为发射性成像技术,射线从产生到被探测过程中的衰减及散射效应对图像质量影响较大。光子由体内发射穿过软组织及骨骼时被吸收而衰减,造成部分影像失真。此外,体内发射的光子碰到硬物质(如骨、准直孔边缘等)发生的散射也可能使图像产生伪影。

　　近年来,随着图像融合技术的快速发展,一批如 PET/CT、SPECT/CT、PET/MR 等多模态装置的出现,将功能成像与高分辨能力的结构成像技术相融合,有效弥补了功能成像在结构信息上的不足,通过一次扫描可以获得更多信息,实现 1+1>2 的效果(图 1-3-5)。通过结构成像信息为 SPECT 或 PET 提供精准的衰减校正参数,代表了当前最先进的分子影像诊断手段。

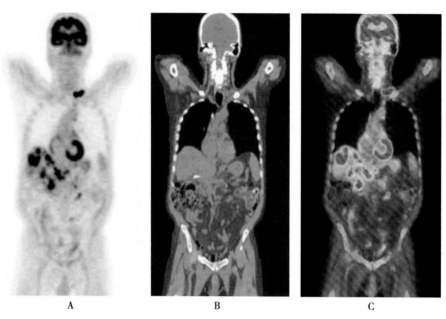

图 1-3-5　多模态融合成像应用示例
A. PET 图像;B. CT 图像;C. PET/CT 图像。

## 二、发展历程

　　核医学成像是一种无创式高品质医学影像诊断方法。1923 年,von Hevesey 将同位素用于示踪研究,建立了核素示踪原理(tracer principle);1938 年,Changus GW 等人首次利用放射性同位素进行生理代谢研究,开创了核医学成像研究的先河;20 世纪 50 年代以后开始出现医学诊断用的甲状腺功能仪、肾功能仪、闪烁扫描机等放射性计数测量仪器;1958 年,Anger 改进探测器,设计开发了单光子成像 γ 相机;20 世纪六七十年代,CT 理论和技术飞速发展,推动着核医学成像向三维断层成像演变;1974 年,首台商业化的临床用全身 PET 问世;1976 年,Keyes 发明了全球第一台基于 γ 相机的 SPECT 系统;1983 年,首台商业化 SPECT 问世;2000 年前后,商用 PET/CT 和 SPECT/CT 等多模态成像系统出现,探测器环数越来越多。近些年,核医学成像技术发展一直在追求更高的系统灵敏度和图像分辨率,以实现用较低剂量的放射性药物、更短的采集时间得到更高清晰度的临床图像。在探测器材料方面,SPECT 从传统的碘化钠晶体发展到能量分辨率更高的碲(Cd)锌(Zn)镉(Te)(CZT)晶体,PET 从锗酸铋($Bi_4Ge_3O_{12}$,BGO)晶体发展到发光效率更高的硅酸钇镥($Lu_{2(1-a-b)}Y_{2a}SiO_5:Ce_{2b}$,LYSO)晶体;探测器使用的光电传感器从光电倍增管发展到工作更稳定的硅光芯片;测量电子学系统从传统模拟电路发展到集成数字化电路,专用集成电路(application specific integrated circuit,ASIC)和现场可编程门阵列(field programmable gate array,FPGA)逐渐被使用;整机探测器环数越来越多,晶体尺寸越来越小。

　　值得一提的是,2018 年出现了具有超长(194mm)轴向视野、超高灵敏度和空间分辨性能的全身 PET/CT 设备,可实现超低辐射剂量高清成像,并首次获得了人体全身动态 PET/CT 图像,使得人类第一次能用肉眼清晰地观测示踪剂注射后在血管内流动、扩散、最终被组织器官摄取并代谢的全过程,为核医学成像历史翻开新的一页。

　　本章将重点描述常用甲状腺检测仪器的技术原理和具体使用方法。

## 第二节　甲状腺功能测定仪

甲状腺功能测定仪是一种利用放射性同位素示踪技术测定人体甲状腺功能的仪器,作为一种临床常规的甲状腺功能检查仪器,广泛应用于各级医院核医学科和同位素室。

碘是甲状腺合成甲状腺激素的原料之一,放射性的碘-131($^{131}$I)能被人体摄取并参与甲状腺激素的合成。口服放射性碘,利用体外探测仪器测定甲状腺部位放射性计数的变化,可以测量不同时间点$^{131}$I被甲状腺摄取的情况,从而判断甲状腺摄取及合成、分泌甲状腺激素的能力。相比于采血化验的检测方法,使用甲状腺功能测量仪可以对甲状腺部位进行实时监测,可操作性及检查便捷性更强。

甲状腺功能测量仪本质上由普通放射性检测设备γ射线计数器结合实际临床使用需求演变而来。其主要结构包括γ射线探头及支架、接口电路、计算机控制和标准源模型几部分组成(图1-3-6)。探头通常由闪烁材料与光电倍增管(photonmultipler tube,PMT)耦合构成,可探测放射性核素所发出的射线信号。闪烁材料一般使

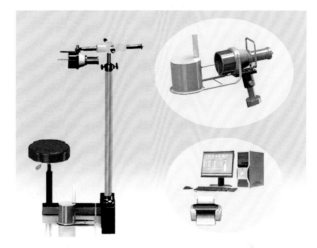

图 1-3-6　甲状腺功能测量仪示意图

用直径 2~3cm、厚度 2~3cm 的碘化钠晶体块,被放射线击中后会激发出一定数量的光子。PMT 是一种真空器件,主要由入射光窗、光阴极、倍增极(打拿极、栅极)、阳极等部件构成,其内部结构如图 1-3-7 所示。

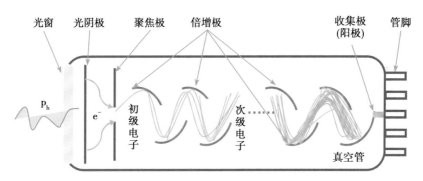

图 1-3-7　PMT 基本结构

晶体产生的闪烁光经入射光窗打在光阴极表面并产生光电子,光电子在外电场加速下在各倍增极上形成倍增,倍增后的电子在阳极被收集并形成可以被直接测量到的电信号,再经过处理电路转换成数字信息传到数据接收计算机进行分析计算。探头需要配备铅屏蔽以去除环境辐射的干扰。探头到屏蔽边缘为工作距离,一般控制在 10~15cm。探头在工作距离上的可探测范围被称为视野直径(2R),如图 1-3-8 所示。采用放射源进行计数率测量时,源位置移动到距离中心轴偏心 1.2R 处的计数率不能超过源在中心轴处计数率的50%,1.4R 时计数率不超过 5%。标准源被随设备配备用于测量前标定,一般活度为 2~10μCi。

甲状腺摄碘率计算公式如下:

$$甲状腺摄碘率(\%)=\frac{待测腺体计数率-本底}{标准源计数率-本底}\times100\% \tag{1-3-1}$$

公式中,本底指环境辐射计数率。为了确保测量准确性,一般要求本底计数率不超过标准源计数率的1/10。使用甲状腺功能测量仪可以实时测量甲状腺的摄碘率、抑制率、半减期和过氯酸钾释放率等试验指

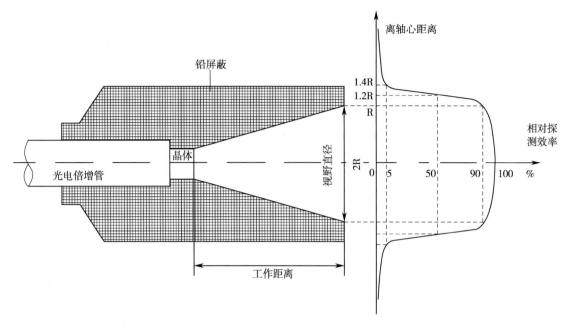

图 1-3-8 甲状腺功能测量仪工作原理图

标,对测量结果进行相应数据处理并形成可打印的测量报告。

# 第三节 SPECT/CT 系统

SPECT/CT 是一类将 SPECT 系统和 CT 系统沿共同轴心集成在同一个机架台上的多模态成像设备(图 1-3-9)。其中,CT 系统不仅可用于常规 CT 诊断成像,还可以为 SPECT 系统提供图像衰减校正所需物理参数以及精确的解剖定位信息。患者仅需一次扫描就可以获得反映脏器、组织等精细解剖结构的 CT 图像以及反映其功能的 SPECT 图像,通过图像融合技术,可以获得包含更多有效诊断信息的解剖-功能融合图像,为疾病的定位和定性提供客观的依据。

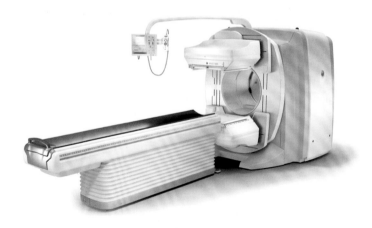

图 1-3-9 SPECT/CT 样机(GE NM/CT 860)

SPECT/CT 系统是前沿分子影像技术的应用之一,下文将分别介绍 SPECT 系统和 CT 系统。

## 一、SPECT 子系统

### (一) 成像原理
SPECT 是在 γ 相机的基础上发展起来的核医学影像设备,基本构造包括准直器、探测器、读出电子学、数据采集、图像处理 5 个子系统,其基本工作原理如图 1-3-10 所示。

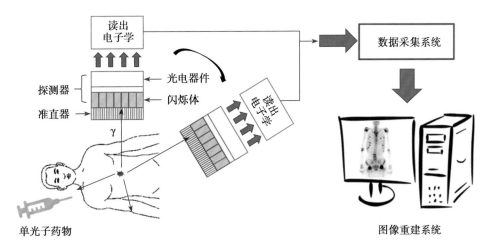

图 1-3-10 SPECT 成像原理示意图

预先向人体引入单光子药物,经过一段时间代谢后,药物在目标组织上形成积聚并产生大量各向同性的 γ 射线。γ 射线可与体外放置的探测器发生相互作用并被标记位置、能量和时间信息。为了能够准确定位放射性核素的真实衰变位置,还需对 γ 光子的入射方向加以限定。因此,探测器前端还应设置准直器。准直器是系统中最先和 γ 光子发生作用的部分。射线经过准直后,从特定方向入射的 γ 光子成功进入探测器并被闪烁晶体捕获,产生数量与射线能量成正比的可见光子,再经后端光电器件进行光电转换,产生包含方向、位置、能量和时间信息的单次响应事例,再利用高速采样电子学系统实现对探测器信号的模拟-数字(A/D)转换,并在电子学系统内部完成数据采样、数据计算、数据排序、数据传输等一系列过程,获得药物在准直器入射方向上的二维平面投影图像。以上过程就是最早期的单光子核医学成像装置——γ 照相机(gamma camera)的工作原理。

探测器每个响应单元的测量值仅反映人体在入射方向上的放射性总和,所形成的平面投影图像无法反映各点的前后关系。根据计算机断层成像原理,获得某个断层在所有观测角的一维投影,就能重建出该断层的图像。因此,为了获得受体在纵深方向上的位置信息,需要从不同角度分别进行观测。SPECT 正是在 γ 照相机的基础上发展起来的,即将探测器装配在可以围绕人体进行旋转的机架上,从各个观测角分别获取投影,重建各断层的图像并将它们顺次组织在一起,进而获得完整的三维断层图像。

**(二) 硬件构成**

**1. 准直器** 是 SPECT 系统中必不可少的关键部件,其空间分辨和灵敏度直接决定 SPECT 系统的空间分辨性能和探测效率。准直器的作用是让一定视野内、特定角度、方向上的 γ 射线可被探测,而视野外、角度不符的射线则被屏蔽,即限制 γ 光子入射至探测器的角度和方向,起到空间定位选择器的作用。准直器一般由具有单孔或多孔结构的铅、钨等重金属、高密度材料制成,其孔的长度、孔的数量、孔径大小、孔与孔之间的间隔厚度、孔与探头平面之间的角度等依准直器的功能不同而有所差异。

根据对射线能量应用范围的不同,可将准直器分为低能准直器(<150keV),中能准直器(150~350keV)和高能准直器(>350keV)。正确选用合适的准直器是获得较好图像质量的前提。图 1-3-11 展示了不同准直器对同一核素的实际成像效果。

按照准直方式和结构又可将准直器分为针孔准直器、多针孔准直器、平行孔准直器、汇聚孔准直器、扩散孔准直器等(图 1-3-12)。其中,最为常见的是针孔准直器和平行孔准直器。前者主要用于超高分辨率的应用场景,后者多为通用型应用。

(1) 针孔准直器:在技术条件的限制下,SPECT 探测器固有空间分辨率存在极限,为了进一步提高分辨能力,要对所成图像进行放大,通过牺牲探测面积来换取更高空间分辨能力。由于 γ 光子具有极短的波长和很强的穿透性,无法找到能使其传输路径发生类似光学折射现象的材料。而通过针孔准直器实现的针孔成像具有放大作用,因此成为高分辨 SPECT 准直器的首选方案。

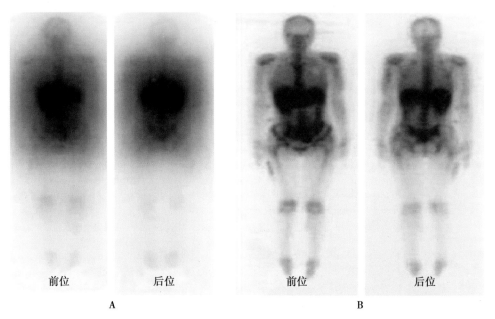

**图 1-3-11　不同准直器下的$^{67}$Ga 成像效果**

A. 低能准直器下的$^{67}$Ga 成像效果；B. 中能准直器下的$^{67}$Ga 成像效果。

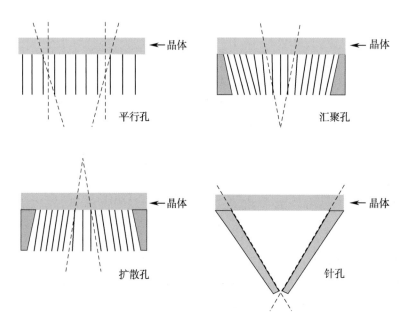

**图 1-3-12　常用准直器**

　　针孔成像的原理如图 1-3-13 所示，源平面内发出的射线只有经过针孔才能到达探测器平面，通过针孔投影可以获得按一定比例放大的被测物体倒立图像。

　　针孔准直结构相对简单，对待测物体有放大作用，可有效提高空间分辨性能，然而放大作用也限制了有效探测视野，使其多用于局部成像。

　　（2）平行孔准直器：由一系列垂直于探测器表面的高精度平行孔组成，每个孔仅接收来自其正前方的射线。孔的形状多样，包括圆形、方形、三角形、六角形等，其中六角形最为普遍。

　　成像距离越大，平行孔准直器的图像扩展分布越严重。平行孔准直器的空间分辨率变差，但灵敏度却变化不大。与针孔成像不同，平行孔对物体进行 1∶1 投影，不具有放大作用。平行孔准直器的分辨率较针孔准直器要低，但覆盖整个探测器平面，探测视野大（图 1-3-14）。

　　（3）其他准直器：当采用针孔准直时，系统可以获得亚毫米量级的空间分辨能力，但由于灵敏度偏

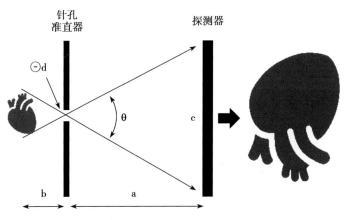

图 1-3-13　针孔成像原理示意图

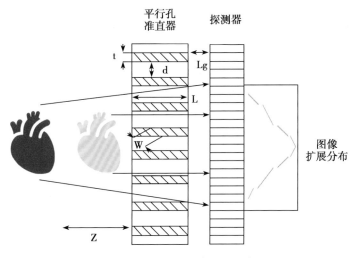

图 1-3-14　平行孔成像原理示意图

低,导致所需成像时间较长。多针孔准直可以在保证较好空间分辨率前提下获得质量更高的重建图像,从而提高了探测灵敏度,但对图像重建算法提出了更高的要求。为进一步提高平行孔准直器的空间分辨性能,在平行孔基础上又发展出了扩散型和聚焦型准直器结构。

2. **探测器**　闪烁体探测器因技术成熟、结构简单、性能稳定,被广泛应用于 SPECT 系统。典型的单光子成像探测器包含准直器、闪烁晶体和光电器件 3 部分。入射的 γ 射线经过准直后在闪烁晶体中发生光电效应和康普顿散射并沉积能量,产生数量与入射能量成正比的闪烁光子。光电器件收集前端晶体产生的光子,并将其转换为幅度与入射光子数成正比的电荷脉冲信号,再经前端模拟电子学系统完成对入射 γ 射线的响应位置信息、能量信息和时间信息的提取。

SPECT 探测器多采用模块化(block)探测器结构,闪烁晶体与光电器件耦合,使探测器具备对入射 γ 射线响应位置的甄别能力。闪烁晶体与光电器件常用的耦合方式如图 1-3-15 所示。

(1) 像素型闪烁体阵列耦合光电器件阵列(晶体阵列有光导):晶体被切割成细长的晶体条并形成阵列,在晶条间隙间填充高反光材料,用以提高光收集效率并尽可能减少闪烁光在晶体中的发散。根据闪烁光在光电器件表面的分布情况,利用质心法获取射线作用的位置信息。为了优化闪烁光的分配效果,通常还需在闪烁晶体与光电器件间添加一定厚度的光导材料。因为可以用较少的光电器件获得精细的闪烁晶体阵列位置信息,有效减少系统所需要的电子学系统规模,所以该方案在 SPECT、PET 等核医学成像装置中被广泛使用。然而,采用质心法获得的响应位置信息并非完全准确,而是存在一个近似正态的分布,这种不确定性称为探测器的固有空间分辨率。

(2) 用大量光电器件对闪烁晶体阵列每个像素单独耦合输出(晶体阵列无光导):获取的投影图像存

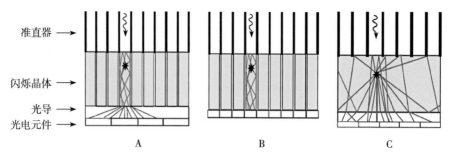

**图 1-3-15　晶体与光电器件的 3 种耦合方式**
A.晶体阵列有光导;B.晶体阵列无光导;C.整块晶体有光导。

在一定模糊。这种结构原理简单:大量闪烁光仅被其对应的光电器件所捕获,提高了其对光子响应的统计性,具备更高的能量分辨和时间甄别能力,同时,仅需要根据光电器件的响应位置即可准确定位射线作用位置,具备更好的位置解析能力。然而,由于所需光电器件数量众多,各通道信号独立引出时会给电子学系统带来较大通道数负担。该方案通常搭配专用集成电路(ASIC)使用。

(3) 整块闪烁体耦合至光电器件阵列表面(整块晶体有光导):这种结构的优势在于不需要切割晶体,工艺简单,成本低,晶体内部没有因插膜引起的死区,探测效率更高。而其工作难点在于通过光电器件的光分布信息获取准确的射线作用位置。目前,该方案通常采用基于解析的经验模型方法或基于统计性的神经网络或最大似然法求解入射位置。

反映闪烁晶体性能的参数主要包括密度、发光产额、发光衰减时间、发光波长等。其中,密度决定了对射线的阻止本领;发光产额决定了空间分辨率和能量分辨率;发光时间影响探测器的时间分辨和计数率特性;发光波长决定了如何选择匹配的光电探测器件。表 1-3-2 中列举了目前射线探测领域中常用的无机闪烁体性能。由表可知,NaI(Tl)、LaBr$_3$ 及 GAGG 都是比较合适的晶体材料,综合考虑成本及加工等因素,NaI(Tl)仍是当前单光子成像系统中的主要选择。

**表 1-3-2　常用无机闪烁晶体的性能**

| 闪烁体 | 密度/<br>(g·cm$^{-3}$) | 光产额/<br>(ph·MeV$^{-1}$) | 发光衰减<br>时间/ns | 峰波/nm | 折射率 | 潮解性 | 自发辐射 |
|---|---|---|---|---|---|---|---|
| NaI(Tl) | 3.67 | 41 000 | 230 | 410 | 1.85 | 有 | 无 |
| LYSO | 7.1 | 32 000 | 41 | 420 | 1.81 | 无 | 有 |
| BGO | 7.1 | 9 000 | 300 | 480 | 2.15 | 无 | 无 |
| GAGG | 6.63 | 62 438 | 74/240 | 520 | | 无 | 无 |
| BaF$_2$ | 4.89 | 8 000/800 | 630/0.6 | 325/220 | 1.5 | 无 | 无 |
| LSO | 7.4 | 30 000 | 40 | 420 | 1.82 | 无 | 有 |
| GSO | 6.7 | 8 000 | 60 | 440 | 1.85 | 无 | 无 |
| LGSO | — | 23 000 | 40 | 420 | — | 无 | 有 |
| LuAP | 8.3 | 12 000 | 18 | 365 | — | 无 | 有 |
| YAP | 5.5 | 17 000 | 30 | 350 | 1.9 | 无 | 无 |
| LPS | 6.2 | 30 000 | 30 | 380 | — | 无 | 有 |
| LuAG | 6.7 | 5 606 | 50~60 | 510 | — | 无 | 有 |
| CsI(Tl) | 4.51 | 66 000 | 900 | 550 | 1.79 | 轻度 | 无 |

对于 $^{99m}$Tc 低能放射性核素,大部分 γ 射线与 NaI(Tl)晶体的相互作用都发生在距入射面 2~5mm 范围内。晶体的分辨能力与探测效率通常相互制约,因此为了获得更优的性能,可以针对不同应用需求对晶体的厚度及处理方式做出优化选择(图 1-3-16)。

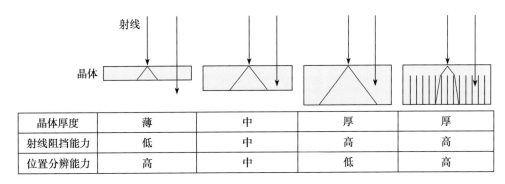

| 晶体厚度 | 薄 | 中 | 厚 | 厚 |
|---|---|---|---|---|
| 射线阻挡能力 | 低 | 中 | 高 | 高 |
| 位置分辨能力 | 高 | 中 | 低 | 高 |

图 1-3-16　晶体分辨能力与探测效率示意图

目前 SPECT 中主流的光电器件仍是 PMT。早期的单根 PMT 没有位置分辨能力,为了获取光分配信息,通常以光电倍增管阵列的形式与闪烁晶体耦合。然而 PMT 通常尺寸较大,且边缘存在较大的响应死区,给阵列的空间排布带来很大麻烦。随着核医学成像应用的深入和 PMT 技术的不断发展,一系列专门用于位置探测的位置灵敏型光电倍增管(position sensitive PMT,PS-PMT)被研制出来。与 PMT 相比,PS-PMT(图 1-3-17)在增加位置分辨能力的同时,还具有紧凑的几何结构,同时多阳极读出特性使得探测器模块结构设计更为简单,一经推出就在核医学领域中得到了广泛应用。

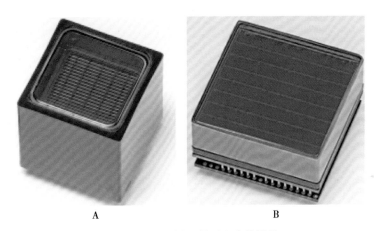

A　　　　　　　　　　　B

图 1-3-17　位置灵敏型光电倍增管
A. 滨松 R-8900;B. 滨松 H-8500。

此外,新型光电探测器件硅光电倍增管(silicon photomultiplier,SiPM)在近年得到了飞速发展,其相对于 PS-PMT,具有更优的综合性能,并在新近研发的设备中被广泛采用。关于 SiPM 的介绍将在本章第四节中展开。

3. **读出电子学系统**　SPECT 电子学系统的主要功能是接收探测器输出的多路模拟信号并进行模拟/数字转换,通过数学运算提取每次响应事例的位置信息、能量信息和时间信息等,并将这些信息按约定格式打包发送至上位机,用于图像重建及图像分析等工作。

SPECT 电子学系统主要包括模拟电路和数字电路两部分(图 1-3-18)。

模拟电路紧靠探测器输出端,主要用于引出探测器输出的多路阳极信号及触发时间信号,并对信号进行放大、滤波和成形等的预处理,一方面可用于减少信号传输过程中环境因素带来的干扰,另一方面使信号能够最优化地满足数字电路的输入要求,以获取更准确的探测信息。由于探测器输出端的阳极通道数众多,针对高密度的阳极信号引出,通常采用的方案是先对输出的通道数量进行优化,再分别进行放大成形处理。

一种常用的多阳极信号读出方法是对称电荷分配网络(symmetric charge division,SCD)读出法。以 $N \times M$ 规模的多通道信号引出为例(图 1-3-19):每个通道输出的信号首先经过两个等值电阻后被均匀分配至

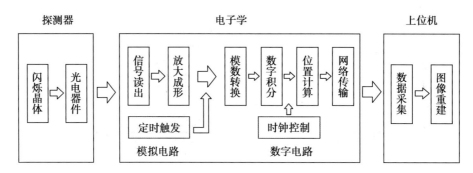

图 1-3-18　SPECT 电子学系统功能框图

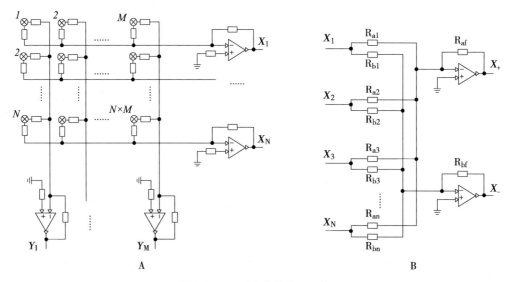

图 1-3-19　对称电荷分配网络
A. SCD 读出电路；B. 编码电路。

$X$ 和 $Y$ 两个方向，再将相同方向上的所有一维通道信号相串联，这样原本 $N×M$ 个电荷通道就被简化为 $N+M$ 路。接着，再将 $X$ 和 $Y$ 方向上的信号分别引入编码电路，利用权重比作为各通道编码标准，完成对各通道信号的汇总。$N+M$ 通道信号被进一步缩减为包含位置信息和能量信息的两路 $X$ 方向信号和两路 $Y$ 方向信号（$X_+$、$X_-$、$Y_+$、$Y_-$）。对 $X_+$、$X_-$、$Y_+$、$Y_-$ 4 个通道输出，利用公式 3-2、3-3，即可获得 $X$、$Y$ 方向位置信息以及能量（$E$）信息。

$$X = \frac{X_+}{X_+ + X_-}, Y = \frac{Y_+}{Y_+ + Y_-} \tag{1-3-2}$$

$$E = X_+ + X_- + Y_+ + Y_- \tag{1-3-3}$$

为了提高信号传输质量，同时优化数字信号采样精度，针对简化后的各路通道再分别进行信号的放大、滤波和成形处理。

此外，探测器后端通常还会紧跟一个定时触发电路，用于记录事例的响应时间，为数字电子学系统模拟/数字转换提供准确的时间起点。常用的定时触发方法主要包括前沿定时法、恒比定时法等。前者电路原理简单、易实现；后者定时精度更高，多被用于追求高时间分辨性能的系统。

如图 1-3-20 所示，数字电路中现场可编程门阵列（FPGA）接收定时触发给出的时间信号，记录时间戳并通知模拟/数字转换器（analog to digital converter，ADC）进行模数转换。FPGA 对各通道信号依次进行基线扣除、信号积分操作，获取信号的数字化信息，依据上述公式完成位置和能量信息的计算。通过查找表功能将获得的信息与预先存入的位置表——映射，得到对应的真实探测器晶体条编号，并通过映射能量表的操作实现对真实事例的判选。按约定的格式对包含晶体条编号和入射能量信息的数据打包并发送至上位机。

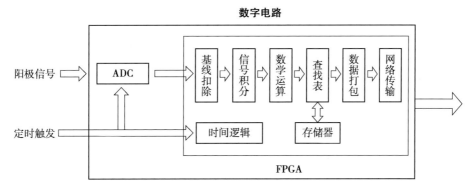

图 1-3-20　数字电路结构框图

**4. 运动控制**　SPECT 装置既要求探测器具备平移和旋转能力,又要求探测器与病床或多个探测器间具备同步运动能力,在进行三维断层扫描过程中还需要精准控制数百千克的探测器尽可能贴紧人体外围轮廓进行多角度旋转扫描以减少射线衰减带来的影响,以上要求系统具备多维度、高精度、高可靠性的运动性能,同时,为配合生理门控采样,系统还应需备实时运动跟踪能力。图 1-3-21 为一套基于以太网(Ethernet)和控制器局域网(controller area network,CAN)总线的 SPECT 分布式运动控制系统框图。

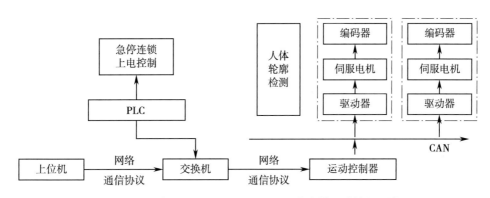

图 1-3-21　基于 Ethernet 和 CANopen 的多轴运动控制系统

系统中,上位机实现人机交互界面和运动模式规划等功能,可编程逻辑控制器(programmable logic controller,PLC)完成上电顺序控制和急停处理。控制系统的核心是基于 CAN 总线的多轴运动控制子系统,由运动控制器、驱动器、伺服电机、轮廓跟踪传感器等硬件组成。

**（三）数据采集**

SPECT 系统采集模式通常包括平面成像、断层成像及门控成像 3 种模式,可根据不同的临床应用需求选择相应的采集模式。

采用平面成像模式时,相机被固定在患者一侧,仅获取某一特定角度的投影数据。根据应用的不同,平面成像采集还可进一步分为静态成像以及动态成像两种模式。静态成像是当示踪剂在脏器内或病变处的浓度处于稳定状态时的显像,而动态成像主要用于获取示踪剂在脏器内分布随时间的变化情况。

采用断层成像模式时,探测器以一定的角度间隔绕患者旋转并获取一系列的二维投影图像,对投影图像数据进行序列重组后可得到扫描对象的完整三维完整断层信息。

由于 SPECT 临床扫描时间较长,在一些特殊应用时,为了减少由于呼吸、心跳等周期性生理活动影响导致的伪影,可采用门控采集模式,结合呼吸信号或心电图信号来实现固定生理周期的多帧影像采集,原理如图 1-3-22。

**（四）图像重建**

图像重建是 SPECT 成像的最后环节。上位机读取到电子学系统传输的事例数据,首先对其按照需求进行数据重组处理并完成相应的数据校正,之后再通过图像重建算法实现三维断层重建。

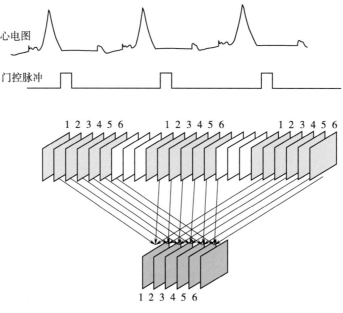

图 1-3-22    门控成像原理示意图

1. **数据重组**    针对核医学成像所获得的投影数据,常用的存储方式主要分为 Listmode 和 Sinogram。

(1) Listmode:是一种简单、高效的存储格式,只需要按照时间先后顺序依次将每个响应事例映射得到的晶体条编号、射线能量、响应时间等信息记录下来。由于保留了响应事例的完整信息,其在进行动态重建或门控重建等基于时间信息的数据处理上有先天优势。然而,由于 Listmode 的数据存储规模与采集时间成正相关,对系统数据存储能力提出了较高的要求。

(2) Sinogram:是预先将各个投影的空间坐标按一定规则进行封装,并以矩阵的形式来表示。当接收到有效事例响应时,就通过索引在对应的矩阵单元位置增加一个计数。Sinogram 格式的优势在于数据存储所需的空间是预先分配好且大小固定的,但由于丢失了时间信息,其无法用于动态重建和门控重建等方式。

随着近年来系统的探测器规模不断扩大,Sinogram 所需要的索引矩阵规模也越来越大。由于计算机计存储性能大幅提升,Listmode 存储格式逐渐成为首选。

2. **数据校正**

(1) 衰变校正:在进行核医学成像时,由于所选用的放射性核素都为短半衰期核素,所以在成像时需要考虑核素在成像时间内由于自然衰减造成的计数减少。对于任意的放射性物质,其放射性强度衰变规律为:

$$N(t) = N(0)e^{-\lambda t} \tag{1-3-4}$$

公式中,$N(0)$ 为初始时刻放射性强度,$N(t)$ 为 $t$ 时刻的放射性强度。$\lambda$ 为该放射性物质的衰变因子,与半衰期($T_{1/2}$)的关系为:

$$\lambda = \frac{ln2}{T_{1/2}} \tag{1-3-5}$$

这样,在采集开始后的 $t$ 时刻的衰变修正因子为:

$$C(t) = \frac{N(0)}{N(t)} = e^{\lambda t} \tag{1-3-6}$$

(2) 几何校正:理想情况下,探测器旋转轨迹为正圆。然而实际情况中,由于机械加工存在一定的精度,旋转轴、探测器、准直器三者之间不能精确对齐,这会在数据采集中引入机械偏移,导致重建图像空间分辨率下降,并有可能出现环状伪影。为了提高重建图像质量,需要使用成像手段来估计系统的集合偏差程度,即标定系统的几何参数。对 SPECT 系统的几何校正可采用直接实验法或数学估计法。

1) 直接实验法:是从直接测量成像区域内每个空间体素单独对探测器输出贡献的方法。标定时采用一套在三维方向上定位精确的机械装置,用于将足够小的点源移动到探测器成像空间内的每个体素位置。通过测量点源的投影可以得到成像空间内每一点的点扩展函数,从而得到精确的系统传输矩阵。这种方法简单、直观,而且实际上并不测量系统的几何偏差,也不需要关心系统的投影细节,而是直接从实际成像角度来解决问题。因为实际核素成像可以看作是上面标定过程中各个体素成像的叠加,所以得到的系统矩阵是非常准确的。但是,这种方法对定标所用机械装置的精度要求非常高,标定过程中需要消耗大量时间进行各个体素的点扩展函数测量,并且只能得到后验的离散系统矩阵,系统结构稍有改动就需要重新标定。因此,该方法目前仅在有限的系统中得到应用。

2) 数学估计法:是一种构建系统数学模型的方法。通过对已知几何分布的简单源进行不同角度的成像,根据投影的图像应用数学方法估计系统的几何参数,并据此通过蒙特卡洛模拟的方法计算系统传输矩阵。

**3. 图像重建**　从投影空间求解图像空间(image space)的问题称为"逆问题"(inverse problem)。传统的逆问题求解方法是利用中心切片定理使用滤波反投影(filtered back-projection,FBP)。这种方法是一种线性纯解析求解的技术,具有实现简单、速度快的优点,常用于 CT 系统中。然而,FBP 算法对于数据采样和系统矩阵(system matrix)要求较高,在相对欠采样、低计数且系统响应复杂的 PET 系统中,往往效果不太好。

核医学成像过程中,射线的产生与探测是一个泊松过程(Poisson process),因此可以使用统计学最大似然期望最大化法(maximum likelihood expectation maximization,MLEM)。首先根据系统的物理和几何特性构建系统矩阵,从一幅初始估计的物体图像出发,对该图像进行正投影获得投影空间数据后,再与实际采集的投影空间数据进行比对,根据比对结果,对初始假设图像进行修正,再进行正投影,如是再三,逐步逼近,最终得到一幅物体图像(图 1-3-23)。

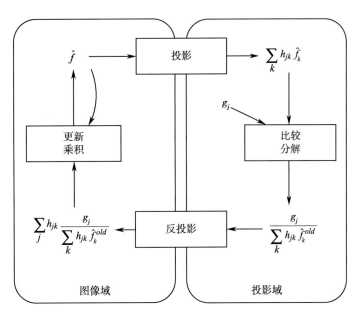

**图 1-3-23　MLEM 算法示意图**

$g$ 为投影数据,$\hat{f}$ 为图像数据,$h$ 为系统矩阵,下标 $j$ 对应响应线坐标,下标 $k$ 对应体素坐标。

MLEM 方法可以构建复杂的系统矩阵,对数据量的要求比较低,比起 FBP 而言,可以输出信噪比更高的图像。然而,MLEM 方法需要进行多次正反投影,计算量较大,收敛速度慢,在临床上并不适用。

由于 MLEM 收敛速度上的限制,临床上常用的重建算法为一种经过改进的 MLEM 算法,即有序子集最大似然期望最大化算法(ordered subset MLEM,OSEM)。这种方法与传统 MLEM 的不同在于,OSEM 依据一定规律将响应线和投影数据分割为 N 个子集,每次重建只使用一个子集进行正反投影计算以修正物体图像,在遍历完一次采集数据后,实际已对物体图像经进行了 N 次迭代修正,相当于迭代速度提升了约 N 倍。

## 二、CT 子系统

### (一)成像原理

最早的商用 SPECT/CT 设备诞生时,搭配的 CT 还是一个低剂量 CT 系统,仅能提供 SPECT 图像的衰减校正和病变定位,虽然和传统单 SPECT 相比,在技术和应用上有了很大飞跃,并为 SPECT 应用的推广发挥了重要作用,但与常规诊断 CT 的功能和性能还存在一定差别。随着技术的发展,SPECT/CT 上集成的 CT 升级为诊断级 CT,除了可用于为 SPECT 提供衰减校正参数支持外,还可直接用于获取清晰的临床影像,使得设备的临床疾病诊断能力大大提高。

CT 是利用人体不同组织对于 X 射线的衰减因子不同来产生人体组织分布的断层图像的技术。X 射线管(也称为球管)发射 X 射线,射线穿过人体某一断层的过程中,与皮肤、软组织、骨骼等不同物质发生相互作用,强度衰减,并最终穿过物质被对侧的 X 射线探测器记录。探测器所记录的射线强度代表了射线所经过物质的衰减能力大小。通过 X 射线和球管绕人体旋转,可以获得每个方向上人体组织对于射线的衰减能力,即该方向人体界面上所有物质对 X 射线的吸收结果。综合各个角度的投影数据,可以通过滤波反投影或最大似然估计等算法来重建人体界面组织分布图像,得到 CT 图像。

如图 1-3-24 所示,CT 技术发展至今,已经历了数代技术升级。最早的扫描机仅有单个探测器,通过 X 射线管和探测器的平行移动得到一组投影,再变换角度,获得另一个角度的投影,这种扫描方式成为平行束投影,不仅扫描速度非常慢,对于 X 射线管所放出的 X 射线也没有充分利用;第二代 CT 升级到线阵探测器,以单幅投影就可以覆盖物体的整个断层,只需要旋转得到不同角度的投影即可完成成像,比第一代速度有所提升,但依然存在扫描速度较慢的缺点;第三代 CT 技术升级为 X 射线球管和面阵探测器,可以通过一次投影覆盖多个断层,即所谓的锥束投影,其成像速度比之前代大为提升;第四代 CT 考虑将探测器拼成整环,扫描时仅转动球管即可完成多角度投影,成像速度将进一步提升,然而这种技术导致探测器成本大幅度上升,因此目前商用成熟 CT 系统还是主要使用第三代技术。

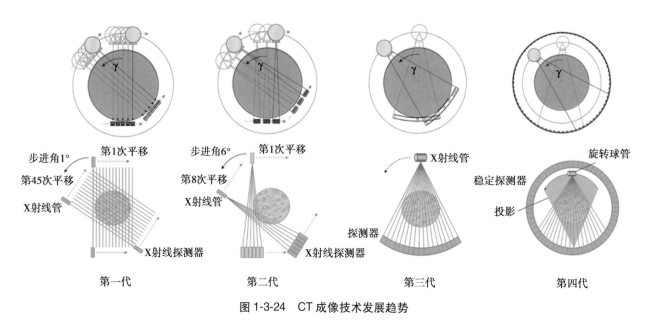

图 1-3-24 CT 成像技术发展趋势

### (二)系统构成

CT 的工作部件组成包括扫描主体机架部分、数据采集部分以及数据存储和处理部分(图 1-3-25)。其中,主体机架部分集中了实现 CT 扫描的关键部件,主要包括 X 射线管、高压发生器、准直系统、探测器和滑环等(图 1-3-26)。

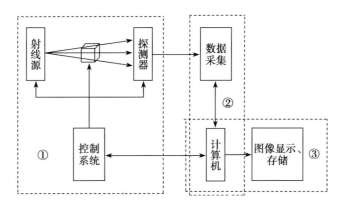

图 1-3-25　CT 部件组成示意图

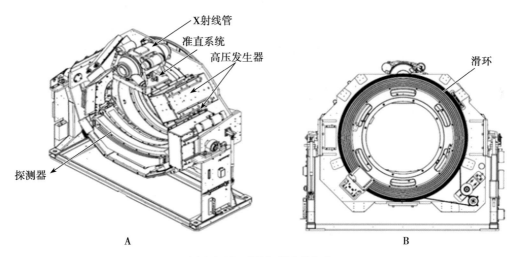

图 1-3-26　CT 扫描主体机架
A. 机架正面;B. 机架背面。

## 三、SPECT/CT 中的 CT 系统

1. **衰减校正**　SPECT 本身是通过检测放射性核素所放出的 γ 光子来进行成像的。γ 光子与 X 射线类似,在穿越人体组织的时候,会与人体组织发生相互作用而被衰减,如果不对这种衰减进行补偿,得到的图像会有明显的中央暗、边缘亮的效果,不仅图像质量下降,也会影响图像的定量准确性。

传统 SPECT 的校正方法为假定成像对象均匀分布,据此通过线积分获得衰减系数,将其倒数乘回去来进行补偿。这种方法过于简化了成像对象,产出的图像定量准确性很不可靠。随着同机 CT 技术的发展,通过 CT 图像来对 SPECT 进行衰减校正成了一种较为理想的选择,由于 γ 光子和 X 光子与人体组织的相互作用在原理上非常相似,其中的能级差异也可以通过一定的校正变换来进行补偿。因此,基于 CT 的衰减校正成了 SPECT/CT 系统的标准配置。然而这一技术还存在一个挑战:SPECT 是单光子成像,发射光子在人体内飞行路径的长短并不能很好地确定,必须要结合 SPECT 图像本身才能有一个概率性的判断。因此,有人通过迭代估计或人工智能辅助等方法来提高 CT 校正的准确性,但目前这些技术大多还停留在研究阶段。

2. **临床诊断**　SPECT 为传统核医学影像,图像反映的是人体内组织的生理功能或病理变化信息,然而在空间分辨率和解剖定位上有所欠缺。在 SPECT 与 CT 同机组成的 SPECT/CT 设备中,CT 所提供的解剖结构信息可以有效帮助病灶的定位,并提供额外的解剖结构、密度分布维度的信息辅助疾病诊断。

比如在骨扫描时,CT 可以显示骨皮质连续性及骨质破坏等结构,在判断肋骨转移时非常有用。此外,在诊断级 CT 的帮助下,在扫描盆骨区域时,可以使骨盆病变的位置更为明确,提高骶髂关节及髋关节或骨盆其他部位的显像质量,帮助用户区分膀胱内放射性与骨内放射性。

再比如在心血管系统成像时,SPECT/CT 除了可以进行传统的心肌血流功能显像以外,还可以利用 CT 进行冠状动脉成像,同时显示心肌血流灌注及冠状动脉解剖结构,有效提高冠状动脉狭窄和心肌缺血的定位(图 1-3-27),帮助后续介入或者手术治疗方案的制订。

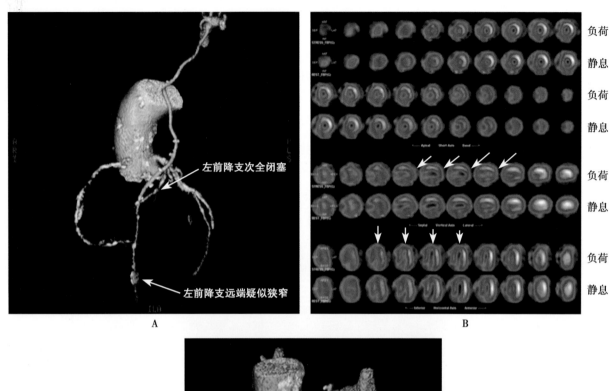

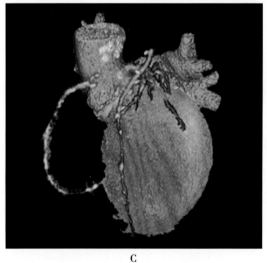

图 1-3-27 CT 冠状动脉图像

A. CT 冠状动脉成像;B. SPECT 心肌灌注成像;C. 融合成像。

## 四、SPECT/CT 图像配准与融合

### (一) 图像配准

多模态成像设备中,由于不同系统间探测器视野大小不同,探测器视野中心不一致,安装误差等原因,导致不同模态的坐标系不可能绝对重合。同时,不同的影像设备成像时间不同,人体运动也会造成多模态图像不匹配。因此,有必要对不同模态的图像进行配准。

图像配准是指通过寻找某种空间变换,使来自不同时间、不同视场、不同成像模式的两幅或多幅图像的对应点达到空间上的一致。这种一致是指同一解剖点在两幅或多幅配准的图像上有相同的空间位置,

配准结果应使图像上所有解剖点或至少具有诊断意义的解剖点有相同的空间位置。图像配准的具体操作就是要定义一个配准测度函数,寻找一种空间变换关系,使图像经过空间变换以后,配准图像间的相似性达到最大,即配准图像得到几何空间上的一致。给定 F 和 M 两幅图像表示待配准图像,其中 F 表示固定图像(fixed image),M 表示浮动图像(moving image)。图像配准的目的便是找到空间变换 T,使浮动图像(M)上经过变换的像素点与固定图像(F)上的像素点对应的解剖点在空间上是一致的,即变换后的浮动图像(M)和固定图像(F)之间的相似性测度函数达到最大值:

$$T^* = \arg \max S[F, T(M)] \tag{1-3-7}$$

根据不同的转换关系,可将配准方法分为刚性和非刚性配准算法两大类。

**1. 刚性图像配准算法**　认为不同模态之间的关系是刚性转换关系。首先,在图像中获取点或线的特征,然后计算点或线的具体位置,最后利用最小二乘法或其他最优计算方法来计算两模态之间的转换关系。从数学模型来说,这实际上是两空间三维坐标系的转换,主要有旋转与平移两部分,旋转包括 3 个旋转角(即欧拉角),平移包括 3 个方向的平移。具体如下:

$$M1 = R \times M2 + T \tag{1-3-8}$$

公式中,$M1$ 为模态 1 的图像,$M2$ 为模态 2 的图像,$R$ 为绕坐标轴的旋转,$T$ 为两坐标系的平移。

公式 1-3-8 展开为:
$$\begin{bmatrix} X_1 \\ Y_1 \\ Z_1 \end{bmatrix} = \begin{bmatrix} r2 & r2 & r3 \\ r4 & r5 & r6 \\ r7 & r8 & r9 \end{bmatrix} \begin{bmatrix} X_1 \\ Y_1 \\ Z_1 \end{bmatrix} + \begin{bmatrix} T_x \\ T_y \\ T_z \end{bmatrix}。$$

可写成:
$$\begin{bmatrix} X_1 \\ Y_1 \\ Z_1 \\ 1 \end{bmatrix} = \begin{bmatrix} r1 & r2 & r3 & T_x \\ r4 & r5 & r6 & T_y \\ r7 & r8 & r9 & T_z \\ 0 & 0 & 0 & 1 \end{bmatrix} \begin{bmatrix} X_1 \\ Y_1 \\ Z_1 \\ 1 \end{bmatrix}。$$

其中,$M$ 为
$$\begin{bmatrix} r1 & r2 & r3 & T_x \\ r4 & r5 & r6 & T_y \\ r7 & r8 & r9 & T_z \\ 0 & 0 & 0 & 1 \end{bmatrix}。$$

该方法实际上是通过获取图像中的特征,根据特征利用最小二乘法和其他优化方法来计算 $M$,从而能精确获取两模态的转换关系。

**2. 非刚性图像配准算法**　是将不同模态之间的关系认为是非刚性转换关系,通过迭代的方法获取两图像的转换关系。通过将图像划分为各种细小的特征块,对特征进行数学建模,然后优化算法计算模型参数,根据参数将图像变换后,与参考图像比较相似性,通过多次迭代来获取达到预期相似性的结果。其配准流程可以用图 1-3-28 来表示:

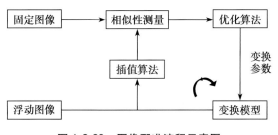

图 1-3-28　图像配准流程示意图

其中,空间变换部分是通过计算的模型参数,实现从一幅图像到另一幅图像的映射;相似性测度用作衡量两幅图像匹配程度的标准,通过优化算法实现变换参数的优化。

**(二)图像融合**

图像融合是图像配准的目的,融合后的新图像既要有原图像重要信息,又能明显反映新增加的图像信息。在医学图像融合方面,应用最多的图像融合方法主要分为两类:一类是基于像素的融合方法,另一类是基于图像特征的融合方法。基于像素的图像融合算法即点对点方法,包括像素灰度值取大法、加权平均法等。此方法操作简单,但是融合效果并不理想。基于图像特征的融合方法是在对源图像进行特征提取之后,将不同类的特征信息(如边缘、形状、纹理等)进行综合分析和融合处理,获得联合特征作为目标特征。融合处理得到的联合特征可能只是源图像特征的简单合成,也可能是由各分量特征属性组成的一种完全新型特征。例如主成分分析法、色调亮度和饱和度(hue intensity saturation,HIS)变量变换法、多分辨方法(如拉普拉斯金字塔法、小波变换法)等都属于特征级图像融合方法。

医学融合图像的显示方式一般为伪彩色显示。人眼对彩色图像的分辨能力是灰度图像的数千倍,因此用伪彩色显示法可以有效提高观察者对图像特征的识别能力。融合图像的伪彩色显示大多以用灰度色阶显示的图像作为基准图像,将另一幅以彩色色阶显示的图像叠加到基准图像上。例如,基于彩色空间域的 α 通道融合技术就是利用红-绿-蓝(red-green-blue,RGB)图像中代表透明度的第四通道(α 通道),根据前景图像灰度值的强度来动态调整各像素的 α 值,实现自适应融合(图 1-3-29)。

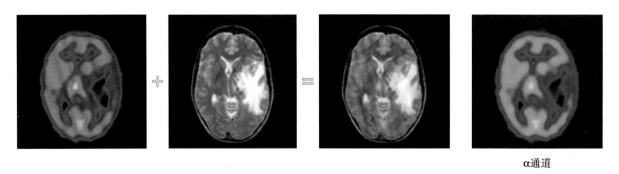

α通道

图 1-3-29 基于彩色空间阈的 α 通道融合效果

## 五、SPECT/CT 性能评价

当前国内通行的 γ 相机、SPECT 和 PET 的性能测试标准主要包括美国电气制造商协会(National Electrical Manufacturers Association,NEMA)NU 标准、国际电工委员会(International Electrotechnical Commission,IEC)标准以及我国的国家标准(GB/T)。

表征 SPECT 性能的指标有很多,各项指标共同决定了成像质量。综合以上标准,下面介绍其中 4 项主要指标。

1. **灵敏度** 定义为 SPECT 系统在单位时间内对单位辐射剂量所能探测到的 γ 光子数,即每秒计数(MBq)。灵敏度与系统的准直器、探测器晶体、脉冲幅度分析器中设定的能量阈值等都有关系。灵敏度在系统的动态扫描和临床应用中非常重要。它决定了在一定统计噪声下,获得一张清晰图像所需要的时间。灵敏度越高,扫描时间越短。当扫描时间固定时,灵敏度越高,总计数越高,统计噪声越小;当扫描时间和总计数固定时,灵敏度越高,给患者注入的放射性药物剂量越小。这对低剂量系统研制有着重要意义。

2. **空间分辨率** 可分为固有空间分辨率和图像空间分辨率两种。图像空间分辨率是指 SPECT 系统对空间内两个点的分辨能力。SPECT 为三维成像,所以其空间分辨率用 3 个互相垂直方向上的半高宽来表示:沿旋转轴方向的轴向分辨率、与之垂直的断层图像内的径向分辨率和切向分辨率。固有空间分辨率是指图像重建之前,系统未添加准直器时的探测器对空间中两个点的位置分辨能力,用点扩展函数(point spread function,PSF)的半高宽表示。固有空间分辨一方面反映了探测器本征分辨本领,另一方面测量值可作为同一系统图像空间分辨的参考。如果两者间相差过大,则需要核查是否中间某一环节出现了较大误差。

3. **旋转中心偏移** 旋转中心(center of rotation,COR)是一个虚拟的机械点,位于 SPECT 系统的旋转轴上。它应该是探头电子坐标系、图像重建坐标系和机械坐标系共同的重合点,任意不重合均会表现为旋转中心偏移和探头倾斜,导致 SPECT 图像出现伪影。旋转中心偏移反映了机械旋转中心和投影中心的重合度(图 1-3-30)。

4. **探头倾斜** 是指旋转轴(axis of rotation,AOR)与探测器平面不平行,而是成一定夹角(图 1-3-31)。探头倾斜的表现是随着投影视角的变化,点源在探测器上的投影位置不只在 U 方向变化,在 V 方向也变化。

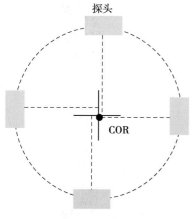

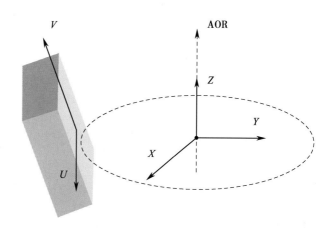

图 1-3-30 旋转中心偏移示意图　　　　　图 1-3-31 探头倾斜示意图

表 1-3-3 列举了 NEMA 标准中针对 SPECT/CT 系统的推荐性能评价指标。

表 1-3-3　NEMA 标准(NEMA NU 1-2018)SPECT/CT 性能指标清单

**探测器固有性能(detector intrinsic characteristics)**
固有空间分辨率(intrinsic spatial resolution)
固有空间线性(intrinsic spatial linearity)
固有能量分辨率(intrinsic energy resolution)
固有泛场源均匀性(intrinsic flood field uniformity)
多窗空间重合性(multiple windows spatial registration)
空气中固有计数率(intrinsic count rate performance in air)

**配准直器的探测器性能(detector characteristics with collimator)**
系统无散射空间分辨(system spatial resolution without scatter)
系统带散射空间分辨(system spatial resolution with scatter)
系统平面灵敏度及准直器穿透和散射(system planar sensitivity and collimator penetration and scatter)
探测器屏蔽性能(detector shielding)
系统计数率性能(system count rate performance with scatter)

**断层重建系统性能(tomographic gamma camera systems characteristics)**
系统对准(system alignment)
SPECT 系统无散射重建空间分辨(SPECT reconstructed spatial resolution without scatter)
SPECT 系统带散射重建空间分辨(SPECT reconstructed spatial resolution with scatter)
系统容积灵敏度(system volume sensitivity)
探头间灵敏度变化(detector-detector sensitivity variation)
断层成像对比度与绝对量化精度(tomographic contrast and absolute quantification accuracy)

SPECT/CT 配准精度(SPECT/CT co-registration accuracy)

## 六、日常质量维护

按照国际原子能机构的《核医学仪器质量控制》中的定义:质量保证(quality assurance,QA)是使检查结果最大限度接近真实而无任何差错或伪影;质量控制(quality control,QC)是为了达到质量保证这一目的所做的一切努力。可见,实际上质量控制应当覆盖实际工作中的所有内容。以 SPECT/CT 检查而言,其质量控制应当包括对于放射性药物、活度计、SPECT/CT 本身,医师和技师资质、工作流、读片、报告和归档以及辐射防护等多个环节。SPECT/CT 本身的质量控制是其中很重要的一环。

SPECT/CT 是一种尖端精密大型医疗设备,除了安装完成后的验收测试以外,在装机完成后的日常使用中,其系统状态也需要得到监控和维护,以确保不会因为探测器性能漂移、校正表失效等仪器因素而影

响正常使用而导致误诊。对于 SPECT 系统,通常对探测器进行的例行维护主要包括:

1. **位置表校准** 每个响应事例被探测器收集后都会被计算出一个在探测器中的相对坐标位置,对事例和计数进行统计可以得到事例在探测器中的二维响应分布,也被称为 2D-Map(图 1-3-32A)。基于 2D-Map 生成的位置表格(look-up-table,LUT)反映了探测器的相对位置坐标与实际的晶体条编号间的映射关系(图 1-3-32B)。数据采集过程中,读出电子学系统得到每个响应事例的相对坐标位置后都会与预先存入的 LUT 进行比较,以获得真实的晶体条编号,LUT 的准确性将对最终图像的质量具有重要的影响。由于探测器的性能会随时间而产生一定的漂移,为了保证成像结果的可靠性,需定期对 LUT 进行跟踪和更新。

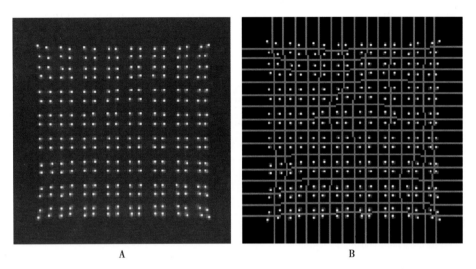

图 1-3-32　2D-Map 与 LUT 示意图
A. 2D-Map;B. LUT。

2. **能量表校准** 核医学成像中探测器与射线的相互作用主要包括光电效应(能量全部沉积)和康普顿散射(能量部分沉积),在探测器输出结果上表现为一段连续的能谱。当一次响应事例在探测器内通过多次散射沉积能量时,基于质心法的位置计算方法将导致最终定位产生偏差。因此,为降低散射事例对成像结果造成的影响,可以通过设置能量窗口(图 1-3-33),仅选取各通道内光电效应对应的全能峰计数,并生成包含各通道能窗信息的能量表。为了实现更多功能,某些系统除了保留全能峰对应的主能窗外,还会设置一些辅助性能窗。

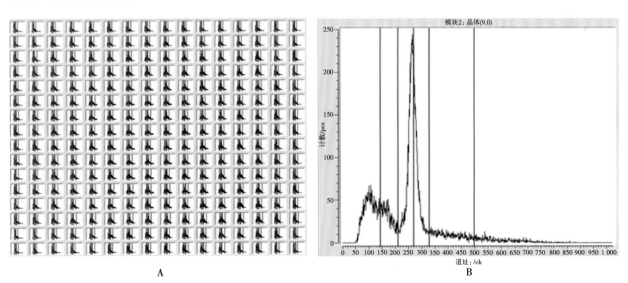

图 1-3-33　能量表校正
A. 多个晶体的能谱及能量窗口示意图;B. 单个晶体能量窗口放大示意图。

能谱会随探测器性能漂移而发生改变,因此需对能量表进行周期性跟踪和更新。

**3. 均匀性校准** 理想情况下,当射线均匀照射探测器时,各个晶体单元接收到的计数值应该相同。而实际上,闪烁晶体阵列性能不一致、光传输不均匀、光电转换器件间响应不一致以及读出电子学系统性能差异都会影响晶格单元间计数响应的均匀性。因此,进行质量控制时,会将实际每个晶格单元收集到的光子数 $N(m,n)$ 统计出来,对于第 $(m,n)$ 个晶体单元,均匀性校正因子如下:

$$C_1(m,n) = \frac{max[N(m,n)]}{N(m,n)} \qquad (1\text{-}3\text{-}9)$$

式中,$max[N(m,n)]$ 指所有晶格单元中输出计数最多的计数值。该式将各个晶格单元的输出计数与最大值看齐,实际上增加了探测器的计数值。为了保证在均匀性校正后探测器的总事件数不变,利用全局因子实现均匀性修正。为了降低探测器性能随时间漂移的影响,需定期对探测器均匀性进行重新标定(图 1-3-34)。

$$C_2 = \frac{\sum_{m=0}^{D-1} \sum_{n=0}^{D-1} N(m,n)}{\sum_{m=0}^{D-1} \sum_{n=0}^{D-1} C_1(m,n)} \qquad (1\text{-}3\text{-}10)$$

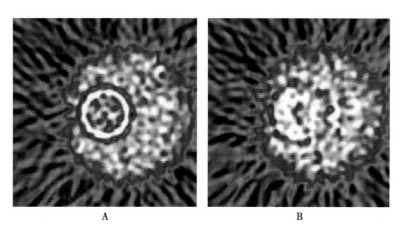

**图 1-3-34 均匀性校正效果**
A. 校正前;B. 校正后。

除了以上 SPECT 探测器的常规质量控制外,还需对 CT 的球管及探测器、整机的供电系统、应急系统、冷却系统、通风系统、检查床和传动位置和网络系统等诸多系统进行必要的质量维护。

## 七、新技术展望

### (一) 新探测技术

碲锌镉(CZT)探测器作为近年发展起来的一种性能优异的室温半导体材料(图 1-3-35),是未来光探测技术发展的方向之一。相较于 SPECT 系统中广泛采用的闪烁体探测器,其性能在多方面均具有较大优势。

**1. 极高的空间分辨** 得益于现代半导体工艺及电子学系统集成度的大幅度优化,半导体探测器可以实现微米量级分辨,在目前所有探测器中分辨率最高。

**2. 更好的能量分辨** 半导体探测器基于硅材料,其形成电子空穴对所需能量仅 3eV,相较于闪烁体探测器低了 1~2 个数量级,并且半导体阻止本领相对较高,这些特点都有助于能量分辨的提高。

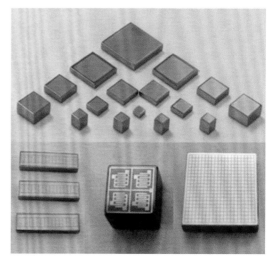

**图 1-3-35 CZT 晶体及多像素 CZT 阵列**

**3. 较大的线性范围** 在一定能量范围内,半导体的平均电离能不随入射粒子能量变化而发生改变,具有很好的线性。

**4. 更快的响应时间** 在半导体中,电子空穴对在电场作用下迁移速率很高,可以实现更高的计数率。

**5. 紧凑的尺寸** 半导体具有一定的刚度,可以支撑自身重量。随着半导体加工工艺不断提高,整个半导体探测器可以做到很小。

目前,已有公司推出了新款基于 CZT 探测器的人体全身通用型 SPECT/CT 产品,并验证了其卓越的系统性能。相信随着 CZT 制作工艺的不断发展和完善,成本将不再是制约其应用的主要因素,采用 CZT 探测器技术的 SPECT/CT 设备将成为一种新的趋势(图 1-3-36)。

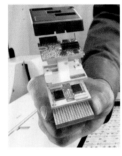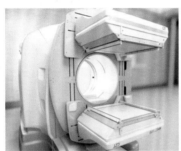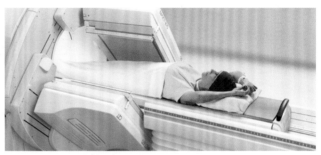

图 1-3-36 基于 CZT 探测器技术的 SPECT/CT 产品(GE NM/CT 870 CZT)

### (二) 准直技术

以追求高灵敏度和空间分辨为目标,近年来基于小孔准直原理发展出了多孔准直,基于平行孔准直原理发展出了汇聚孔、发散孔准直,系统成像质量显著提高。为了进一步提升性能,在小孔准直的基础上,还出现了基于多针孔叠加成像方式的编码孔径准直技术(图 1-3-37)。按一定规则进行编码的多开孔准直器,一次成像可获得若干个倒立图像的叠加像,通过解码矩阵可实现对原图像的重建。合理的开孔设计使得编码孔径准直在保留小孔准直高分辨性能的同时大幅提高射线透过率,从而使得系统灵敏度大幅提高。理论上,编码孔径准直的灵敏度可以达到针孔准直的 30 倍,且空间分辨率依然能够保持在亚毫米量级。但由于编码孔径成像在近场成像时会引入额外模糊效应,目前该技术多还处于实验室研究阶段。

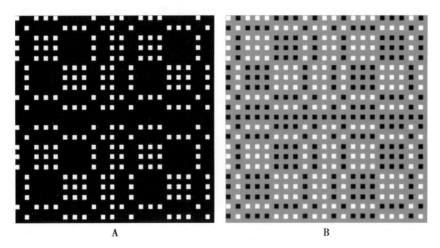

图 1-3-37 编码和解码阵列举例
A. 19×19 NTHT MURA 编码阵列[自支撑阵列(no-two-holes-touching,NTHT),修正均匀冗余阵列(modified uniformly redundant arrays,MURA)];B. 解码矩阵。

此外,为了提升系统对不同应用需求的普适性,近年来还发展出了多种具有自适应调节能力的准直器。这类准直器通常可以通过移动、调节来实现对探测器分辨率和灵敏度的快速调整,极大减少了频繁更换准直器的操作。

**（三）探测结构**

相同条件下,系统灵敏度可随探测视野的增大而成倍提高。为了追求更高的系统灵敏度,SPECT 的结构发展经历了单探测器、双探测器、多探测器、环形探测器以及异形专用型探测器的阶段。图 1-3-38 列举了各种探头结构的机型。

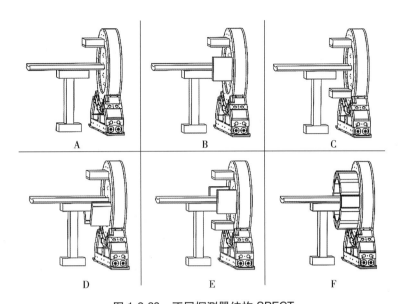

**图 1-3-38　不同探测器结构 SPECT**

A. 单探头；B. 90°角双探头；C. 180°角双探头；D. 三探头；E. 多探头；F. 环状探测器。

其中,单探测器结构灵活,使用方便,但在旋转扫描时每个探测位置获取的信息量较小,成像速度慢。多探测器及环形探测器可以成倍缩短扫描时间,有效提升图像质量,并且多探测器结构还有助于收集多个体位数据进行精准的散射和衰减校正,但受限于探测视野、旋转半径及成本因素,一定程度上制约这种结构的发展。双探测器结构是目前应用最为广泛的 SPECT 结构之一。两个探头可在 90°~180°之间任意改变,既保障了使用灵活性,又兼具一定的探测效率,其开放式的结构还可以方便地配合临床外部引导治疗。更有些双探测器结构的 SPECT 还具备符合判选能力,能够同机实现部分正电子成像的功能。此外,一些针对甲状腺、脑成像等特殊应用的 SPECT 采用专用结构设计,使得探测器能够更加贴合成像部位,提高探测效率,同时采用更高空间分辨的系统设计,使其同时具备高空间分辨和高灵敏度性能。

**（四）多模态**

SPECT/CT 提供的精准解剖学信息突破了长期以来禁锢功能影像发展的局限,推动核医学成像应用进入新的时期。然而,CT 所带来的电离辐射损伤一直是临床应用中值得关注的问题。相较于 CT,磁共振成像(MRI)技术在提供精准解剖学信息的同时,还能够提供远优于 CT 的软组织对比度信息,最重要的是其在扫描过程中不会产生任何电离辐射。因此,SPECT 融合 MRI 形成的多模成像设备具有很大的应用潜力。此外,几款成功的 SPECT/MRI 双模态分子探针的发展也对 SPECT/MRI 硬件研发提出了迫切的需求。

对于 SPECT/MRI 多模态成像仪研究而言,MRI 设备的高磁场与 SPECT 探测器间相互干扰是限制 SPECT/MRI 发展的主要因素。SiPM、CZT 等新型探测技术的发展使具备强磁场兼容能力的 SPECT 探测器成为可能。

# 第四节　PET/CT 系统

与 SPECT/CT 类似,PET/CT 设备是 PET 与 CT 的融合。成像过程中,由 PET 提供基于分子水平的功能和代谢信息,CT 提供病灶的精准解剖定位信息,同时为 PET 提供高质量的衰减校正信息。SPECT/CT 系统被广泛应用于神经系统和心脏、脑、甲状腺等部位疾病的诊断。本节将重点介绍 PET/CT 设备的基本原理及核心技术。

## 一、PET 成像原理

与 SPECT 的单光子准直成像原理不同,正电子发射断层成像(PET)是一种利用正电子湮灭效应进行成像的方法。正电子核素在衰变过程中,原子核内的一个质子转变为中子,同时释放出一个正电子和一个中微子。正电子经过一段距离的热化和扩散运动后释放出多余能量,并与周围介质中的一个电子发生湮没,产生一对方向相反、能量均为 511keV 的 $\gamma$ 光子。不同正电子核素衰变释放的 $\beta^+$ 能量不同(参考表 1-3-1),其发生湮没效应前所运动的距离也会有所差别。另外,根据量守恒原理,正电子湮灭所产生的成对 $\gamma$ 射线也并非成严格意义上的 180°。以上是制约 PET 成像空间分辨率物理极限的两点因素。

$$P \rightarrow n + \beta^+ + \nu \tag{1-3-11}$$

预先向受体引入正电子核素标记的放射性药物,待其充分代谢后,利用体外探测器实现对湮灭事例的探测(图 1-3-39)。一对真实湮灭事例的探测构成一次有效符合,两个符合探测器之间的连线被称为符合响应线(line of response,LOR)。湮灭事例可被认为等概率地发生在整条 LOR 上,当获得多个角度大量 LOR 后,便可认为交汇点就是产生湮灭的位置,即核素在体内积聚和分布的位置。然而,除了真实事例引起的符合外,系统中还存在大量由随机效应和散射效应引起的错误符合,通过在符合判选过程中添加时间窗口、能量窗口以及几何角度等约束条件,可以有效降低偶然符合和散射符合带来的影响。电子学系统将大量通过判选的有效事例打包压缩并发送至图像重建系统,经过数据校正和数据重建,就可以获得放射性核素在受体内代谢的整体三维分布情况。

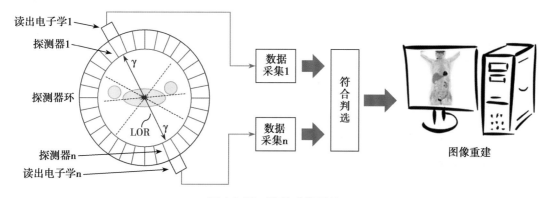

图 1-3-39 PET 成像原理

## 二、PET 硬件构成

随着晶体材料的发展,主流 PET 探测器材料经历了 NaI(Tl)、BaF$_2$、BGO、LSO(LYSO)阶段。LYSO 兼具高光产额、高阻止本领、快发光衰减时间、不易潮解、价格适中等较好的综合性能。这使得兼顾高空间分辨、能量分辨、时间分辨、灵敏度和计数率响应特性于一体的 PET 系统成为可能。LYSO 是当前 PET 系统中采用最广泛的闪烁体材料(各闪烁体性能见表 1-3-2)。

如本章第三节中 SPECT 系统探测器相关内容所描述,为获得更优的探测器空间分辨性能,通常对闪烁晶体采取像素化的阵列式结构设计。同时,为了获取更好的位置解析和时间性能,优化的解决方案是采用大量光电器件对闪烁晶体阵列的每个像素单独耦合,并进行独立的信号引出处理。新型固态光电元件硅光电倍增管(SiPM)及 PET 专用集成电路(ASIC)的出现及快速迭代,为该方案的实现提供了保障(图 1-3-40)。

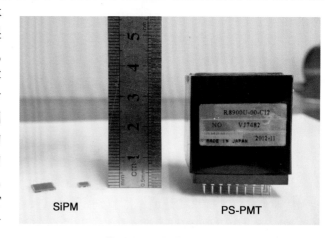

图 1-3-40 典型 SiPM 与典型 PS-PMT 外观比较

SiPM 是基于雪崩二极管技术衍生的新型光电探测器件。相较于 PMT，SiPM 在光探测效率、时间特性、增益一致性等核心指标方面具有明显优势，且其基于固态探测技术，结构紧凑，工作电压较低，工作性能稳定，批量生产成本更低，非常适用于像素化的 LYSO 阵列耦合输出（表 1-3-4）。

表 1-3-4　典型 SiPM 与典型 PS-PMT 性能比较

| 参数 | 典型 SiPM 性能 | 典型 PS-PMT 性能 |
| --- | --- | --- |
| 光探测效率 | >35% | 25% |
| 增益一致性 | ±10% | 1~5 倍 |
| 渡越时间分布 | 100ps | 300~1 000ps |
| 封装边缘死区 | 0.5mm | 5mm |
| 器件厚度 | 0.5~1mm | >100mm |
| 工作电压 | 27~50V | >-900V |
| 磁场下工作能力 | >7T | <1.5T |

PET-ASIC 是为正电子成像应用而开发的专用集成电路，它将规模庞大的传统多通道模拟电路及部分数字电路功能集成到芯片量级，通过对 ASIC 做适当参数配置即可实现多个通道独立定时触发、电荷收集、放大成形、模拟/数字转换等操作。相较于 SCD 等基于先简化后处理的信号引出方法，ASIC 的信号多通道分立读出可有效减小各通道间的电路串扰以及暗噪声叠加，从而提升探测器的信号质量和时间性能。此外，ASIC 的应用还使得探测器的结构得到大幅简化。

通常，ASIC 支持多通道电荷信号和时间信号独立采集能力。SiPM 电流信号进入 ASIC 后被镜像分配为 2 路。其中，一路进行快放大、阈值比较和时间/数字转换等操作，获得本次响应的时间戳，并为模拟/数字转换提供时间起点；另一路信号经过滤波成形后，通过 ADC 采集信号的电荷量信息（即能量信息）。SiPM 输出的模拟信号在 ASIC 内部完成电荷、时间信息的模拟/数字转换，随后在 FPGA 内通过查找表的方式实现数据映射和数据校正，向后输出包含晶体条编号的位置信息、能量信息和时间响应信息。

为了挑选出真实的有效符合事例对，符合判选系统对所有响应事例设定一定的约束条件，仅将满足约束条件的事例对所包含的晶体条编号信息、能量信息和时间响应信息打包压缩并输出给图像重建系统。通常，符合系统的约束包含时间窗、能量窗、几何张角等条件（图 1-3-41）。

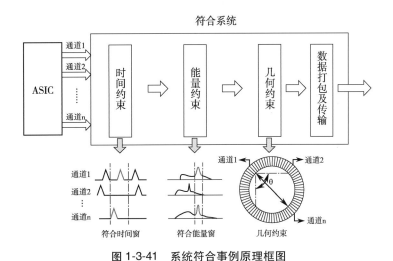

图 1-3-41　系统符合事例原理框图

## 三、PET/CT 数据校正与图像重建

PET 系统对时间性能有较高要求，其数据存储多以包含时间信息的 Listmode 格式为主。在进行图像重建前，还需针对 PET 系统的特点对数据进行系统校正。除了在第三节中已提及的关于系统衰变、衰减、

几何等校正外,还需根据 PET 成像的特点做进一步修正。

### (一) 死时间校正

PET 系统采用电子准直,其高探测效率导致系统在高活度测量下会产生死时间堆积。死时间的产生来自两方面:其一,两个光子到达晶体时间间隔太小,产生的闪烁光重叠,得到的事件能量超出能窗上限,致使两个光子均被丢失(称为"瘫痪"型丢失);其二,两个光子接续到达,因系统处于不应期造成第二个光子丢失(称为"非瘫痪"型丢失)。为获取准确的死时间数据,通过对系统进行一系列活度递增的模型扫描来测定系统的相应计数率曲线,并以与活度成正比的直线作为理想计数率曲线,由此得到不同实际计数率时的校正系数,并生成关于死时间校正因子的查找表。

### (二) 散射校正

射线在穿过受体时有一定概率发生康普顿散射,导致射线运动方向和能量发生改变。若发生散射后的能量仍然落在有效能窗内,那么这部分散射光子将被认为是真实事例而被记录,进而影响成像质量。散射校正通常可采用如下方法:

**1. 双能窗法** 由脉冲幅度甄别电路完成。该方法主要利用光子在被散射后要损失一部分能量的性质,通过对能量的甄别排除一部分散射光子,从而达到去除散射的目的。

**2. 卷积法** 利用在全能窗内记录的投影积分转换来模拟全能窗中的散射分布。

**3. 模拟法** 通过模拟光子与物质之间的相互作用,估计出散射计数。典型的实现方式有沃森 (Charles Watson) 在 1996 年提出的单散射模拟算法(single scattering simulation,SSS)等。

### (三) 偶然符合校正

偶然符合来源多样,除了可由同时湮灭的两组有效事例产生外,环境辐射、晶体本底辐射等都可以与湮灭事例组合而产生偶然符合。针对偶然符合校正,PET 系统常采用下列方法:

**1. 背景扣除法** 认为偶然符合事件是互不相关且空间均匀分布的,可利用总符合计数直接对偶然符合进行扣除。

**2. 单计数率法** 以探测器的单计数率与偶然符合计数率的关系为基础,在设计硬件时允许测定每一个探测器的计数率,从而校正随机符合。

**3. 延迟符合窗法** 将探测信号一分为二:其一,进行正常符合;其二,一路信号通过延迟器与另一路未做延迟的信号在延迟时间窗内符合。从正常符合计数中减去延迟符合计数,实现偶然符合的校正。

### (四) 衰减校正

在电子对湮灭辐射中,只有少量光子能够沿最初发射方向穿透介质到达探测器,其余大部分在介质中穿行时或被反射,或被散射,或被吸收。这种现象称为衰减。衰减效应与人体的电子密度分布有关,其校正因子在临床上通常通过透射扫描或对 CT 图像进行一定变换得到。前者多见于单 PET 机:使用一根 $^{68}$Ge 棒源在患者体外进行环绕运动,可以获得人体对于 511keV γ 光子的衰减信息。后者则是 PET/CT 上通用的方法:通过骨-水和空气-水的双线性模型,将能量较低、光电效应占比更高的 X 光子的衰减信息转换为 511keV γ 光子的衰减信息。

### (五) 运动校正

PET 单次扫查时间较长,部分应用(如头部特殊采集场景)可能会长达数十分钟。在此过程中,患者自主或不自主的运动,如头部轻微挪动、心脏搏动、呼吸起伏或胃肠道蠕动,均会导致小病灶标准摄取值 (standardized uptake value,SUV) 下降,可能造成假阴性,影响诊断的灵敏度。

针对规律性的心脏搏动和呼吸运动,门控重建已有成熟的临床应用级解决方案(具体可参见上一章)。但是,患者的其他非规律性运动依然需要纳入考虑,相应的临床场景有患者咳嗽、神经精神疾病所致震颤运动、入睡以及因疾病所致疼痛难以长时间保持同一姿势等。目前,大部分研究都集中针对头部运动带来的影响。

头部专用的 PET 采集协议可以长达 1h。为了防止患者在长时间扫描中移动,针对头部的采集往往会采用些头部固定措施,但也仅能减少而不能完全消除头部运动带来的影响。Lopresti 的研究表明,增加头部固定后依然可观察到 5~20mm 空间位移以及 1°~4° 旋转运动。

对这类运动进行校正的补偿算法中,一般都将头部运动简化为刚体运动(平移变换或旋转变换),使用基于数据帧的切割,然后再进行空间配准的方法进行运动补偿。但是,PET本身的低计数率特性导致短时间采集的数据噪声水平较高,因此相应方案的准确性与设备的灵敏度、信噪比性能密切相关。

另外,也有大量研究利用外围设备对运动进行轨迹追踪探测,再将运动信息加入重建过程,用于校正运动伪影,相应方案包括双目的电荷耦合器件(charge-coupled device,CCD)相机、红外相机等。为了更好地提高图像信噪比,更深层次的运动伪影校正方案寻找不同箱数据之间的运动相关性,利用全时相数据进行重建,在进行运动补偿的同时,尽可能降低图像噪声,以期更好地提高图像质量。

### (六) TOF 校正

飞行时间(time-of-flight,TOF)指的是 γ 射线从符合湮灭发生的位置飞行到达探测器并被探测到的时间。通过获取一对背靠背的 γ 符合时间飞行到探测器的时间差可以确定 γ 湮灭发生的大概位置(图1-3-42)。其中,TOF 测量时间差的不确定展宽称为时间分辨率。

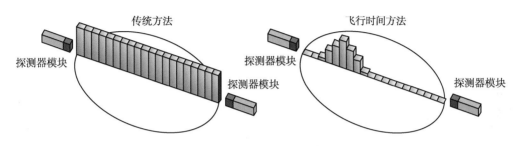

**图 1-3-42　TOF 重建示意图**

左图为传统的 non-TOF 反投影过程,所有在响应线上的元素被反投影为一个同样的数值;右图为以通过 TOF 时间差信息计算的正负电子湮灭发生的最可能点为中心,展开一个权重函数(即时间分辨率),对各元素进行反投影。

TOF 信息在提高图像信噪比、抑制图像噪声上有着明显优势,并且加入 TOF 信息,迭代重建(TOF Recon)收敛速度更快,用更少的迭代次数获得同样的图像质量。TOF Recon 相较于普通重建而言,对数据量要求更低,能以更少的数据获得同等质量的图像,因此临床上能以更短的扫描或重建时间获得同等质量的图像,相当于提高了 PET 的有效探测灵敏度,对于提高患者流通量有着很大帮助。

每个探测器信号读出通道上各器件、线缆不一致,使得通道上信号从 γ 射线事例与晶体相互作用激发出光子开始到最终经过传输及处理后被记录的整个过程的延迟不一致。因此,为了得到真实、准确的 TOF 信息,需要对系统所有通道的信号传输延迟做校正。经过校正后的时间信息才能反映正确的射线击中晶体的时刻。

TOF 校正可以提高整机平均时间分辨率,最小化整机符合窗宽度,从而降低所采集数据中随机符合事例的比例,提高 PET 图像重建速度与图像质量。通常的方法是在 PET scanner 中心放置实心柱装桶源、柱源实心或环状圆柱模体或马达带动的可以绕轴转动的细棒源(图1-3-43)。采集所有晶体符合对的飞行时间信息获得全部符合对的时间差累计关系,通过迭代计算出每个晶体或通道的时间延迟量最优解,即得到整机系统所有通道的定时偏移表(time offset chart)用于 TOF 图像重建。

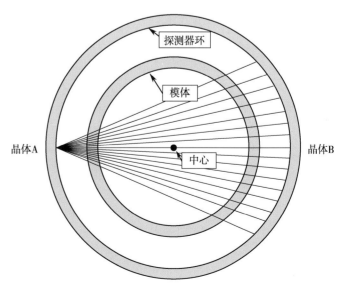

**图 1-3-43　TOF 校正信息采集示意图**

## 四、PET/CT 主要性能指标

目前。核医学界评价 PET 系统的标准以 NEMA 标准及 IEC 标准为主。这两种标准的检测项目大同小异。PET 的主要评价指标有空间分辨率、灵敏度、计数率特性、衰减、散射、随机等校正以及图像质量、摄取定量准确性等。其中，计数率特性、各项物理校正以及图像质量等实际上依赖于更底层 PET 系统的死时间性能、时间分辨率、能量分辨率以及 CT 性能等指标。表 1-3-5 列举了 NEMA NU-2 2018 中关于 PET/CT 的推荐性能评价指标。

表 1-3-5　NEMA 标准( NEMA NU 2-2018) PET/CT 性能指标清单

| |
| --- |
| 空间分辨率( spatial resolution ) |
| 散射分数、计数损失和随机测量( scatter fraction, count losses, and randoms measurement ) |
| 灵敏度( sensitivity ) |
| 计数损失及随机校正准确性( accuracy:corrections for count losses and randoms ) |
| 图像质量、校正精度( image quality, accuracy of corrections ) |
| 飞行时间性能( time-of-flight resolution ) |
| PET/CT 配准精度( PET/CT coregistration accuracy ) |

## 五、日常质量维护

除了在本章第三节中已经提及的 SPECT/CT 日常维护内容外，PET 系统还有一些独有的必要维护工作。其中比较重要的是 TOF 校正与标准摄取值( SUV )校正。

### ( 一 ) TOF 偏移表检查

图 1-3-44 展示了通过标准源采集分析得到的各通道时间偏移分布。设备使用中，由于系统工作环境变化、器件老化等因素，探测器性能漂移会使个通道的时间延迟发生变化，因此需要定期对各探测器时间延迟值进行追踪和更新，即为 TOF 校正。具体方法是在视场角( field of view，FOV )中心轴上放置固体源或注源水模，采集全部能覆盖到的响应线上晶体对的符合时间差，对照系统现存时间偏移表，若检查结果显示时间差偏移过大，即需要对系统重新进行 TOF 校正，更新时间偏移表。

### ( 二 ) SUV 校正

PET 的一个重要的应用为定量获得组织对示踪剂的摄取情况，通过与正常组织的对比，判断代谢异常程度。异常组织与正常组织的摄取情况比较，有基于患者体重、体表面积、瘦体重以及体重指数( body mass index，BMI )等 4 种计算方法。为了获取准确的 SUV，需要通过实验得到系统的 SUV 校正因子。

具体执行步骤如下：

1. 测量标准圆柱形模体的底面内径与高，计算模体的容积。
2. 向模体中注入示踪剂，用活度计或井型计数器测出注射时间的活度，并记录注射时间。
3. 当药物均匀扩散到整个模体的时候( 等待半小时左右 )，开始扫描采集数据，并记录开始扫描时间。
4. 扫描结束时，记录扫描时间。
5. 由注射时间、扫描开始时间、扫描结束时间及示踪剂半衰期计算出衰变因子。
6. 将扫描数据进行图像重建，选择整个模体作为感兴趣区域。
7. 计算感兴趣区域的平均计数。

通过上述步骤得到的参数，通过下列公式就可以得到 SUV 校正因子：

$$SUV\ 校正因子 = \frac{扫描起始活度 \times 衰变因子 \times 衰变分支比}{模体容积 \times 感兴趣区平均计数} \tag{1-3-12}$$

完成校正后，采集水模 SUV 验证校正效果，通常要求水模规定大小区域的 SUV 为 1.00±0.05。

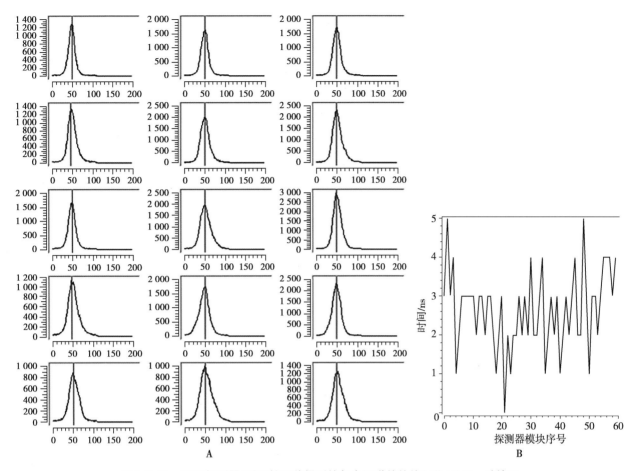

**图 1-3-44　PET 探测器 TOF 校正前得到的每个通道的补偿( offset) 不一致情况**
A. 多通道时间偏移不通;B. 探测器模块时间校正表曲线。

## 六、新技术展望

### (一) 高性能 SIPM

当前,SiPM 正在高速发展中,各厂商正努力从工艺、结构、封装、材料等各方面对 SiPM 性能进行升级换代,主要指标如光探测效率( photon detection efficiency,PDE) 、有效探测面积、增益一致性、时间分辨、暗噪声计数率、温度特性等方面均有较大提高,例如接近 60% 最新型号 SiPM PDE 的有效探测面积已达到 94%。另外,数字硅光电倍增管( digital silicon photomultiplier, dSiPM) 产品也已被推出。相比于普通型 SiPM,dSiPM 增加内置计数器和定时器,将模拟信号直接转换为数字信号输出,在一个芯片中整合普通 SiPM 和 ASIC 的功能,理论上可以进一步缩短信号传输路径,保持信号完整性,期望获得更优的光电信号转换性能来提升 PET 探测器的性能。但是,目前版本的 dSiPM 尚有缺陷,还未有明显优于普通 SiPM 及 ASIC 的性能。比如,数字部分的功耗会明显增加核心温度,影响 SiPM 的时间分辨、暗噪声等性能;数字部分会降低芯片的有效探测面积,影响探测灵敏度。有科研团队目前正在积极研究优化中。

### (二) TOF 技术

前文提到,TOF 测量信息可以允许 PET 根据湮没光子到达两端探测器的时间差来确定正电子湮灭点在 LOR 线上的位置,TOF 时间差测量越准确,湮灭点定位越精准(图 1-3-45)。与传统 PET 重建中将湮灭点等权重分配到整条 LOR 相比,有 TOF 信息的 PET 可以显著提高图像信噪比、降低用药剂量和减少采集时间。

近年来,人们尝试借助更快的闪烁晶体、更好时间性能的光电器件、更优化的探测器结构以及更高精度的触发定时方法来实现最优的 TOF 性能,目前最新型的人体临床 PET/CT 产品的 TOF 分辨率率已接近 200ps。好于 200ps,甚至接近 100ps 的设备也正在研发中。

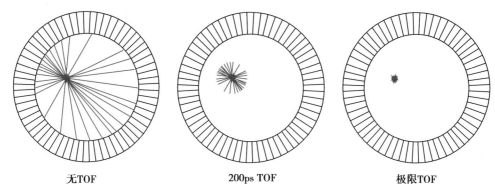

无TOF　　　　　　200ps TOF　　　　　　极限TOF

**图 1-3-45　TOF 性能对 PET 空间定位的影响**

　　在现有晶体材料和 SiPM 硬件基础上,不少团队把研究重点放在改进电子学信号的定时技术上。TOF 定时精度主要取决于信号前沿的晃动程度。当前,PET/CT 系统中最广泛采用过阈定时技术,电路实现简单,功耗低,适合大规模多通道使用。但受康普顿散射等作用影响,PET 接收的能量是一定范围内的连续能谱,不同幅度信号产生脉冲的前沿快慢存在一定差异,再加上电子学系统噪声水平的影响,信号在到达指定阈值时所经过时程本质上是有差异的,这成为影响定时精度的一个主要影响因素。

　　有优化技术可以对信号采用 2 个或多个阈值对信号作定时,通过反推计算信号到达时间,可以有效降低单点定时的误差,同时根据定时结果与信号能量的关系做离线时间能量校正(time walk correction),可以减少信号上升沿不确定性引入的定时误差。还有一种理想的定时方法是根据全数字定时方法思路,通过预先用高采样率模式采集一定探测器信号的波形,建立信号时间关系表,而在实际扫描时,利用电子学系统设置多个稀疏采样点阈值,采集信号上升沿部分信息,根据已知对应关系表实现离线信号波形插值恢复,再进行数字化定时。但这种稀疏多阈值处理方法在大量探测器通道情况下为了控制功耗,只能降低信号采样频率,对于要求百皮秒量级的 TOF 测量来说测量精度不够,并且由于硬件受工作环境影响,信号形状与预先采集的信号时间关系表有相对变化,导致 TOF 测量精度不足。在个别实际应用系统中,理论上此方法能带来的 TOF 时间分辨测量优势尚未体现出来,还需要电路硬件的功耗和成本有所突破,才可大规模应用。

　　**(三) DOI 修正**

　　PET 的探测器环晶体有一定深度,受深度效应(depth of interaction,DOI)的影响,当射线以较大角度入射时会在相邻的多根晶体内发生响应并产生错误的 LOR 定位,最终导致系统空间分辨率和图像对比度性能下降。倾角越大,其 LOR 响应展宽越为严重(图 1-3-46)。因此,PET 系统对不同位置的湮灭事件响应是不均匀的。

　　针对 DOI 问题的研究是实现高性能 PET 的重要方向。当前,总体解决方案主要可分为硬件策略和软件策略两大类。

　　**1. 硬件策略**　主要是通过各种方法实现探测器深度信息的测量,从而减小 LOR 的定位误差。

　　(1) 双端电子学系统读出:对晶体两端同时进行信号引出,根据质心比实现深度信息的探测。

　　(2) 探测器采用双层/多层晶体:使用两种或多种不同光衰减成分的晶体叠层,利用对脉冲波形的甄别获取射线击中晶体的深度信息;或者对多层相同材料晶体做错位堆叠,利用不同位置信息实现深度甄别。

　　(3) 改变光路传输:通过对晶体不同深度间做特殊透光工艺处理,利用射线在不同深度处响应所产生的光分布差异来实现深度甄别。

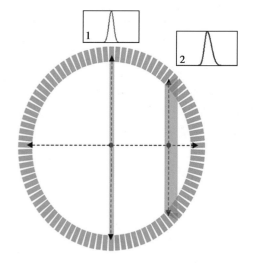

**图 1-3-46　PET 不同位置湮灭事件的响应示意图**

FOV 中心处的响应函数如 1,偏心处的响应函数如 2。显然,2 的展宽更宽,且不再呈现 1 中所具有的中心对称特点。

2. **软件策略**　基于软件算法的解决方案是基于点扩展函数建模(point spread function,PSF),通过预先获取射线在不同角度入射晶体所引起的 LOR 模糊因子,建立包含所有像素点全部角度信息的 PSF 矩阵,将其引入迭代算法对图像进行修正。获取 PSF 矩阵的方法主要包括:

(1) 解析法:通过解析计算得到 PSF 响应,可实施性高,但模型通常只能反映部分影响因素。

(2) 实验测量:通过点源实际测量得到 PSF 响应,精度最高,但方法耗时、耗力,且仅对被测系统有效。

(3) 蒙卡模拟:通过蒙卡模拟得到系统 PSF 响应,其模拟过程中可以纳入实际系统中多项影响因素,兼具精准性和便捷性。

**(四) 更高的灵敏度**

系统灵敏度,即有效符合事件的探测效率,是 PET 最重要的一个性能参数,关系到扫描使用的放射性药物的剂量以及扫描采集时间。系统灵敏度越高,同样药物剂量情况下单位时间内收集到的符合事件越多,有效图像信息收集效率就越高,图像信噪比和有源/无源区域对比度越高,扫描需要的时间越短。随着商用 PET 系统的逐渐发展,其灵敏度从 0.5% 提升到 1%,再逐渐到 2%。提升灵敏度主要有以下途径:

1. **增加探测器晶体的长度**　由于射线与探测器晶体发生作用的概率与晶体本身的长度呈指数衰减关系(图 1-3-47),当晶体达到一定长度后,再继续增加晶体长度对射线阻止能力的贡献性价比将变低;同时,增加晶体长度还会影响晶体的出光效率,导致探测器空间分辨率降低并加重 DOI 效应影响。因此,主流商用 PET 探测器用的晶体一般长度为 15~22mm。

2. **增加探测器的轴向长度**　目前,通常的临床用 PET/CT 的 PET 探测器环轴向长度较短,而临床人体检查一般至少需要进行半身扫描,因此 PET 采用的扫描方式是分多床位静态扫描后进行图像拼接或采取类似 CT 的床位连续进动扫描方式。由于药物会在人的全身分布,但探测器轴向长度不足,采用

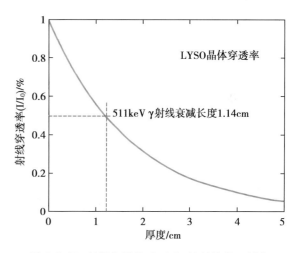

图 1-3-47　LYSO 晶体对 511keV 射线的透射率

这些扫描模式扫描局部时,其他未被探测器覆盖部位的射线符合事例不能被探测到,导致事件丢失,总扫描时间长度变长。因此,提高系统灵敏度的一种方案是增加探测器环长度,即增加扫描覆盖范围以提高探测效率。随着 PET 技术的发展,探测器的轴向长度也逐渐增加,从早期的 10~20cm,增加 20~30cm。最新 PET 设备的最长覆盖长度已经达到 2m,可以一个单床位扫描人体全身,整机灵敏度达到 17%,接近普通系统的 10 倍。探测效率的提高,使得人体全身扫描可以在 1min 内完成,大大提高了患者流通量;秒级成像还可以实时显示药物在器官中的分布情况。因此,长轴向 PET 产品,比如 50cm、1m 长度的设备将是未来的发展趋势(图 1-3-48)。

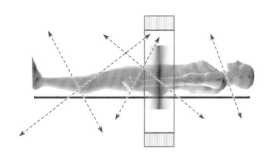

短轴向探测器环

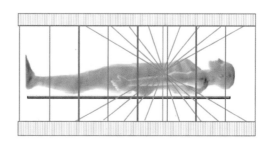

长轴向探测器环

图 1-3-48　PET 探测器轴向长度示意图

3. **散射事件恢复技术(scatter recovery)** 随着 PET 空间分辨率越来越高,其探测器晶体阵列中采用的晶体单元尺寸必须越来越小。对于 511keV 的湮灭光子,有大量事例通过康普顿效应发生散射而未在第一次响应时沉积所有能量,这种现象在小晶体单元的探测器中比例更多。此时,γ 射线在探测器内通过多次散射后能量完全沉积,但在对所有响应通道独立引出时,各通道均不能满足能窗判选条件,从而造成该有效事例的丢失。图 1-3-49 所示为射线在相邻的 2 个晶体单元内分别沉积部分能量的情况之一。对这类事例可以在事例判选逻辑中对能量进行判别,若识别为散射事件,可以将 2 个事例能量合并为 1 次有效沉积。此事例恢复方法可以有效挽回系统灵敏度性能。

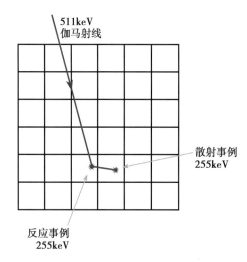

图 1-3-49 511keV γ 射线在晶体阵列中的散射事例

(安少辉)

## 参考文献

[1] GIUSSANI A,HOESCHEN C. Imaging in nuclear medicine. Berlin:Springer,2013.

[2] ZAIDI H. Quantitative analysis in nuclear medicine imaging. Boston:Springer,2006.

[3] DELBEKE D,ISRAEL O. Hybrid PET/CT and SPECT/CT imaging. New York:Springer,2010.

[4] 人体甲状腺摄碘率测定仪探头技术要求:EJ/T 298-1987. 1987-08-08.

[5] NEMA NU 1-2018,performance measurements of Gamma cameras. [2019-06-07]. https://www. nema. org/Standards/view/ Performance-Measurements-of-Gamma-Cameras.

[6] NEMA NU 2-2018,performance measurements of positron emission tomographs(PET). [2018-06-20]. https://www. nema. org/Standards/view/Performance-Measurements-of-Positron-Emission-Tomographs.

[7] FLEURY J,CALLIER S,TAILLE C,et al. Petiroc and citiroc:front-end ASICs for SiPM read-out and TOF applications. Journal of Instrumentation,2014,9(1):C01049.

# 第四章

# 甲状腺疾病诊断和治疗用放射性药物

## 第一节 放射性药物基本概念

### 一、放射性药物的定义和分类

#### （一）放射性药物的定义

放射性药物是指含有放射性核素供医学诊断和治疗用的一类特殊药物。在中国，获得国家药品监督管理部门批准文号的放射性药物称为放射性药品。

**1. 放射性核素** 原子由原子核和外围电子组成，原子核由带电的质子和不带电的中子组成。不同质量数、质子数和核能态的原子核构成不同种类的原子。具有特定质量数、质子数和核能态，而且平均寿命长得足以被观察到的一类原子称为核素。

原子核内具有质子数相同、中子数不同，在元素周期表中处于同一位置的核素，称为同位素。某些核素是不稳定的，自发地衰变成一种新核素，同时放出一种或多种射线，这种特性称为放射性。具有放射性的核素称为放射性核素或放射性同位素。表征放射性核素特征的主要是其衰变时所发射射线的种类、能量、强度以及衰变半衰期。

放射性核素会自发地经过一次或多次衰变，放出一种或数种粒子和射线，直至稳定核为止，这种按照一定规律变化的过程称放射性衰变。放射性衰变不受温度、压力等外界条件的影响。

放射性衰变主要类型有 α、β、γ 衰变，此外还有中子发射、质子发射、裂变等。与放射性药物相关的衰变类型主要分为两大类：①诊断药物方面的 β$^+$ 衰变（原子核发射正电子的放射性衰变）、γ 衰变（原子核发射 γ 射线的放射性衰变）等；②治疗药物方面的 α 衰变（原子核发射 α 粒子的放射性衰变）、β$^-$ 衰变（原子核发射电子的放射性衰变）、电子俘获（electron capture，EC）衰变等。放射性衰变服从一定规律，单一的放射性衰变遵从指数衰变规律。

放射性核素的来源主要分为两大类：①天然放射性核素的提取，即从自然界存在的矿石中提取；②人工放射性核素的制备，即通过反应堆辐照或加速器辐照制备。现常用的医用放射性核素主要为人工放射性核素。

**2. 放射性药物的组成** 放射性药物可以是放射性核素的无机化合物，如碘[$^{131}$I]化钠、氯化亚铊[$^{201}$Tl]、氯化锶[$^{89}$Sr]等。大多数放射性药物一般由放射性核素和非放射性被标记部分（配体）两部分组成。非放射性被标记部分可以是小分子化合物、生化分子（多肽、激素、氨基酸等）、生物分子（单克隆抗体、血液成分等）等。

#### （二）放射性药物的分类

放射性药物分类的方法多种多样：按放射性核素的物理半衰期可分为长半衰期、短半衰期和超短半衰期放射性药物；按放射性核素生产方式可分为核反应堆生产的（包括裂变）、加速器生产的和从放射性核素发生器得到的放射性药物；按放射性核素辐射类型可分为发射单光子、正电子、β 粒子等放射性药物；按药物剂型可分为注射液（包括混悬剂）、口服溶液剂、胶囊剂、微球、植入剂、气雾剂和喷雾剂（气体、气溶胶）等放射性药物；按放射性药物的给药途径可分为静脉、动脉、腔内、鞘内、皮下、外敷等放射性药物。最为通用的分类方法是按临床用途分类，即体内放射性药物和体外放射性药物。体内放射性药物又分为诊断用放射性药物和治疗用放射性药物。体内诊断用放射性药物又分为显像药物和非显像药物。体外放射性药物主要指放射性核素标记的诊断用免疫试剂盒。

本章只论述体内放射性药物的内容。

## 二、放射性药物的特点及一般要求

放射性药物是一类特殊药物,1984 年 9 月 20 日通过的《中华人民共和国药品管理法》第 39 条规定,放射性药品属特殊管理的药品,管理办法由国务院制定,明确指出放射性药品是特殊药品,其后的法令修订版也均明确这一点。之所以说放射性药物是特殊药物,是因为其具有与普通药物显著不同的几大特点。

### （一）放射性药物的特点

1. **具有放射性**　放射性药物并不像大多数普通药物,通过有目的地调节人体生理功能来发挥药理作用,它主要是利用放射性核素发射的粒子或射线来达到诊断与治疗目的。因此,放射性药物中的放射性核素所发射的粒子或射线具有双重性:一方面,这些放射性粒子或射线是作为放射性药物的有效性,而不是"毒性"来评价的;另一方面,在放射性药物生产、制备或使用过程中,都应该采取适当防护措施,若使用或操作不当,这些放射性粒子或射线将会对环境带来放射性污染,并对生产人员、患者、医护人员等造成辐射危害。例如,碘$[^{131}I]$化钠引入人体后,由于碘离子的生物学特性,会很快浓集在甲状腺组织,$^{131}I$ 发射的 β 粒子对甲状腺组织产生辐射效应,破坏功能亢进的甲状腺组织或甲状腺癌及转移灶,当碘$[^{131}I]$化钠药物质量合格并且药物剂量恰当时,其对甲状腺功能亢进症或甲状腺癌转移的治疗将取得很好的疗效;另外,利用$^{131}I$ 发射 γ 射线的穿透能力,能从体外测定甲状腺组织摄取碘的能力以判断甲状腺组织的功能,或借助仪器在体外看到甲状腺的影像以判断甲状腺的位置、大小、形态。如果碘$[^{131}I]$化钠在生产制备或使用过程中出现问题,就可能导致诊断错误和/或治疗失败以及发生辐射危害或对环境造成放射性污染等不利影响。当然,放射性药物的这种双重性,主要针对少数物理半衰期较长、高毒放射性核素而言。大多数放射性药物,特别是诊断用放射性药物,如含短半衰期放射性核素锝$[^{99m}Tc]$或氟$[^{18}F]$等,其危害性非常轻微,甚至可以忽略不计。

2. **不恒定性**　放射性药物中的放射性核素是不稳定的,会进行放射性衰变,而且这种物理衰变是自发进行的,不会受温度、湿度、光照等因素影响;放射性药物引入机体的脏器、组织、细胞内,经生物代谢、放射性衰变的共同作用,会产生特定的有效半衰期,这也是其区别于普通药物的一大特点。普通药物生产上市后,在有效期内,其含量通常是不会发生较大变化的,但放射性药物则不同,其放射性的量会随时间增加而不断减少。另一方面,大多数放射性药物中的放射性核素为短半衰期核素,放射性药物的有效期通常较短,如含$^{99m}Tc$ 药物的有效期一般为制备后 6h。这就给药品的生产、检验、销售等诸多方面带来挑战,常需要在拿到放射性核素原料后随即开展生产及检验,以保证临床使用。因此,放射性药物从生产、制备、质量控制到临床使用,必须争分夺秒,强调时间概念。

3. **引入量少**　普通药物一般一次用量大多以克(g)计,最少也在毫克(mg)水平。放射性药物的化学引入量相对少得多,如常用的诊断用含$^{99m}Tc$ 放射性药物一次静脉注射量通常为 370MBq(10mCi),其中$^{99m}Tc$ 的化学质量仅为 $10^{-9} \sim 10^{-10}$ mol,而与$^{99m}Tc$ 一同注射的其他组分的质量也不过在毫克水平。而且诊断用放射性药物大多数为一次使用,因此几乎不会在体内蓄积而引起化学危害性。即使某些治疗用放射性药物如锝$[^{99m}Tc]$亚甲基二磷酸盐($^{99m}Tc$-methylene diphosphonate,$^{99m}Tc$-MDP),每个疗程多次注射,引入化学物质的量也仅在毫克水平。但某些放射性药物,会有加入载体或标记配体过量的情况,此时也应考虑这些过量的载体或配体可能产生的药理、毒理、药物副作用等问题。

4. **辐射自分解**　大多数放射性药物是放射性核素标记的化合物或生物活性物质,由放射性核素衰变发射的粒子或射线所产生的辐射效应也会直接作用于放射性药物本身,引起其自身化学结构的变化或生物活性的丧失,导致放射性药物稳定性降低,发生分解及在体内生物学行为改变,这种现象称作辐射自分解。辐射自分解的程度通常与放射性药物的放射性浓度或比活度成正比,放射性浓度、比活度越高,辐射自分解作用越明显。此外,辐射自分解会产生一系列活性自由基,如 $HO\cdot$、$H\cdot$、$\cdot O\cdot$、$HO_2\cdot$ 等,这些自由基也会与药物分子作用而使其分解。例如缓解骨转移疼痛的治疗药物$^{153}Sm$-乙二胺四亚甲基膦酸($^{153}Sm$-

ethylenediamine tetramethylene phosphonic acid，$^{153}$Sm-EDTMP），由于辐射自分解导致药物的骨摄取减少、肝摄取增加，不仅影响治疗效果，也增加了患者的辐射吸收剂量。为避免辐射自分解，可采取将核素和配体分瓶供应，临用前在放射性药房即时制备，这是保证放射性药品质量的有效措施。

**（二）放射性药物的一般要求**

像其他药物一样，保证临床应用的安全性和有效性也是放射性药物的基本要求。而另一方面，基于上述放射性药物自身所具有的特殊性，其研发、生产、质量控制及管理都有一些特殊要求，而根据临床使用的具体目的对放射性核素和被标记物以及标记方法的选择，标记后药物理化性质、生物学行为，体内吸收、分布、代谢和清除都有着不同要求。

无论是诊断用还是治疗用放射性药物，均应符合下述要求。

**1. 适宜的核性质** 放射性核素有千余种之多，并非所有放射性核素都适合制备放射性药物，只有那些核物理和核化学性质适合医学应用的放射性核素，方可用于制备放射性药物。根据临床核医学的需求，选择放射性核素的基本原则如下：

（1）诊断用放射性核素：以发射同质异能跃迁（isomeric transition，IT）或电子俘获（EC）衰变的核素为宜。其发出的射线应是在体内引起电离辐射损伤小、穿透力较强、能在体外探测到的 γ 射线，能量在 100～300keV，适于 γ 相机或 SPECT 显像。比如，$^{99m}$Tc 即是一种比较理想和最常用的诊断用放射性核素，发射 140keV 的 γ 射线，非常适于显像，而且低价锝化学性质活泼，故用 $^{99m}$Tc 可制成多种诊断用放射性药物（如脏器显像剂）。正电子核素发射的正电子湮没时放出两个方向相反、能量为 511keV 的光子，适于正电子发射断层成像（PET），也是一类理想的诊断用放射性核素。

（2）治疗用放射性核素：发射 α、β$^-$ 粒子或内转换电子、俄歇电子、电子俘获（EC），具有较长的有效半衰期，以增大对靶器官或组织的辐射，可在局部病变组织中产生较大的电离辐射生物效应，发射的辐射具有一定的射程以保证其作用范围，可在对病变组织进行集中照射的同时，又不会对周围的正常组织造成明显损伤。

近年来，有学者提出了诊疗一体化核素的概念，即如果制备放射性药物用的放射性核素，除可发射用于治疗的 β$^-$ 射线之外，还可发射供显像的 γ 射线用于观察其在组织内的分布，则该核素可同时用于诊断及治疗，称为诊疗一体化核素。

医用放射性核素应具有适宜的物理半衰期，既便于完成放射性药物的制备、质控、配送与显像，又不会给患者及医护人员带来较高的辐射剂量；另外，还要尽可能具有高的放射性核纯度，若伴有核杂质，该杂质核素的有效半衰期应远短于主要放射性核素或需严格控制其含量。

**2. 良好的化学性质**

（1）放射性核素具有优良的化学性质：放射性药物大多数是放射性核素标记的化合物。因此，放射性核素应具有优良的化学性质，可以对多种化合物和生物活性物质进行标记。

（2）放射化学纯度高：放射化学杂质如果进入体内，可能聚集于某些非靶器官和组织，降低靶与非靶比值，影响诊断或治疗效果，还可能增加辐射剂量。实际上，放射化学杂质是很难避免的，它们可能来自原料、制备过程中的引入或贮存时的分解等，但应尽可能将其含量控制得越低越好。

（3）化学纯度高：放射性药物单位活度放射性核素的质量很小，与之相比，化学杂质含量可能高出很多倍。与普通药物一样，放射性药物的化学杂质含量不应超过规定的限值。化学杂质也有可能被标记，如其含量过高，可能使药物的放射化学纯度降低，干扰诊断或降低治疗效果，甚至产生不良反应。

（4）化学稳定性好：辐射自分解以及其他因素可能会影响放射性药物的稳定性。对放射性药物的合理要求是在有效期内，不但体外稳定性好，而且使用时在体内也是稳定的。比如，$^{131}$I 标记的药物不应在体内快速大量地脱碘。

**3. 优良的生物学性质**

（1）吸收、分布快：诊断用放射性药物（除血池显像剂外）进入体内后，应能从血液中迅速清除、分布或代谢较快，进入靶器官或病变组织较快（即快速定位），有利于尽早开始显像诊断。对于治疗用放射性药物，则要求在分布或代谢后，可较迅速地进入特定病变组织，如 $^{131}$I 可被快速吸收、浓集于甲状腺病变组织。

（2）定位性能好：对诊断用放射性药物，要求其显像或显示应准确、清晰，能真实地反映所检查脏器或病变组织的生理或病理状态。显示脏器或病变形态的放射性药物能特异地浓集于特定的靶器官或病变组织，而其他组织分布较少，即靶器官或病变组织与非靶器官的比值高，且在靶器官或病变组织定位时间较长，保证显像时间充足、影像清晰可靠，同时使非靶器官的辐照剂量较小。但如用于检查脏器功能，则除定位快和靶器官与非靶器官比值高以外，还要求药物能从靶器官快速清除，有利于获得高质量放射性活度-时间曲线，提高脏器功能测定的灵敏度和准确性。

对于治疗用放射性药物，则希望其在病变部位积聚量大，滞留时间长，且不被病变周围组织摄取或摄取量很小，以利于病灶局部有较高的辐射吸收剂量抑制或破坏病变组织，同时避免或减少正常组织的辐射损伤。除静脉注射，治疗用放射性药物也可采用敷贴、腔内或组织间插植、动脉灌注等方法引入病变部位。

（3）排泄较快：要求诊断用放射性药物在完成显像诊断后，在体内滞留时间短，能通过尿、粪便迅速排出体外。治疗用放射性药物除定位于病变组织外，其余则应尽快排出体外。

### 三、放射性药物发展简史及国内放射性药物现状

#### （一）放射性药物发展简史

现如今，放射性药物已成为核医学诊断和治疗不可或缺的一部分，而回溯放射性药物的发展史，也是一段大胆尝试和不断进取的历程，并与放射性核素制备技术的发展息息相关。

放射性药物的应用最早可以追溯到 1913 年，普勒舍尔（Proescher）把镭盐溶液注入静脉，用于多种疾病的治疗，首次把放射性用于医学目的，这无疑是一个大胆的尝试。1920 年，有人从 $^{226}Ra$ 中分离出 $^{222}Rn$，用于癌症的治疗，$^{226}Ra$-$^{222}Rn$ 可以说是第一个医用放射性核素发生器。1926 年，有人首次尝试用 $^{214}Bi$ 作示踪剂，在临床上测定了注入臂与另一臂之间的血液循环时间。这些早期实验用的都是天然放射性核素，当时所创立的一些基本原理后来仍被广泛应用。

1934 年，约里奥-居里夫妇制得了第一个人工放射性核素——$^{30}P$。1935 年，玻尔用镭-铍中子源轰击二硫化碳靶，得到少量 $^{32}P$；赫维西等人将磷 $[^{32}P]$ 酸盐注射进大鼠体内，证明了大鼠骨骼中矿物质成分的更新。劳伦斯等人于 1934 年创建了加速器。1937 年，加速器生产的 $^{32}P$ 被首次用于临床治疗淋巴瘤，这也是人工放射性核素在临床上的首次应用。20 世纪 40 年代末至 50 年代初，核反应堆生产的放射性核素逐渐被用于研究、诊断和治疗，放射性药物的制备和应用进入了一片新的天地。借助各种化学手段，各种不同性质的标记化合物被制备，使医务人员在核医学诊断和治疗中对症下药成为可能。大量 γ 放射性核素，如 $^{131}I$、$^{198}Au$、$^{203}Hg$、$^{51}Cr$、$^{85}Sr$、$^{59}Fe$、$^{60}Co$ 等被应用于临床，虽然它们之中的大部分核素或伴有 β⁻ 发射，或半衰期偏长、能量偏高，并不尽如人意，但比起最初使用的放射性核素，其核性质已经有了明显改善。

自 20 世纪 50 年代起，在众多人工放射性核素中，以 $^{131}I$ 的临床应用增加最快。$^{131}I$ 最初被用于研究碘的代谢和评价甲状腺的功能，以及甲状腺疾病的辅助治疗。由于 $^{131}I$ 独具医用价值，在相当长一段时间内，它成为放射性药物和核医学应用最多的核素。例如，$^{131}I$ 标记的邻碘马尿酸钠被用于检查肾功能，$^{131}I$ 标记的玫瑰红被用于检查肝功能等。随着碘标记技术的发展，放射性碘还被用来标记各种蛋白质。虽然 $^{131}I$ 半衰期较长且有 β⁻ 辐射，被用于诊断不甚理想，但由于其来源方便，价格便宜，至今仍被用于某些核医学诊断中。自引入 $^{99m}Tc$ 药物以后，$^{131}I$ 的诊断应用才逐渐减少，有些 $^{99m}Tc$ 不能代替的 $^{131}I$ 药物也被其短寿命同位素 $^{123}I$ 取代。但 $^{123}I$ 是加速器生产的核素，价格昂贵且不易得，因而应用尚不普遍。1951 年，美国食品药品监督管理局（Food and Drug Administration，FDA）批准碘 $[^{131}I]$ 化钠用于甲状腺疾病的诊断和治疗，这是 FDA 批准的第一种放射性药品，随后，价廉易得的 $^{131}I$ 也被用于制备各种不同医学用途的标记化合物。

1957 年，钼-锝 $[^{99}Mo$-$^{99m}Tc]$ 发生器问世，对放射性药物和核医学的发展起了很大的推动作用。20 世纪 70 年代末，加速器制备的 $^{123}I$、$^{67}Ga$、$^{111}In$、$^{201}Tl$ 及其他短寿命核素放射性药物已能被常规生产。20 世纪 80 年代，单克隆抗体在世界范围的广泛研究，使放射性药物研究深入肿瘤细胞抗原的水平，$^{11}C$、$^{13}N$、$^{15}O$、$^{18}F$ 等短寿命正电子药物相继被开发、利用，用于对脑及心肌血流灌注、氧耗量、神经受体显像及葡萄糖、蛋白质、脂肪等代谢显像。20 世纪 80 年代后期，一系列新型锝 $[^{99m}Tc]$ 标药物，如锝 $[^{99m}Tc]$ 双半胱乙

酯($^{99m}$Tc-L,L-ethyl cysteinate dimer,$^{99m}$Tc-ECD)注射液、锝[$^{99m}$Tc]依沙美肟($^{99m}$Tc-hexa-methyl propylene amino oxime,$^{99m}$Tc-HMPAO)注射液以及锝[$^{99m}$Tc]甲氧异腈($^{99m}$Tc-Sestamibi,$^{99m}$Tc-MIBI)注射液等研制成功。

我国自 20 世纪 50 年代开始临床应用$^{131}$I、$^{32}$P 和$^{198}$Au 等放射性药物,当时主要从苏联进口。1958 年,我国第一座核反应堆在中国原子能科学研究院投入运行,为研制和生产放射性药物创造了基本条件。1961 年,卫生部药品生物制品检定所成立,对我国放射性药物的发展起到了推动和质量监督作用。1965 年,卫生部批准碘[$^{131}$I]化钠、磷[$^{32}$P]酸钠两种溶液的生产及临床应用,由此我国进入放射性药物的发展时期,之后国内生产的放射性药物品种和数量开始逐年递增。20 世纪 60 年代后期,生产供应的放射性药物品种有$^{131}$I 标记的邻碘马尿酸钠、玫瑰红、磺溴酚钠、人血清白蛋白等注射液,其他如胶体金[$^{198}$Au]、汞[$^{203}$Hg]新醇、铬[$^{51}$Cr]酸钠、碘[$^{131}$I]化钠和无载体磷[$^{32}$P]酸钠等注射液也开始向全国供应。20 世纪 70 年代初期,$^{99}$Mo-$^{99m}$Tc 发生器和$^{113}$Sn-$^{113m}$In 发生器及其配套药盒研制成功,可用于肝、肺、肾、脑、甲状腺等的扫描,并在全国迅速推广使用。1974 年,卫生部药政管理局将放射性药品纳入药政管理轨道,并将放射性药品列为部管药品。1975 年,15 种放射性药品被收入卫生部部颁布的标准,其中 12 种首次被载入我国 1977 年版《中华人民共和国药典》(简称《中国药典》)。为配合放射性核素发生器的使用,原中华人民共和国第二机械工业部和卫生部组织 30 多个单位参加配套药盒的协作研制,并以上海红旗制药厂为定点生产单位。1979 年卫生部批准氙[$^{133}$Xe]气、枸橼酸镓[$^{67}$Ga]及协作研制的$^{99m}$Tc 标记的焦磷酸盐、亚甲基二磷酸盐、植酸盐、葡萄糖酸盐以及胶体磷酸铟[$^{113m}$In]、$^{113m}$In-二乙三胺五乙酸等 10 种注射液生产。至 1985 年,经卫生部批准的放射性药品共有 35 种。按照 1985 年卫生部颁布的《新药审批办法》和 1989 年国务院颁布的《放射性药品管理办法》,截至 1997 年,卫生部药品审评委员会先后审评了甲氧异腈(methoxy isobu-tyl isonitrile,MIBI)、双半胱乙酯(ethyl cysteinate dimer,ECD)、依沙美肟(dl-hexamethylpropylene amine oxide,HMPAO)等 10 种$^{99m}$Tc 标记药物和氯化亚铊[$^{201}$Tl]等 20 多种新药,且部分品种获批生产。1990 年,全国共有 7 个放射性药物生产经营单位经验收获得许可证。自 20 世纪 80 年代中期以来,我国核医学的发展逐步进入现代核医学阶段;至 20 世纪 90 年代,全国有 200 多台 SPECT 投入使用,并开始试制 PET,$^{99m}$Tc 标记药物的研究水平与国际水平相近,加速器制备的$^{67}$Ga、$^{111}$In、$^{201}$Tl 等核素药物亦实现批量化生产供应。

1989 年 1 月 13 日国务院发布第 25 号令《放射性药品管理办法》,自发布之日起施行,从研制、临床研究和审批、生产、经营和进出口、包装和运输、使用、药品标准和检验等方面对放射性药品制定了相应的管理规定,自此放射性药品进入依法管理的时代。该法令于 2017 年进行了修订(国务院第 676 号令)。

**(二) 国内放射性药物的现状**

2015 年版《中华人民共和国药典》共收录了 30 种放射性药品。其中,诊断药物共 23 种:①大部分为锝[$^{99m}$Tc]放射性药物,包括冷药盒共 16 种,分别为高锝[$^{99m}$Tc]酸钠注射液(用于甲状腺显像、脑显像、唾液腺显像、异位胃黏膜显像及制备含锝[$^{99m}$Tc]放射性药品),注射用亚锡亚甲基二磷酸盐和锝[$^{99m}$Tc]亚甲基二磷酸盐注射液(骨显像剂),注射用亚锡依替菲宁和锝[$^{99m}$Tc]依替菲宁注射液(肝胆显像剂),注射用亚锡植酸钠和锝[$^{99m}$Tc]植酸盐注射液(肝显像剂),锝[$^{99m}$Tc]双半胱乙酯注射液(脑血流灌注显像剂),锝[$^{99m}$Tc]甲氧异腈注射液(心肌显像剂),注射用亚锡喷替酸和锝[$^{99m}$Tc]喷替酸盐注射液(肾显像剂),注射用亚锡聚合白蛋白和锝[$^{99m}$Tc]聚合白蛋白注射液(肺灌注显像剂),注射用亚锡焦磷酸钠和锝[$^{99m}$Tc]焦磷酸盐注射液,锝[$^{99m}$Tc]双半胱氨酸注射液(肾显像剂)。该类药物目前仍是临床核医学用量最大的诊断显像用放射性药品,占核医学诊断用药的 80% 左右。②$^{131}$I 药物 2 种,包括碘[$^{131}$I]化钠胶囊(甲状腺疾病诊断)和邻碘[$^{131}$I]马尿酸钠注射液(肾及泌尿系统功能检查)。③PET 显像药物仅收录氟[$^{18}$F]脱氧葡萄糖注射液(异常糖代谢显像剂)。④氯化亚铊[$^{201}$Tl]注射液(心肌灌注显像剂)。⑤$^{51}$Cr、$^{67}$Ga、$^{133}$Xe 药物各一种,但目前国内已很少生产和使用。治疗药物共收录 7 种:①碘[$^{131}$I]化钠口服溶液,运用碘[$^{131}$I]化钠治疗甲亢、甲状腺癌及转移灶是核医学应用最早、最成熟、最广泛的一种经典疗法,该药物也是所有放射性治疗药物中用量最大的;②磷[$^{32}$P]酸钠盐口服溶液和磷[$^{32}$P]酸钠盐注射液,均用于治疗真性红细胞增多症等;③胶体磷[$^{32}$P]酸铬注射液,用于癌性胸腔积液、腹水的治疗;④来昔决南钐[$^{153}$Sm]注射液和氯化锶[$^{89}$Sr]注射液,均为骨转移癌疼痛的治疗制剂;⑤碘[$^{125}$I]密封籽源,用于浅表、胸腹腔内肿瘤的临床治疗。

另外,《中国药典》未收录但已获批生产并应用于临床实践的放射性药品有锝[$^{99m}$Tc]替曲膦注射液(心肌显像剂)及注射用亚锡替曲膦,用于类风湿关节炎等自身免疫性疾病治疗的锝[$^{99m}$Tc]亚甲基二磷酸盐注射液,用于不能手术切除或术后复发的原发性肝癌、晚期肝癌等治疗的碘[$^{131}$I]美妥昔单抗注射液等。

近年来,国内外学者对放射性药物的研发热情和投入都越来越高涨,放射性药物研发迎来了空前的发展机遇。有越来越多种类的放射性核素标记药物体现出了临床应用价值,如加速器制备核素$^{68}$Ga、$^{123}$I、$^{64}$Cu、$^{89}$Zr 等标记药物。发射 β$^-$ 射线的治疗用核素$^{177}$Lu、$^{90}$Y、$^{188}$Re 等标记药物。以及在肿瘤治疗方面取得亮眼成绩的 α 核素$^{225}$Ac、$^{211}$At、$^{223}$Ra 等标记药物。以美国 FDA 近年新批准上市用于神经内分泌肿瘤诊断及治疗的$^{68}$Ga/$^{177}$Lu-DOTATATE 为代表的放射性靶向多肽药物的成功研制,推动了放射性药物的极大发展;前列腺特异性膜抗原(prostate specific membrane antigen,PSMA)、成纤维细胞活化蛋白抑制剂(fibroblast activation protein inhibitor,FAPI)等新型生物靶标及靶向分子相继成为研究热点;$^{18}$F 标记的放射性药物在神经退行性疾病方面也取得了长足进展。放射性药物整体研究趋势已从单纯的诊断或治疗药物向着诊疗一体化的方向迈进。

另一方面,我国药品审评、审批制度不断改革,推陈出新,放射性药物研发企业也在积极努力,已经有多个品种正在开展新药或三类仿制药的申报。治疗药物方面有用于治疗甲亢、甲状腺癌及转移灶的治疗用碘[$^{131}$I]化钠胶囊,用于结肠癌治疗的碘[$^{131}$I]爱克妥昔单抗注射液。氟[$^{18}$F]标记 PET 显像药物有:骨显像剂氟[$^{18}$F]化钠注射液;用于整合素 α$_v$β$_3$ 高表达肿瘤早期诊断的氟[$^{18}$F]阿法肽注射液;用于阿尔茨海默病等认知障碍疾病诊断的氟[$^{18}$F]比他班注射液、氟[$^{18}$F]洛贝平注射液和$^{18}$F-Flutemetamol 注射液。此外,还有$^{99m}$Tc 标记的 SPECT 显像药物,如用于肺癌良/恶性及分期诊断的锝[$^{99m}$Tc]肼基烟酰胺聚乙二醇双环 RGD 肽注射液和用于嗜铬细胞瘤诊断的碘[$^{131}$I]苄胍注射液等。

## 第二节 放射性药物的制备与质量控制

### 一、放射性药物的制备

放射性药物利用放射性核素发出的射线在病变组织中产生的电离辐射生物学效应来实现其诊疗目的。放射性药物除少数以放射性核素无机化合物形式出现,大多数以放射性核素与配体结合的形式存在。因此,放射性药物的制备通常包括 3 个基本步骤:放射性核素的制备、非放射性被标记化合物(配体)的合成、放射性核素与非放射性化合物的反应(即配体的放射性核素标记)。

#### (一) 放射性核素的制备

放射性药物制备的第一步是制备合适的放射性核素。用于核医学的放射性核素主要有两个来源:基本来源与次级来源。基本来源是利用核反应堆或加速器直接生产放射性核素;次级来源是从放射性核素发生器装置间接获取放射性核素。

#### 1. 基本来源

(1) 核反应堆生产:利用核反应堆强大的中子流轰击各种靶核,吸收中子后的靶核发生重新排列,变为不稳定(放射性)的新核素。这些核反应包括(n,γ)(n,p)(n,α)(n,2n)(n,f)以及多次中子俘获等类型。n 为中子,p 为质子,α 为 α 粒子或氦核,γ 为 γ 射线,而 f 表示裂变。

对核医学应用来说,(n,γ)和(n,f)反应是核反应堆生产放射性核素最重要的核反应。例如,$^{131}$I 是根据核反应$^{130}$Te(n,γ)$^{131}$Te→$^{131}$I 获得,通过对$^{130}$Te 靶中子辐照生成$^{131}$Te,$^{131}$Te 经 β$^-$ 衰变生成$^{131}$I。$^{125}$I 是根据核反应$^{124}$Xe(n,γ)$^{125}$Xe→$^{125}$I 获得,氙气[$^{124}$Xe]靶经过中子辐照生成$^{125}$Xe,$^{125}$Xe 原子核从核外俘获一个电子生成$^{125}$I。$^{131}$I 也可从原子核裂变产物中分离提取,$^{235}$U 在中子作用下发生裂变反应,生成多种具有重要应用价值的裂片核素,其中即包括$^{131}$I 和其他裂变产品(如$^{90}$Sr、$^{99}$Mo、$^{133}$Xe)等。

核反应堆生产放射性核素的特点是能同时辐照多种样品,生产量大,辐照操作简单等;但制得的放射性核素多为丰中子核素,通常伴有 β$^-$ 衰变,不利于制备诊断用放射性药物;核反应堆生产的放射性核素与靶核大多数为同一种元素,化学性质相同,难以得到高比活度的核素产品。

核反应堆生产的部分医用放射性核素汇总见表 1-4-1。

表 1-4-1　核反应堆生产的部分医用放射性核素

| 放射性核素 | 半衰期($T_{1/2}$) | 核反应 |
| --- | --- | --- |
| $^3$H | 12.3a | $^6$Li(n,$\alpha$)$^3$H |
| $^{14}$C | 5 730a | $^{14}$N(n,p)$^{14}$C |
| $^{32}$P | 14.3d | $^{31}$P(n,$\gamma$)$^{32}$P |
| | | $^{32}$S(n,p)$^{32}$P |
| $^{51}$Cr | 27.7d | $^{50}$Cr(n,$\gamma$)$^{51}$Cr |
| $^{89}$Sr | 50.5d | $^{88}$Sr(n,$\gamma$)$^{89}$Sr |
| $^{99}$Mo | 2.75d | $^{98}$Mo(n,$\gamma$)$^{99}$Mo |
| $^{125}$I | 60.1d | $^{124}$Xe(n,$\gamma$)+EC $^{125}$I |
| $^{131}$I | 8.02d | $^{130}$Te(n,$\gamma$)+$\beta^+$ $^{131}$I |
| $^{153}$Sm | 46.7h | $^{152}$Sm(n,$\gamma$)$^{153}$Sm |
| $^{186}$Re | 90.6h | $^{185}$Re(n,$\gamma$)$^{186}$Re |
| $^{198}$Au | 2.30d | $^{197}$Au(n,$\gamma$)$^{198}$Au |

（2）加速器生产:加速器是通过电流和磁场使带电粒子得到加速,这些粒子轰击各种靶核,以足够的能量克服原子核势垒,引起不同核反应,继而生成多种放射性核素。这些核反应可分别用符号(p,n)(d,n)($\alpha$,n)等表示,p 为质子,n 为中子,d 为氘核,$\alpha$ 为氦核。例如,$^{123}$I 可根据核反应$^{124}$Xe(p,2n)$^{123}$Cs→$^{123}$Xe→$^{123}$I 获得,氙气[$^{124}$Xe]靶通过质子轰击生成$^{123}$Cs,$^{123}$Cs 经 $\beta^+$ 衰变生产$^{123}$Xe,$^{123}$Xe 从核外俘获一个电子生成$^{123}$I。$^{124}$I 可根据核反应$^{124}$Te(p,n)$^{124}$I 获得,采用$^{124}$Te 靶通过质子轰击生产$^{124}$I。

加速器生产的部分医用放射性核素见表 1-4-2。

表 1-4-2　加速器生产的部分医用放射性核素

| 放射性核素 | 半衰期($T_{1/2}$) | 核反应 |
| --- | --- | --- |
| $^{11}$C | 20.4min | $^{14}$N(p,$\alpha$)$^{11}$C |
| $^{13}$N | 10.0min | $^{16}$O(p,$\alpha$)$^{13}$N |
| $^{15}$O | 2.05min | $^{15}$N(p,n)$^{15}$O |
| $^{18}$F | 109.7min | $^{18}$O(p,n)$^{18}$F |
| $^{75}$Br | 96.7min | $^{76}$Se(p,2n)$^{75}$Br |
| $^{111}$In | 2.80d | $^{112}$Cd(p,2n)$^{111}$In |
| $^{123}$I | 13.22h | $^{124}$Xe(p,2n)$^{123}$I |
| $^{124}$I | 4.17d | $^{124}$Te(p,n)$^{124}$I |
| $^{201}$Tl | 3.04d | $^{203}$Tl(p,3n)$^{201}$Tl |

加速器生产放射性核素的特点是:制得的放射性核素大多为贫中子核素;通常发射 $\beta^+$ 或电子俘获衰变,正电子湮没放出能量相同、方向相反的 2 个 511keV 光子,可用于 PET 或双探头符合线路显像;大多为短半衰期或超短半衰期核素,可以给患者较高放射性活度的药物,缩短图像采集时间,也可在较短的时间内重复进行核医学检查,且放射性废物较易处理;制得的放射性核素大多数靶核与生成的核素不属于同位

素,在生产时经化学分离可获得高比活度甚至是无载体的放射性核素产品,便于医学应用;需配备价格昂贵的加速器,通常对靶材料及制靶系统要求较高等。

2. 次级来源 放射性核素发生器是一种从放射性核素母子体系中周期性分离出子体的装置。放射性母子体系中,母体核素不断衰变,子体核素不断增加,最后达到母子体的放射性平衡。由于母子体系不是同位素,易用放射化学方法分离。每隔一段时间,分离一次子体,犹如母牛挤奶,故放射性核素发生器又称"母牛"。根据母子体系分离方法的不同,发生器可分为色谱型发生器、萃取型发生器和升华型发生器等。放射性核素发生器均以母子体系的核素名称命名,最常用的发生器是 $^{99}Mo$-$^{99m}Tc$ 色谱型发生器。

在 $^{99}Mo$-$^{99m}Tc$ 发生器中,依 $^{99}Mo$ 生产方法的不同,可分为通过核反应堆辐照天然钼、富集 $^{98}Mo$ 制得的堆照型 $^{99}Mo$-$^{99m}Tc$ 发生器或通过核反应堆 $^{235}U$(裂变)制得的裂变型 $^{99}Mo$-$^{99m}Tc$ 发生器。以核反应堆辐照天然钼制备的(凝胶) $^{99}Mo$-$^{99m}Tc$ 发生器,其优点是以天然钼为靶材料,成本低;以钼酸锆酰凝胶装柱,解决了色谱吸附剂吸附容量受限的问题,从而可制成较高放射性活度的发生器;但其洗脱效率低,洗脱体积大,"奶液" $^{99m}TcO_4^-$ 放射性浓度低。裂变 $^{99}Mo$-$^{99m}Tc$ 发生器具有 $^{99}Mo$ 比活度高、发生器体积小、活度高,淋洗液中 $^{99m}Tc$ 浓度高,适合核医学应用等优点;但裂变 $^{99}Mo$ 的分离纯化工艺较复杂、投资大、成本高。

由 $^{9}Mo$-$^{99m}Tc$ 发生器淋洗得到的高锝[ $^{99m}Tc$ ]酸钠注射液,主要用于标记冷药盒,生产 $^{99m}Tc$ 标记药物,除此之外,它还可以用于甲状腺显像。

用于临床核医学的部分放射性核素发生器见表 1-4-3。

表 1-4-3　用于临床核医学的部分放射性核素发生器

| 母体 | 核素半衰期 | 子体 | 核素半衰期 | 色谱柱洗脱剂 |
| --- | --- | --- | --- | --- |
| $^{99}Mo$ | 66.0h | $^{99m}Tc$ | 6.01h | 0.9% NaCl |
| $^{188}W$ | 694h | $^{188}Re$ | 17.0h | 0.9% NaCl |
| $^{113}Sn$ | 15d | $^{113m}In$ | 99.5min | 0.05mol/L HCl |
| $^{68}Ge$ | 271d | $^{68}Ga$ | 68min | 0.005mol/L EDTA 0.05 或 0.1mol/L HCl |
| $^{81}Rb$ | 4.6h | $^{81m}Kr$ | 13s | $H_2O$ |
| $^{62}Zn$ | 9.3h | $^{62}Cu$ | 9.7min | 2mol/L HCl |
| $^{82}Sr$ | 25.5d | $^{82}Re$ | 75s | 0.9% NaCl |

上述放射性核素中,发生器除 $^{188}W$-$^{188}Re$ 发生器外,均为诊断用放射性核素发生器。

（二）非放射性被标记化合物（配体）的合成

放射性药物制备的第二步是非放射性化合物的有机或无机合成,合成可能是简单的一步混合及适当试剂的回流,也可能需经过复杂的不同物理化学条件下的多步工艺流程。这些化合物通常称为被标记物（配体）,主要根据临床诊断和治疗的不同目的进行设计。为保证显像和治疗效果,选择的配体须具有理想的化学性质,以满足药物诊疗特性的特殊要求,如靶向性好、特异性高、定位快、血液清除快、非靶组织浓集尽可能少和良好的药物动力学参数等特点,并具有良好的热力学稳定性和抗体内降解作用。另外,适宜的生物半衰期也是需要考虑的因素。对于治疗用放射性药物,要求放射性核素可在病灶区高度浓集并长时间滞留。对于体内诊断,有时要求反复多次检查,则选用的配体应在体内有较短的代谢时间。例如,为使放射性核素 $^{99m}Tc$ 通过血脑屏障、灌注并滞留在脑内,设计了配体依沙美肟（HMPAO）;为使放射性核素较长时间滞留在骨组织中,设计了多种含磷（膦）化合物;为使放射性核素浓集在肿瘤中,可制备该肿瘤抗原的单克隆抗体,然后用放射性核素标记,使其在体内特异性浓集在肿瘤组织中。从这些例子不难看出,配体的作用是将放射性核素载带并浓集到靶器官或组织中,以达到核医学诊断或治疗的目的。配体是多种多样的,可以是一般的化学药物如二巯丁二酸钠（sodium dimercaptosuccinate,DMSA）、抗生素如博来霉素（bleomycin,BLM）、血液成分如红细胞（red blood cell,RBC）、生物制品如单克隆抗体等。

对配体的基本要求是:①在毫克(mg)级使用剂量条件下,没有毒性,不产生毒副反应;②能提供相应官能团与放射性核素反应或配位,便于进行放射性标记;③可以最大限度地保证最终产品的体内外稳定性;④易制成"药盒"。

### (三) 配体的放射性核素标记

放射性药物制备的最后一步是放射性核素与配体之间的标记反应。放射性核素标记的方法主要包括合成法(生物合成、化学合成)、同位素交换法、络合法(直接、间接络合)等。

**1. 生物合成法**　利用动物、植物或微生物的代谢过程或生物酶的活性,将放射性核素引入需要的分子上。胰腺显像用的硒$[^{75}Se]$蛋氨酸就曾经以生物合成的方法制备。对于生物大分子、结构复杂的难以通过化学反应途径进行标记的物质、获得在生化过程中有重要意义的标记物,生物合成法是一种非常有用的方法。但在放射性药物的制备中,该方法目前已很少采用。

**2. 化学合成法**　是制备放射性药物最经典的方法,其原理与普通化学合成法相似,只是在合成中使用了放射性核素作为原料。化学合成法又分为逐步合成法(以最简单的放射性化合物按预定合成路线分步合成复杂的标记化合物)、加成法(通过加成反应将不饱和有机分子制备成标记化合物)、取代法(有机分子中的原子或原子基团被放射性核素或其基团所置换)等。

**3. 同位素交换法**　配体分子中的一个或几个原子,被具有不同质量数的同种原子的放射性核素所置换的标记方法。标记上的放射性核素与配体分子上被置换的非放射性原子是同位素,因此除具有同位素效应外,它们的理化和生物学性质相同。同位素交换反应往往是可逆的,可通过调节反应条件(温度、pH等)或加入催化剂来控制反应的进行。

**4. 络合法**　放射性金属核素大多以共价键或配位键的形式络合到配体分子上,配体分子不含标记的放射性核素的同位素。这种标记法也称非同位素介入法。双功能螯合剂法也属这类标记法,不同的是,要先把某种双功能螯合剂联接在配体分子上,再将放射性核素标记到螯合剂上,形成"放射性核素-螯合剂-被标记物"的复合物。此种方法大多用来标记多肽、单克隆抗体等。由于螯合剂的存在,被标记物有可能出现理化和生物学性质的改变,为避免这种现象或对标记物的理化及生物学性质进行调节,在螯合剂和被标记物之间引入连接基团(linker)也是药物设计中经常采用的方法。

少数放射性药物的生物学行为仅表现在放射性核素方面,比如气体单质$^{133}Xe$以及无机小分子化合物($Na^{99m}TcO_4$、$Na^{131}I$、$^{201}TlCl$等),这些放射性药物没有标记的问题。只有当生物学行为表现在配体部分或放射性核素和配体两部分时,才涉及标记方法及标记技术问题。

### (四) 放射性药物的生产

**1. 放射性药物的研制**　方法和工艺的选择对标记产率和标记物的稳定性有重要影响,因此在放射性药品的研发阶段,需要考虑以下因素。

(1) 标记物的稳定性:放射性核素与被标记物之间键合的形式与稳定性密切相关,通常共价键合的标记化合物相对稳定。

(2) 失活或变性:标记过程中,若标记条件过于剧烈,可能会使被标记物结构改变或丧失生物活性。

(3) 同位素效应:由于同位素相互间质量不同而引起的理化和生物学性质改变称同位素效应。原子量大的同位素间同位素效应微乎其微,但氚标记是个例外。

(4) 辐射自分解:放射性药物的比活度越高,越易发生辐射自分解;辐射发生在溶液中也可能产生自由基,自由基能破坏标记物的共价键,引起间接辐射自分解。这是高浓度和高比活度的放射性药物常易产生的质量问题之一。

**2. 放射性药物的批量化生产**　在放射性药品批量化生产阶段,其生产条件需遵循国家药品监督管理局现行《药品生产质量管理规范》(Good Manufacture Practice,GMP)的相关要求;因其特殊性,还应遵守GMP中放射性药品附录的要求,其主要要点如下:

(1) 厂房设施应根据生产工艺及辐射安全等各方面的要求,综合考虑,合理布局。

(2) 厂房应与生产工艺相适应,符合国家辐射防护的有关规定,取得相关行政主管部门核发的辐射安全许可证等证明文件。

（3）放射性工作区与非放射性工作区应有效隔离。不同放射性核素生产操作区应严格分开,防止混淆。

（4）无菌放射性药品生产应当在专门区域内进行,并符合洁净度级别要求。操作放射性核素应在相对负压、具备辐射防护措施的封闭环境下进行。操作挥发性放射性核素还应具有专用设施,排风口具备有效的去污处理措施。即时标记药品生产中使用的单向流工作台可在正压的情况下操作。无菌放射性药品的操作区,其周围应当是相对正压的洁净区。

（5）除非有充分风险评估依据,来自放射性洁净区的空气不可循环使用。放射性洁净区的空气如循环使用,应采取有效措施避免污染和交叉污染。即时标记药品洁净区空气可以循环使用。

（6）不同核素的药品不得在同一操作箱生产。生产含有同一核素的不同品种和规格的药品时,应采取有效措施防止污染和混淆。

放射性药品大多数为注射剂,要符合无菌要求,主要采用灭菌或除菌方法。对于热稳定性好的放射性药品,通常采用高压蒸汽灭菌,利用压力蒸汽灭菌器,在121℃经15~30min达到灭菌目的;不宜灭菌或即时标记的放射性药物,通常采用除菌方法,使溶液通过孔径为0.22μm的微孔滤膜,有效阻止微生物通过滤膜,得到无菌溶液。

## 二、放射性药物的质量控制

安全有效、质量可控是药品的基本特征。放射性药品使用前,必须进行严格的质量控制,才能应用于临床诊断与治疗,以确保患者的安全和诊治效果。

放射性药物的质量控制一般分为物理、化学和生物学检验3个方面。物理检验包括药物性状（色泽、澄清度、粒子等）观察、放射性核素鉴别、放射性核纯度、放射性活度、放射性浓度和比活度等检验项目;化学检验包括溶液或注射液pH、放射化学纯度、化学纯度等检验项目;生物学检验包括无菌、热原（细菌内毒素）、生物分布以及生物活性等检验项目。

### 1. 物理检验

（1）性状观察:放射性药物大多数为注射剂或口服溶液,一般应为无色澄清液体。性状检验方法是在规定一定照度的澄清度仪上,在有防护的条件下,肉眼观察供试品的色泽和澄清度。虽然这是一种经典、简易的方法,但在质量检验中却非常重要。少数放射性药物有颜色,如胶体磷$[^{32}P]$酸铬注射液为绿色胶体溶液,铬$[^{51}Cr]$酸钠注射液为淡黄色澄清液体,邻碘$[^{131}I]$马尿酸钠注射液为淡棕色液体等。个别放射性药物是含有颗粒的悬浮剂,例如锝$[^{99m}Tc]$聚合白蛋白注射液,对其除了肉眼观察性状应为白色颗粒悬浮液外,还应该在光学显微镜下检查药物颗粒的大小,不允许有直径≥150μm的颗粒出现（这是该药物的一个重要检测指标）。

（2）放射性核素鉴别:在药品标准的“鉴别”项内,指的是对已知物的鉴别,因此只要确证供试品中放射性核素与标签或使用说明书标明的核素一致,即认为符合规定。通常放射性核素的鉴别方法是测定物理半衰期或用γ谱仪测定该核素的γ能谱。

（3）放射性核纯度:是指某一放射性核素的放射性活度占样品放射性总活度的百分比。进行放射性药物的放射性核纯度检验很重要,因为若放射性药物中混有放射性核杂质,不仅会给受检者增加不应有的辐射危害,同时也会影响药物的质量。各种放射性药物的质量标准中都明确规定了放射性核纯度指标,如高锝$[^{99m}Tc]$酸钠的放射性核杂质$^{99}Mo$应小于0.05%。应该注意的是,放射性核素是不断变化的,因此在给出放射性核纯度测定结果时,必须注明测定的时间;如果某一种放射性核素的衰变产物（子体）仍具有放射性,在计算放射性核纯度时,子体不作为杂质计算,如$^{99m}Tc$中的$^{99}Tc$。测定放射性核纯度可根据杂质核素的性质,选用锗（锂）或高纯锗探测器的多道γ谱仪或其他核纯度测定方法。

（4）放射性活度:是指放射性核素的原子核每秒发生的衰变数,其国际计量单位为贝可（Bq）。1Bq的活度等于每秒发生1次衰变。常用的单位有千贝可（kBq）、兆贝可（MBq）、吉贝可（GBq）等。放射性活度另一个常用单位是毫居里（mCi）,$1mCi=3.7×10^7Bq$。放射性活度是放射性药物的一个重要指标,它关系到给患者的剂量是否适宜,应准确测定。按照测量性质的不同,一般分为直接测量和间接测量两种方法。直接测量方法包括小立体角方法、4π 方法以及各种符合方法。间接测量方法一般根据射线的类型（a、β、γ、X 等）、待测样品的状态（固体、液体、气体）和活度大小分别采用电离室法、液体闪烁法和各种 γ 谱［如 NaI(Tl)γ 谱、Ge(Li)γ 谱、Si(Li)X 射线谱等］法等。以最常用的活度计测量为例，供试品应根据所用活度计的使用要求制备，测量前将仪器置于所测核素条件下，先测定本底或进行零点调节；之后精确取样，将供试品放入井型电离室，并使其几何条件与标定时相同，再测定供试品放射性活度 A，连续重复测定 10 次，取其平均值，减去本底，即得供试品放射性活度 A。一般放射性药物的放射性活度测定值以标示值的 ±10% 为宜。

（5）放射性浓度和比活度：放射性浓度指溶液放射性物质单位体积中的放射性活度，通常以 MBq/mL（mCi/mL）表示。测得放射性活度 A 后，可根据公式 $C=A/V$ 计算供试品的放射性浓度 $C$（式中 $V$ 为供试品体积）。一般只对具有特殊使用要求的药品进行放射性浓度的控制，如碘［$^{131}$I］化钠口服溶液有效期较长，为满足有效期末端的使用效果，需对出厂的放射性浓度进行控制。

放射性比活度指单位质量的特定物质的放射性活度，通常以 MBq/mg（mCi/mg）或 MBq/mmol（mCi/mmol）表示。放射性比活度在生物活性靶向药物，如中枢神经受体显像剂中，是一个很重要的质量控制指标。放射性浓度和比活度均是在放射性活度的基础上，测定药品体积和药品中特定物质如药品活性成分的质量，再经过计算得出。

### 2. 化学检验

（1）溶液或注射液 pH：放射性药物绝大部分是注射液，每种放射性药物溶液均需在一定的酸度范围内稳定存在，其 pH 测定是常规检验项目之一。放射性药物的 pH 测定与普通药物不同的是，因具有放射性，供试品体积通常较少，用一般 pH 计测定比较困难，同时对操作人员的辐射剂量也高。因此，多采用精密 pH 试纸法，所用精密 pH 试纸在使用前应用 pH 进行验证。但一些有颜色的放射性药物则应采用微量 pH 计测定。放射性药物用于体内时，还应具有等渗性，即放射性药物溶液的渗透压与血液相等，需维持一定的离子强度。

（2）放射化学纯度：是指某一种放射性核素某一化学形式的放射性占该放射性核素总放射性的百分比。放射化学纯度是衡量放射性药物质量的最关键指标之一，也是放射性药物常规检验中最重要的项目。需指出的是，放射化学纯度的计算应在放射性核纯度的基础上进行。如含 $^{99m}$Tc 注射液的放射化学纯度，是指除去供试品中可能含有的其他放射性核杂质（如 $^{99}$Mo 等）以外，所有 $^{99m}$Tc 的放射性作为百分之百，来计算可能存在的某种化学形式 $^{99m}$Tc 的百分比，如 $^{99m}$TcO$_4^-$ 或还原 $^{99m}$TcO$_2$ 的占比。常用的放射化学纯度测定法有纸层析法、聚酰胺薄膜层析法、快速硅胶薄层层析法、高效液相色谱法以及电泳法等；对某些特殊理化性质的放射性药物也可采用其他分离分析方法，如过滤法、离心法等。较为简便及常用的方法是纸层析法。在纸层析法中，涉及放射性药物中各组分的比移值（$R_f$）。所谓比移值，是供试品中某组分从点样原点移动到纸上任意一点的距离被展开剂移动的距离除后所得的商值，用公式表示为：

$$R_f = \frac{原点至供试品中某一组分移动的距离}{展开剂移动的距离} \tag{1-4-1}$$

放射性药物中各组分的 $R_f$ 值在一定层析条件下是一个常数，但当条件改变时，也可能随着改变。

（3）化学纯度：是指放射性药物中某些特定非放射性化学成分的含量。这些化学杂质一般是生产过程带入的，过量的化学杂质可能影响放射性药物的制备和使用或引起毒副反应，如高锝［$^{99m}$Tc］酸钠注射液中的铝含量，标准中规定每毫升不得超过 10μg，铝含量过高，会影响对药物的标记。化学纯度的测定方法一般有滴定法、分光光度法、原子吸收法等。因为化学纯度测定与放射性无关，所以如果不急于得到测定结果，可等到放射性核素衰变一段时间后再进行分析，以降低操作人员所受的辐射吸收剂量并减少对设备及环境的放射性污染。

### 3. 生物学检验

（1）无菌检查：是保证药品安全的重要检查项目之一。放射性药物大多数是注射剂，因此即使已经过灭菌或除菌仍应进行无菌检查，以确保制品中无活的微生物。经典的无菌检查法在《中华人民共和国药典》中有详细介绍,此处不再赘述。判定原则为:若出现液体培养基变浊或固体培养基上出现菌落则表明无菌检查不合格。无菌检查法的最大不足之处是需花费很长时间(14d)等待微生物繁殖、生长,因此这种方法不适用于放射性药物,尤其不适用于短半衰期核素放射性药物。因此,国内外的药典均采用追溯性检查方式进行无菌检验,允许放射性药品在无菌检查结果报告前放行。

(2)热原检查:热原会引起发热、寒战、恶心、头痛、关节痛乃至休克、死亡等症状,引起热原反应的物质称热原质(亦称热原)。热原测定分为家兔测定法和内毒素测定法。家兔测定法是将一定剂量供试品静脉注入家兔体内,在规定时间内观察家兔体温升高的情况,以判定供试品中所含热原的限度是否符合规定。此方法灵敏性、重复性、经济性、简易性都较差,目前已基本被内毒素测定法替代。内毒素测定法是基于鲎试剂与细菌内毒素凝集反应的原理,利用鲎试剂来检测或量化由革兰氏阴性菌产生的细菌内毒素,以判断供试品中细菌内毒素的限量是否符合规定的一种方法。细菌内毒素检查包括两种方法,即凝胶法和光度测定法,后者包括浊度法和显色基质法,可使用其中任何一种方法进行供试品检测。内毒素测定法具有灵敏性高、重复性好、经济、简单、快速等优点。其缺点是不直接代表生物体内的升温反应,检测结果存在假阳性情况(即检验结果不合格,但人体不一定出现热原反应),其原因多为在检品中除细菌内毒素外还存在其他化学成分也可与鲎试剂发生类似的凝集反应,干扰检验结果;同样也存在假阴性,即内毒素以外的热原有可能被漏检(尽管这种情况很少出现,而且在现代制药工艺中,普遍认为细菌内毒素是热原的本质,但仍存在漏检风险)。最近也有报道,利用志愿者提供的全血与供试品在一定温度下共同孵育,再用酶标法测定产生的细胞因子。这为热原检查方法的研究提出了新的方法和思路。

(3)生物分布:生物分布试验在放射性新药研究中,作为阐明药物药代动力学的部分是必须报送的资料,在放射性药品的常规检验中也占有一定地位。有些含$^{99m}$Tc放射性药物的放射化学纯度指标不能真正反映其质量。例如,肺灌注显像剂$^{99m}$Tc大颗粒聚合人血白蛋白($^{99m}$Tc-macroaggregated albumin,$^{99m}$Tc-MAA),无法用简便的放射化学分析方法将$^{99m}$Tc-MAA与$^{99m}$TcO$_2$分开,按照标准中规定方法测定的放射化学纯度结果实际上是两者之和,所以宜采用生物分布试验来判断其质量。$^{99m}$Tc-MAA的生物分布测定方法为:给3只正常小白鼠尾静脉注射一定剂量供试品,10min后处死小鼠,取全部肺、肝,分别测量放射性并与注射剂量相比,计算肺、肝摄取百分比;若3只小鼠中有2只以上肺摄取不低于80%,肝摄取不超过5%,即判定该批$^{99m}$Tc-MAA生物分布符合规定,否则不符合规定。

(4)生物活性:有些放射性药物具有特定的生物活性,当这些活性物质被标记了放射性核素后,其生物活性不应发生变化。对于该类药物,除应进行放射性药物通常的检验外,还要对其特定的生物活性进行检验,其检验方法与未标记放射性核素的生物活性物质相同,并尽可能将标记与未标记的样品在相同条件下进行比较试验。

(5)其他:放射性药物体内分布、毒性、药代动力学、一般药理、药效学以及医学内辐射吸收剂量(medical internal radiation dose,MIRD)等测试仅在新型放射性药物研发时按照新药研究中要求进行,常规药品检验中不做要求。

## 第三节　甲状腺疾病诊断用放射性药物

1937年,Saul Hertz博士将放射性$^{128}$I静脉注射到48只家兔体内,首次清楚地证实了放射性碘聚集于甲状腺,可作为示踪剂用于评估甲状腺的生理状态。1938年,Glenn Seaborg和John Livingood在美国加利福尼亚大学伯克利分校利用回旋加速器成功制备了$^{131}$I,随后Hertz博士利用碘[$^{131}$I]化钠开展人体试验,将其应用于甲状腺疾病的诊断和治疗,这项工作开创性地完成了放射性碘由实验室到临床的成功转化,基于放射性碘的诊疗核医学亦由此诞生,并且迄今仍为核医学最经典、最成熟、应用最广泛的一种方法。

$^{131}$I是最早应用于临床的放射性核素之一,用于甲状腺扫描及甲状腺功能亢进(甲亢)治疗。1955年《美国药典》第15版首次收录的放射性药品就包含碘[$^{131}$I]化钠溶液。我国自20世纪50年代后期也开始使用。虽然碘[$^{131}$I]化钠辐射剂量高,但由于其价廉易得,自20世纪60年代后期广泛应用于临床,在$^{123}$I和$^{99m}$Tc等核素被推出并实现规模化生产前,碘[$^{131}$I]化钠一直是唯一重要的甲状腺疾病诊断显像用放射

性药物。

高锝酸根离子($^{99m}TcO_4^-$)和无机碘离子相似,也能被甲状腺摄取和浓聚,自 1964 年高锝[$^{99m}Tc$]酸钠被首次用于甲状腺显像开始,逐渐代替碘[$^{131}I$]化钠,已临床应用多年,是目前常用的甲状腺显像剂,但在诊断异位甲状腺和甲状腺癌时仍宜用放射性碘。作为甲状腺显像剂,$^{123}I$ 的核性质优于$^{131}I$,其发射的 γ 射线适宜 SPECT 显像,图像清晰且患者吸收剂量小,但由于$^{123}I$ 由加速器生产,价格较贵,供应有限,并且半衰期短,需即用即制,使其应用受到一些限制。

1993 年,Kaminsky 等研究表明,钠碘同向转运体(sodium iodide symporter,NIS)是甲状腺激素合成过程中转运碘的糖化膜蛋白,主要功能是调控甲状腺细胞摄取碘,将血碘主动转运入甲状腺细胞。放射性碘被甲状腺摄取,参与合成甲状腺素,使其浓聚于甲状腺而发挥其诊断、治疗作用。近年,人 NIS 基因的克隆成功,使人们对多种甲状腺疾病的分子机制有了更深入的认识。

近年来,在甲状腺结节检查方面,核医学与其他技术,如超声扫描和细针穿刺抽吸术(fine needle aspiration,FNA)活检相结合,提高了诊断特异性。而除上述比较经典的核医学临床常规诊断用放射性药物之外,甲状腺疾病诊断也引入了氯化亚铊[$^{201}Tl$](thallium[$^{201}Tl$]chloride,$^{201}TlCl$)、锝[$^{99m}Tc$]甲氧异腈($^{99m}Tc$-methoxyisobutylisonitrile,$^{99m}Tc$-MIBI)、$^{99m}Tc$(V)-二巯丁二酸($^{99m}Tc$(V)-dimercaptosuccinate,DMSA)、氟[$^{18}F$]脱氧葡糖(fludeoxyglucose[$^{18}F$],$^{18}F$-FDG)、6-氟[$^{18}F$]-L-多巴(fluorodopa[$^{18}F$],$^{18}F$-DOPA)等放射性药物,另外,采用$^{68}Ga$、$^{111}In$ 标记的奥曲肽等放射性药物用于甲状腺疾病显像的研究也备受关注。

## 一、放射性碘药物

碘有 30 多种同位素,其中除$^{127}I$ 外都是放射性核素,它们具有不同的核特性,可供不同需要时选用。目前,用于临床甲状腺疾病诊断的放射性碘药物主要有碘[$^{123}I$]化钠和碘[$^{131}I$]化钠。随着加速器核素制备技术的发展,$^{124}I$ 得以成功制备,$^{124}I$-碘化钠用于 PET 显像也逐渐受到关注。这 3 种放射性碘药物的化学和生物学性质相同,仅核物理特性不同。

### (一)放射性碘的物理性质

目前,用于甲状腺疾病诊断的 3 种主要放射性碘同位素的核特性列于表 1-4-4。

表 1-4-4　3 种碘的放射性同位素核特性

| 核素 | 半衰期 | 衰变方式 | 辐射类型及主要射线能量/keV | | 主要生产方式 |
|---|---|---|---|---|---|
| $^{123}I$ | 13.22h | EC | γ | 159(83.3%) | $^{124}Xe(p,2n)^{123}Cs→^{123}Xe→^{123}I$ |
| $^{124}I$ | 4.17d | EC(77%) | γ | 603(62.9%) | $^{124}Te(p,n)^{124}I$ |
| | | $β^+$(23%) | | 723(10.4%) | |
| | | | | 1 691(10.9%) | |
| | | | $β^+$ | 1 535(11.8%) | |
| | | | | 2 137(10.9%) | |
| $^{131}I$ | 8.02d | $β^-$ | $β^-$ | 606(89.9%) | $^{130}Te(n,γ)^{131}Te→^{131}I$ |
| | | | | 336(13%) | |
| | | | γ | 364(81.7%) | |
| | | | | 637(7.2%) | |

如表 1-4-4 所示,在碘的放射性同位素中,$^{123}I$ 的半衰期为 13.22h,发射 159keV 的 γ 射线,最适用于核医学 SPECT 显像。$^{123}I$-NaI 用于甲状腺 SPECT 时,患者所受辐射剂量仅为$^{131}I$ 制剂的 1%,且分辨率高、图像清晰、诊断准确性更高。$^{123}I$ 主要由加速器制备,可通过$^{124}Xe(p,2n)^{123}Cs→^{123}Xe→^{123}I$ 核反应得到,氙气($^{124}Xe$)靶通过质子轰击生成$^{123}Cs$,$^{123}Cs$ 经 $β^+$ 衰变生成$^{123}Xe$,$^{123}Xe$ 从核外俘获一个电子生成$^{123}I$,采用富集

的$^{124}$Xe可大规模生产得到高纯度的$^{123}$I。另外,还可经$^{127}$I(p,5n)反应得到的$^{123}$Xe衰变而来,$^{127}$I原料价廉,最终产品放射性杂质少(仅有$^{125}$I,含量小于0.5%),但需通过50MeV以上的高能回旋加速器制备,产量低。由于需要加速器生产,产量低、价格高是目前碘[$^{123}$I]化钠尚难以推广应用的主要问题。

$^{124}$I半衰期为4.17d,通过EC和β$^+$衰变,发射1 535keV(11.8%)及2 137keV(10.9%)的β$^+$射线,可用于PET显像,基于PET检测的高分辨率,显像图像清晰,具有更高的灵敏度和检出率。$^{124}$I可通过多种核反应如$^{124}$Te(p,n)$^{124}$I、$^{124}$Te(d,2n)$^{124}$I、$^{121}$Sb(α,n)$^{124}$I等,由医用回旋加速器生产制备,目前最常用的制备方法为$^{124}$Te(p,n)$^{124}$I。$^{124}$I的β$^+$射线发射率较低(23%)、衰变纲图复杂和γ射线能量超高(1.5MeV),在一定程度上限制了其临床应用,目前国内外尚无上市批准的碘[$^{124}$I]化钠及其相关放射性药物品种用于甲状腺疾病的临床显像诊断。

$^{131}$I可在反应堆上通过核反应$^{130}$Te(n,γ)$^{131}$Te→$^{131}$I得到,通过对$^{130}$Te靶中子辐照生成$^{131}$Te,$^{131}$Te经β$^-$衰变生成$^{131}$I。另外,还可从$^{235}$U裂变产物中分离提取。$^{131}$I的半衰期为8.02d,主要通过β$^-$衰变并发射γ射线。由于其半衰期偏长,γ射线能量(364keV)高,空间分辨率差,$^{131}$I的显像质量不够理想,不太适合γ相机或SPECT显像诊断,且需要较厚的铅屏蔽防护;其发射的β$^-$射线也会给患者增加额外的辐射剂量却不提供任何有用的诊断信息。但因其可利用反应堆大量生产、价格便宜,所以目前仍是制备体内诊断放射性药物的放射性核素之一。$^{131}$I主要被大量应用于甲状腺疾病的治疗,在此方面的功能是其他放射性核素难以比拟和取代的。

### (二) 放射性碘化钠化学性质

碘为卤族元素,具有多种化学价态,放射性碘化钠中的碘为-1价阴离子(I$^-$),其还原能力较强,化学性质比较活泼,易被氧化,尤其在酸性介质中更不稳定,可被空气或溶液中的氧或被溶液中可能含有的碘酸根(IO$_3^-$)氧化,生成碘分子(I$_2$)并进一步被氧化成更高价态直至生成碘酸根(其中碘为+7价)。

碘分子(或碘化氢)具有挥发性,可能对操作放射性碘溶液的人员造成健康危害。为抑制上述氧化反应,可采取如下方法:①用缓冲剂保持溶液为碱性体系(pH 7.5~9.0),减少挥发态碘分子的生成;②采用抗氧化剂,如硫代硫酸钠阻止碘化物氧化;③用螯合剂,如乙二胺四乙酸(EDTA)盐类阻止由金属离子导致的催化氧化;④热和光会加速氧化反应,放射性碘应尽量避光低温储存。

放射性碘的辐射效应也能使水溶液中的碘化物发生间接氧化。$^{131}$I因其进行β$^-$衰变,辐射效应最为显著,辐射产生的自由基和过氧化物会将I$^-$氧化为I$_2$和IO$_3^-$,并且高放射性浓度和氧的存在还将使氧化加速,可通过降低放射性浓度和使用抗氧化剂如硫代硫酸钠等稳定剂来减少辐射效应。

### (三) 放射性碘化钠生物学性质

**1. 放射性碘在体内定位** 碘是甲状腺合成甲状腺激素的主要原料。甲状腺通过其滤泡细胞基底膜上表达的糖化跨膜蛋白NIS,对甲状腺细胞的碘摄取进行调控,NIS可主动摄取血液中的碘并转运至甲状腺组织。因此,放射性碘化钠能被甲状腺摄取和浓集,其摄取的量及用以合成甲状腺激素的速度与甲状腺的功能相关。用放射性碘测定甲状腺功能不会改变甲状腺的正常功能,可作为示踪剂评估甲状腺的生理状态。放射性碘也在其他器官及组织中浓集,如唾液腺、胃、乳腺等,但非甲状腺组织不能将浓集的碘有机化(合成甲状腺激素)。

**2. 药代动力学** 放射性碘化钠的药代动力学行为与非放射性碘化钠一致。口服后,碘化钠在胃肠道被快速吸收(60min内吸收90%)。进入血液后,碘化物分布到特定甲状腺室中,被甲状腺高度特异性摄取或经肾排出。在甲状腺中,碘化物被氧化成碘分子或被有机化。正常情况下,通过NIS运输可使甲状腺中的碘化物浓度达到其血浆浓度的25倍以上,而在甲亢的情况下则可能达到上百倍。NIS也可以调节碘化物向其他组织的主动转运,这些组织包括唾液腺、鼻泪管、泪囊、胃黏膜、泌乳期乳腺、脉络丛等。

根据甲状腺和肾脏功能的差异,放射性碘化钠总给药剂量的37%~75%经尿液排泄,约10%经粪便排泄,经汗液的排泄则几乎可忽略不计。

**3. 影响放射性碘摄取的因素** 影响甲状腺对放射性碘摄取的因素包括甲状腺的碘储存量、药物和化学物质的干扰、肾功能及甲状腺功能状态、给药后的时间等。

甲状腺碘储存量对碘摄取的影响表现在不同地区摄碘率正常值的差别,饮食中含碘量高的地区,甲状腺碘储存量较大,服下的放射性碘只有小部分能进入甲状腺。

含有碘化物的药物(包括中药和 X 线造影剂)、含溴药物、抗甲状腺药物、甲状腺激素、肾上腺皮质激素、避孕药、过氯酸盐、高锝酸盐、卤族元素等都能阻止甲状腺从血浆中摄取碘离子,并促使甲状腺内碘离子释放入血液。

对于肾衰竭的患者来说,由于通过肾脏清除的碘化物减少,一方面导致甲状腺碘储存量扩大,使摄碘率降低;另一方面放射性碘在体内循环的时间增长,又会提高摄碘率。临床结果将取决于这些因素的共同作用。

放射性碘摄取直接受甲状腺功能的影响,甲亢时摄取增加,甲减时摄取减少。另外,放射性碘摄取量也与给药时间密切相关。

**4. 放射性碘的生物学危害** 表现在对甲状腺功能的损伤,腺体病理组织学的改变,甚至诱发甲状腺肿瘤。放射性碘引起甲状腺功能损伤、病理组织学改变等属于确定性效应,表现为照射剂量越大,引起损伤程度越重。不同年龄对辐射的敏感性不同,儿童受照后甲状腺损伤较成人更重。放射性碘引起的甲状腺急性损伤表现为炎症反应、实质细胞肿胀和变性、毛细血管损伤、出血、滤泡坏死、纤维性病变等,慢性损伤以间质增生和纤维化为主。一般认为,甲状腺受照后甲状腺激素的分泌与腺体的合成会受到影响,摄碘功能降低,甲状腺上皮细胞的有丝分裂受到抑制,机体生长受到抑制,体重减轻。诱发甲状腺肿瘤属于随机效应,潜伏期平均为 8~15 年,发生时多为良性肿瘤,即使发展到甲状腺癌,死亡率也很低。

**(四)放射性碘化钠临床诊断应用**

放射性碘化钠是最早应用于临床的放射性药物,碘离子在体内主要被甲状腺摄取并参与甲状腺激素的合成,是研究甲状腺和甲状腺激素代谢的重要工具。放射性碘$[^{131}I/^{123}I/^{124}I]$化钠的化学及生物学性质一样,其临床甲状腺疾病诊断的用途主要有以下方面:

**1. 甲状腺功能测定** 甲状腺含有 5~8mg 碘,占全身总碘量的 80% 左右,是全身含碘最丰富的组织。甲状腺具有很强的摄碘能力,因此放射性碘能被摄取与浓聚,被摄取碘的量及用于合成甲状腺素的速度与甲状腺功能有关,可以通过测定吸碘率来检查甲状腺的功能。甲亢时甲状腺摄取和浓聚放射性碘的能力增强,甲减时减弱。甲状腺吸碘率异常,可作为诊断参考。甲状腺功能还可通过观察甲状腺以外脏器和体液中放射性碘的变化来测定。

**2. 甲状腺显像** 放射性碘在甲状腺中的浓集可反映甲状腺的摄碘情况。除了正常甲状腺外,通过放射性碘显像可观察到任何有摄碘能力组织的位置、大小和形状,比如有摄碘功能的异位甲状腺组织和分化较好的甲状腺癌转移灶。

根据甲状腺摄取碘的能力,可区分甲状腺部位的结节,放射性浓度高于正常甲状腺组织的是"热结节",与正常甲状腺接近的是"温结节",低于正常甲状腺的是"凉结节",无放射性的是"冷结节",临床上可由此判断甲状腺病变情况。与同样可用于甲状腺显像的$^{99m}TcO_4^-$相比,放射性碘在甲状腺的摄取更高,并可参与甲状腺激素的合成,因此甲状腺与血液的放射性碘摄取比值更高,图像本底低并更为清晰。

放射性碘全身显像可寻找到有摄碘功能的分化型甲状腺癌(differentiated thyroid cancers,DTC)转移灶,放射性碘诊断性全身扫描(diagnostic whole body scan,Dx-WBS)可以在甲状腺消融前检测摄碘灶从而优化$^{131}I$的治疗剂量。相比于 Dx-WBS,$^{131}I$治疗后全身扫描(post-treatment whole body scan,Rx-WBS)可发现更多转移灶,美国甲状腺协会(American Thyroid Association,ATA)指南将 Rx-WBS 作为$^{131}I$治疗后常规检查的推荐方法。

大多数甲状腺癌并不浓集放射性碘或摄碘率很低,尤其当有正常甲状腺组织存在时(即使甲状腺癌术后仅剩余少量甲状腺组织),放射性碘会被正常甲状腺组织浓集而造成转移灶不显像,因此必须先去除正常甲状腺组织,再用较大剂量的放射性碘进行全身显像,才能发现转移灶。

## 二、高锝$[^{99m}Tc]$酸钠($Na^{99m}TcO_4$)

高锝$[^{99m}Tc]$酸钠是含高锝$[^{99m}Tc]$酸根离子($^{99m}TcO_4^-$)的无菌等渗溶液,可供注射或口服。高锝$[^{99m}Tc]$酸钠注射液是无菌、无热原、澄清、无色的溶液,pH 为 4.5~7.5,可直接用于脑、甲状腺、唾液腺等显像,或用于制备多种$^{99m}$Tc 标记放射性药物。$^{99m}$Tc 是目前核医学应用最广泛的一种核素,其性质优异、价廉易得,也被认为是理想的诊断用放射性核素。

### (一)物理性质

$^{99m}$Tc 由同质异能跃迁(IT)方式衰变,半衰期为 6.01h,发射能量为 140keV 的单一 γ 射线,适于 γ 相机及 SPECT 显像,散射小、易准直、空间分布好;无 β$^-$ 射线,患者所受到的辐射剂量小,操作和防护较为容易。

$^{99m}$Tc 由 $^{99}$Mo 衰变(半衰期为 66.0h)而来,$^{99}$Mo 主要从 $^{235}$U 的裂变产物中分离得到,或利用中子轰击天然钼或富集钼,通过核反应 $^{98}$Mo(n,γ)$^{99}$Mo 而得到。$^{99}$Mo-$^{99m}$Tc 发生器主要有两种类型,一种为色谱发生器,是将裂变来源的 $^{99}$Mo 吸附在氧化铝交换柱上,该类发生器可获得高比活度的 $^{99m}$Tc;另一种是钼酸锆凝胶发生器,将通过中子轰击获得的 $^{99}$Mo 制成锆钼凝胶,从而可用低比活度的 $^{99}$Mo 制备高活度的发生器。发生器装配完成后,采用 10mL 0.9% 的氯化钠注射液对 $^{99}$Mo-$^{99m}$Tc 发生器进行淋洗,即可得到 Na$^{99m}$TcO$_4$ 溶液。$^{99}$Mo-$^{99m}$Tc 发生器淋洗效率高(80%~90%),使用寿命至少 1 周。

### (二)化学性质

从发生器淋洗出来的 $^{99m}$Tc 在生理盐水中 $^{99m}$TcO$_4^-$ 阴离子形式存在,其中锝为 +7 价,是锝的最高价态,$^{99m}$TcO$_4^-$ 也是锝最稳定的一种形态,在水溶液中及体内都高度稳定。另外,Na$^{99m}$TcO$_4$ 经还原剂作用可产生较低价态的锝,主要为 Tc(Ⅲ)、Tc(Ⅳ) 和 Tc(Ⅴ)。这些价态的 $^{99m}$Tc 可与多种螯合基团配位形成配合物,$^{99m}$Tc 这种可标记多种螯合物的化学特性,又使其被誉为"通用型(versatile)"核素。

### (三)生物学性质

**1. 定位机制** 高锝酸根($^{99m}$TcO$_4^-$)、高氯酸根(ClO$_4^-$)、高铼酸根(ReO$_4^-$)、硫氰酸根(SCN$^-$)、溴离子(Br$^-$)等许多阴离子的电荷、离子半径均与碘离子相似,因此可被甲状腺的滤泡细胞所捕获,当甲状腺局部发生病变时,摄取碘离子和捕获 $^{99m}$TcO$_4^-$ 的功能也常会发生变化。因此,可用 $^{99m}$TcO$_4^-$ 进行显像,显示甲状腺的位置、形态、大小、功能及病变部位。但 $^{99m}$TcO$_4^-$ 不能像碘一样参与甲状腺激素的合成与代谢,不能被有机化,仅是通过 NIS 被甲状腺吸收浓集。除甲状腺外,唾液腺、口腔、鼻咽腔和胃等的黏膜上皮细胞、异位胃黏膜和脉络丛等也对其有明显摄取并随分泌物分泌,这使得唾液腺和它的分泌物可能会造成假阳性异位甲状腺显像。

**2. 药代动力学** 静脉注射后,Na$^{99m}$TcO$_4$ 在血中的放射性清除呈多指数规律,并且随个人情况变化范围较宽,未服过氯酸钾(抗甲状腺药物)时,$^{99m}$TcO$_4^-$ 血中半清除期为 1~2min(50%~60%)、5~20min(15%)和 100~300min(20%~30%);如已服过氯酸钾,这些半清除期将显著延长。注射后 1h,血流循环中总放射性的 30% 在红细胞里(以自由扩散的方式出入红细胞),70% 在血浆里,而血浆中的放射性约 75% 与蛋白质结合,其中约有 1/3 的结合是不紧密的。

甲状腺、唾液腺和胃较快地主动摄取 $^{99m}$TcO$_4^-$。静脉注射后 20~30min,大多数人甲状腺摄取达到峰值,通常摄取值为注射剂量(injected dose,ID)的 0.5%~3.75%。注射后 1h 的放射性分布:30% 在胃黏膜和胃液里,5% 在唾液腺和唾液里,2% 在甲状腺。哺乳期女性在注射 $^{99m}$TcO$_4^-$ 的第一个 24h 内,乳汁分泌 0.3%ID。$^{99m}$TcO$_4^-$ 还能穿过胎盘膜。如口服给药,甲状腺摄取 $^{99m}$TcO$_4^-$ 的峰值时间约为 1h。

$^{99m}$TcO$_4^-$ 的组织分布和血液清除与碘离子相似,但体内排泄行为不同。$^{99m}$TcO$_4^-$ 的肾清除速度(17mL/min)约为碘离子的 1/2,约 80% 以上被肾小管重吸收,这也是静脉注射后血浆清除慢的原因。碘离子在肠道里被完全吸收,而 $^{99m}$TcO$_4^-$ 则部分被吸收,部分经肾清除。72h 内,约 50% 由尿和粪便排出体外。

**3. 影响摄取的因素** 碘以及与碘相似的阴离子,都会影响 $^{99m}$TcO$_4^-$ 的摄取。例如,口服高氯酸钾(或钠)、碘化钾或复方碘溶液等均能抑制 $^{99m}$TcO$_4^-$ 被甲状腺、脑脉络丛和胃黏膜等摄取,还会影响 $^{99m}$TcO$_4^-$ 的血液清除和体内分布。

### (四)临床诊断应用

**1. 甲状腺显像** Na$^{99m}$TcO$_4$ 静脉注射 30min 后,其甲状腺显像与碘[$^{131}$I]化钠给药 24h 后的显像结果高度吻合,且辐射剂量较低。

(1)甲状腺动态显像:主要观察甲状腺血流灌注情况,以甲状腺显像颈动脉时间—放射性曲线差异检查甲状腺癌、甲亢、甲减、功能自主性甲状腺结节(结节部位放射性高于正常甲状腺组织,或仅结节显像而正常甲状腺组织不显像)等异常动态显像与正常甲状腺的区别,辅助诊断甲状腺疾病。

（2）甲状腺静态显像:可以显示甲状腺的位置、形态和大小,并且根据放射性分布状况观察病变部位的功能变化,用于诊断甲状腺结节和某些甲状腺炎,判断颈部肿块与甲状腺的关系,以及评估甲状腺重量等。

**2. 甲状腺摄取试验**　为降低患者受照剂量,甲状腺摄取试验可以与甲状腺显像相结合同时进行。注射 $Na^{99m}TcO_4$ 溶液 30min 后,用 γ 相机测定甲状腺摄取率。这样做有多方面优点:①快速、简便,一次采集,全过程只需 30~32min;②甲状腺吸收剂量低,对各年龄段患者均较安全;③短期内可重复测定。

## 三、锝[$^{99m}$Tc]甲氧异腈($^{99m}$Tc-MIBI)

$^{99m}$Tc-MIBI 由甲氧异腈(MIBI)与还原的$^{99m}$Tc 在水溶液中于沸水浴加热 5~15min 的条件下络合而成,位于中心的 Tc(I)原子被 6 个亲脂性配体围绕,通过异腈碳配位形成单价阳离子,其核物理性质与高锝[$^{99m}$Tc]酸钠相同。

$^{99m}$Tc-MIBI 是一种带正电荷的脂溶性分子,被动扩散进入细胞,在细胞膜与线粒体内膜的电位差和静电引力的作用下,90%进入线粒体。$^{99m}$Tc-MIBI 的主要适应证是心肌灌注显像,由于肿瘤细胞代谢活跃,线粒体含量丰富,因此也被用于肿瘤显像。研究表明,$^{99m}$Tc-MIBI 可被甲状腺组织及甲状腺癌转移灶摄取,且该摄取不受外源性甲状腺素的影响。

### （一）甲状腺显像

$^{99m}$Tc-MIBI 被动性地通过细胞膜,主要定位于细胞质和线粒体内。甲亢时,血流量及线粒体数目增多,$^{99m}$Tc-MIBI 可浓集于甲状腺被靶器官摄取。

$^{99m}$Tc-MIBI 的体内生物分布具有随血液快速清除的特点。过氯酸盐等药物可通过竞争性抑制阻断甲状腺对$^{99m}$TcO$_4^-$ 的摄取,但不影响甲状腺对$^{99m}$Tc-MIBI 的摄取,但可通过竞争性抑制,阻断甲状腺对游离$^{99m}$Tc 的摄取。显像研究表明,甲状腺对$^{99m}$Tc-MIBI 的摄取峰时为(3.85±1.50)min,半清除时间为(27.16±12.83)min,摄取率为注射剂量的 0.32%±0.20%ID;$^{99m}$TcO$_4^-$ 与$^{99m}$Tc-MIBI 的甲状腺摄取比为 9.83±4.96。

$^{99m}$Tc-MIBI 在甲状腺疾病诊断中的主要应用:①快速、有效地诊断甲亢。②评价胸内甲状腺范围,用于鉴别纵隔肿物是否为胸位甲状腺。③诊断自主功能性甲状腺结节,可使功能受抑制的正常甲状腺组织显像;与促甲状腺激素刺激试验相比,具有简便、无过敏反应的优点。④$^{99m}$Tc-MIBI 全身显像可用于检查未分化、分化型甲状腺癌以及甲状腺髓样癌(medullary thyroid carcinoma, MTC)的转移灶,适用于碘不能浓集的甲状腺癌手术残留组织和转移灶、复发的显像。

### （二）甲状旁腺显像

1989 年首次报道$^{99m}$Tc-MIBI 可定位于甲状旁腺,用于检查甲状旁腺的腺瘤和增生,及诊断甲状旁腺功能亢进(简称甲旁亢)。$^{99m}$Tc-MIBI 在甲状旁腺显像方面的作用与$^{201}$Tl 相同,但临床应用比$^{201}$Tl 广泛。与$^{201}$Tl 的对比研究显示,$^{99m}$Tc-MIBI 在甲状旁腺组织的摄取高于甲状腺,可对甲状旁腺腺瘤和增生组织进行定位显像,靶与非靶比值较高,并且对患者的辐射剂量可降低至约为$^{201}$Tl 的 1/10。因此,$^{99m}$Tc-MIBI 被认为是比$^{201}$Tl 更为适用的甲状旁腺显像剂。

$^{99m}$Tc-MIBI 在甲状旁腺显像中的应用主要包括:①代替$^{201}$Tl,与 Na$^{99m}$TcO$_4$ 或碘[$^{123}$I]化钠共用的减影法;②单独使用的双(时)(早期与延迟)相法。

## 四、$^{99m}$Tc(V)-二巯丁二酸[$^{99m}$Tc(V)-DMSA]

$^{99m}$Tc-二巯丁二酸($^{99m}$Tc-DMSA)是由二巯丁二酸(DMSA)与还原的$^{99m}$Tc 络合而得。$^{99m}$Tc-DMSA 主要有两种配合物,用于肾实质显像的$^{99m}$Tc(Ⅲ)-DMSA 和用于肿瘤显像的$^{99m}$Tc(V)-DMSA。研究发现,用$^{99m}$Tc 标记 DMSA 时,将反应溶液的 pH 调至 8,可得到$^{99m}$Tc(V)-DMSA,其中$^{99m}$Tc 处于+5 价。

$^{99m}$Tc(V)-DMSA 的生物学行为与酸性条件下标记得到的$^{99m}$Tc(Ⅲ)-DMSA 有很大不同,显示亲肿瘤的性质,用作软组织肿瘤显像剂,对头颈部肿瘤,特别是甲状腺髓样癌,具有较高特异性。

$^{99m}$Tc(V)-DMSA 在临床用于甲状腺髓样癌的诊断,探查残留病灶、评价疗效和寻找复发和转移灶。

## 五、氯化亚铊[$^{201}$Tl]($^{201}$TlCl)

铊有 20 多种同位素,$^{201}$Tl 是目前其中唯一适合于临床核医学使用的核素。$^{201}$Tl 半衰期为 3.04d,通过电子俘获方式衰变,主要发射 135keV(12%)和 167keV(18%)的 γ 射线。$^{201}$Tl 主要通过加速器制备,可用质子(31MeV)轰击天然铊金属靶,核反应为$^{203}$Tl(p,2n)$^{201}$Pb,$^{201}$Pb 经电子俘获衰变获得$^{201}$Tl。用硝酸溶靶后,将$^{201}$Pb 与靶基体分离并放置一定时间,使其衰变成$^{201}$Tl。再经离子交换去除残存的$^{201}$Pb,并将所得$^{201}$Tl$^{3+}$还原成$^{201}$Tl$^{+}$,蒸干,用生理盐水溶解后灭菌,即得$^{201}$TlCl 注射液。

$^{201}$Tl 的标记药物很少,目前用于临床的只有$^{201}$TlCl。铊的氧化价态有 +1 价、+3 价两种,溶液中 +1 价比较稳定,+1 价的铊离子半径与钾离子半径相近,其生物学特性也与钾相似,能进入心肌,因此其主要用途是作为心肌灌注显像剂。

$^{201}$TlCl 除了能被心肌细胞选择性摄取外,还可定位于甲状旁腺腺瘤,并在甲状旁腺增生等异常组织如甲状腺腺瘤、肿瘤(如甲状旁腺癌)和结节有一定摄取。$^{201}$TlCl 在甲状旁腺疾病诊断中主要用于甲状旁腺功能亢进的辅助诊断与甲状旁腺腺瘤的术前定位及异位甲状旁腺诊断。

20 世纪 80 年代初期以来,发展了由$^{201}$Tl 颈部显像扣去$^{99m}$TcO$_4^-$甲状腺显像的方法,以提高甲状旁腺腺瘤的定位准确率,至 20 世纪 90 年代末,这已成为放射性核素甲状旁腺定位的标准技术。也有研究认为,$^{99m}$TcO$_4^-$在细胞外液中被动扩散,增加了本底,且易在较大的甲状旁腺腺瘤中聚集,会导致假阳性结果;而$^{123}$I 不被甲状旁腺摄取,本底低,可被甲状腺摄取并有机化,有利于与甲状腺实质性疾病相区别,故以$^{123}$I 代替$^{99m}$TcO$_4^-$用于$^{201}$Tl 的扣除显像可能更有利于探测重量较小的异常甲状旁腺。

## 六、$^{18}$F 标记的诊断药物

### (一)氟[$^{18}$F]脱氧葡糖($^{18}$F-FDG)

$^{18}$F 属于正电子放射性核素,利用医用回旋加速器通过质子轰击富$^{18}$O 水发生(p,n)核反应产生,$^{18}$F 的半衰期是 109.7min,衰变过程中释放出正电子,释放的正电子很快与周围的电子结合发生湮没,释放两个方向相反、能量为 511keV 的 γ 射线,可用于进行 PET 显像。$^{18}$F-FDG 由$^{18}$F 取代葡萄糖 2 位的羟基生成,以 1,3,4,6-四乙酰基-2-三氟甲磺酰吡喃甘露糖为起始原料,经亲核反应、水解和纯化三步,利用自动合成模块制得$^{18}$F-FDG 注射液。

作为一种葡萄糖类似物,$^{18}$F-FDG 主要被脑、肾脏以及癌细胞等葡萄糖高利用率细胞所摄取。在这些细胞中,葡萄糖被磷酸化,形成 FDG-6-磷酸,但后续的糖酵解过程由于缺少葡萄糖 2 位的氧而无法继续进行,因此$^{18}$F-FDG 可以很好地反映体内细胞对葡萄糖摄取和磷酸化的分布情况,用于脑、心肌、肿瘤和炎症显像。由于恶性肿瘤细胞代谢旺盛,导致其对葡萄糖的需求增加,静脉注射$^{18}$F-FDG 后,大多数肿瘤病灶会表现为对$^{18}$F-FDG 的高摄取,因此也可应用$^{18}$F-FDG 早期发现全身原发肿瘤及转移病灶。

$^{18}$F-FDG 在甲状腺疾病中主要用于甲状腺癌及其转移灶的显像诊断。目前认为,$^{18}$F-FDG 在甲状腺癌的初始分期(术前或放射性碘消融前)中没有明显作用,不过其在 DTC 诊断中的作用已得到公认。2015 年版 ATA 指南指出,$^{18}$F-FDG 在 DTC 诊断中最重要的价值体现于它在放射性碘扫描阴性而甲状腺球蛋白升高患者中的应用。

Rodríguez 等人研究评估了$^{18}$F-FDG 在生化复发 MTC 病灶诊断中的作用,结果表明$^{18}$F-FDG 在高血清降钙素水平下具有更好的诊断作用,其高阳性预测值将对治疗产生积极影响。

### (二)氟[$^{18}$F]-L-多巴($^{18}$F-DOPA)

$^{18}$F-DOPA 是 L-多巴的类似物,在体内代谢过程与 L-多巴相似,经多巴脱羧酶转化为 6-氟[$^{18}$F]-多巴胺,能反映体内多巴胺的合成情况。$^{18}$F-DOPA 的制备,常以 6-锡甲基-3,4-O-Boc-L-DOPA-乙酯-N-Boc 作为标记前体,经亲电取代、水解和 HPLC 纯化三步制得$^{18}$F-DOPA 注射液。$^{18}$F-DOPA 注射液含 10% 乙醇,其 pH

为 5~7,放化纯度大于 95%。

$^{18}$F-DOPA 可被神经内分泌肿瘤(包括 MTC)中显著上调的跨膜氨基酸转运蛋白系统摄取,用于早期诊断 MTC 复发及远处转移灶。研究表明,$^{18}$F-DOPA 对每例患者和每个病灶的检测率分别为 66% 和 71%,并且在具有较高降钙素水平和较低降钙素倍增时间的患者中检出率会显著增加。Rasul 等人的研究表明,与超声检查相比,$^{18}$F-DOPA 在检测原发性 MTC 及淋巴结转移方面具有高灵敏度。

欧洲核医学协会(European Association of Nuclear Medicine,EANM)2019 年发布的"PET/CT 检查甲状腺髓样癌"指南中指出,$^{18}$F-DOPA 对检测 MTC 复发及转移有效。

## 七、其他甲状旁腺显像制剂

锝[$^{99m}$Tc]替曲膦注射液($^{99m}$Tc-tetrofosmin,$^{99m}$Tc-TF)是 1993 年推出的心肌灌注显像剂。通过对比研究,$^{99m}$Tc-TF 可与 $^{99m}$Tc-MIBI 一样用作甲状旁腺显像剂,但均应扣除 $^{99m}$TcO$_4^-$ 的甲状腺显像为宜。另外,在 SPECT 甲状旁腺检查失败时,也可采用 PET 显像制剂 $^{11}$C-蛋氨酸($^{11}$C-methionine,$^{11}$C-Met)和 $^{18}$F-FDG 进行检查。

## 八、其他甲状腺显像药物研究

$^{131}$I、$^{123}$I 全身扫描(whole body scanning,WBS)的局限性是无法显像缺碘"冷结节",包括 MTC、分化程度较低的乳头状癌、一些 Hürthle 细胞癌和间变性癌的滤泡状甲状腺癌。上述局限性使得其他受体显像放射性药物,如 $^{111}$In-DOTATOC、$^{68}$Ga-DOTATOC、$^{68}$Ga-DOTA-Tyr$^3$-Octreotate($^{68}$Ga-DOTATATE)、$^{111}$In-DOTA-cholecystokinin($^{111}$In-DOTA-CCK)、$^{99m}$Tc-demogastrin 2 等成为甲状腺显像药物一个新的研究方向。

### (一)靶向生长抑素受体药物

像许多其他形式的分化型内分泌肿瘤一样,甲状腺癌也表达生长抑素受体。在大多数不摄取碘的甲状腺癌或对连续性放射性碘治疗不敏感的患者中,生长抑素受体过表达,对放射性核素标记生长抑素(somatostatin,SST)类似物摄取明显,因而可对这些患者进行生长抑素受体显像。

放射性核素标记的 SST 类似物,如奥曲肽(octreotide)、兰瑞肽(lanreotide)、伐普肽(vapreotide)(RC160)和地普奥肽(depreotide)(P829)等能与肿瘤部位过表达的 SST 受体特异性结合,进入肿瘤细胞(内化)后在溶酶体内降解成最终的代谢产物,并长时间停留在细胞内,达到显像和治疗的目的。用于甲状腺癌的生长抑素受体显像剂主要有 $^{111}$In-DTPA-Octreotide、$^{111}$In-DOTATOC、$^{99m}$Tc-EDDA/HYNIC-TOC、$^{99m}$Tc-P829、$^{68}$Ga-DOTATOC、$^{68}$Ga-DOTATATE 等。

MTC 复发患者 SST 受体 PET 显像研究结果表明,SST 受体显像剂对复发性 MTC 的检出率为 63.5%;而且在降钙素水平较高的患者中,检出率会进一步提高。

Virgolini 等人利用 $^{111}$In-DOTA-Lanreotide 与 $^{111}$In-DOTA-TOC 对 218 名肿瘤患者进行了诊断研究,其中放射性碘阴性的甲状腺癌患者 SST 扫描敏感性分别为 100%(17/17)和 95%(20/21)。Castroneves 等人的研究结果表明,$^{68}$Ga-SST 放射性药物在 MTC 患者中检测颈部淋巴结、肺转移和肝转移的敏感性分别为 56%、57% 和 9%;骨转移的敏感性为 100%,优于骨扫描(敏感性 44%)。

### (二)靶向胆囊收缩素 2 受体药物

超过 90% 的甲状腺髓样癌会过表达胆囊收缩素 2(cholecystokinin 2,CCK2)受体。胃泌素与胆囊收缩素具有相同的羧基末端序列,都可以与 CCK2 受体特异性结合,因此可对 CCK、胃泌素及它们的类似物进行放射性标记,开发诊断及治疗药物。

Fröberg 等人研究评估了 $^{111}$In-DOTA-CCK、$^{99m}$Tc-demogastrin 2、$^{111}$In-DOTA-MG11 等放射性标记 CCK/胃泌素及其类似物在 MTC 患者中的诊断和治疗潜力。研究结果显示,$^{99m}$Tc-demogastrin 2 闪烁显像有望成为 MTC 的诊断制剂,$^{99m}$Tc-demogastrin 2 对原发性 MTC 术前和颈部手术后 Cnt 水平升高的患者进行全身 CCK2 受体显像有助于定位 MTC 转移,即使是对直径<5mm 的小转移灶也依然有效。

## 第四节　甲状腺疾病治疗用放射性药物

1941年初,Saul Hertz采用治疗剂量的$^{131}$I对甲状腺功能亢进格雷夫斯病患者进行了治疗,这是首个利用人工制备的放射性核素治疗人类疾病的成功案例,并从此开启放射性核素治疗的临床应用。

现如今,利用$^{131}$I治疗甲状腺疾病经过70多年的临床实践已成为治疗核医学应用最早、最成熟、最广泛的一种典型治疗方法,许多国内外专业临床学会及相关指南都将其作为治疗成人甲状腺功能亢进的首选方法及分化型甲状腺癌综合治疗的重要组成部分,是大多数分化型甲状腺癌术后的一个主要治疗措施。就目前甲状腺疾病治疗用放射性药物而言,$^{131}$I仍将继续保持其主导地位。

针对$^{131}$I扫描阴性即不摄碘的病灶或$^{131}$I难治性甲状腺癌,也已研究开发出其他一些类型的放射性治疗药物并应用于临床,如$^{188}$Re药物、放射性标记靶向生长抑素受体和胆囊收缩素2受体的治疗药物。

### 一、碘[$^{131}$I]化钠($^{131}$I-NaI)

治疗用碘[$^{131}$I]化钠有胶囊、口服溶液和注射液3种剂型,其活性成分均为$^{131}$I-NaI。$^{131}$I-NaI治疗具有安全、简便、经济、疗效好等优点。治疗用碘[$^{131}$I]化钠胶囊可视为碘[$^{131}$I]化钠口服溶液的改良剂型,具有简化给药方式、降低对患者不必要的辐射损伤、减少放射性污染等优点。

$^{131}$I-NaI的理化特性、摄取机制、药代动力学等详见本章第三节。

#### (一)作用机制

$^{131}$I治疗是一种内照射治疗,$^{131}$I产生的电离辐射可以对目标细胞中的基因和一些分子形成杀伤作用,其治疗效果即来源于对甲状腺组织的电离辐射杀伤作用。利用$^{131}$I产生的电离辐射可破坏一部分甲状腺组织,在治疗甲亢的过程中,减少甲状腺激素的产生,使甲状腺功能恢复正常,由于$^{131}$I衰变发射的90%是$\beta^-$射线,其组织穿透能力相对较弱,因此不会穿过甲状腺包膜而损伤甲状旁腺或周围组织,使用比较安全。在治疗甲状腺癌及其转移灶的过程中,破坏甲状腺肿瘤组织、消除病灶。

#### (二)治疗甲亢

甲亢是一种较常见的内分泌疾病。甲亢的治疗方法主要有抗甲状腺药物、手术及$^{131}$I治疗3种。由于这3种方法各有优缺点,目前不同国家及地区对治疗方案的选择范围较广且没有定论,但均以$^{131}$I为治疗成年人甲亢的首选方法。适宜$^{131}$I治疗的甲亢类型主要有常见的格雷夫斯病和Plummer病。

在国内,$^{131}$I治疗格雷夫斯病一个疗程的治愈率为50%~80%。治疗效果与治疗剂量的正确把握有关,剂量大小主要取决于甲状腺重量、摄$^{131}$I率(每克甲状腺组织浓集$^{131}$I的量)以及碘在甲状腺中滞留的时间(有效半衰期)。

Plummer病在甲状腺显像图上显示为"热结节",其治疗原则必须消除"热结节"。大多数Plummer病患者在$^{131}$I治疗后,2~3个月临床症状会逐渐消失,4~8个月重复进行甲状腺显像会显示"热结节"消失。

#### (三)治疗甲状腺癌

甲状腺癌是一种常见的内分泌恶性肿瘤,其发病率在过去几十年里呈快速上升趋势。甲状腺癌包括乳头状癌、滤泡状癌、未分化癌和甲状腺髓样癌(medullary thyroid carcinoma,MTC)4种病理类型。其中,乳头状癌和滤泡状癌合称为DTC,约占甲状腺癌的90%。

甲状腺癌原发病灶绝大多数摄碘能力较低,$^{131}$I对原发病灶的治疗作用不大;但当甲状腺癌发生转移,在去除甲状腺组织后,约80%的转移灶具有选择性摄取$^{131}$I的能力,因此常用$^{131}$I治疗分化型甲状腺癌转移灶。$^{131}$I进入癌组织后,其发射的$\beta^-$射线可杀伤癌细胞,消除术后残余的甲状腺组织及甲状腺癌转移灶以达到治疗目的。$^{131}$I治疗应给予足够的剂量(一般为3.7~7.4GBq),对于骨转移灶,给药量应高于大小相似的肺或软组织转移灶。用$^{131}$I进行治疗,在给药前2~4周应避免服用含碘食物或药物,并停止使用含溴药物和抗甲状腺药物,以保证放射性碘被甲状腺或甲状腺癌的转移灶充分吸收。

$^{131}$I的治疗剂量比诊断剂量大得多,用药时应十分谨慎。$^{131}$I治疗的不良反应主要是辐射生物效应引起的全身辐射危害,全身辐射剂量不应超过2Gy,一般单次治疗给药量不宜超过7.4GBq。对妊娠女性及患

其他严重疾病的患者应尽量避免采用 $^{131}$I 治疗。

## 二、铼-188($^{188}$Re)治疗药物研究

$^{188}$Re 是一种治疗用放射性核素,与最常用诊断用放射性核素 $^{99m}$Tc 属同族元素,具有相似的化学性质,因此 $^{188}$Re 药物与相应的 $^{99m}$Tc 药物可构成"诊疗一体化"组合。$^{188}$Re 制剂的制备和使用与 $^{99m}$Tc 显像剂相似,目前已有多种 $^{188}$Re 标记的放射性药物被研发并应用于临床治疗研究。

$^{188}$Re 发射高能 β$^-$ 射线,物理半衰期为 17.0h,其 β$^-$ 射线的平均能量为 784keV,最大能量为 2.12MeV,足以穿透和破坏病变组织。此外,$^{188}$Re 衰变发射 155keV(15%)的低丰度 γ 射线还可用于显像和剂量计算。这些关键核特性使 $^{188}$Re 成为一种非常有潜力的治疗用放射性核素。

$^{188}$Re 可通过 $^{188}$W/$^{188}$Re 发生器较为方便地获得。$^{188}$W/$^{188}$Re 发生器可安装在医院或中心核药房,通过简单的淋洗步骤即可经济高效地获得无载体 $^{188}$ReO$_4^-$ 溶液。美国橡树岭国家实验室(Oak Ridge National Laboratory,ORNL)生产和销售非无菌 GMP 级 $^{188}$W/$^{188}$Re 发生器已有数年之久。比利时弗勒吕斯(Fleurus)的国家放射性元素研究所(Institute of Radioactive Element,IRE)也已开始常规生产和销售 $^{188}$W/$^{188}$Re 发生器,并配有 GMP 级遥控 $^{188}$ReO$_4^-$ 溶液浓缩系统。

高铼[$^{188}$Re]酸盐($^{188}$ReO$_4^-$)与 $^{99m}$TcO$_4^-$ 及碘化物的结构相似(离子半径相近,电荷相同),其摄取途径与 I$^-$ 相同,这已在表达钠碘共同转运体的癌症模型中得到验证。使用 $^{131}$I 进行肿瘤治疗的情况可能也同样适用于 $^{188}$ReO$_4^-$,在分化型甲状腺癌转移灶治疗中,使用 $^{188}$ReO$_4^-$ 替代 $^{131}$I 是一个潜在的选择。与此同时,利用载体将 NIS 基因特异性转染肿瘤细胞,使其能够摄取 $^{188}$ReO$_4^-$,也为其他肿瘤治疗提供了新的途径。

## 三、受体靶向治疗药物研究

### (一)靶向生长抑素受体药物研究

分化型甲状腺癌转移患者中有 20%~30%复发或转移灶是由肿瘤失分化所致,这一类复发或转移灶的肿瘤细胞失去了摄取碘的能力,故不具备放射性碘治疗的指征。对于 $^{131}$I 阴性的甲状腺癌,除了 $^{131}$I 难治性 DTC,还有未分化甲状腺癌以及 MTC,这些患者的治疗选择十分有限。研究表明,甲状腺及甲状腺肿瘤组织含有浓度不等的生长抑素受体,利用治疗用放射性核素标记的生长抑素类似物,为甲状腺癌靶向治疗提供了一种新的选择。

基于 octreotide 和 lanreotide 等 SST 类似物,研究人员开发了多种用于治疗 $^{131}$I 阴性甲状腺癌的靶向生长抑素受体的放射性核素治疗(peptide receptor radionuclide therapy,PRRT)药物,如 $^{90}$Y-DOTA-Tyr$^3$-Octreotide($^{90}$Y-DOTATOC)、$^{177}$Lu-DOTATOC、$^{90}$Y-[DOTA(0),D-Phe(1),Tyr(3)]-octreotate($^{90}$Y-DOTATATE)、$^{177}$Lu-DOTATATE 等。

Hendra 等人研究评估了 $^{90}$Y-DOTATATE 和 $^{177}$Lu-DOTATATE 在 16 例不摄碘型或放射性碘难治性甲状腺癌患者中的毒性和疗效,结果显示 4 名(36.4%)患者疾病稳定,2 名患者(18.2%)部分缓解,其余 5 名患者(45.5%)疾病进展。Kaplan-Meier 分析得出首次 PRRT 后的平均生存期为 4.2 年,中位无进展生存期为 25 个月。结果表明,对于不摄碘或 $^{131}$I 难治性甲状腺癌患者,PRRT 是一种很有前景的治疗选择,具有毒性低、缓解率较高、生存获益显著等优点。相对于不摄碘的 DTC 和混合癌(滤泡性与 MTC),MTC 对 PRRT 的反应更好。

Czepczyński 等人在 11 例晚期不摄碘 DTC 患者中做了一项 $^{90}$Y-DOTATOC 的临床研究,评估其安全性和有效性。在第四个疗程的 3 个月后对存活的 6 例患者进行实体瘤疗效评价标准(response evaluation criteria in solid tumours,RECIST)评估,1 名患者部分缓解,2 名患者病情稳定,3 名患者病情进展。自 PRRT 的第一个疗程开始,中位生存期为 21 个月。在患者中仅观察到轻微和短暂的血液毒性。结果证实 PRRT 具有良好的耐受性,对于某些放射性碘难治性 DTC 患者是一个有价值的治疗选项。

尽管这些临床研究结果令人鼓舞,但受试者较少,有必要进行更大样本量的前瞻性研究,以进一步验

证并确立 PRRT 在临床甲状腺癌治疗的安全性和有效性。

### （二）靶向胆囊收缩素 2 受体药物研究

利用放射性治疗核素如 $^{90}Y$、$^{111}In$ 和 $^{177}Lu$ 标记 CCK、胃泌素及其类似物有望开发出新的 MTC 治疗药物。一些靶向 CCK2 受体的多肽放射性治疗药物的治疗效果已在临床研究中得到了验证,但肾脏和骨髓毒性问题在一定程度上限制了其临床应用。目前,相关的研究仍在继续,几种具有 CCK2 受体亲和性的放射性治疗药物正在开展临床研究。

在一个欧洲跨国合作项目 COST BM0607 中,在体外和临床前动物模型中分别用 $^{68}Ga$、$^{177}Lu$ 和 $^{111}In$ 标记,研究了 12 种胃泌素和胆囊收缩素类似物。在这项研究中,DOTA-CP04 表现出极具潜力的特性,具有高代谢稳定性和受体亲和力,其肿瘤摄取高、滞留时间长且肾脏摄取相对较低。

GRAN-T-MTC( gastrin receptor analogue for personalized theranostic strategy in advanced MTC,用于恶性 MTC 个性化治疗的胃泌素受体类似物)是德国、奥地利等多国联合开展的项目,拟开发靶向 CCK2 受体的 MTC 诊断和治疗药物,$^{111}In$ 标记的新型生物标志物 CP04 一期临床研究结果验证了 $^{111}In$-CP04 的安全性;生物分布和剂量学数据表明,CP04 对 MTC 组织具有高特异性,$^{177}Lu$ 标记 CP04 有望用于治疗晚期 MTC。

Rottenburger 等人进行了前瞻性临床试验,研究新型胃泌素类似物 $^{177}Lu$-DOTA-( D-Glu )$_6$-Ala-Tyr-Gly-Trp-Nleu-Asp-Phe-NH$_2$( $^{177}Lu$-PP-F11N)对 MTC 转移灶进行治疗的有效性。6 名 MTC 患者接受了 2 次 1GBq 的 $^{177}Lu$-PP-F11N 治疗,结果表明,$^{177}Lu$-PP-F11N 具有良好的生物分布特性,其在 MTC 转移灶中有特异性浓聚,辐射剂量足以用于治疗;肾脏和骨髓的放射性剂量相对较小;照剂量较大的器官是胃。有必要开展进一步的临床研究,以评估 $^{177}Lu$-PP-F11N 的最大耐受剂量及疗效。

# 第五节　放射性药物的正确使用

放射性药物是一类特殊药物,既具有一般药物的特点,但又与一般药物存在差异,其中最大差异在于放射性药物带有放射性。为保证在达到诊断与治疗目的的同时,又尽量不使正常组织受到射线的损害,对放射性药物管理和正确使用的要求相比于一般药物更为严格。核射线是核医学临床实践中最基本的要素之一,国家对临床核医学的操作与管理出台了多个文件,在《放射诊疗管理规定》的核医学部分中,对医疗机构开展放射性药物诊疗项目的基本环境、设备、人员资质、辐射防护、管理等均提出了具体要求。

## 一、放射性药物使用资质与要求

1. 医疗机构设置核医学科或同位素室,必须配备与其医疗任务相适应的并经核医学技术培训的技术人员。非核医学专业技术人员未经培训不得从事放射性药品的使用工作。

2. 医疗机构应取得所在地的省、自治区、直辖市的公安、环保和卫生行政部门根据医疗单位核医疗技术人员的水平、设备条件核发相应等级的《放射性药品使用许可证》,无许可证的医疗单位不得在临床使用放射性药品。

3. 使用放射性药品必须符合国家放射性同位素卫生防护管理的有关规定,具有安全、防护和废气、废物、废水处理等设施,并建立严格的质量管理制度。

## 二、放射性药物使用场所要求

1. 临床核医学工作场所应按照《电离辐射防护与辐射源安全基本标准》( GB 18871—2002)中开放型放射性工作场所分级规定进行分级,并采取相应的放射防护措施。

2. 工作场所应备有收集放射性废物的容器,容器上应设有放射性标识。放射性废物应按长半衰期和短半衰期分别收集,并给予适当屏蔽。固体废物,如污染的针头、注射器和破碎的玻璃器皿等,应贮于不泄漏、牢固并有合适屏蔽的容器内。放射性废物应及时按《医用放射性废物的卫生防护管理》( GBZ 133—2009)进行处理。

3. 工作场所应配备通风橱,工作中应有足够风速(一般风速不小于 1m/s),排气口应高于本建筑屋脊,酌情设置活性炭过滤或其他专用过滤装置并定期更换,排出物在空气中的浓度不应超过有关法规标准规定的限值。

4. 工作场所应设有放射性污水池以存放放射性污水,直至符合排放要求时方可排放。废原液和高污染的放射性废液应专门收集存放。

5. 临床核医学诊断及治疗工作场所(包括通道)应注意合理安排和布局。尽量减少放射性药物和已给药患者通过非放射性区域。其布局应有助于实施工作程序,如一端为放射性物质贮存室,则依次设置为给药室、候诊室、检查室、治疗室等,并且应避免无关人员通过。

6. 给药室应与检查室分开,如必须在检查室给药,应具有相应的放射防护设施;候诊室应靠近给药室和检查室,并为受检者设立专用厕所。

## 三、放射性药物的运输与储存

### (一) 放射性药物的包装与运输

放射性药物的包装必须安全实用并符合放射性药品质量要求,具有与放射性剂量相适应的射线防护装置。一般将放射性药品装在一定厚度的屏蔽容器中,外包装必须贴有标签和放射性药品标识,内包装必须贴有标签,标签必须注明药品名称、放射性活度、装量、标定时间等内容,包装内附药品说明书。

放射性药物的运输必须由具有专业运输资质的运输机构承担,按照国家有关规定和相关要求,严禁任何单位和个人随身携带放射性药物乘坐公共交通运输工具。

### (二) 放射性药物的储存

1. 储存和使用放射性药物的场所,应当按照国家有关规定设置明显的放射性标志,其入口处应当设置安全和防护设施以及必要的防护安全连锁、报警装置或工作信号。

2. 放射性药物储存场所应该可靠、便利且有适当屏蔽设施。

3. 放射性药物应当单独存放,不得与易燃、易爆、腐蚀性物品等一起存放,并指定专人负责保管。

4. 贮存、领取、使用放射性药品时,应及时登记,做到账物相符。登记内容包括生产单位、到货日期、核素种类、理化性质、活度和容器表面污染检测结果,备用或剩余的放射性核素(包括放射性药品)必须放置在储源室中。

5. 对放射性药物贮存场所应当采取防火、防水、防盗、防丢失、防破坏、防射线泄漏的安全措施。定期对储源室进行剂量监测。

## 四、放射性药物的正确使用

临床使用放射性药物的目的在于准确诊断或治疗疾病。正确合理使用放射性药物应进行如下方面基本考虑。

### (一) 正确选择放射性药物

放射性药物应具有适宜的核性质、优良的化学与生物学性质。无论诊断用或治疗用放射性药物,其定位性能是一项重要的指标。应根据临床目标,结合各种放射性药物的定位机制、药代动力学及普通药物介入的影响等因素选择正确的放射性药物。

### (二) 施用放射性药物防护最优化

施用放射性药物进行诊断或治疗,主要是为了受药者个人的直接利益,其临床实践应具有正当性,防护应最优化,患者接受的剂量应是符合医学目的的尽可能低的水平,放射性药物的施用仍应遵循剂量限值的基本原则,尽可能降低对人体的辐射。

1. 在决定是否给患者施用放射性药物进行某项核医学诊断或治疗时,首先要做出正当性判断,即权衡预期需要或治疗后的好处与辐射引起的危害,只有所得利益大于危害时才进行施用。

2. 若有几种同类放射性药物可供诊断检查用,则选择所致辐射吸收剂量最小者;尽量采用先进的测量和显像设备,以便获得更多的信息,提高诊断水平,同时尽可能降低所施用药物的放射性活度。对治疗用放射性药物,则选择病灶辐射吸收剂量最大而全身及紧要器官辐射吸收剂量较小者。

3. 可采用必要的保护（如封闭某些器官）和促排措施，以尽量减少不必要的照射。

4. 对恶性疾病患者可适当放宽限制；对儿童、孕妇、哺乳期女性、育龄女性施用放射性药物要慎重、从严考虑。

### （三） 放射性药物使用及操作要求

1. 操作放射性药物前，应确保场所通风、屏蔽等防护措施满足条件，工作人员必须穿戴防护服、口罩、帽子、一次性手套、防护眼镜等用品。

2. 放射性药品的开瓶、稀释、分装等操作应在铅砖、铅玻璃防护屏等防护设施后进行。开瓶应在通风橱内进行，稀释与分装放射性药物应在铺有吸水纸的搪瓷盘内进行，不要直接在工作台上操作。

3. 放射性药物的放置应合理有序、易于取放，每次取放的放射性药物应只限于所需部分。贮存和转运放射性药物时均应使用相应的专门容器，取放容器中的内容物时不应污染容器，容器在运输时应采取恰当的放射防护措施。

4. 工作人员操作后离开放射性工作室前应洗手并进行表面污染监测，如其污染水平超过《电离辐射防护与辐射源安全基本标准》（GB 18871—2002）规定值，应采取相应去污措施。从控制区取出任何物品都应进行表面污染水平检测，以杜绝将超过规定表面污染控制水平的物品带出控制区。

5. **给药者向患者施予放射性药物前的注意事项** ①患者是否与申请单上的姓名相符；②准备施予的放射性药物名称、化学形式和活度是否与要求的相符；③是否准备使用非常规程序；④患者是否已做好准备工作，如禁食或停用影响检查的药物等；⑤安排好各项检查的先后顺序。

6. **给药者向患者施予放射性药物时的注意事项** ①给药时必须小心谨慎，注意注射药物是否泄漏于静脉周围，规定的活度是否全部注入。如有意外，必须立即向核医学医师报告。②给口服药物前检查患者能否正常吞咽，嘱咐患者服药时不要漏在口外，服药时应观察药物是否已全部吞下，并注视患者是否出现呕吐的任何指征。

7. **给药者向患者施予放射性药物后的注意事项** 给药者在给药后立即登记药物名称、药物来源、药物剂量、给药方式、给药时间、有无不良反应，最后给药者签名。

8. 用药后，注射器及其他器皿应置于放射性废物袋内，废物袋上应根据使用的核素衰变种类与半衰期长短分类，在废物袋外贴上标签，注明废物种类及丢弃时间。最后置于放射性废物库内保存、衰变。

## 五、放射性药物不良反应与预防

放射性药物的不良反应是指注射未超过一般用量、一般可耐受的放射性药物之后，出现异乎寻常的生理反应，但拿错药物或用量错误、药物质量明显低劣（如物理性状异常、粒度异常、明显的微生物或致热原污染）和未掌握好适应证等引起的不良后果不包括在内。放射性药物的不良反应通常与放射性本身无关，而是与普通药物一样，来自机体对药物中化学物质（包括细菌内毒素）的反应。

### （一） 放射性药物不良反应的表现

综合放射性药物不良反应报告中的症状，多数具有变态反应的性质，部分为血管迷走神经反应，少数为热原反应。症状多数较为明显，以颜面、躯干、肢体曲面、手掌等处的潮红和发痒、荨麻疹、肢体水肿、全身瘙痒、呼吸困难、胸部和喉头发紧等症状多见；少数表现为寒战、发热、血压上升或下降、冷汗、虚弱、眩晕、腹部疼痛、关节疼痛、恶心、呕吐和局部瘀斑。这些症状可在用药后立即或数分钟内发生，但多数在10min 至数小时内发生，也有少数在用药 10~48h 后发生。绝大多数不良反应在经过一些对症处置后即行缓解或消除。严重、典型的过敏性休克招致死亡者在国内外都曾发生过，但近年来已属罕见；如早期因含 $Fe^{3+}$ 和稳定剂而引起不良反应的药物现均已禁止使用。

### （二） 放射性药物不良反应的预防和处理

1. 预防

（1） 对静脉和鞘内注射的放射性药物应进行严格的物理性状观察（包括粒度检测），异常者禁止使用。

（2） 尽量选用不良反应较少的放射性药物，禁止使用含 $Fe^{3+}$ 和稳定剂的注射液。

（3）医疗机构自制放射性药物时，所用化学试剂均需符合医用标准，所有用具应无菌、无热原，并严格遵守无菌操作技术，制备步骤尽可能简单。

（4）取药和注射应严格遵守无菌操作，注射体积较小为宜。对不良反应较多的药物可适当稀释，并慢速注射。

（5）注射前应了解患者有无药物过敏史，必要时可用镇静剂。注射前需向患者交代检查方法，稳定患者情绪、消除其紧张恐惧心理。

2. **处理**　为了及时发现和处理不良反应，必须注意以下事项：

（1）注射室和检查室应备有急救箱，其中备有血压计、听诊器、手电筒、处理虚脱/休克的各种药物、注射器和银针等；备有氧气袋。以上设施应放置在固定易取的地方。

（2）发生不良反应可能性较大的患者，注射前应测量血压、脉搏，并最好取卧位注射。

（3）除"弹丸"式注射以外，注射速度应稍慢，注射过程中与患者亲切交谈，并密切注意其神态，遇有异常反应时应立即减慢注射速度甚至停止注射。

（4）注射完成后，应将患者留在注射室内，并由医务人员观察数分钟，确认无不良反应发生后方可让患者到候诊室待查，但室内最好不是单独一人。

（5）当发生不良反应时，医务人员应保持镇静，切勿惊慌。应使患者平卧，测量血压、脉率，并根据情况及时处理。如血压、脉率无明显变化，经安慰患者，使其平卧、保暖，一般都可自行缓解；出现荨麻疹、水肿、瘙痒、胸闷等症状，可以用一般抗过敏药；如为热原反应，则按常规处理；如血压明显降低，出现休克，成人可立即皮下或肌内注射 1:1 000 肾上腺素 0.5~1mg，严重者可以用生理盐水将肾上腺素稀释 10 倍后静脉注入，吸氧并静脉开放，必要时进行点滴氢化可的松和针灸治疗；在抢救过程中需请有关科室医师会诊，共同处理。

## 六、放射性废物的处理

在临床核医学工作及放射性药物使用过程中会产生许多放射性废弃物，按其形态分为固体废物、废液和气体废物。放射性废物不能以普通生活垃圾或医疗废弃物的方式处理，应根据废物的性状、体积、所含放射性核素的种类、半衰期、比活度等做相应处理。

**（一）固体放射性废物的处理**

固体放射性废物包括带有放射性的试纸、注射器、敷料、玻璃瓶等，核医学产生的固体废物均属于较短半衰期核素，如 $^{18}F$、$^{99m}Tc$、$^{153}Sm$、$^{201}Tl$、$^{67}Ga$、$^{131}I$、$^{32}P$ 等，半衰期小于 15d 的固体废物可采用放置衰变法。在密封、防护的条件下，将这些废物贮存在专门的污物桶内，污物桶周围应加有屏蔽防护措施和电离辐射标志，存放的放射性固体废物应标明核素种类、放置时间等。放置 10 个半衰期，用仪器测量已无放射性或放射性活度降低至豁免值以下后，可按一般非放射性废物处理。对于半衰期较长的放射性核素，可采取集中贮存方法，由专门机构妥为保管。

**（二）液体放射性废物的处理**

在核医学的诊断、治疗过程中，液体放射性废物主要是来自放射性药物残液、医疗器械的清洗液、污染物的洗涤水及患者的排泄物等。放射性废液的处理遵循以贮存为主的原则，通常进行多级贮存，衰变后再集中处理。放射性药物的核素通常为短半衰期核素，可采用放置法衰变处理，极少数长半衰期的液体放射性废物应先用沉淀凝集、离子交换等方法进行有效减容、固化后按固体放射性废物收集处置。为减少放射性废液排放，可采用沉淀、蒸馏或离子交换等措施，将大部分本身不具放射性的溶剂与其中所含的放射性物质分开，然后对非放溶剂单独处理，浓集的放射性废液再做专门处理。注射或服用放射性药物的患者应设有专用厕所，对其排泄物实施统一收集和管理，储存 10 个半衰期符合排放标准后排入下水道系统。如果池内沉渣难以排出，可先进行酸化，促进其排入下水道系统。对于含 $^{131}I$ 排泄物的处理，必须同时加入 NaOH 溶液或 10%KI 溶液，然后密闭存放。

**（三）气体放射性废物的处理**

放射性碘蒸气、放射性气溶胶、患者使用放射性药物后呼出的气体等均属于放射性气体废物。易升华的放射性药物如放射性碘的分装、标记等通常都需要在密闭的通风橱内操作,经高效过滤后的气体符合排放要求方可由烟囱排入大气,滤膜应定期更换,并作为固体放射性废物处理。呼出的气体放射性药物如含$^{133}$Xe、$^{99m}$Tc 等应设置特殊的吸收器收集,放置衰变。

（李洪玉　王宁　付博　杜进）

## 参考文献

[1] 王吉欣,卢玉楷.放射性药物学.北京:原子能出版社,1999.

[2] 范我,强亦忠.核药学.北京:原子能出版社,1995.

[3] 李立强,王凤,刘特立,等.碘-124 的生产、标记及在肿瘤 PET 分子影像的应用.同位素,2018,31(3):188-197.

[4] TREGLIA G,TAMBURELLO A,GIOVANELLA L. Detection rate of somatostatin receptor PET in patients with recurrent medullary thyroid carcinoma:a systematic review and a meta-analysis. Hormones,2017,16(4):362-372.

[5] RODRÍGUEZ-BEL L,SABATÉ-LLOBERA A,ROSSI-SEOANE S,et al. Diagnostic accuracy of $^{18}$F-FDG PET/CT in patients with biochemical evidence of recurrent,residual,or metastatic medullary thyroid carcinoma. Clin Nucl Med,2019,44(3):194-200.

[6] HAUGEN BR,ALEXANDER EK,BIBLE KC,et al. 2015 American Thyroid Association management guidelines for adult patients with thyroid nodules and differentiated thyroid cancer:the American Thyroid Association guidelines task force on thyroid nodules and differentiated thyroid cancer. Thyroid,2016,26(1):1-133.

[7] RASUL S,HARTENBACH S,REBHAN K,et al. $^{18}$F-DOPA PET/ceCT in diagnosis and staging of primary medullary thyroid carcinoma prior to surgery. Eur J Nucl Med Mol Imaging,2018,45(12):2159-2169.

[8] GIOVANELLA L,TREGLIA G,IAKOVOU I,et al. EANM practice guideline for PET/CT imaging in medullary thyroid carcinoma. Eur J Nucl Med Mol Imaging,2020,47(1):61-77.

[9] CASTRONEVES LA,COURA FILHO G,DE FREITAS RMC,et al. Comparison of 68Ga PET/CT to other imaging studies in medullary thyroid cancer:superiority in detecting bone metastases. J Clin Endocrinol Metab,2018,103(9):3250-3259.

[10] LEPAREUR N,LACŒUILLE F,BOUVRY C,et al. Rhenium-188 labeled radiopharmaceuticals:current clinical applications in oncology and promising perspectives. Front Med,2019,6:132.

[11] CZEPCZYŃSKI R,MATYSIAK-GRZEŚ M,GRYCZYŃSKA M,et al. Peptide receptor radionuclide therapy of differentiated thyroid cancer:efficacy and toxicity. Arch Immunol Ther Exp(Warsz),2015,63(2):147-154.

[12] KOLENC PEITL P,TAMMA M,KROSELJ M,et al. Stereochemistry of amino acid spacers determines the pharmacokinetics of 111In-DOTA-minigastrin analogues for targeting the CCK2/Gastrin receptor. Bioconjug Chem,2015,26(6):1113-1119.

[13] ERBA PA,MAECKE H,MIKOLAJCZAK R,et al. A novel CCK2/gastrin receptor-localizing radiolabeled peptide probe for personalized diagnosis and therapy of patients with progressive or metastatic medullary thyroid carcinoma:a multicenter phase I GRAN-T-MTC study. Pol Arch Intern Med,2018,128(12):791-795.

[14] ROTTENBURGER C,NICOLAS GP,MCDOUGALL L,et al. Cholecystokinin 2 receptor agonist 177Lu-PP-F11N for radionuclide therapy of medullary thyroid carcinoma:results of the lumed phase 0a study. J Nucl Med,2020,61(4):520-526.

[15] 黄钢.核医学与分子影像临床操作规范.北京:人民卫生出版社,2014.

# 第五章

# 甲状腺体外分析技术

## 第一节　放射免疫分析和免疫放射分析技术

### 一、放射免疫分析技术的基本原理

放射免疫分析(radioimmunoassay,RIA)是以放射性核素作示踪剂的标记免疫分析方法,其具有高度灵敏性、特异性和精确性等特点。其基本原理是利用一定量的放射性核素标记标准抗原(Ag),形成标记抗原($Ag^*$),$Ag^*$与待测抗原(Ag)竞争性结合限量的特异性抗体(Ab),以测定待测抗原的含量。

### 二、放射免疫分析技术的测定方法和步骤

#### (一) 抗原抗体反应

根据 RIA 原理,将未标记抗原(标准品和待测样品)、标记抗原和特异性抗体加入反应试管中,在一定条件(温度、时间及介质 pH)下进行竞争抑制反应。为取得最佳实验效果(如灵敏度及检测浓度范围),上述 3 种主要试剂可同时反应(平衡法),也可采用非平衡法,先加待测样品(或标准品)和抗血清,使非标记抗原与抗体达到结合平衡,然后再加入标记抗原竞争与抗体结合。

#### (二) 分离结合与游离标记物

RIA 反应平衡后,标记抗原与试剂抗体形成免疫复合物(B)。由于其含量极少,不能自行沉淀,因此需加入适当的沉淀剂才能将其彻底沉淀,然后经离心使其与游离的标记抗原(F)分离。某些小分子抗原也可采用吸附法分离 B 与 F。理想的分离方法应分离彻底、迅速;分离试剂和过程不影响反应平衡,而且效果不受反应介质因素的影响;操作应简单、重复性好以及经济。目前 RIA 常用的分离方法有以下数种:

1. **第二抗体沉淀法**　其原理是用 RIA 反应中的试剂抗体(一抗)如豚鼠的 IgG 免疫另一种动物(如羊),制得羊抗豚鼠 IgG 血清(二抗)。RIA 反应结束时,加入二抗,使其形成抗原、一抗-二抗的双抗体复合物;但因一抗含量甚微,此复合物也少,不易离心分离,一般还需加入一定量的与一抗同种动物的血清或 IgG,使其与二抗形成较大量的可见沉淀物,与双抗体复合物共沉淀;离心后,即可有效分离 B 和 F。也可将二抗与某些颗粒固相物连接,制成固相二抗,分离 B、F 效果也好。

2. **聚乙二醇(polyethylene glycol,PEG)沉淀法**　PEG 能非特异地沉淀抗原抗体复合物等大分子蛋白质,而不沉淀小分子抗原,因此 PEG 被广泛用于 RIA 实验作沉淀剂。其优点是沉淀完全、经济方便;但非特异性沉淀较多,且当温度高于 30℃时,沉淀物易复溶。

3. **PR 试剂法**　将二抗与 PEG 按一定比例混合成悬液后进行试验,是将第二抗体沉淀法和 PEG 沉淀法沉淀原理相结合的方法。此法保留了两者的优点,节省了二者的用量,且分离迅速、简便。

4. **活性炭吸贴法**　使用活性炭可吸附小分子游离抗原或半抗原,而大分子蛋白(如抗体和免疫复合物)则留在溶液中。抗原抗体反应后,加入活性炭颗粒,使游离的标记抗原(F)吸附到颗粒上,再离心使颗粒沉淀,上清液中含有的标记抗原抗体复合物(B)供测定。该法主要用于测定小分子抗原或药物的 RIA。

#### (三) 放射性测量及数据处理

分离 B、F 后,既可对标记抗原抗体复合物(B)进行放射性测量,也可根据 RIA 实验方法及目的,测定游离标记抗原(F)。绘制标准曲线(剂量-反应曲线),样品管以其测量或计算的反应参数,通过标准曲线

即可查出相应的待检抗原浓度,目前已普遍采用计算机进行数据处理、自动绘制标准曲线和打印样品抗原浓度。

### 三、免疫放射分析技术的基本原理

免疫放射分析(immunoradiometric assay,IRMA)是用过量放射性核素标记抗体($Ab^*$)与待测抗原进行非竞争性结合反应,达到动态平衡后,再加入固相标准抗原吸附除去游离标记抗体,通过测定上清液(含待测 $Ag-Ab^*$)的放射性活度推算样品中待测抗原含量。

### 四、免疫放射分析技术的测定方法和步骤

用过量放射性核素标记抗体($Ab^*$)与待测抗原进行非竞争性结合反应,反应式为 $Ag+Ab^* \rightleftharpoons Ag-Ab^* +Ab^*$。待充分反应后,加入黏附在固相介质上的标准抗原特异结合游离标记抗体,离心沉淀后,测定上清液(待测 $Ag-Ab^*$)的放射性活度,因为 $Ag-Ab^*$ 复合物中的放射性活度与待测抗原成正比,所以可以推算出样品中待测抗原含量。

IRMA 有单位点和双位点两种类型:

**1. 单位点 IRMA**　是先利用过量标记抗体与待测抗原进行反应,形成抗原-抗体复合物,反应平衡后,再用固相抗原结合反应液中剩余的未结合标记抗体并将其分离,测定上清液的放射量。

**2. 双位点 IRMA**　是先用固相抗体与抗原反应结合,然后再用过量的标记抗体与已结合于固相的抗原的另一抗原决定簇结合,形成固相抗体-抗原-标记抗体复合物,洗弃反应液中剩余的标记抗体,测定固相上的放射性。

2 种 IRMA 最后测得的放射性均与样品中待测抗原的含量正相关。

### 五、放射免疫分析技术和免疫放射分析技术的区别

RIA 与 IRMA 同属放射性核素标记免疫测定技术,在方法学上各具典型性。因此从某种意义上,二者的比较代表了标记免疫分析中竞争和非竞争结合方法学特点的比较。

**1. 标记物 RIA**　是以放射性核素标记抗原,抗原有不同种类,标记时需根据其理化的生物学特性,选用不同的放射性核素和方法;IRMA 则是标记抗体,为大分子蛋白,性质较稳定,不同抗体标记方法基本相同,标记抗体的比活度高,提高了测定的灵敏度。

**2. 反应速率**　与反应物浓度成正比,在 IRMA 反应中,标记抗体为过量,且抗原抗体结合为非竞争性,故反应速率比 RIA 快。

**3. 反应原理**　RIA 为竞争抑制性结合,反应参数与待检抗原量成反比,IRMA 为非竞争性结合,反应参数与待检抗原浓度呈正相关。

**4. 特异性**　IRMA 采用针对不同抗原决定簇的双抗体结合抗原,反应不易受交叉反应物干扰,测定特异性较高。

**5. 灵敏度和检测范围**　IRMA 反应中,抗原与抗体属非竞争性,微量抗原能与抗体充分结合;RIA 中标记抗原和待检抗原竞争,与有限量抗体的结合不充分,故 IRMA 测定的灵敏度明显高于 RIA。此外,由于抗体量大,能结合较多的抗原量,IRMA 用于抗原含量较高标本测定时,结果也较 RIA 好,IRMA 标准曲线工作范围较 RIA 宽 1~2 个数量级。

**6. 其他**　RIA 所用抗体为多克隆性,因此对其亲和力及特异性要求较高,但用量很少;IRMA 为试剂过量的非竞争性结合反应,对抗体亲和力的要求不及 RIA,但用量大。此外,RIA 可以测定大分子和小分子抗原,但 IRMA 则只能测定至少有两个抗原决定簇的抗原。

放射免疫分析技术自创立以来,由于其测定的灵敏度高、特异性强、精密度好,并可以对抗原和半抗原进行测定,且对仪器设备条件要求不高,因此广泛用于生物医学检验。但由于放射污染和危害、常用放射性核素半衰期短、试剂盒有效期不长、无法自动化分析等诸多不足,特别是近年来其他非放射性标记免疫测定技术及其自动化分析的飞速发展和普及,RIA 将会逐渐被这些优秀的标记免疫分析方法所取代。

# 第二节　酶免疫分析技术

## 一、酶免疫分析技术的基本原理

酶免疫分析技术是将抗原抗体反应的特异性和酶高效催化反应的专一性相结合的一种免疫检测技术。它是将酶与抗体或抗原结合成酶标记抗体或抗原,此结合物既保留了抗体或抗原的免疫学活性,同时又保留了酶对底物的催化活性。在酶标抗体(抗原)与抗原(抗体)的特异性反应完成后,加入酶的相应底物,通过酶对底物的显色反应,对抗原或抗体进行定位、定性或定量的测定分析。它通过利用酶催化底物反应的生物放大作用,提高了抗原抗体反应的敏感性。在经典的三大标记技术中,它具有检测灵敏度高、特异性强、准确性好、酶标记试剂能够较长时间保持稳定、操作简便、对环境没有污染等优点,而且容易与其他技术偶联衍生出适用范围更广的新方法。

## 二、酶、底物和固相载体

### (一) 酶的要求

一个酶蛋白分子每分钟可催化 $10^3 \sim 10^4$ 个底物分子转变成有色产物,用酶标记抗体或抗原建立酶免疫测定法,可使免疫反应的结果得以放大,保证测定方法的灵敏度,为此用于标记的酶应符合下列要求:

1. 酶的活性要强,催化反应的转化率高,纯度高。

2. 易与抗体或抗原偶联,标记后酶活性保持稳定,且不影响标记抗原与抗体的免疫反应性。

3. 作用专一性强,酶活性不受样品中其他成分的影响,受检组织或体液中不存在与标记酶相同的内源性酶或抑制物。用于均相酶免疫测定的酶还要求当抗体与酶标抗原结合后,酶活性可出现抑制或激活。

4. 酶催化底物后产生的产物易于判断或测量,方法简单易行、敏感和重复性好。

5. 酶、辅助因子及其底物对人体无害,酶的底物易于配制、保存,酶及其底物应价廉易得。

### (二) 常用的酶

1. **辣根过氧化物酶**(horseradish peroxidase,HRP)　来源于蔬菜植物辣根中,分子量 40kD,是由无色的糖蛋白(主酶)和亚铁血红素(辅基)结合而成的复合物。辅基是酶活性基团,最大吸收峰在波长 403nm 处;而主酶则与酶活性无关,最大吸收峰在 275nm。HRP 的纯度用 RZ 表示,它是以 HRP 分别在 403nm 和 275nm 处的吸光度比值来表示的。用于酶免疫技术的 HRP,其 RZ 值应大于 3.0。RZ 值仅说明血红素基团在 HRP 中的含量,并非表示 HRP 制剂的真正纯度,而且 RZ 值高的 HRP 并不意味着酶活性也高,RZ 值与酶活性无关。酶活性以单位 U 表示:即在 1min 内将 1μmol 底物转化为产物所需的酶量。酶变性后,RZ 值不变但酶活性降低,因此使用酶制剂时,酶活性单位比 RZ 值更为重要。HRP 是目前在酶联免疫吸附试验中应用最为广泛的标记用酶,主要是因为其一方面易于提取,价格相对低廉;另一方面性质稳定,耐热,与抗原或抗体偶联后活性很少受损失。

2. **碱性磷酸酶**(alkaline phosphatase,AP)　是一种磷酸酯水解酶,可以从大肠埃希菌或小牛肠黏膜提取,但两种来源的 AP 理化性质有所不同:菌源性 AP 分子量为 80kD,酶作用最适 pH 为 8.0;肠黏膜 AP 分子量为 100kD,最适 pH 为 9.6;后一种 AP 的活性高于前者。

3. **β-半乳糖苷酶**(β-galactosidase,β-gal)　来源于大肠埃希菌,分子量为 540kD,最适 pH 为 6.0 ~ 8.0。因人血中缺乏此酶,以其制备的酶标志物在测定时不易受内源性酶的干扰,从而提高特异性,被用于均相酶免疫测定中。

### (三) 常用的底物

1. **HRP 的底物**　作为供氢体的底物化合物较多,常用的有以下几种:

(1) 邻苯二胺(O-phenylenediamine,OPD):被认为是 HRP 最为敏感的色原底物之一。OPD 在 HRP 的作用下显橙黄色,加强酸如硫酸或盐酸终止反应后呈棕黄色,最大吸收峰在 492nm 波长。OPD 是酶联免疫吸附试验中应用最早的底物,但其应用液稳定性差,易变色,需新配制后在 1h 内使用,显色反应过程需避光,而且具有致癌性。由于 OPD 的不稳定性,现在的商品试剂盒中,OPD 均以片剂或粉剂供应,临用时再溶解于相应的缓冲液中。

（2） 四甲基联苯胺(tetramethyl benzidine,TMB):是一种优于 OPD 的新型 HRP 色原底物。TMB 经 HRP 作用后变为蓝色,加入硫酸终止反应后变为黄色,最大吸收峰波长为 450nm。TMB 具有稳定性好,成色无须避光、无致突变作用等优点,已成为目前酶联免疫吸附试验中应用最广泛的底物。缺点是水溶性差。

（3） 其他:美沙拉秦(5-氨基水杨酸,5-aminosalicylic acid,5-ASA)和 2,2-联氮-二(3-乙基-苯并噻唑-6-磺酸)二铵盐[2,2′-amino-di(3-ethyl-benzothiazoline sulphonic acid-6)ammonium salt,ABTS]也是 HRP 常用的底物。

**2. AP 的底物**　常用对-硝基苯磷酸酯(p-nitrophenyl phosphate,p-NPP),p-NPP 经 AP 作用后的产物为黄色对硝基酚,最大吸收峰波长为 405nm。

**3. β-半乳糖苷酶的底物**　常用 4-甲基伞酮基-R-D 半乳糖苷(4-methylumbelliferyl-β-D-galactopyranoside,4-MUU),酶作用后,生成高强度荧光物 4-甲基伞酮(4 methylumbelliferone,4-MU),其敏度性较 HRP 高 30~50 倍,但测量时需用荧光计。

**（四） 酶标记抗体或抗原**

酶标记抗体或抗原是指通过化学反应或免疫学反应,让酶与抗体或抗原形成结合物,也称酶标志物或酶结合物。酶结合物是酶免疫技术的核心组成部分。酶结合物的质量直接影响酶免疫技术的应用效果。

**1. 酶标记抗体或抗原的制备**　用于制备酶标志物的抗原要求纯度高,抗原性完整(半抗原应先与大分子载体蛋白交联);抗体则不仅需要特异性好、效价高、亲和力强以及比活性较高,而且需要能批量生产和易于分离纯化。目前常根据具体方法要求,选用单克隆抗体、多克隆抗体经纯化的 Ig 组分、Ig 的 Fab′ 和 F(ab′)₂ 片段等。

酶标记抗体或抗原的方法有多种,常因酶不同而用不同的标记方法。标记方法一般应符合:技术方法简单、产率高,且重复性好;标记反应不影响酶和抗原或抗体的活性;酶标志物稳定,应避免酶、抗体(抗原)以及酶标志物各自形成聚合物等。常用的标记方法有交联法和直接法两种。交联法是以双功能交联剂为"桥",分别与酶和抗体(抗原)连接而形成结合物,因此交联剂至少应有两个可与蛋白质分子通过化学反应而结合的反应基团,反应基团相同者称为同源双功能交联剂(如戊二醛),不同者称异源双功能交联剂(如 N-羟基琥珀亚胺)。直接法则是用过碘酸钠活化酶蛋白分子后,再与抗体(抗原)结合。下面分别介绍两种方法的基本原理:

（1） 戊二醛交联法:戊二醛是一种双功能团试剂,可以使酶与蛋白质或其他抗原的氨基通过它而偶联。戊二醛交联可用一步法(如连接 AP),也可用二步法(如连接 HRP)。戊二醛一步法操作简便、有效,而且重复性好。缺点是交联时分子间的比例不合格,大小也不一,影响效果。制备 HRP 抗体结合物也可用二步法,即先将 HRP 与戊二醛作用,透析除去戊二醛,在 pH=9.5 缓冲液中再与抗体作用而形成酶标抗体。其优点是酶标质量较均一,标记效率较一步法高。

（2） 改良过碘酸钠法:此法是目前用于 HRP 标记抗体或抗原的最常用方法。该酶含 18% 碳水化合物,过碘酸盐将其分子表面的多糖氧化为醛基。用硼氢化钠(NaBH₄)中和多余的过碘酸。酶上醛根很活泼,可与蛋白质结合,形成按摩尔比例结合的酶标记结合物。此法酶标志物产率较高。

**2. 酶标记物的纯化及鉴定**　标记完成后应除去反应液中的游离酶、游离抗体或抗原、酶聚合物及抗体或抗原聚合物,避免游离酶增加非特异显色,以及游离抗体或抗原起竞争作用而降低特异性染色强度,常用的纯化方法有葡聚糖凝胶 G-200/G-150 过柱层析纯化和 50% 饱和硫酸铵沉淀提纯等。每批制备的酶标记物都要进行质量和标记率的鉴定,质量鉴定包括酶活性和抗体(抗原)的免疫活性鉴定。常用免疫电泳或双相扩散法,出现沉淀线表示酶标记物中的抗体(抗原)具有免疫活性。沉淀线经生理盐水反复漂洗后,滴加酶的底物溶液,若在沉淀线上能显色,则表示酶标记物中的酶活性仍保留。

**（五） 固相载体**

除均相酶免疫测定外,各种非均相酶免疫测定反应最后都需要分离游离和结合的酶标记物。固相抗体或抗原就是把抗体或抗原结合到固相载体的表面上,是酶免疫技术中将游离和结合的酶标记物迅速分离的最常用方法,因此对固相材料和固相方法的选择是酶免疫测定的基础。

1. **固相载体的要求**　凡具备下述条件的材料均可作为固相载体:结合抗体或抗原的容量大;可将抗体或抗原牢固地固定在其表面,经长期保存和多次洗涤也不易脱落;不影响所固定的抗体或抗原的免疫反应性,而且为使反应充分进行,最好其活性基团朝向反应溶液,固相方法简便易行,快速经济。

2. **固相载体的种类和选择**

(1) 塑料制品:一般有聚苯乙烯、聚氯乙烯等,但目前国内外一般均使用聚苯乙烯塑料,此种材料具有很好的光透性和蛋白吸附能力,且很容易加工成试管、微孔板、微球、珠、膜等形状的固相,价格低廉。抗体或抗原是以非共价或物理吸附方式结合到此载体上的。此类固相载体的主要缺点是抗体(抗原)结合容量不高、固相抗体(抗原)脱吸附率较高且不均一,孔间变异大,重复性差,从而影响测定的灵敏度、精确度及检测范围。目前采用非共价和化学偶联共价方法进行抗原或抗体的固相化可改善上述缺点。

(2) 微粒:此类固相载体是由高分子单体聚合成的微球或颗粒,其直径单位多为微米(μm),由于带有能与蛋白质结合的功能基团,易与抗体(抗原)形成化学偶联,且结合容量大。此外,固相微颗粒在反应时,可均匀地分散到整个反应溶液中,因此反应速度快。加之可在其中包裹磁性物质,制成磁化微颗粒,反应结束后用磁铁吸引作为分离手段。此类载体正日渐普遍应用于自动化程序较高的荧光酶免疫测定和化学发光酶免疫测定等新技术中。

(3) 膜载体:常有硝酸纤维素膜(nitrocellulose,Nc)、玻璃纤维素膜及尼龙膜等微孔滤膜。它利用非共价键抗体(抗原),吸附能力较强,如 Nc 对大多数抗体(抗原)的吸附近100%。当样品量微少时,也能完全吸附,故已广泛用于定性或半定量斑点酶联免疫吸附试验的固相载体。

3. **包被与封闭**

(1) 包被:将抗原或抗体结合在固相载体上的过程称为包被。由于载体的不同,包被的方法也不同。目前普遍使用的聚苯乙烯载体,通常将抗原或抗体溶于缓冲液(常用为 pH=9.6 的碳酸盐缓冲液)中,加于酶联免疫吸附板孔中4℃过夜。包被好的固相载体在低温可放置一段时间而不失去免疫活性。

(2) 封闭:包被的蛋白质浓度过低,固相载体表面不能被此蛋白质完全覆盖,其后加入的血清标本和酶结合物中的蛋白质也会部分地吸附于固相载体表面,最后产生非特异性显色致本底偏高,在这种情况下,需用1%~5%的牛血清白蛋白或5%~20%的小牛血清再包被一次,清除此干扰,此过程称为封闭。

## 三、酶免疫分析技术的分类

酶免疫技术按实际应用目的可分为酶免疫测定(enzyme immunoassay,EIA)和酶免疫组织化学技术(enzyme immune histochemistry technique,EIHT)两大类,前者主要用于液体标本中抗原或抗体的定性和定量,后者主要用于组织切片或其他标本中抗原的定位。

EIA 是用酶标记抗原或抗体作标志物用于检测液体样品中可溶性抗原或抗体含量的微量分析技术。EIA 反应系统中,酶标抗体(抗原)经反应后,可与相应的抗原(抗体)形成免疫复合物,通过测量复合物中标记酶催化底物水解呈色的颜色深浅,可以推算待测抗原或抗体含量。根据抗原抗体反应后是否需将结合和游离的酶标志物分离,EIA 一般可分为均相和异相两种类型。

以标记抗体检测样品中抗原为例,EIA 反应原理简示如下(标记抗体过量):

$$Ag+Ab\text{-}E \rightarrow AgAb\text{-}E+Ab\text{-}E$$

上式中,Ag 为待检测抗原,AgAb-E 为被结合酶标抗体,Ab-E 为游离酶标抗体。异相 EIA 为抗原抗体反应后,需先将 AgAb-E 与 Ab-E 分离,然后再测定 AgAb-E 或 Ab-E 催化底物显色的活性,最后推算样品中 Ag 的含量。它又可分为液相 EIA 和固相 EIA,前者反应原理同放射免疫分析,试剂抗原(抗体)和待测抗体(抗原)均为液体,免疫反应在液体中进行,最后需用分离剂将游离与结合标志物分离后测定。固相 EIA 则是先需制备一种固相的试剂抗原(抗体),再与样品待测抗体(抗原)以及酶标抗原(抗体)反应,经洗涤去除未结合的游离标志物后,即可对结合于固相载体的抗原抗体复合物进行测定。

均相法则是利用 Ab-E 结合 Ag 形成 AgAb-E 复合物后,标记酶(E)的活性会发生改变的基本原理,可以在不将 AgAb-E 与 Ab-E 分离的情况下,通过直接测定系统中总的标记酶活性改变,即可确定 AgAb-E 的形成量,并进而推算出样品中待检 Ag 的浓度。

### (一) 均相酶免疫测定

均相法是利用酶标志物与相应的抗原或抗体结合后,标记酶的活性会发生改变的原理,可以在不将结合和游离酶标志物分离的情况下,通过测定标记酶的活性的改变,而确定抗原或抗体的含量。均相酶免疫测定主要用于小分子激素和半抗原的测定,均相法的优点是适合于自动化测定,但反应中被抑制的酶活力较小,需用灵敏的光度计测定,反应的温度也需严格控制,其应用相对要局限得多。最早取得临床实际应用的均相酶免疫试验是酶放大免疫测定技术(enzyme-mutiplied immunoassay technique,EMIT),随着新的均相酶免疫试验的发展,目前最为成功的是克隆酶供体免疫测定(cloned enzyme donor immunoassay,CEDIA)。

1. **酶放大免疫测定技术(EMIT)** 基本原理是半抗原与酶结合成酶标半抗原,保留半抗原和酶的活性。当酶标半抗原与抗体结合后,所标的酶与抗体密切接触,使酶的活性中心受到影响而活性被抑制。反应后,酶活力大小与标本中的半抗原量呈一定比例,从酶活力的测定结果就可推算出标本中半抗原的量。

2. **克隆酶供体免疫测定(CEDIA)** DNA 重组技术可分别合成某种功能酶(如 β-D 半乳糖苷酶)分子的两个片段,大片段称为酶受体(enzyme acceptor,EA),小分子称作酶供体(enzyme donor,ED),两者单独均无酶活性,一定条件下结合形成四聚体方具酶活性。克隆酶供体免疫测定(CEDIA)的反应模式为竞争法,测定原理为:标本中的抗原和酶供体(ED)标记的抗原与特异性抗体竞争结合,形成两种抗原抗体复合物。ED 标记的抗原与抗体结合后由于空间位阻,不再能与酶受体(EA)结合,而游离的 ED 标记的抗原上的 ED 可和 EA 结合,形成具有活性的酶,加入底物测定酶活性,酶活力的大小与标本中抗原含量成正比。

### (二) 异相酶免疫测定

异相酶免疫测定是目前应用最广泛的一类标记免疫测定技术。依据测定方法是否采用固相材料以吸附抗原或抗体,又分为液相和固相酶免疫测定两类:

1. **液相酶免疫测定** 主要用于检测样品中极微量的短肽激素和某些药物等小分子半抗原,近年来的发展使其灵敏度可达纳克(ng)至皮克(pg)水平,与放射免疫测定相近。但因酶标志物具有更好的稳定性,且无放射性污染,故近年有取代放射免疫测定的趋势。

异相液相酶免疫测定根据样品抗原加样顺序及温育反应时相不同而有平衡法和非平衡法两种。前者系将待测样品(或标准品)抗原、酶标抗原及特异性抗体相继加入后,进行一次性温育,待反应达平衡后,再加分离剂。经离心沉淀后,吸弃上清(含未与抗体结合的游离酶标抗原),测定沉淀物(酶标抗原抗体复合物)中加入酶底物液后的呈色吸光度值(absorbance,A),绘制标准曲线,即可测得样品中待检抗原含量。非平衡法则是先将样品(或标准品)与抗体混合反应达平衡,然后加入酶标记抗原继续温育一段时间,最后同平衡法进行分离游离、结合酶标志物并测定底物显色等步骤。一般而言,非平衡法可提高分析测定的灵敏度。

2. **固相酶免疫测定** 常用的为酶联免疫吸附试验。

酶联免疫吸附试验(enzyme-linked immunosorbent assay,ELISA)是一种酶标固相免疫测定技术。其基本原理是把抗原或抗体结合到某种固相载体表面,并保持其免疫活性;将抗原或抗体与某种酶连接成酶标记抗原或抗体,它既保留了免疫活性,又保留了酶的活性;测定时将受检样品(含待测抗原或抗体)和酶标记抗原或抗体按一定程序与结合在固相载体上的抗原或抗体反应形成抗原抗体复合物;用洗涤的方法将固相载体上形成的抗原抗体复合物与其他物质分开,结合在固相载体上的酶量与标本中受检物质的量成一定的比例;加入底物后,底物被固相载体上的酶催化变成有色产物,通过定性或定量检测有色产物量即可确定样品中待测物质含量。由于酶催化效率很高,故可极大地放大反应效果,从而使测定方法达到很高的灵敏度。

ELISA 可用于测定抗原,也可用于测定抗体。本法有 3 个必要的试剂:①固相的抗原或抗体;②酶标记的抗原或抗体;③酶反应的底物。

根据其测定抗原和抗体的不同而有不同的测定方法。①抗原测定:蛋白大分子抗原用得最多的是双抗体夹心法,而对于只有单个抗原决定簇的小分子,则使用竞争抑制法;②抗体测定:通常使用间接法、双抗原夹心法、竞争法和捕获法等。

(1) 检测抗原的方法

1) 双抗体夹心法:属于非竞争结合测定,是检测抗原最常用的方法,适用于检测含有至少两个抗原决定簇的多价抗原。其基本原理是先将特异性抗体与固相载体连接,形成固相抗体;加入待测标本并温育,使标本中的抗原与固相抗体充分反应,形成固相抗原抗体复合物,洗涤除去其他未结合物;然后加入酶标抗体并温育。使固相抗原抗体复合物与酶标抗体结合,形成固相抗体-待测抗原-酶标记抗体复合物(双抗体夹心),洗涤除去未结合酶标记抗体;加底物显色,固相上的酶催化底物成为有色产物,根据颜色反应的程度进行该抗原的定性或定量检测。

经典的双抗体夹心法,均采用两步法,即待测标本与酶标抗体分开加,两步温育。如果血清标本中有类风湿因子(rheumatoid factor,RF)存在,则可出现假阳性反应,因为 RF 是一种抗变性 IgG 的自身抗体,它能与多种动物的变性 IgG 的 Fc 部分结合,因此 RF 就可作为固相抗体和酶标抗体之间的桥接抗体,与固相抗体和酶标抗体的 Fc 段结合。双抗体夹心法只适用于二价或二价以上的较大分子抗原的测定,不能用于小分子半抗原的检测。

2) 双位点一步法:在双抗体夹心法基础上,进一步发展了双位点一步法。该法是针对抗原分子上两个不同且空间距离较远的决定簇的两种单克隆抗体,即包被使用一种单抗,酶标记使用另一种单抗。测定时将含待测抗原标本和酶标抗体同时加入进行反应,两种抗体互不干扰,经过一次温育和洗涤后,即可加入底物进行显色测定。但当待测抗原浓度过高时,过量的抗原可分别同固相抗体和酶标抗体结合而抑制夹心复合物的形成,出现钩状效应(hook effect),显色降低,严重时可出现假阴性结果。必要时,可将标本经过适当稀释后重复测定。

3) 竞争法:主要用于测定小分子抗原。大分子抗原因其具两个以上的抗原决定簇,多采用双抗体夹心法测定,而小分子半抗原(药物、激素等)只有一个抗原决定簇,只能采用竞争法测定。原理为先用抗小分子的特异性抗体如同双抗体夹心法一样包被固相,然后同时加入待测样本和酶标记的小分子,待测样本中的小分子与酶标小分子竞争与固相上的抗小分子的特异性抗体结合,温育一定时间后洗涤,加入酶底物显色。特点是:①酶标记抗原与样品或标准品中的非标记抗原具有相同的与固相抗体结合的能力;②反应体系中,固相抗体和酶标抗原是固定限量,且前者的结合位点少于酶标记和非标记抗原的分子数量和;③免疫反应后,结合于固相载体上复合物中被测定的酶标抗原的量(酶活性)与样品或标准品非标记抗原的浓度成反比。

(2) 检测抗体的方法

1) 间接法:检测抗体最常用的方法,属非竞争性结合试验。其原理是将抗原包被在固相载体上,加入待测样本,使样本中待测抗体与固相载体上的抗原结合形成固相抗原-受检抗体复合物;经温育洗涤后,加入酶标记抗抗体,也称为酶标二抗,是针对受检抗体的抗体,常用羊抗人 IgG,经温育洗涤后,在固相上即形成固相抗原-待测抗体-酶标抗抗体复合物,加入底物后根据显色的深浅确定待测抗体含量。

间接法由于采用的酶标抗抗体仅针对一类免疫球蛋白分子,通常用的都是抗人 IgG,严格地讲,所测的仅为抗体的 IgG 类,不涉及 IgA 和 IgM 类。此外,该法只需更换固相抗原,就可用一种酶标抗抗体检测各种与抗原相应的抗体,具有更广的通用性。但此法由于受血清中高浓度的非特异性 IgG 的干扰,通常待测标本需经一定稀释后才能测定。

2) 双抗原夹心法:可检测各类抗体,因此灵敏度和特异性要高于间接法。其原理类似双抗体夹心法,操作步骤也基本相同,也可采用一步法,只不过由于机体产生抗体 IgG 的效价有限,一般不会出现钩状效应。

3) 竞争法:抗体的检测一般不采用竞争法,但当相应抗原材料中含有与抗人 IgG 反应的物质,而且不易得到足够的纯化抗原或抗原的结合特异性不稳定时,可采用这种方法测定抗体。抗体的竞争法测定不同于单个抗原决定簇的小分子抗原的竞争法,其测定的可靠性主要受竞争抗体的特异性和亲和力影响,竞争抗体与待测抗体的特异性及亲和力越接近,则测定的可靠性越强,但竞争用的抗体均为相应抗原免疫动物所得,与机体感染病毒后所产生的抗体肯定会有所差异。

4) 捕获法:又称反向间接法,主要用于血清中某种抗体亚型成分(如 IgM)的测定。由于血清中针对某种抗原的特异性 IgM 和 IgG 同时存在,IgG 可干扰其测定。捕获法的工作原理为:先将针对 IgM 的第二抗体(如羊抗人 IgM$_\mu$ 链抗体)包被于固相载体形成固相抗体,加入待测标本时,其中 IgM 类抗体(特异性和非特异性)即可被固相抗体捕获,再加入特异性抗原,其与固相上捕获的 IgM 抗体结合后,加入酶标记特异性抗原的抗体,形成固相二抗-IgM-抗原-酶标记抗体复合物,加底物显色后,即可对待测标本中 IgM 是否存在及含量进行测定。

使用此法需注意 RF(IgM 类)及其他非特异 IgM 的干扰。RF(IgM 类)能与固相上的抗人 IgM$_\mu$ 链抗体结合,并可与随后加入的抗体(动物 IgG)反应,而出现假阳性反应。而非特异 IgM 在第一步温育中可与特异 IgM 竞争与固相抗体结合,因而会影响测定的灵敏度。因此使用捕获法测 IgM 时,一般都要对临床标本进行适当稀释。标本稀释后,上述产生干扰的非特异性 IgM 含量减少,而特异性 IgM 由于处于相应病原体的急性感染期,效价很高,经一定稀释后,不会有明显影响。

# 第三节 化学发光免疫分析技术

## 一、化学发光免疫分析技术的基本原理

化学发光免疫测定(chemiluminescent immunoassay,CLIA)由抗原抗体免疫反应系统和产生信号的标记物系统两部分组成。标记物是化学发光剂,检测信号是光子强度。用化学发光剂直接标记抗原或抗体(化学发光剂标记物),与待测标本中相应抗体或抗原、磁颗粒性的抗原或抗体反应,通过磁场把结合状态(沉淀部分)和游离状态的化学发光剂标记物分离开,然后加入发光促进剂进行发光反应,通过对发光强度的检测进行定量或定性检测。

## 二、化学发光常用发光物

### (一)化学发光剂

在化学发光反应中参与能量转移并最终以发射光子的形式释放能量的化合物,称为化学发光剂或发光底物。能作为化学发光剂的有机化合物必须具备下列条件:①发光量子产率高;②物理、化学特性与被标记或测定的物质相匹配;③能与抗原或抗体形成稳定的偶联结合物;④化学发光常是氧化反应的结果;⑤在所使用的浓度范围内对生物体没有毒性。

在化学发光免疫分析中所使用的标志物可分为两类:一类是直接用化学发光剂(如吖啶酯)标记抗原或抗体;另一类是用化学发光反应中的催化剂(如辣根过氧化物酶、碱性磷酸酶等)标记抗原或抗体。

**1. 直接化学发光剂** 在发光免疫分析过程中不需要酶的催化作用,直接参与发光反应,它们在化学结构上有产生发光的特有基团,可直接标记抗原或抗体。传统的化学发光标志物有鲁米诺和吖啶酯。但由于鲁米诺作为酶促反应发光剂优于直接标记发光,故吖啶酯是目前常用的直接标记发光剂。电化学发光剂三联吡啶钌也可直接标记抗原或抗体。

(1)吖啶酯:在碱性条件下被 $H_2O_2$ 氧化时,发出波长为 470nm 的光,具有很高的发光效率,其激发态产物 N-甲基吖啶酮是该发光反应体系的发光体。吖啶酯类发光剂可直接用于标记半抗原和蛋白质等。用于标记抗体时,结合稳定,结合后并不减少光量子的产生,可获得高的比活性,有利于双位点化学发光免疫分析的建立。

(2)三联吡啶钌:是电化学发光剂,和电子供体三丙胺(tripropylamine,TPA)在阳电极表面可同时失去一个电子而发生氧化反应。

**2. 酶促反应发光剂** 利用标记酶的催化作用,使发光剂(底物)发光,这一类需酶催化后发光的发光剂称为酶促反应发光剂。目前化学发光酶免疫分析中常用的标记酶有辣根过氧化物酶(HRP)和碱性磷酸

酶。辣根过氧化物酶催化的发光剂为鲁米诺及其衍生物;碱性磷酸酶催化的发光底物为 3-(2′-螺旋金刚烷)-4-甲氧基-4-(3″-磷酰氧基)苯-1,2-二氧杂环丁烷[3-(2′-Spiroadamantane)-4-methoxy-4-(3″-phosphoryloxy)phenyl-1,2-dioxetan,AMPPD]。

（1）鲁米诺及其衍生物:鲁米诺、异鲁米诺及其衍生物都有化学发光特性。鲁米诺是最早合成的发光物质。

（2）AMPPD:是一种新的化学发光剂,其分子结构中有两个重要部分,一个是连接苯环和金刚烷的二氧四节环,可以断裂并发射光子;另一个是磷酸基团,维持着整个分子结构的稳定。

**（二）发光剂的标记技术**

发光剂的标记是通过化学反应将发光剂连接到抗体或抗原上。发光剂标记后要使被标记物保持自身的特性(如抗体的特性),又具有能发光的特性。

按照标记反应的类型以及形成结合物的特点,可将标记反应分为"直接偶联"和"间接偶联"两种方式。直接偶联是指通过偶联反应,使标记物分子中反应基团直接连接到被标记物分子的反应基团上,如碳二亚胺缩合法、过碘酸钠氧化法、重氮盐偶联法等。间接偶联是用功能交联剂在标记物分子和被标记物分子之间插入一条链或一个基团,使两种物质通过引进的"桥"连接成结合物,此"桥"可以在原有的结构中引进新的活性基团,增加反应活性,还可减弱参与偶联双分子结构中存在的空间位阻效应。此法应用范围广,如 N-羟基琥珀酰亚胺活化法。

小分子物质(如药物、激素等)的标记主要是通过偶联反应制备;生物大分子的标记是利用交联剂使标记物与被标记物分子结构中游离的氨基、硫氢基、羟基等基团形成不可逆的连接。下面介绍几种常用的标记方法。

（1）碳二亚胺缩合法:水溶性碳二亚胺可用于制备大分子-大分子或大分子-半抗原衍生物的交联剂。

（2）过碘酸钠氧化法:是先利用过碘酸钠氧化糖蛋白中的羟基,使之成为活泼的醛基,再通过醛基与发光剂中的氨基反应形成 Schiff 碱;后者经硼氢化钠还原—N≡C—键后成为稳定的标记结合物。此发光剂标记的糖蛋白稳定性好,标记物不易脱落。

（3）重氮盐偶联法:芳香胺能与 NaNO₂ 和 HCl 反应生成重氮盐,该重氮盐能直接与蛋白质的酪氨酸残基上酚羟基邻位反应,形成偶氮化合物。该法的优点是简易、成本低、重复性好。

（4）N-羟基琥珀酰亚胺活化法:蛋白质分子中羧基通过 N-羟基琥珀酰亚胺活化,再与发光剂的氨基偶联形成酰胺键的发光标记物。

**（三）影响标记的因素**

1. **发光剂的选择**　根据发光剂的结构和性质选择合适的标记方法。

2. **被标记蛋白质的性质**　抗原作为被标记物时,应具有较高的纯度和免疫学稳定性,抗体作为被标记物时,则要求具有较高的效价,应用提纯的 IgG 来代替全血清,以减少血清中所含氧化酶类的影响,也可排除其他物质对发光免疫测定的干扰。

3. **标记方法的选择**　以上介绍的几种标记方法都有其独特的反应条件和适用对象。应熟悉这些方法的原理和应用情况,正确选择与发光剂和被标记物结构相适应的偶联方式。

4. **原料比**　在制备发光-IgG(抗体)结合物时,IgG∶发光剂∶交联剂的克分子比即摩尔比(mol∶mol∶mol)会影响结合物的发光效率。当确定一种交联剂后,必须仔细地选择它们之间的克分子比,求出最佳比例。

5. **标记率**　是指结合物中 IgG 与发光剂之间的克分子比。由于每一种发光剂对应于被标记物都有特定的最佳标记率,标记物选择不好,会造成标记率低、不易保存等现象。

6. **温度**　控制标记时的反应温度极为重要,对于较稳定的小分子被标记物,温度可稍放宽些;而当被标记物是抗原或抗体蛋白质时,由于蛋白质对热的不稳定性,应在保证标记反应进行的前提下,尽量选择较低的温度,以避免蛋白质在标记过程中活性的丧失。

7. **纯化与保存**　多数经偶联反应制备的结合物,使用前都需进行纯化,除去未结合的发光剂和交联剂。一般可用透析法、凝胶过滤法和盐析沉淀法等进行纯化。纯化的结合物应及时测定蛋白质的含量、免疫学活性及发光效率等指标。结合物一般可分装保存在-70℃条件下,最好冷冻干燥保存。

### 三、化学发光免疫分析技术的分类

化学发光免疫分析是将化学发光与免疫反应相结合,用于检测微量抗原或抗体的一种新型标记免疫分析技术。CLIA 具有灵敏度高、特异性强、无放射性危害等优点,已基本取代放射免疫分析应用于临床试验诊断和医学研究工作中。化学发光免疫分析,根据待测分子的大小可设计成多种反应模式,如夹心法、竞争法等;根据游离标记物和结合标记物是否需要分离,又可设计成均相和非均相测定两种测定模式。根据化学发光免疫分析中标记物的不同及反应原理的不同,大体分为 3 种类型:①直接化学发光免疫分析;②化学发光酶免疫分析;③电化学发光免疫分析。下面以双抗体夹心法为例作一介绍。

#### (一) 直接化学发光免疫分析

直接化学发光免疫分析是用化学发光剂(如吖啶酯)直接标记抗体(抗原)与待测标本中相应的抗原(抗体)发生免疫反应后,形成固相包被抗体-待测抗原-吖啶酯标记抗体复合物,这时只需加入氧化剂($H_2O_2$)和 pH 纠正液(NaOH)使呈碱性环境,吖啶酯在不需要催化剂的情况下分解、发光,由集光器和光电倍增管接收,记录单位时间内所产生的光子能,这部分光的积分与待测抗原的量成正比,可从标准曲线上计算出待测抗原的含量吖啶酯化学发光的特点:①推动发光的氧化反应简单快速,不需要催化剂,只要在碱性环境中即可进行;②反应体系中加入 $H_2O_2$ 和 NaOH 溶液后,发光迅速,背景噪声低,保证了测定的敏感性;③吖啶酯可直接标记抗原或抗体,结合稳定,不影响标记物的生物学活性和理化特性;④吖啶酯发光为瞬间发光,持续时间短,因此,对信号检测仪的灵敏度要求比较高。

#### (二) 化学发光酶免疫分析

化学发光酶免疫分析(chemiluminescence enzyme immunoassay,CLEIA)是用参与催化某一化学发光反应的酶如 HRP 或 ALP 来标记抗体(或抗原),与待测标本中相应的抗原(抗体)发生免疫反应后,形成固相包被抗体-待测抗原-酶标记抗体复合物,经洗涤后,加入底物(发光剂),酶催化和分解底物发光。由光量子阅读系统接收,光电倍增管将光信号转变为电信号并加以放大,再把它们传送至计算机数据处理系统,计算出测定物的浓度。

1. **辣根过氧化物酶标记的化学发光免疫分析** 该分析系统采用辣根过氧化物酶(HRP)标记抗体(或抗原),与反应体系中的待测标本和固相载体发生免疫反应后,形成固相包被抗体-待测抗原-酶标记抗体复合物,这时加入鲁米诺发光剂、$H_2O_2$ 和化学发光增强剂使其产生化学发光。

2. **碱性磷酸酶标记的化学发光免疫分析** 该分析系统以 ALP 标记抗体(或抗原),与反应体系中的待测标本和固相载体发生免疫反应后,形成固相包被抗体-待测抗原-酶标记抗体复合物,这时加入 AMPPD 发光剂,ALP 使 AMPPD 脱去磷酸根基团而发光。

化学发光酶免疫分析的特点:①化学发光酶免疫分析属酶免疫测定范畴,测定过程与 ELISA 相似,仅最后一步酶反应的底物改为发光剂和测定的仪器为光信号检测仪;②酶标记抗原或抗体结合稳定;③酶催化鲁米诺、AMPPD 等发光剂发出的光稳定,持续时间长,便于记录和测定。

#### (三) 电化学发光免疫分析

电化学发光免疫分析(electrochemiluminescence immunoassay,ECLIA)与一般化学发光分析不同,是以电化学发光剂三联吡啶钌标记抗体(抗原),以三丙胺(TPA)为电子供体,在电场中因电子转移而发生特异性化学发光反应,它包括电化学和化学发光两个过程。在电化学发光免疫分析系统中,磁性微粒为固相载体包被抗体(抗原),用三联吡啶钌标记抗体(抗原),在反应体系内待测标本与相应的抗体发生免疫反应,形成磁性微粒包被抗体-待测抗原-三联吡啶钌标记抗体复合物,这时将上述复合物吸入流动室,同时引入 TPA 缓冲液。当磁性微粒流经电极表面时,被安装在电极下面的电磁铁吸引住,而未结合的标记抗体和标本被缓冲液冲走。与此同时,电极加压,启动电化学发光反应,使三联吡啶钌和 TPA 在电极表面进行电子转移,产生电化学发光。光信号由安装在流动室上方的光信号检测器检测,光的强度与待测抗原的浓度成正比。

电化学发光免疫分析的特点如下:①三联吡啶钌在电场中因不断得到三丙胺提供的电子,可周而复始地发光,持续时间长,信号强度高,容易测定,容易控制;②三联吡啶钌直接标记抗原或抗体,结合稳定,不影响被标记物的理化特性;③试剂灵敏度高,稳定性好。

## 第四节　血清甲状腺标志物的体外测定及其临床意义

### 一、甲状腺常见血清标志物的生理学和生物化学

#### (一) 甲状腺激素的生理、生化

甲状腺主要合成和分泌甲状腺素($T_4$)和三碘甲状腺原氨酸($T_3$)两种激素。$T_3$、$T_4$ 都是在甲状腺滤泡上皮细胞中合成,其生物合成过程包括:①碘的摄取和活化;②酪氨酸的碘化及缩合等。

#### (二) 甲状腺激素的分泌、运输、代谢及调节

在垂体促甲状腺激素刺激下,经过一系列变化,$T_3$、$T_4$ 被甲状腺上皮细胞分泌、释放入血液。血液中大于99%的 $T_3$、$T_4$ 和血浆蛋白结合,其中,主要和甲状腺素结合球蛋白结合,此外还有少量和前白蛋白、白蛋白结合。只有约占血浆中总量0.4%的 $T_3$ 和0.04%的 $T_4$ 为游离的,而只有游离的 $T_3$、$T_4$ 才能进入靶细胞发挥作用。和蛋白结合的部分则对游离的 $T_3$、$T_4$ 起调节、稳定的作用。

甲状腺激素的代谢包括脱碘、脱氨基或羧基、结合反应,其中,以脱碘反应为主。该反应受肝、肾及其他组织中特异的脱碘酶催化。少量 $T_3$、$T_4$ 及其代谢产物可通过尿及胆汁排出。

甲状腺激素的合成与分泌主要受下丘脑-垂体-甲状腺轴的调节。血液中游离 $T_3$、$T_4$ 水平的波动,负反馈地引起下丘脑释放促甲状腺激素释放激素(RH)和垂体释放促甲状腺激素(TSH)的增加或减少。TRH 的主要作用是促进垂体合成和释放 TSH。TSH 刺激甲状腺细胞增生和甲状腺球蛋白合成,并对甲状腺激素合成中,从碘的摄取到释放的各过程均有促进作用。在上述作用中,血液中游离 $T_3$、$T_4$ 水平对垂体释放 TSH 的负反馈调控最重要。此外,肾上腺素、雌激素也都有某些作用。总之,是相当复杂的。

甲状腺的生理功能主要为:促进三大营养物质代谢,调节生长发育过程;提高大多数组织的耗氧量,促进能量代谢,增加产热和提高基础代谢;对糖、蛋白和脂肪的作用各不相同,其作用是很复杂的。

### 二、总甲状腺素

血清中99.95%以上的 $T_4$ 与蛋白结合,其中80%~90%与甲状腺激素结合球蛋白(TBG)结合。总甲状腺素($TT_4$)是包括了与蛋白结合者的总量,受 TBG 等结合蛋白量和结合力变化的影响。TBG 升高常见于高雌激素状态,如妊娠或用雌激素治疗的患者、口服避孕药的女性。先天性 TBG 高的患者、家族性异常白蛋白高甲状腺素血症患者 $TT_4$ 升高。低蛋白血症(如肝硬化和肾病)、服用地西泮(安定)、睾酮等药物和先天性 TBG 低的患者 $TT_4$ 则降低。此时应测定生理活性的游离 $T_4$ 和游离 $T_3$ 才能有效地评价甲状腺功能。$TT_4$ 测定最好用血清,并应尽量避免溶血,因为溶血对样品本身有稀释作用。

### 三、总三碘甲状腺原氨酸

血清中 $T_3$ 与蛋白结合量达99.5%以上,故总三碘甲状腺原氨酸($TT_3$)也受 TBG 量的影响,$TT_3$ 浓度的变化常与 $TT_4$ 平行。血清 $TT_3$ 与 $TT_4$ 浓度增高主要见于甲状腺功能亢进时,和 $FT_3$、$FT_4$ 一起可用于甲状腺功能亢进症(甲亢)及甲状腺功能减退症(甲减)的诊断、病情评估、疗效监测。但在甲亢初期与复发早期 $TT_3$ 一般上升很快,约为正常的4倍;$T_4$ 上升缓慢,仅为正常的2.5倍,故 $TT_3$ 是早期格雷夫斯病疗效观察及停药后复发的敏感指标。$TT_3$ 与 $TT_4$ 升高还可见于活动性肝炎、妊娠时。$T_3$、$T_4$ 减低可见于甲状腺功能减退,甲减时 $TT_4$ 或 $FT_4$ 降低早于 $TT_3$ 或 $FT_3$。血 $TT_3$ 或 $FT_3$ 降低仅见于疾病后期或病重者。

此外,$T_3$、$T_4$ 减低可见于垂体功能低下、营养不良、肾病综合征、肾衰竭、严重全身性疾病等情况。

## 四、游离甲状腺素和游离三碘甲状腺原氨酸

游离甲状腺素($FT_4$)和游离三碘甲状腺原氨酸($FT_3$)不受甲状腺激素结合球蛋白(TBG)影响,直接反映甲状腺功能状态,其敏感性和特异性明显高于$TT_3$和$TT_4$,因为只有游离的激素浓度才能确切反映甲状腺功能,尤其是在妊娠、雌激素治疗、家族性TGB增高或缺乏症等TGB浓度发生较大改变的情况下,更为重要。目前认为,联合进行$FT_3$、$FT_4$和超敏TSH测定,是甲状腺功能评估的首选方案和第一线指标。$FT_3$和$FT_4$升高可见于甲状腺功能亢进;$FT_3$和$FT_4$减低可见于甲状腺功能减退、垂体功能减退及严重全身性疾病等时。

## 五、反式三碘甲腺原氨酸

反式三碘甲腺原氨酸($rT_3$)与$T_3$在化学结构上属异构体,但$T_3$是参与机体代谢的重要激素,是耗氧的,而$rT_3$则几乎无生理学活性。$rT_3$增加,$T_3$减少,可以降低机体氧和能量的消耗,这可能是机体的一种保护性机制。血清$rT_3$水平有助于了解甲状腺激素的代谢,有助于疗效评价及疾病诊断。甲亢时血清$rT_3$与血清$T_4$、$T_3$的变化基本一致,部分甲亢患者初期或复发早期仅有$rT_3$的升高。甲减时血清$rT_3$降低。$rT_3$是鉴别甲减与甲状腺激素异常的非甲状腺疾病的重要指标之一。非甲状腺疾病,如心肌梗死、肝硬化、糖尿病、尿毒症、脑血管意外和一些癌症患者,外周血$T_4$转变为$rT_3$增加、转变为$T_3$减少,此时血清$T_4$正常而$T_3$减少,血清$rT_3$增加,$T_3/rT_3$比值降低,这一指标对上述疾病的严重程度判断、疗效观察及预后估计均有重要意义,即所谓的低$T_3$综合征。羊水中$rT_3$浓度可作为胎儿成熟的指标。例如,羊水中$rT_3$低下有助于先天性甲减的宫内诊断。

## 六、促甲状腺激素

促甲状腺激素(TSH)由腺垂体分泌,分子量25 000~28 000,由$\alpha$和$\beta$亚基组成,其生理功能是刺激甲状腺的发育,合成和分泌甲状腺激素。TSH的分泌受下丘脑促甲状腺激素释放激素(TRH)的兴奋性影响;生长抑素的抑制性影响以及外周甲状腺激素水平的负反馈的调节。甲状腺激素水平变化15%~20%,可使TSH水平发生50%~100%的改变。TSH不受TBG浓度影响,也较少受能够影响$T_3$、$T_4$的非甲状腺疾病的干扰。在甲状腺功能改变时TSH的变化较$T_3$、$T_4$更迅速而显著,所以血中TSH是反映下丘脑-垂体-甲状腺轴功能的敏感试验,尤其是对亚临床型甲亢和亚临床型甲减的诊断有重要意义。检测方法有放射免疫法、酶免疫法、荧光免疫法和化学发光等。

一般新生儿TSH水平较高,但出生3d后应降至正常水平。为了避免先天性甲状腺功能减退所致的永久性智力发育迟缓,应在出生3d后取血测定TSH,因为有少部分婴儿甲状腺功能减退是由于缺乏TSH和TRH所致,一般新生儿筛查时应联合检测$T_4$。TSH增高可见于原发性甲减、甲状腺激素抵抗综合征、异位TSH综合征、TSH分泌肿瘤、应用多巴胺拮抗剂和含碘药物等时。TSH降低可见于甲亢、亚临床甲亢、PRL瘤、库欣病(Cushing disease)、肢端肥大症、过量应用糖皮质醇和抗甲状腺药物时。

TSH测定采用的血清样本,应在4℃下稳定5d,不宜使用有明显溶血和脂血的标本。本试验测定方法较多,第一代血清TSH测定采用RIA法,灵敏度不够,不能区别正常人低值和原发性甲亢,需进一步做TRH兴奋试验,主要用于原发性甲减的诊断。第二、三代TSH测定法(如IRMA和CIA)测定灵敏度达0.01~0.02mU/L。这种超敏TSH测定,已成为甲减患者长期使用甲状腺激素替代治疗是否恰当和诊断甲亢的灵敏指标,可基本取代TRH兴奋试验和甲状腺激素抑制试验,以评估垂体、TSH的储备和分泌功能异常。

RIA法灵敏度有限,不易区别甲亢患者和正常人,需进一步做TRH兴奋试验。免疫放射法比较敏感,最低检出限为0.04mU/L。约96%以上的甲亢患者低于正常值,故一般可取代TRH兴奋试验。免疫化学发光法和时间分辨免疫荧光法更为灵敏、准确,其分析检测限为0.001mU/L,故又称超敏TSH,其参考值为0.5~5.0mU/L,一般血超敏TSH<0.5mU/L可诊断为甲亢。但必须指出,不论TSH测定的灵敏度多高,都必须结合临床和其他甲状腺功能检查才能做出正确的诊断、预后判断或治疗决策。

原发性甲状腺性功能减退的最早表现是 TSH 升高,如 TSH 升高而 $T_3$、$T_4$ 正常可能为亚临床型甲减,采脐血、新生儿血或妊娠第 22 周羊水测 TSH(超敏 TSH)有助于胎儿或新生儿甲减的诊断。

## 七、甲状腺球蛋白

甲状腺球蛋白(Tg)是存在于甲状腺滤泡腔内的一种糖蛋白,其分子中酪氨酸残基可被碘化缩合生成 $T_3$、$T_4$。血中 Tg 仅为少量。甲状腺癌时,血清 Tg 明显升高,尤其对治疗效果追踪及甲状腺癌转移的监测有重要意义。血清 Tg 的增高是判断亚急性甲状腺炎活动度的参考指标,炎症控制后 Tg 降至正常。初发甲亢、甲亢复发或治疗未缓解者血清 Tg 升高;如治疗后 Tg 水平不下降,则复发的可能性很大。

## 八、甲状腺素结合球蛋白

血清中 99% 以上的 $T_4$ 和 $T_3$ 与血浆蛋白结合,以甲状腺素结合球蛋白(TBG)为主。TBG 的含量可影响 $TT_4$ 和 $TT_3$ 的血清浓度。在非甲状腺疾病中如妊娠、应用雌激素或避孕药、急性肝炎、6 周内新生儿等血清 TBG 增高时,$TT_4$、$TT_3$ 也增高。在应用雄激素、糖皮质激素、水杨酸、苯妥英钠等药物治疗,以及发生重症营养不良、严重感染、重症糖尿病、恶性肿瘤、急性肾衰竭、呼吸衰竭、肢端肥大症,还有肝硬化、肾病综合征等低蛋白血症时,血清 TBG 浓度降低,$TT_4$、$TT_3$ 也降低。甲亢患者,血清 TBG 可能降低,甲减时则相反。

## 九、抗甲状腺自身抗体

抗甲状腺自身抗体包括血清甲状腺球蛋白抗体(TgAb)和抗甲状腺微粒体抗体(thyroid mitochondria antibody,TMAb);现也检测血清抗过氧化物酶抗体(TPO)和 TSH 受体抗体(TRAb)。过氧化物酶是微粒体中的一种成分。TRAb 为一组抗甲状腺细胞膜上 TSH 受体的自身抗体,包括可产生 TSH 样作用的长效甲状腺刺激素(long-acting thyroid stimulator,LATS)、甲状腺刺激免疫球蛋白(thyroid-stimulating immunoglobu-lin,TSI)等。其中 TSI 在 95% 的格雷夫斯病患者中可检出,有助于格雷夫斯病诊断及预后评估。

抗体检测在临床主要应用于自身免疫性甲状腺疾病的诊断,如慢性淋巴性甲状腺炎(桥本甲状腺炎)。约 1/4 的甲状腺癌患者 TgAb 和/或 TM-Ab 阳性。非甲状腺疾病(如红斑狼疮、恶性贫血、重症肌无力、糖尿病等)患者的 TG-Ab 和 TM-Ab 也可呈阳性。

## 十、常见甲状腺疾病的标志物变化

甲状腺功能紊乱常见疾病有甲状腺功能亢进症、甲状腺功能减退症、甲状腺炎和甲状腺肿大。

### (一)甲状腺功能亢进症

甲状腺功能亢进症简称甲亢,是指各种原因引起的甲状腺功能异常升高产生的内分泌疾病,病因复杂多样,以弥漫性毒性甲状腺肿,即格雷夫斯病(Graves disease)为常见。甲亢的临床表现有:①高代谢综合征,出现食多、消瘦、怕热多汗、基础代谢率明显增高等;②神经兴奋性明显增高,如烦躁、易激动、肌颤等;③心率加快,心律失常;④突眼症及甲状腺肿大等。

甲亢的生物化学诊断指标变化如下。

1. **$T_3$ 和 $T_4$ 增高** $T_3$ 是诊断甲亢的敏感指标,$FT_4$、$FT_3$ 因其不受血清 TBG 含量的影响,诊断甲亢均较 $TT_4$、$TT_3$ 灵敏;对治疗中甲亢患者的观察,$FT_4$、$FT_3$ 的价值更大。

2. **TSH** 可进一步鉴别病变的部位,如 $T_3$、$T_4$ 增高,TSH 降低,则为原发性甲亢;$T_3$、$T_4$ 增高,TSH 也增高,则为继发性甲亢。

3. **$rT_3$ 增高** 主要见于甲亢。甲亢时血清 $rT_3$ 与血清 $T_4$、$T_3$ 的变化基本一致,部分甲亢患者初期或复发早期仅有 $rT_3$ 的升高。在治疗后,$T_3$ 下降较快而 $rT_3$ 的下降较慢。

4. **甲状腺激素抑制试验** 抑制率可<50%。

### (二)甲状腺功能减退症

甲状腺功能减退症(简称甲减)是多种原因引起的甲状腺激素合成、分泌不足或致生物学效应低下的一组内分泌疾病。甲减的临床表现取决于起病时间。成人主要表现为对代谢的影响,如基础代谢率降低、精神迟钝、情绪低下、乏力、性腺及肾上腺皮质功能减退等。起病于胎儿及新生儿的甲减,除全身代谢减低外,骨骼和神经系统生长发育受到影响,出现体格及智力发育障碍等,故称呆小病或克汀病,严重时可出现黏液性水肿。

甲减的生物化学诊断指标变化如下。

1. **$T_3$ 和 $T_4$ 降低** $T_4$ 是诊断甲减的敏感指标,$FT_4$、$FT_3$ 因其不受血清 TBG 含量的影响,均较 $TT_4$、$TT_3$ 灵敏。

2. **TSH 增高** 原发性甲减时,$T_3$、$T_4$ 降低而 TSH 增高,主要病变在甲状腺;继发性甲减时,$T_3$、$T_4$ 降低而 TSH 也降低,主要病变在垂体或下丘脑。

3. **TRH 兴奋试验变化** 垂体病变时,TSH 基础值低,对 TRH 无反应;而下丘脑病变时,TSH 基础值低,但对 TRH 有延迟性反应。

4. **$rT_3$ 降低** $rT_3$ 是鉴别甲减与非甲状腺疾病功能异常的重要指标之一,后者血清中 $T_3$ 减少而 $rT_3$ 增加。

#### (三)甲状腺炎

甲状腺炎可分为急性甲状腺炎、亚急性甲状腺炎和慢性甲状腺炎,其病因各不相同。临床上急性甲状腺炎少见,亚急性和慢性甲状腺炎比较多见。

1. **亚急性甲状腺炎** 又称 de Quervain 甲状腺炎、肉芽肿性甲状腺炎或巨细胞性甲状腺炎,一般认为系病毒感染所致。其典型的病程分为 4 期。

(1)第一期:由于贮存的甲状腺激素突然释放入血,而引起甲亢的表现。此时,血清中 $T_3$、$T_4$ 增高,而 TG-Ab 和 TM-Ab 不高。

(2)第二期:甲状腺功能转为正常。

(3)第三期:发病 1~3 个月后出现甲低的表现,血清中 $T_3$、$T_4$ 降低,而 TSH 升高并对 TRH 刺激表现过强的反应。

(4)第四期:血清中 $T_3$、$T_4$ 和 TSH 恢复正常,并很少遗留长期并发症。

2. **慢性甲状腺炎** 包括慢性淋巴细胞性甲状腺炎和慢性侵袭纤维性甲状腺炎两类,后者临床上少见。慢性淋巴细胞性甲状腺炎又称桥本甲状腺炎(桥本病)。本病为自身免疫性疾病,多数为中年女性或儿童。桥本病起病缓慢,有中等程度的甲状腺肿,多为对称性,并伴有锥体叶的肿大。起病初期甲状腺功能正常,20%~30%患者表现为甲亢,后期则表现为甲低。TgAb 和 TMAb 的检测对本病的诊断具有重要意义,阳性率高达 80%~90%。

#### (四)甲状腺肿大

甲状腺肿大可能是为克服甲状腺激素合成减少的代偿性反应,尤其在缺碘地区是最主要的原因。此时,甲状腺功能测定多为正常。对多发性结节性甲状腺肿,应结合甲状腺扫描或活体组织检查,以确定或排除甲状腺肿瘤。在疑有桥本病时 TG-Ab 和 TM-Ab 的检测有助于诊断。

### 十一、甲状腺疾病生化指标的检测方法

测定 $T_4$、$T_3$ 及 $rT_3$ 可采用各种免疫化学方法,包括放射免疫分析(RIA)、酶联免疫吸附分析(ELISA)和化学发光免疫分析(CLIA)等,其中以 RIA 和 CLIA 较多用;CLIA 又包括化学发光、酶化学发光和电化学发光免疫分析(ECLIA)。不同的免疫化学方法测定的结果可能不完全相同。

过去临床上常用的 RIA 法是将放射性核素示踪技术的高灵敏度和免疫反应的高特异性结合的微量测定方法,但有放射性污染。CLIA 近 10 年来得到了很大发展,其灵敏度高、检测速度快、操作简便、所用试剂对人体无危害,成为非放射性免疫分析技术中最具有发展前途的方法之一。化学发光方法用化学发光剂直接标记抗原或抗体,常用于标记的化学发光物质为吖啶酯类化合物。化学发光酶免疫分析以酶标记抗原或抗体,进行免疫反应,免疫反应复合物的酶再作用于发光底物,用发光信号测定仪进行发光测定。

ECLIA 的反应是在电极表面进行的。发光底物为三联吡啶钌 $[Ru(byp)_3^{2+}]$,反应参与物三丙胺(TPA)在电极表面失去电子而被氧化,氧化的三丙胺失去一个 $H^+$ 而成为强还原剂,将氧化型的三价钌还原为激发态的二价钌,随即释放光子而恢复为基态的发光底物,这一过程在电极的表面周而复始地进行,产生高效、稳定的持续发光,从而保持底物浓度的恒定。

　　TG-Ab、TM-Ab 和 TBG 的测定均可采用 CLIA;Tg 可采用 RIA、ELISA 及 CLIA 的方法进行测定。

（俞杨　吕园　王峰）

# 第六章

# 甲状腺显像方法

## 第一节　甲状腺静态显像

### 一、原理

甲状腺静态显像（static thyroid imaging）是利用甲状腺具有摄取和浓聚放射性$^{131}$I（或$^{123}$I）或$^{99m}$TcO$_4^-$（pertechnetate）的功能，通过体外用显像仪器（γ照相机或SPECT）探测放射性核素发出的γ射线的分布情况，显示甲状腺或具有甲状腺功能的组织位置、大小、形态及其对放射性核素摄取状况。

锝与碘同属一族，但锝进入甲状腺细胞后不能进一步参加甲状腺激素的合成，故$^{99m}$TcO$_4^-$甲状腺显像只能反映甲状腺的摄取功能，不能反映碘代谢状态或有机化情况。$^{99m}$Tc具有物理半衰期短、能量适中、γ射线单一、辐射剂量小等物理特征，图像质量优于$^{131}$I，是目前最常用的甲状腺显像剂。但寻找异位甲状腺和甲状腺癌转移灶时，拥有较大γ射线能量和更长半衰期的$^{131}$I显得更为适合。

### 二、方法

#### （一）显像剂

1. $^{131}$I　用量 1.85～3.7MBq（50～100μCi），若为寻找甲状腺癌转移灶，则用量 74～185MBq（2～5mCi）。

2. $^{123}$I　用量 7.4～14.8MBq（200～400μCi）。

3. $^{99m}$TcO$_4^-$　用量 111～185MBq（3～5mCi）。

#### （二）检查方法

若采用放射性碘作为显像剂，需停用富含碘以及其他影响甲状腺摄碘功能的食物和药物 1～2 周，$^{99m}$TcO$_4^-$一般不受此影响。患者仰卧位，颈部尽量伸展，充分暴露甲状腺。$^{99m}$TcO$_4^-$静脉注射 10～15min 后进行显像。采用低能通用准直器，能峰 140keV，窗宽 20%，矩阵 128×128 或 256×256，放大 2～4 倍。采用定时或计数采集，常规采集前后显像，必要时可加做侧位和其他部位显像。$^{131}$I 显像时，空腹口服$^{131}$I，24h 后行颈部显像；若行异位甲状腺显像时，行可疑部位显像；若寻找甲状腺癌全身转移灶时 24～48h 后行全身显像或颈部显像，必要时加做 72h。甲状腺断层显像时采用低能高分辨率平行孔准直器，探头旋转 360°，采用矩阵 64×64 或 128×128，放大 2 倍，共采集 64 帧，每帧采集 15～20s 或每帧采集 100k。采集结束后进行图像重建，获得横断面、矢状面和冠状面图像。甲状腺断层显像后进行 CT 定位扫描，SPECT/CT 融合图像弥补了 SPECT 在解剖定位和分辨率方面的不足。

### 三、图像分析

1. **正常所见**　正常甲状腺位于颈部正中，胸骨切迹上方，前位影像呈蝴蝶形，分为左右两叶，两叶的下 1/3 处常相连为峡部，双叶内放射性分布基本均匀，周边及下部因组织较薄而显像较淡（图 1-6-1）。甲状腺有多种变异形态，一叶或峡部缺如，甚有时可见锥体叶（图 1-6-2），该叶多位于峡部或一叶的上方。

2. **异常所见**　主要表现为甲状腺位置异常，体积增大或减小，形态不规则或不完整，放射性分布局灶性或弥漫性异常浓聚或变淡，甲状腺不显像等。

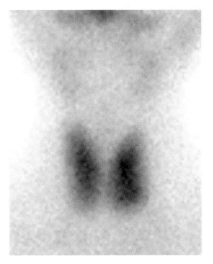

**图 1-6-1　正常甲状腺$^{99m}TcO_4^-$静态显像**
甲状腺位于颈部正中,呈蝴蝶形,分为左右两叶,双叶内放射性分布基本均匀,周边及下部因组织较薄而显像较淡。

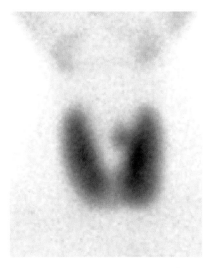

**图 1-6-2　正常甲状腺锥叶显像**
甲状腺左叶内侧锥形显像剂分布区,为甲状腺锥叶显像。

## 四、临床应用

**1. 观察甲状腺大小及形态**　甲状腺病变时甲状腺大小和/或形态发生异常。格雷夫斯病患者甲状腺弥漫性增大,腺体内放射性分布异常浓聚,且均匀,唾液腺显像不清(图 1-6-3);单纯性甲状腺肿时甲状腺失去正常形态,腺体内放射性分布正常或增浓;结节性甲状腺肿时甲状腺体积增大,形态失常,放射性分布不均匀;先天性甲状腺双叶或一叶缺如时表现为完全不显像或一叶不显像。

**2. 异位甲状腺的诊断**　异位甲状腺多见于舌根部、舌骨下和胸骨后,偶见于颌下腺(图 1-6-4)、心包、心内和卵巢等处。甲状腺显像图像表现为上述部位显像,而正常甲状腺部位不显像。先天性异位甲状腺多为圆形或球形,不分叶。

**3. 甲状腺结节功能的判断**　根据甲状腺显像中结节所在部位的放射性高低,常将其分为 4 种:

(1)"热结节"(hot nodule):表现为结节所在部位放射性增浓,结节功能高于正常甲状腺组织(图 1-6-5)。"热结节"绝大多数为良性病变,见于高功能甲状腺腺瘤,先天一叶缺如的功能代偿;恶性病变概率为 1%。

(2)"温结节"(warm nodule):表现为结节所在部位放射性分布与正常甲状腺相近,功能也接近正常组织。"温结节"多见于功能正常的甲状腺腺瘤、结节性甲状腺肿、甲状腺炎等;恶性病变概率为 4%~5%。

(3)"冷结节"(cold nodule):表现为结节所在部位放射性缺损区,结节基本上无甲状腺功能(图 1-6-6)。

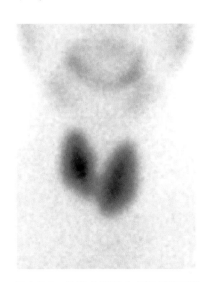

**图 1-6-3　格雷夫斯病患者甲状腺显像**
甲状腺双叶位置正常,体积增大,显像剂摄取异常浓聚,唾液腺显像不清晰。

(4)"凉结节"(cool nodule):表现为结节所在部位放射性减淡区,结节功能低于正常甲状腺组织。

甲状腺"冷结节"与"凉结节"无本质上差别,可能是由于"冷结节"前后覆盖的功能性甲状腺组织摄取一定量放射性核素,一定程度对"冷结节"进行了补偿。二者均可多见于甲状腺囊肿、甲状腺瘤囊性病变、大多数甲状腺癌、慢性淋巴细胞性甲状腺炎、甲状腺结节内伴有出血或钙化;单发"冷结节"或"凉结节"恶性病变概率为 7.2%~54.5%,多发"冷结节"、"凉结节"恶性病变概率为 0~18.3%。

同一结节使用不同显像剂时有不同表现。3%~8% 的甲状腺结节$^{99m}TcO_4^-$显像为"热结节",而$^{131}I$

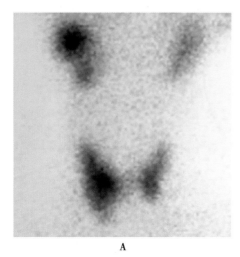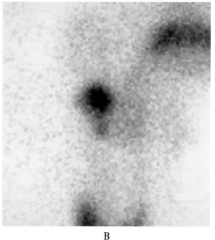

A                                          B

**图 1-6-4 异位甲状腺显像**

A、B. 分别为甲状腺正位及侧位显像示右侧颌下腺异位甲状腺。

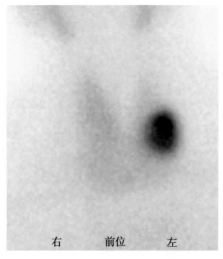

右　　　前位　　　左

**图 1-6-5 甲状腺"热结节"**

甲状腺双叶位置正常,左叶结节处显像剂分布明显高于
周围正常甲状腺组织,为甲状腺左叶"热结节"。

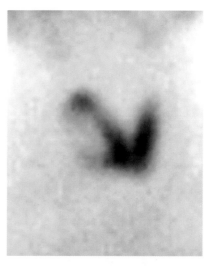

**图 1-6-6 甲状腺"冷结节"**

甲状腺双叶位置正常,右叶结节处显像剂分布明显低于
周围正常甲状腺组织,为甲状腺右叶"冷结节"。

($^{123}$I)显像为"冷结节"或"凉结节",其原因目前认为结节存在碘有机化障碍,具有$^{99m}$TcO$_4^-$、$^{131}$I($^{123}$I)摄取能力,但$^{131}$I难以长时间停留在甲状腺内(图1-6-7)。由于$^{99m}$TcO$_4^-$静脉注射10~15min后进行显像,$^{131}$I显像时通常在24h后显像,因此出现上述改变。联合甲状腺$^{99m}$TcO$_4^-$显像和$^{131}$I($^{123}$I)显像,为$^{131}$I治疗提供更多依据。

4. **判断颈部肿块与甲状腺的关系** 当甲状腺轮廓完整,肿块位于甲状腺轮廓之外,且不摄取$^{131}$I或$^{99m}$TcO$_4^-$,则认为肿块与甲状腺无关;如甲状腺轮廓不完整,肿块位于甲状腺轮廓之内,肿块与甲状腺的显像剂浓聚(或稀疏)部位重叠,则提示肿块与甲状腺关系密切。

5. **寻找功能性甲状腺癌转移灶** 当甲状腺癌根治术后,有75%~80%的分化型甲状腺癌具有不同程度浓聚$^{131}$I的功能,故可用$^{131}$I全身显像寻找转移灶(图1-6-8)。在甲状腺癌转移灶显像时还可以注射TSH以刺激病灶,提高其摄取$^{131}$I的能力,继而提高对较小病灶的检出率。

6. **甲状腺炎的辅助诊断**

(1) 急性甲状腺炎:由于甲状腺细胞破坏,显像剂分布弥漫性稀疏。

(2) 亚急性甲状腺炎:在病变的不同时期,放射性显像有不同的表现。病程早期甲状腺显像为局灶性显像剂稀疏区或缺损区;随病情继续发展,显像剂稀疏或缺损区逐渐扩大或出现新的稀疏缺损区(图1-6-9);病情恢复时稀疏缺损区缩小或消失。

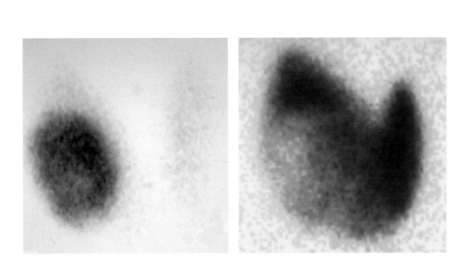

**图 1-6-7 同一个患者不同显像剂的甲状腺静态显像**

A. 为甲状腺 $^{99m}TcO_4^-$ 静态显像示甲状腺右叶"热结节";B. 为甲状腺 $^{123}$I 静态显像示甲状腺右叶"凉结节"。

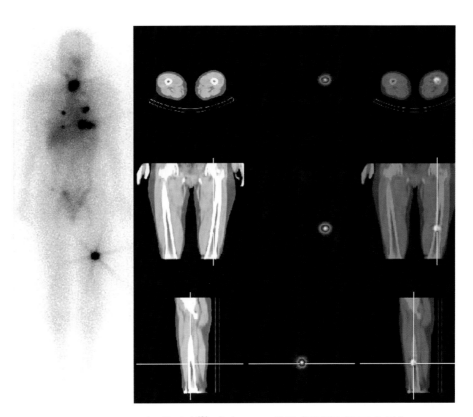

**图 1-6-8 分化型甲状腺癌 $^{131}$I 全身平面显像及 SPECT/CT 融合图像**

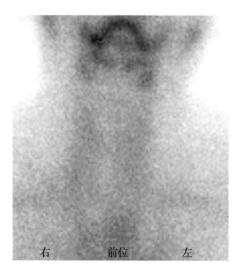

图 1-6-9 亚急性甲状腺炎<sup>99m</sup>TcO₄⁻静态显像

图 1-6-9 亚急性甲状腺炎$^{99m}$TcO$_4^-$静态显像
甲状腺双叶轮廓不清,显像剂分布稀疏,略高于
周围本底水平。

（3）慢性淋巴细胞性甲状腺炎,甲状腺显像剂分布正常、稀疏或不均匀。由于甲状腺存在碘的有机化障碍,可出现$^{131}$I或$^{99m}$TcO$_4^-$显像结果不一致,即$^{99m}$TcO$_4^-$显像为"热结节",而$^{131}$I显像为"冷结节"。

7. **评估$^{131}$I治疗甲状腺功能亢进症的疗效** 通过甲状腺核素显像有效鉴别一过性甲状腺功能减退与永久性甲状腺功能减退,前者表现为$^{99m}$TcO$_4^-$显像甲状腺清晰,甲状腺/唾液腺>1.8,后者表现为$^{99m}$TcO$_4^-$显像甲状腺清晰,甲状腺/唾液腺明显减低。

8. 甲状腺显像还可以用于甲状腺质量估算、手术或$^{131}$I治疗后残留甲状腺组织的观察。

# 第二节 甲状腺血流显像

## 一、原理

甲状腺血流显像(thyroid angiography)是用显像剂$^{99m}$TcO$_4^-$经静脉"弹丸"式注射,同时启动γ照相机或SPECT进行动态采集,从而获得甲状腺及其他部位血流灌注及功能状态,又称甲状腺动态显像(thyroid dynamic imaging)。

## 二、方法

### （一）显像剂

$^{99m}$TcO$_4^-$的用量为370~740MBq(10~20mCi)。

### （二）检查方法

患者不需要特殊准备。患者仰卧位,颈部尽量伸展,充分暴露甲状腺,采用低能通用或高灵敏准直器,以甲状腺为中心,探头尽可能靠近颈部,在触摸甲状腺结节的对侧肘静脉,"弹丸"式注射$^{99m}$TcO$_4^-$,同时启动γ照相机或SPECT进行动态采集,矩阵64×64,放大1.5~2.0倍,2s/帧,连续采集16帧。观察动脉血流经甲状腺的流量和流速,以及被甲状腺摄取的情况。

## 三、图像分析

1. **正常所见** 注射显像剂后8~12s颈动脉对称显像,甲状腺区无明显显像剂浓聚;10~18s甲状腺开始显像,随时间延长甲状腺显像剂浓聚增多,影像逐渐清晰,至22s左右甲状腺内显像剂分布趋于均匀,浓聚程度超过颈动、静脉。当甲状腺功能正常时,颈动脉-甲状腺通过时间平均为2.5~7.5s(图1-6-10)。

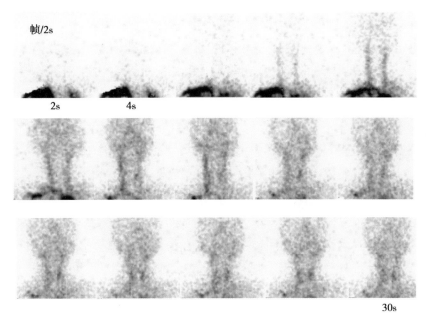

图 1-6-10　正常甲状腺血流灌注显像

**2. 异常所见**　局部灌注出现浓聚或减低或两侧灌注不对称均为异常。通过 ROI 技术进行定量分析。

## 四、临床应用

1. 甲状腺功能亢进者,如格雷夫斯病患者,整个甲状腺提前清晰显像,颈动脉-甲状腺通过时间加快,提示甲状腺血流灌注量异常增加(图 1-6-11)。

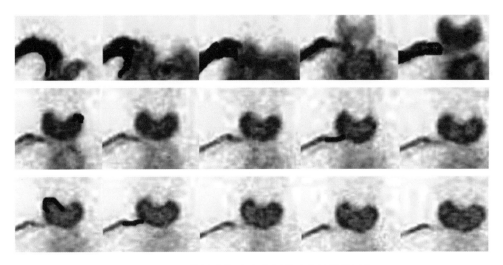

图 1-6-11　格雷夫斯病患者甲状腺血流灌注显像

2. 甲状腺功能减退者,甲状腺血流灌注减少,颈动脉-甲状腺通过时间延长,甲状腺显像淡(图 1-6-12)。

3. 自主功能亢进性甲状腺腺瘤患者,甲状腺结节在颈动脉显像后立即显像,其浓聚程度超过颈动脉,提示结节局部血流灌注增强(图 1-6-13)。

4. 甲状腺结节部位显像较正常甲状腺明显浅淡或不显像,提示结节所在区血流灌注减少,多见于甲状腺囊肿等,静态像多呈"冷结节"(图 1-6-14)。

5. 甲状腺结节血流灌注增加,且甲状腺静态呈"冷结节",甲状腺癌的可能性较大,但局限性炎性病灶也可以出现血流增加。有研究报道,以甲状腺静态呈"冷结节",甲状腺血流灌注显像血流灌注增加为判断结节恶性标准,其灵敏度为 78.6%,特异度为 68.9%。

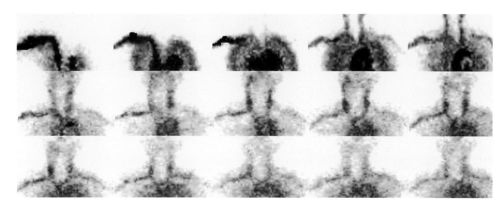

图 1-6-12 甲状腺功能减退患者甲状腺血流灌注显像

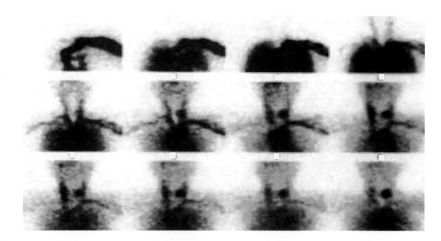

图 1-6-13 自主功能亢进性甲状腺腺瘤患者甲状腺血流灌注显像

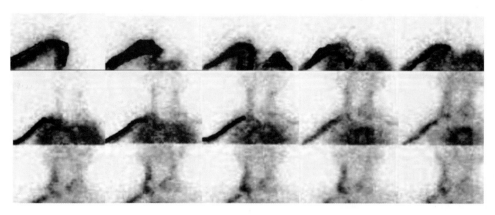

图 1-6-14 甲状腺囊肿患者甲状腺血流灌注显像

## 第三节 甲状腺肿瘤阳性显像

### 一、原理

甲状腺肿瘤阳性显像(thyroid tumor positive imaging)是某些放射性核素或标记化合物与甲状腺恶性肿瘤组织具有一定的亲和力,静脉注射显像剂后可被甲状腺癌组织摄取且浓聚,并应用于体外显像仪器进行阳性显像。

### 二、方法

#### (一) 显像剂

1. $^{201}$TlCl 用量 55.5~74MBq。
2. $^{99m}$Tc-MIBI 用量 370~555MBq。
3. $^{131}$I-MIBG 用量 37MBq。
4. $^{123}$I-MIBG 用量 111MBq。
5. $^{99m}$Tc(V)-DMSA 用量 370MBq。

#### (二) 检查方法

$^{99m}$Tc-MIBI 亲肿瘤显像剂最早用于临床是在 20 世纪 80 年代,Muller 首次报道了应用于分化型甲状腺癌肺转移灶浓聚后,亲肿瘤显像剂问世。对常规$^{131}$I($^{123}$I)或$^{99m}$TcO$_4^-$静态显像确定"冷(凉)结节"者,行甲状腺阳性显像。患者不需要特殊准备。

显像时间:
1. $^{201}$TlCl 5~15min,3~5h。
2. $^{99m}$Tc-MIBI 10~30min,2~3h。
3. $^{131}$I-MIBG 24~48h。
4. $^{123}$I-MIBG 24h。
5. $^{99m}$Tc(V)-DMSA 2~3h。

### 三、图像分析

在常规$^{131}$I($^{123}$I)或$^{99m}$TcO$_4^-$静态显像表现为"冷(凉)结节"处有浓聚影则为异常。早期显像及晚期显像均有明显显像剂浓聚,则提示恶性肿瘤的可能性较大(图 1-6-15);通常晚期显像因周围正常的甲状腺消

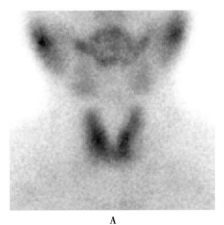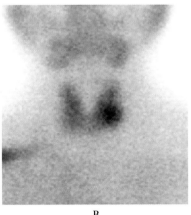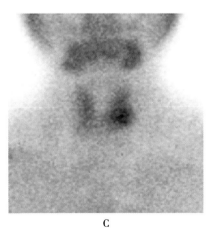

A       B       C

图 1-6-15 甲状腺癌$^{99m}$Tc-MIBI 阳性显像

A. 甲状腺$^{99m}$TcO$_4^-$静态显像示甲状腺左叶"冷结节";B、C. 分别为弹丸式注射$^{99m}$Tc-MIBI 后 15min 及 2h 后甲状腺左叶"冷结节"处有 MIBI 异常浓聚。

退,病灶的浓聚更为清楚。早期显像及晚期显像均无明显显像剂浓聚,则提示良性肿块;有时早期显像会出现显像剂填充,但不超过周围正常甲状腺组织,晚期显像时逐渐减退或消失。

$^{201}$Tl 诊断甲状腺癌的灵敏度为 87%,特异性为 58%;$^{99m}$Tc-MIBI 诊断甲状腺癌的灵敏度为 80%~91%。在不同类型甲状腺癌及判断转移灶方面,$^{201}$Tl 被认为是诊断甲状腺未分化癌原发灶及转移灶最为理想的显像剂。$^{99m}$Tc(V)-DMSA 被认为是诊断甲状腺髓样癌的首选方法,其灵敏度>80%,特异度 100%,用于肿瘤分期,鉴别病灶残留或复发,疗效评价及预后。$^{131}$I($^{123}$I)-MIBG 可用于诊断甲状腺髓样癌原发灶及转移灶。

### 四、临床应用

1. 甲状腺良性、恶性结节鉴别。
2. 寻找甲状腺癌转移灶。

(萨日 陈立波)

## 参考文献

[1] 安锐,黄钢. 核医学. 3 版. 北京:人民卫生出版社,2015.

[2] 王荣福,安锐. 核医学. 9 版. 北京:人民卫生出版社,2018.

[3] PELIZZO MR,TORRESAN F,GRASSETTO G. Imaging identifies submandibular ectopic thyroid tissue. Clin Nucl Med,2011, 36(8):728-330.

[4] INTENZO CM,DAM HQ,MANZONE TA,et al. Imaging of the thyroid in benign and malignant disease. Semin Nucl Med,2012, 42(1):49-61.

# 第二篇

# 甲状腺疾病的核医学诊断

# 第一章

# 甲状腺结节

## 第一节　甲状腺结节的临床概述

### 一、流行病学

甲状腺结节是临床常见疾病,患病率约为5%,其中70%为超声偶然发现的无症状结节。大部分结节为良性腺瘤样结节或囊肿,但有5%~10%的甲状腺结节为恶性肿瘤。PET/CT偶然发现的甲状腺结节中30%~40%为恶性。

甲状腺结节评估主要包括甲状腺功能的检查、颈部症状以及甲状腺结节良恶性的判别。少数甲状腺结节可以导致甲状腺功能亢进,或引起局部压迫症状及影响外观。

### 二、病因及发病机制

甲状腺结节的病因和发病机制尚未完全明确。良性结节包括多结节性甲状腺肿、桥本甲状腺炎、囊肿、滤泡性腺瘤、许特莱细胞腺瘤(Hurthle cell adenoma)等。恶性结节绝大多数为甲状腺癌,少数为原发性甲状腺淋巴瘤或转移性甲状腺癌(乳腺癌、肾癌等)。

根据甲状腺结节的基础疾病,其病因可见于以下几种:

#### (一) 增生性结节性甲状腺肿

甲状腺原料(碘)缺乏、需求量增高或合成分泌障碍均可导致结节性甲状腺肿的发生。环境缺碘是引起单纯性甲状腺肿(simple goiter)的主要原因。高原、山区土壤中的碘盐冲洗流失,导致饮用水及食物中含碘量不足,所引起的单纯性甲状腺肿又称地方性甲状腺肿。加碘盐的推广使这一问题得到了明显缓解。碘摄取不足就无法合成足够量的甲状腺激素,从而反馈性地引起垂体TSH分泌增高并刺激甲状腺增生和代偿性肿大。初期,缺碘时间短,增生、扩张的滤泡较为均匀地散布在腺体各部,形成弥漫性甲状腺肿,随着缺碘时间延长,病变继续发展,扩张的滤泡便聚集成多个大小不等的结节,形成结节性甲状腺肿。有的结节因血液供应不良发生退行性变,还可形成囊肿或纤维化、钙化等改变。

#### (二) 甲状腺炎

急性化脓性甲状腺炎、亚急性化脓性甲状腺炎、慢性淋巴结细胞性甲状腺炎等均可以结节形式出现。极少数情况下甲状腺结节为结核或梅毒所致。

1. **亚急性甲状腺炎**　又称de Quervain甲状腺炎或巨细胞性甲状腺炎,常继发于病毒性上呼吸道感染,是颈前肿块和甲状腺疼痛的常见原因,多伴有血沉增快及白细胞增高。病毒感染可使部分甲状腺滤泡破坏和上皮脱落,从而引起甲状腺异物反应和多形核白细胞、淋巴细胞及异物巨细胞浸润,以病变滤泡周围出现巨细胞性肉芽肿为特征,多见于30~40岁女性。

2. **慢性淋巴细胞性甲状腺炎**　又称桥本甲状腺炎(Hashimoto thyroiditis),是一种自身免疫性疾病,也是甲状腺功能减退最常见的原因。由于自身抗体的损害,病变甲状腺组织被大量淋巴细胞、浆细胞和纤维化浸润。血清中可检出TPOAb和甲状腺球蛋白抗体(thyroglobulin antibody,TgAb)等多种抗体。组织学显示甲状腺滤泡广泛被淋巴细胞和浆细胞浸润,并形成淋巴滤泡及生发中心,多见于30~50岁女性。

#### (三) 甲状腺腺瘤

甲状腺腺瘤是最常见的甲状腺良性肿瘤,按形态学可分为滤泡状和乳头状囊性腺瘤两种,滤泡状腺瘤多见。甲状腺腺瘤多见于 40 岁以下的女性。

### （四）甲状腺癌

甲状腺癌是最常见的甲状腺恶性肿瘤,约占全身恶性肿瘤的 1%,发病率近年来呈上升趋势。射线接触、家族史、年龄小于 20 岁或大于 70 岁、女性以及结节快速增大等均可能提示结节的恶性风险。其中,预后较好的甲状腺乳头状癌及滤泡状癌分别约占 85% 及 12%;而恶性程度高的甲状腺髓样癌及未分化癌罕见,分别占 2% 及 <1%。

1. **乳头状癌** 是成人甲状腺癌最主要类型,多见于 30~45 岁女性。此型分化好,恶性程度较低,约 1/3 累及双侧甲状腺,且较早便出现颈部淋巴结转移,晚期也可出现肺转移及骨转移,但多数预后较好。

2. **滤泡状癌** 常见于 50 岁左右中年人,肿瘤生长较快,属中度恶性,且有侵犯血管倾向,可经血运转移到肺、骨、肝等。颈部淋巴结转移仅占 10%,但预后不如乳头状癌。

3. **髓样癌** 来源于甲状腺滤泡旁细胞(C 细胞),细胞排列呈巢状或囊状,无乳头或滤泡结构,呈未分化状;间质内有淀粉样物沉淀。恶性程度中等,可有颈部淋巴结侵犯和血行转移,预后不及乳头状癌及滤泡状癌,但较未分化癌好。

4. **未分化癌** 多见于 70 岁左右老年人。发展迅速,高度恶性,且约 50% 早期便有淋巴结转移,或侵犯气管、喉返神经或食管,常经血运向肺、骨等远处转移。此型的预后很差,患者平均存活时间为 3~6 个月,一般存活率仅 5%~15%。

### （五）甲状腺淋巴瘤或转移瘤等继发肿瘤

原发于甲状腺的淋巴瘤较少见,主要发生在儿童和青少年。肿物侵犯单侧或双侧甲状腺,病变不对称,边界不清楚。患者常伴有颈部淋巴结肿大。

分化较差的肾癌、肺癌等,在其肿瘤晚期发生远处转移后,也可累及甲状腺,出现甲状腺内的转移瘤,可单发,也可多发,其形态学和生物学特性与原发肿瘤密切相关。

## 三、临床表现

大部分甲状腺结节患者无自觉症状,结节常在查体中被无意发现,或经颈部超声、CT、MRI 或 PET/CT 检查时无意发现。结节体积较大时可导致食管、气管受压或胸口入口处阻塞,出现吞咽、呼吸困难,面部充血,颈静脉怒张(Pemberton 征)等。颈前区突发疼痛常因结节内出血所致,声嘶提示喉返神经受累,上述情况需警惕恶性病变。结节如伴有功能减退(桥本甲状腺炎)或甲状腺功能亢进(毒性甲状腺肿)可出现相应的症状,如甲状腺癌发生转移,可出现胸痛、呼吸困难、骨痛等症状。

## 四、甲状腺结节的诊断

### （一）体格检查

甲状腺肿大,可扪及单个或多个大小不一的结节。如果结节位置较深或位于胸骨后则难以触及。

### （二）带流速-容量环的肺功能测定

有助于明确气管是否受压,通常气管受压狭窄超过 70% 才产生压迫症状。

### （三）实验室检查

首先检查血清 TSH 水平,以判断甲状腺功能状态。若 TSH 降低,提示结节可能自主分泌过多甲状腺激素,应进一步行甲状腺核素显像($^{99m}TcO_4^-$、$^{123}I$ 或 $^{131}I$)以明确结节是否存在自主分泌功能("热结节")。如血清 TSH 正常或增高,超声检查提示有恶性征象,则推荐穿刺活检。TPO 抗体滴度可有助于判断患者是否有自身免疫性甲状腺炎。对于有甲状腺髓样癌或多发内分泌肿瘤 2 型(multiple endocrine neoplasia,MEN2)家族史的患者,应检测降钙素水平。Tg 检查对于术前判断甲状腺结节良恶性意义不大。

### （四）影像学检查

吞钡检查可明确食管受压程度。CT 或 MRI 可有效评估甲状腺的解剖、向胸骨后的延伸情况及气管的狭窄程度。

目前,超声仍是评价甲状腺结节最重要的方法,对于所有可疑甲状腺结节或其他检查(如 CT、MRI 或

PET/CT 等)偶然发现的甲状腺结节均应行甲状腺超声检查。甲状腺超声广泛用于甲状腺结节的危险度分级并能帮助判断是否需要行穿刺活检。提示甲状腺结节可能为恶性的超声特点包括:微钙化的存在、结节显示为低回声区、边界不清、结节纵横比>1 等。

甲状腺核素显像($^{99m}TcO_4^-$、$^{123}I$ 或 $^{131}I$)可以明确结节是否存在自主分泌功能,对于伴有 TSH 降低的甲状腺结节,推荐行核素显像。甲状腺核素显像可以帮助明确结节与甲状腺的关系,确定结节是否位于甲状腺内。此外,甲状腺核素显像还能对甲状腺结节的功能进行治疗后评价,尤其是高功能腺瘤放射性碘治疗后,其形态学可能无明显变化,但代谢程度可能明显减低。

**(五) 细针穿刺细胞学检查**

细针穿刺抽吸术(FNA)活检是评价甲状腺结节最为准确的方法,2015 版 ATA 指南给出了依据超声特点行 FNA 与否的具体标准(表 2-1-1)。

表 2-1-1　2015 版 ATA 指南甲状腺结节穿刺活检判断标准

| 超声分级 | 超声表现 | 恶性率 | 长径 |
|---|---|---|---|
| 高度可疑恶性 | 实性低回声结节或实性低回声结节伴有囊性成分但具有以下特征:浸润性生长、微钙化、纵横比>1、边缘钙化等 | 70%~90% | ≥1cm |
| 中度怀疑恶性 | 低回声实性结节但边缘光滑无微钙化、被膜外侵犯(extracapsular extension,ETE),或长径>短径 | 10%~20% | ≥1cm |
| 低度可疑恶性 | 等回声或高回声结节,或部分囊性结节含有实性成分,无微钙化,边界不清或 ETE,或纵横比>1 | 5%~10% | ≥1.5cm |
| 极低可能恶性 | 海绵状或部分囊性结节,无低、中、高度可疑结节的特征 | <3% | ≥2.0cm 或观察 |
| 良性 | 单纯囊性结节(无实性成分) | <1% | 不活检 |

2019 版美国国家综合癌症网络(National Comprehensive Cancer Network,NCCN)甲状腺癌临床实践指南同样给出了甲状腺结节需要行穿刺活检的具体标准(表 2-1-2)。

表 2-1-2　2019 版 NCCN 甲状腺癌临床实践指南甲状腺结节行 FNA 临界条件

| 结节性质 | 超声恶性征象 | 穿刺临界大小 |
|---|---|---|
| 实性结节 | 是 | ≥1cm |
| | 否 | ≥1.5cm |
| 混合性囊实性结节 | 是 | 实性部分>1cm |
| | 否 | 实性部分>1.5cm |
| 海绵状结节 | – | ≥2.0cm |
| 单纯囊性结节 | – | 不建议穿刺 |
| 可见颈部淋巴结转移 | – | 淋巴结及相关甲状腺结节活检 |

超声引导下细针穿刺抽吸细胞诊断(fine needle aspiration cytodiagnosis,FNAC)作为鉴别甲状腺结节良恶性的金标准,其诊断的敏感性和特异性均达 90%以上。根据甲状腺细胞学 Bethesda 报告系统,FNAC 结果可分为 5 类:①取材无法诊断或不满意;②良性;③不确定(包括意义不明的不典型增生以及滤泡样病变或滤泡样肿瘤);④可疑恶性;⑤恶性。结节若为良性,则不需要特殊治疗;若为恶性,则应首选手术治疗。然而,细针穿刺活检后 20%~30%甲状腺结节性质仍不明确,其诊断及治疗策略更具有挑战性,因为这些结节发展为甲状腺癌的风险变化很大,为 5%~75%。

**(六) 分子诊断**

对于细胞学结果为不确定的患者,分子诊断有助于减少不必要的手术。目前,分子诊断主要有两种检测方法:检测穿刺样本中甲状腺癌相关的致癌突变(7 基因突变组合)以及利用基因芯片技术的核糖核酸

(messenger ribonucleic acid,RNA)基因表达分类器(gene expression classifier,GEC)。前者特异性和阳性预测值高,可作为确诊(rule in)的检测;后者敏感性和阴性预测值高,可作为排除诊断(rule out)的检测。

免疫性疾病、结节是否增大并不能作为良恶性判别的依据,因为良性结节也可能增大。但是结节的增长速率可以帮助鉴别良恶性。相关回顾性研究表明,恶性结节的增长率高于良性。

对于甲状腺结节的诊断及治疗,最大的挑战在于既要明确结节的良恶性,又要避免过度的甲状腺超声、FNA 及手术。甲状腺癌的发病率升高,除了诊断效能的提高,也要考虑甲状腺癌的发病率在过去 30 年中确有增高。增高的原因包括肥胖、生活环境的改变、射线暴露增高(如放疗的增加)等。

### 五、甲状腺结节的治疗

对临床高度疑似恶性或 FNAC 确定为可疑恶性或恶性的结节,需进行手术治疗。结节出现压迫症状,尤其是胸骨后或纵隔内甲状腺肿引起压迫症状时也应进行手术治疗。具有自主功能的"热结节"可采用放射性碘治疗。即使临床判断为良性的结节也应长期随访并定期行甲状腺超声检查,如果临床或超声出现可疑恶性征象或结节体积增大超过 50%,应再次行超声引导下 FNAC。

## 第二节　甲状腺结节的核医学体外分析及功能测定

### 一、甲状腺结节的核医学体外分析

甲状腺疾病的检测项目及临床意义如下:

#### (一) 促甲状腺激素

NCCN 甲状腺肿瘤指南推荐,发现甲状腺结节后应测定 TSH 水平,若 TSH 降低,推荐 $^{123}$I 甲状腺显像。若为"热结节",很可能为甲状腺高功能腺瘤,其恶性程度可能很低,则针对甲状腺毒症进行治疗;若为"冷结节",则应结合超声表现,进行穿刺活检。若 TSH 水平正常甚至升高,直接建议结合超声穿刺活检。TSH 水平与甲状腺结节的良恶性可能相关,TSH 越高,甲状腺结节为恶性的风险增高,但无确切证据。

但是对于甲状腺癌术后患者,则 TSH 抑制治疗可见明显临床获益。在患者不出现心房颤动、骨量减少、焦虑等甲状腺毒症的情况下,尽可能抑制 TSH 水平。一般来说,对分化型甲状腺癌(differentiated thyroid carcinoma,DTC)复发风险为高危者,血清 TSH 宜尽量维持在<0.1mU/L,复发风险为中危者,血清 TSH 水平宜控制在 0.1~0.5mU/L。

#### (二) 甲状腺激素

甲状腺激素包括甲状腺素(即 $T_4$)和 $T_3$。$T_3$ 及 $T_4$ 水平可根据结节性质表现不同,也可处于正常水平。异常情况根据病因可分为以下两种情况:①甲状腺高功能腺瘤,可表现为 $FT_3$ 及 $FT_4$ 升高,而 TSH 降低。②桥本甲状腺炎激发的甲状腺结节可根据病程长短表现不同,早期可能为甲亢,即 $FT_3$ 及 $FT_4$ 升高,TSH 降低;晚期可表现为甲减或亚临床甲减,即 TSH 升高,$FT_3$ 及 $FT_4$ 降低或正常。

#### (三) 甲状腺球蛋白

甲状腺球蛋白(Tg)是一种糖蛋白,含有 120 多个酪氨酸,分子量为 660kD。甲状腺球蛋白上的 $T_3$ 及 $T_4$ 在 TSH 的刺激下,被蛋白水解酶水解为游离的 $T_3$ 或 $T_4$,才分泌到血液循环中去。

良性结节一般 Tg 水平正常。分化型甲状腺癌一般都保留有合成和分泌 Tg 的能力,可能造成 Tg 水平增高。但由于正常甲状腺组织会合成足够量的 Tg,从而掩盖肿瘤造成的 Tg 升高,多数患者表现为 Tg 正常。只有切除甲状腺后,Tg 才能更好地反映体外甲状腺肿瘤的复发或残留。而髓样癌和未分化癌可能失去合成 Tg 的能力,表现为 Tg 水平正常,甚至降低。综上所述,甲状腺结节在初诊时,Tg 的参考价值有限,并不推荐。但在甲状腺全切术后,Tg 则是甲状腺癌的特异性肿瘤标志物,Tg 升高可提示甲状腺癌复发及转移。

#### (四) 甲状腺过氧化物酶抗体(TPOAb)和甲状腺球蛋白抗体(TgAb)

甲状腺过氧化物酶(TPO)存在于甲状腺细胞的微粒体中,是一种潜在的抗原,当从细胞内向细胞外泄漏后,可刺激机体产生 TPOAb。TPOAb 破坏力很强,会对甲状腺造成损伤,最终导致甲减,多见于格雷夫斯病、桥本甲状腺炎等合并甲状腺结节的情况下。TgAb 是 Tg 入血后诱发自身免疫反应而产生的,也会破坏甲状腺组织,造成甲减,并且会影响 Tg 水平的测定。但 TPOAb 及 TgAb 增高多提示甲状腺炎,对于甲状腺结节性质的判断并无决定性价值。

**(五) 降钙素**

降钙素由甲状腺的滤泡旁细胞产生和分泌,主要生理功能是降低血钙及血磷水平,是诊断甲状腺髓样癌敏感而特异的标志物。若血清降钙素>200pg/mL,应考虑降钙素分泌细胞增生甚至癌变。但部分分化较差的甲状腺髓样癌患者术前降钙素水平升高不明显,结合降钙素基因相关肽检查可提高诊断率。

## 二、甲状腺结节的功能测定

**甲状腺摄$^{131}$I 试验**

1. **原理** $^{131}$I 与稳定性碘具有相同的生化性质和生物学功能,口服后可被甲状腺组织摄取、浓聚和释放。在体外,利用甲状腺功能仪探测甲状腺$^{131}$I 发射的 γ 射线,获得不同时间甲状腺部位的放射性计数并绘制曲线,从而评估甲状腺摄取$^{131}$I 的量、摄取速率及释放速率,来判断甲状腺的功能。

2. **检查方法** 空腹口服 Na$^{131}$I 74~370kBq,且继续进食 1~2h。服药后 2h、6h 及 24h,分别测定本底、标准源计数及甲状腺部位的放射性计数,按照下列公式计算出不同时间甲状腺摄$^{131}$I 率:

$$甲状腺摄^{131}I 率(\%) = \frac{甲状腺部位计数率(cpm)-本底(cpm)}{标准源计数率(cpm)-本底(cpm)} \times 100\% \tag{2-1-1}$$

以摄$^{131}$I 率为纵坐标,时间为横坐标作图,绘制甲状腺摄$^{131}$I 率曲线。

3. **结果判定** 正常情况下,甲状腺摄$^{131}$I 率随时间的延长而逐渐升高,24h 达高峰。一般 2h 的摄$^{131}$I 率为 10%~30%,4h 的摄$^{131}$I 率为 15%~40%,24h 的摄$^{131}$I 率为 25%~60%。

4. **临床应用** 单纯性甲状腺肿患者的甲状腺处于"碘饥饿"状态,各时间点的摄$^{131}$I 率均高于正常值,但无高峰前移。急性或亚急性甲状腺炎时甲状腺摄$^{131}$I 率多低于正常,而血清 FT$_3$ 及 FT$_4$ 常增高,两者呈分离现象。慢性甲状腺炎,摄$^{131}$I 率可正常、偏低或略高。甲状腺高功能腺瘤导致的甲亢摄$^{131}$I 率增高并可伴有高峰前移。

# 第三节 甲状腺结节的核医学影像诊断

## 一、显像原理

甲状腺显像是将能被甲状腺选择性浓聚的放射性核素或其标记化合物(统称显像剂)引入人体,然后通过探测器、γ 照相机或 SPECT 仪,记录放射性核素在甲状腺内的分布图像,从而把甲状腺的形态、大小、位置及整体和局部组织的功能显示出来。

## 二、显像剂

最早用于甲状腺的显像剂是放射性碘,因为甲状腺有摄取碘并使之有机化的功能。放射性碘-131($^{131}$I)半衰期长,又是 β 衰变,使甲状腺接受的辐射剂量较高;并且$^{131}$I 衰变时产生的主要 γ 射线的能量较高,图像不清晰,目前除用于寻找甲状腺癌转移灶外已少用。最理想的放射性碘是碘-123($^{123}$I),但需要加速器生产,价格昂贵又不便供应。高锝($^{99m}$Tc)酸盐($^{99m}$TcO$_4^-$)是目前甲状腺显像最常用的显像剂。因其来源方便,物理性能优良,又和碘类似能被甲状腺摄取(但不能有机化),所以既可以用于甲状腺血流显像,也可用于静态显像。

此外,为鉴别甲状腺结节的良恶性,也有人用"亲肿瘤"的核素,如铊($^{201}$Tl)、锝甲氧异腈($^{99m}$Tc-MIBI)、锝奥曲肽($^{99m}$Tc-octreotide)及正电子发射药物氟[$^{18}$F]脱氧葡糖($^{18}$F-FDG)等。研究表明,$^{99m}$Tc-MIBI 显像诊断甲状腺癌的敏感性为 50%~60%。$^{99m}$Tc(V)-DMSA 肿瘤阳性显像被认为是诊断甲状腺髓样癌的首选方法,其灵敏度>80%,特异性为 100%,癌灶探测率在 65% 以上,可以用来分期、鉴别病灶残留和复发,疗效及预后评价。近年来,$^{111}$In-奥曲肽生长抑素受体显像诊断甲状腺髓样癌和不摄取碘的 DTC 取得良好效果,两者联合应用可明显提高诊断的灵敏度和特异性。常用甲状腺显像剂及其特性见表 2-1-3。

表 2-1-3　常用甲状腺显像剂及其特性

| 显像剂 | $T_{1/2}$ | 适应证 | 备注 |
| --- | --- | --- | --- |
| $^{131}$I | 8d | 甲状腺静态显像,尤其是胸骨后甲状腺肿及寻找甲状腺癌转移 | 辐射剂量大,短期不能重复用 |
| $^{123}$I | 13h | 甲状腺显像 | 国内无供货 |
| $^{99m}$TcO$_4^-$ | 6h | 甲状腺血流及静态显像,婴儿及儿童均可用 | 不宜用于胸骨后甲状腺肿 |
| $^{201}$Tl | 73h | 结节的良恶性鉴别,显示功能被抑制的甲状腺组织 | 加速器生产,价格贵 |
| $^{99m}$Tc-MIBI | 6h | 结节的良恶性鉴别,显示功能被抑制的甲状腺组织 | 目前常用 |
| $^{99m}$Tc-octreotide | 6h | 甲状腺髓样癌及其转移灶显像 | |
| $^{18}$F-FDG | 109min | 未分化甲状腺癌,不摄取 $^{131}$I 的甲状腺癌及其转移灶等 | 价格贵,需用 PET/CT 显像 |

## 三、显像方法

### (一)甲状腺动态显像

甲状腺动态显像用来反映甲状腺的血供。肘静脉注射放射性药物后,立即启动相机,以 2s/帧的速度连续采集 16 帧。正常情况下,颈总动脉显影后 2~6s,甲状腺开始显影,其放射性略低于颈动脉,以后颈动脉应逐渐减退,而甲状腺摄取显像剂逐渐增多,影像逐渐增强,此时颈静脉开始显影(位于颈动脉的外侧)。

甲状腺动态显像能够观察甲状腺结节的血运情况,辅助鉴别结节性质。两侧血流灌注不一致,局部灌注出现异常浓聚或降低等均为异常。

自主功能亢进性甲状腺腺瘤患者,甲状腺结节在颈动脉显影后立即出现,其显像剂分布高于颈动脉,提示病灶部位血流灌注增强。

甲状腺结节部位显影较正常甲状腺组织明显减淡或不显影,提示甲状腺结节部位血流灌注减少,多见于甲状腺囊肿等良性结节,静态显像多呈“冷结节”。甲状腺结节血流灌注增加,静态显像时结节为“冷结节”,甲状腺癌的可能性大,但有时局限性炎性病灶也可出现血流增加。

### (二)甲状腺静态显像

口服 $^{131}$I 后 24h 显像,静脉注射 $^{99m}$TcO$_4^-$ 后 20~30min 显像。因为 $^{99m}$TcO$_4^-$ 被甲状腺摄取仅为吸附作用,不参与有机化,其摄取高峰在 20min 左右,摄取率很低,且唾液腺也能摄取 $^{99m}$TcO$_4^-$,故唾液腺及口腔也显影。

甲状腺静态显像常规采用前后位、右前斜位及左前斜位 3 个位置是为了更好显示甲状腺前、后、左、右各方面的情况,以避免组织的前后重叠,更好地发现病变及判断其功能。

正常甲状腺位于颈部正中,胸骨切迹上方,有左、右二叶,中间有一峡部相连。甲状腺形态变异很大,主要分蝴蝶形及马蹄形两型。峡部可很宽也可看不到。正常甲状腺组织对 $^{131}$I 或 $^{99m}$TcO$_4^-$ 摄取比较均匀,图像上放射性分布均匀,右叶常大于左叶,两叶的放射性较高(中部组织厚而最高),峡部较低,边缘轮廓光滑。

甲状腺平面显像可用于以下方面:

**1. 结节功能的评价**　根据结节摄取显像剂的能力,可将甲状腺结节分为高功能结节、功能正常结节和低功能结节。通常称高功能结节为“热结节”,功能正常结节为“温结节”,低功能结节为“凉结节”或“冷结节"。约90%的结节核素显像时表现为低功能结节。

（1）"热结节"：结节摄取显像剂的功能高于周围正常甲状腺组织,图像上表现为结节处的显像剂分布高于周围正常甲状腺组织(图2-1-1)。

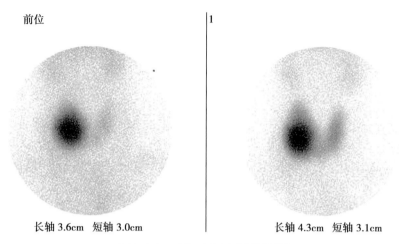

图 2-1-1　甲状腺右侧叶"热结节"

"热结节"绝大部分为良性病变,多见于甲状腺高功能腺瘤,恶性病变的概率很小,约为1%。"热结节"也可分为功能自主结节和非功能自主结节。功能自主结节,又称毒性结节,其结节的滤泡上皮本身的功能亢进,具有高功能自主性分泌甲状腺激素的作用,且不受TSH调节。由于血液中的甲状腺激素水平增高,结节外的甲状腺组织的功能往往不同程度地受到抑制,甚至完全受到抑制,在显像图上只显示单个显像剂分布增高的结节,而周围甲状腺组织可完全不显影。先天性甲状腺一叶缺如,其影像有时同毒性结节一样,仅表现为一侧孤立的"热结节"。两者可用TSH兴奋试验加以鉴别。

（2）"温结节"：结节摄取程度与周围甲状腺组织类似,显像剂分布与周围或对侧相应部位相似,图像上表现为结节部位的显像剂分布与周围或对应部位相似,即临床上可摸到结节,而显像并无异常(图2-1-2)。

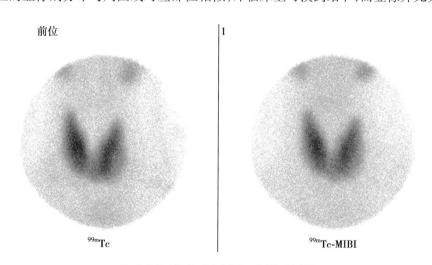

图 2-1-2　甲状腺左侧叶下级"温结节"

"温结节"多见于甲状腺腺瘤、结节性甲状腺肿、慢性淋巴性甲状腺炎、亚急性甲状腺炎恢复期。甲状腺癌也可表现为"温结节"。4%~5%"温结节"可能恶变。

（3）"凉结节"/"冷结节"：结节摄取显像剂的功能低于周围正常甲状腺但高于本底为"凉结节"(图2-1-3);结节无摄取显像剂的功能,显像图上表现为结节部位的显像剂分布接近于本底的"冷结节"(图2-1-4)。

甲状腺"冷结节"和"凉结节"无本质区别,均可见于甲状腺囊肿、甲状腺腺瘤囊性变或出血、甲状腺癌、结节性甲状腺肿、亚急性甲状腺炎急性期、慢性淋巴性甲状腺炎、甲状腺结核等。一般,单发"冷结节"

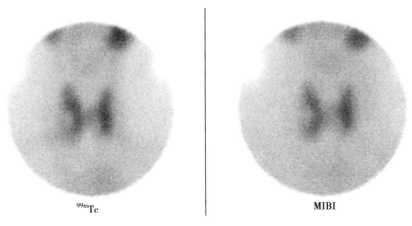

$^{99m}Tc$            MIBI

图 2-1-3 甲状腺右叶下极"凉结节"

前位              1

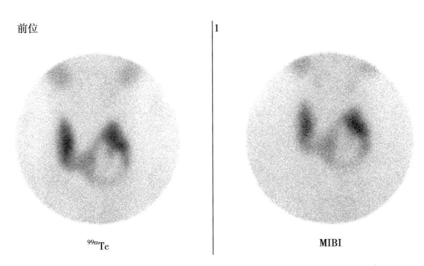

$^{99m}Tc$            MIBI

图 2-1-4 甲状腺左侧叶下极巨大"冷结节"

"凉结节"的恶性发生率为 7.2%~54.5%,多发"冷结节"、"凉结节"的癌发生率为 0~18.3%。

当结节 $^{99m}TcO_4^-$、$^{131}I$ 显像为"冷结节",出现下列改变时,应考虑该结节恶性病变的可能性较大:①"冷结节"所在侧叶无肿大;②分布缺损区横贯一侧叶,呈断裂样改变;③一侧叶整体呈分布缺损区,且向对侧扩展;④$^{99m}TcO_4^-$、$^{131}I$ 显像均为"冷(凉)结节"。

**2. 结节治疗后评价**

(1) 弥漫性多结节性甲状腺肿治疗后评价:格雷夫斯病(GD)是器官特异性自身免疫性疾病之一,患者的甲状腺呈不同程度的弥漫性肿大。甲状腺滤泡上皮细胞增生,呈高柱状或立方状,滤泡腔内的胶质减少或消失,滤泡间可见不同程度的与淋巴组织生发中心相关的淋巴细胞浸润。GD 可表现为弥漫性多发甲状腺结节,经过放射性 $^{131}I$ 治疗,甲状腺形态可发生可逆性改变。

图 2-1-5 为一名 29 岁女性格雷夫斯病患者治疗前后的甲状腺影像。治疗前,甲状腺肿大伴弥漫性多结节(图 2-1-5A);碘治疗后,复查可见甲状腺体积明显缩小,甲状腺内结节消失,放射性分布均匀(图2-1-5B)。

(2) 甲状腺结节伴甲状腺功能亢进:甲状腺静态显像评价结节的功能多使用目测法,并无绝对定量,对结节性质的判断存在一定局限性。尤其当甲状腺结节同时伴有甲状腺功能亢进时,甲状腺结节的功能可能被周围甲状腺组织抑制,或在周围甲状腺组织功能亢进的背景下,结节的功能低于周围组织,从而表现为"凉结节",而事实并非如此。在甲亢得到控制后,结节的功能有所恢复,从"凉结节"转变为"热结节"。

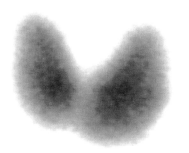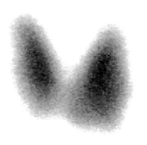

长轴: 左叶 7.5cm, 右叶 7.3cm
短轴: 左叶 4.0cm, 右叶 3.0cm
总面积 49.3cm², 总重量 117g
A

长轴: 左叶 5.5cm, 右叶 5.5cm
短轴: 左叶 2.6cm, 右叶 2.2cm
总面积 23.3cm², 总重量 41g
B

图 2-1-5 弥漫性多发结节甲状腺肿治疗后评价

图 2-1-6 为一名甲亢患者¹³¹I 治疗前后的甲状腺影像。¹³¹I 治疗前,甲状腺弥漫性肿大伴代谢明显增高,左叶可见一枚"凉结节"(图 2-1-6A);¹³¹I 治疗半年后复查,甲状腺体积缩小,代谢降低,原左叶结节代谢明显增高,甚至高于周围甲状腺组织,表现为"热结节"(图 2-1-6B)。

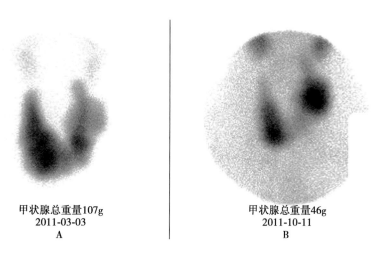

甲状腺总重量107g
2011-03-03
A

甲状腺总重量46g
2011-10-11
B

图 2-1-6 甲状腺结节合并甲亢放射性碘治疗后评价

(3) 甲状腺高功能腺瘤治疗后评价:甲状腺高功能腺瘤多表现为"热结节",治疗后形态学可能未见明显变化,而甲状腺静态显像可见其代谢程度明显降低,具有独特的优势。

**3. 甲状腺结节的定位**

(1) 甲状腺周围肿物的诊断:甲状腺周围的结节可能来源于甲状腺、甲状旁腺或是颈部肿大的淋巴结等,明确结节来源及其性质对于诊断至关重要。甲状腺显像(⁹⁹ᵐTcO₄⁻、¹³¹I)也常用于鉴别诊断颈部肿块是在甲状腺内或甲状腺外。如果肿物对于⁹⁹ᵐTcO₄⁻或¹³¹I 完全不摄取,且位于甲状腺轮廓外,甲状腺本身形态又完整,则为甲状腺外肿物;如果肿物位于甲状腺轮廓内或甲状腺形态不完整,肿块在甲状腺边缘形态凹陷缺损,则为甲状腺内肿物。此外,⁹⁹ᵐTc-MIBI 还能进一步判断结节是否为甲状旁腺来源,进一步鉴别。

(2) 异位甲状腺结节的寻找:先天性异位甲状腺常呈球形或卵圆形,不分叶。¹³¹I 或¹²³I 显影可用于舌根部及颈部、纵隔、卵巢等部位的异位甲状腺诊断。有时,肿大的甲状腺以向胸骨后延伸为主,甲状腺显像可显示肿大的甲状腺与周围脏器间的关系。

**(三) 断层显像**

**1. 单光子发射断层显像** 甲状腺是小脏器,位置又表浅,一般不需要断层。必要时可加做断层显像进一步明确结节的大小及位置。

**2. 正电子断层显像** 主要用于穿刺活检后性质不明的甲状腺结节定性、原发性 DTC 生物行为评价、

DTC 分期、可疑 DTC 复发诊断等方面。

在甲状腺癌的治疗中,PET/CT 主要用于血清 Tg 升高而治疗后[131]I 全身显像阴性的患者。随着 PET/CT 偶然发现甲状腺结节数量的增多,其在甲状腺结节的良恶性鉴别以及侵袭性 DTC 分期中的作用逐渐被发掘。对于 PET/CT 偶然发现的高代谢甲状腺结节,恶性比例为 20%~35%。并且除了氟脱氧葡糖(FDG),其他代谢通路和受体相关显像剂也用于 DTC 的评价。[124]I 能够反映碘化钠同向转运蛋白(NIS)的表达,近来也被用于甲状腺结节的诊断及定量分析。

对于细针穿刺活检及超声不能定性的甲状腺结节,处理方法是目前临床面临的一个挑战,仍然备受争议。一方面,这些不确定结节中 15%~30% 为恶性,采取保守的策略可能不安全。另一方面,太过于激进的方法(甲状腺全切或侧叶切除)又可能导致约 70% 的患者过度治疗。因此,需要高灵敏度及高阴性预测值的方法用于减少不恰当的治疗。[18]F-FDG-PET/CT 对于鉴别不确定甲状腺结节的性质具有一定的帮助,并且具有较高的敏感性和阴性预测值(negative predictive value,NPV)。Bertagna 及其同事们的研究表明,PET/CT 在用于鉴别甲状腺结节的性质,其敏感性为 80%~100%,NPV 为 81%~100%。Vrien 的 Meta 分析显示其灵敏度、特异性、NPV 以及阳性预测率分别为 95%、48%、96% 以及 39%。其他相关研究均反映 PET/CT 虽然阳性预测率不够高,但特异性和阴性预测值较高,尤其对于 15mm 以上的结节,若 PET/CT 结果为阴性,可以避免不必要的手术治疗,总体上降低患者的总花费。综上所述,有证据支持 PET/CT 可以用于不确定甲状腺结节的鉴别诊断,能够起到排除恶性的作用,避免过度治疗,但是其应用仍需更多的研究来证实。

对于已经确诊为恶性的甲状腺结节,ATA 指南推荐甲状腺超声为首选检查,PET/CT 在甲状腺癌的分期中并不推荐,对于一些侵袭性较高的甲状腺癌,可选择 PET/CT 进一步明确全身情况。

PET/CT 对于分化型甲状腺癌的应用主要针对生化反应不全的患者,即抑制状态下 Tg≥1ng/mL,或刺激状态下 Tg≥10ng/mL,而影像学检查(甲状腺超声及治疗后[131]I 全身显像)均无异常发现者,用于明确肿瘤是否复发的判断。此外,对于难治性甲状腺癌,PET/CT 可以帮助判断肿瘤的生物学特性。一般来说,分化较好的甲状腺癌会保留摄碘功能,而糖代谢较低;分化差者,摄碘能力低或丧失,而糖代谢旺盛。但此结论尚缺乏相关证据。

[124]I PET/CT 相对于[131]I SPECT/CT 显像具有更高的空间分辨率,能够更加清晰地显像组织解剖结构,可以作为甲状腺癌术后生化反应不全患者的一种补充诊断手段。正常甲状腺组织及 DTC 会表达不同的生长抑素受体,但相关研究表明[68]Ga-DOTATOC PET/CT 显像对于 DTC 病灶的探测效能低于[18]F-FDG PET/CT。此外,胆碱类显像剂及[68]Ga-PSMA 等对于甲状腺节的诊断无明显特异性。

## 四、甲状腺肿瘤阳性显像

甲状腺肿瘤阳性显像是利用某些放射性核素或标记化合物与甲状腺癌组织具有一定的亲和力,静脉注射显像剂后可被甲状腺组织摄取和浓聚,应用显像进行阳性显像,对甲状腺结节的性质进行辅助诊断。

常规甲状腺静态显像"冷(凉)结节"处如表现为显像剂浓聚,可视为异常。如早期显像和晚期显像均出现明显的异常显像剂浓聚,则提示恶性肿瘤的可能性较大;通常在晚期显像时,因周围正常的甲状腺影逐渐消退,病灶的浓聚影会更加清楚。良性结节多表现为早期显像和晚期显像中均无异常的显像剂浓聚,有时在早期显像时会出现显像剂填充,通常不会超过周围正常甲状腺组织,晚期显像时会逐渐减淡(图 2-1-7、图 2-1-8)。

综上所述,若血清 TSH 降低,"指南"推荐进一步行甲状腺核素显像($^{99m}TcO_4^-$、$^{123}$I 或 $^{131}$I)以明确结节是否存在自主分泌功能。若表现为"热结节",则多为良性,常见于甲状腺高功能腺瘤,一般不需要再行穿刺活检。虽然核素显像"冷结节"不能作为判断良恶性的标准,但结合甲状腺肿瘤显像也能为良恶性判断起到辅助作用。此外,甲状腺核素显像对于结节是否位于甲状腺内、胸骨后甲状腺肿以及异位的甲状腺结节具有独到的优势。甲状腺核素显像还能对甲状腺结节的功能进行治疗后评价,尤其是高功能腺瘤放射性碘治疗后,其形态学可能无明显变化,但代谢程度可能明显降低。

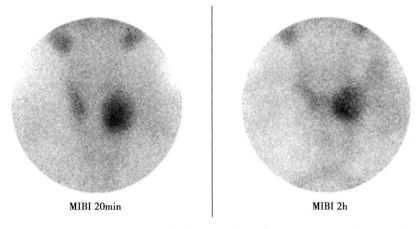

MIBI 20min　　　MIBI 2h

图 2-1-7　甲状腺左侧叶下极结节,MIBI 双时相显像结果为阳性,术后病理证实为甲状腺乳头状癌

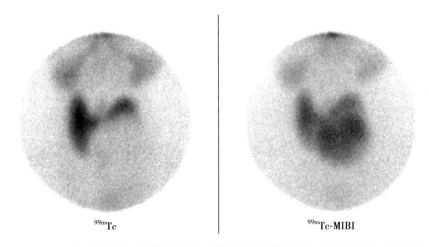

$^{99m}$Tc　　　$^{99m}$Tc-MIBI

图 2-1-8　甲状腺左侧叶下极"冷结节",MIBI 显像结果为阳性,考虑为甲状腺癌可能

此外,对于细针穿刺活检不能明确诊断的甲状腺结节,PET/CT 因其具有较高的敏感性和阴性预测值能够提供一些帮助,若 PET 表现为无摄取或极低摄取,则良性可能性大,不必急于手术,可随诊观察。

(武志芳)

## 参考文献

[1] PACINI F,CASTAGNA MG,BRILLI L,et al. Thyroid cancer:esmo clinical practice guidelines for diagnosis,treatment and follow-up. Ann Oncol,2012,23(Suppl 7):vii110-119.

[2] WELLS SA Jr,ASA SL,DRALLE H,et al. Revised American Thyroid Association guidelines for the management of medullary thyroid carcinoma. Thyroid,2015,25(6):567-610.

[3] TRIMBOLI P,CRESCENZI A,CASTELLANA M,et al. Italian consensus for the classification and reporting of thyroid cytology: the risk of malignancy between indeterminate lesions at low or high risk. A systematic review and meta-analysis. Endocrine, 2019,63(3),430-438.

[4] BOELAERT K,HORACEK J,HOLDER RL,et al. Serum thyrotropin concentration as a novel predictor of malignancy in thyroid nodules investigated by fine-needle aspiration. J Clin Endocrinol Metab,2006,91(11):4295-4301.

[5] HAYMART MR,REPPLINGER DJ,LEVERSON GE,et al. Higher serum thyroid stimulating hormone level in thyroid nodule patients is associated with greater risks of differentiated thyroid cancer and advanced tumor stage. J Clin Endocrinol,2008,93 (3):809-814.

# 第二章

# 甲状腺发育异常和畸形

甲状腺疾病是一个全球性的健康问题,对人类的健康影响很大,尤其是在怀孕和儿童时期。先天性甲状腺功能减退症(congenital hypothyroidism,简称先天性甲减)是儿童最常见的先天性内分泌紊乱,新生儿的全球发病率为每年1/(2 000~4 000)。先天性甲减是最常见的可治疗的引发精神发育迟缓的病因之一,其主要的两种发病机制分别是甲状腺发育异常和甲状腺内分泌障碍。甲状腺发育异常是引起先天性甲减的最主要因素,占85%~90%,甲状腺发育异常引起先天性甲减的发生率约为1/3 000新生儿。甲状腺发育异常主要表现为甲状腺发育不良、甲状腺缺失及甲状腺异位等,其中甲状腺异位约占甲状腺发育异常引起的先天性甲减的75%。造成甲状腺发育异常的原因尚未阐明,可能与遗传素质、免疫介导机制有关。

## 第一节　甲状腺发育异常和畸形的临床概述

甲状腺发育异常是甲状腺的胚胎发育异常所致,通常是由于甲状腺组织的形成或迁移缺陷引起的,包括甲状腺缺失、异位和发育不良,同时伴有畸形。各种形式的甲状腺发育异常的发生率因不同的检测方法(超声、放射性核素显像等),以及被检测群体的不同而有差异。

### 一、流行病学

#### (一) 甲状腺异位

甲状腺异位(thyroid ectopia)是最常见的甲状腺发育异常,其定义为在下颈部气管前典型甲状腺位置以外存在甲状腺组织,即异位甲状腺。这是胚胎发生过程中甲状腺原基从原始咽底部向最终目的地下颈部迁移过程中受阻的结果。甲状腺异位的发生率为1/(100 000~300 000),占甲状腺疾病的1/(4 000~8 000)。但是,尸检研究却发现甲状腺异位的发生率为7%~10%,因为很多甲状腺异位患者可以没有任何症状,甲状腺功能也可以正常,可能终身也没有确诊。70%~90%患者的异位甲状腺是其唯一的甲状腺组织。甲状腺异位好发生于女性,尤其是亚洲女性,有报道男女比例为1:3。

甲状腺异位可以在任何年龄被发现,大部分病例是在新生儿期筛查时被发现的,也有部分病例直到成年由于异位甲状腺发生病变出现症状才被发现,或因其他疾病检查时偶然被发现。一项对永久性先天性甲减患者进行核素显像的研究发现,甲状腺异位患者占61%。英国一项针对新生儿先天性甲减筛查的研究,对先天性甲减患儿行甲状腺核素显像发现,18.4%的新生儿甲减是由于甲状腺异位引起的,由此推断甲状腺异位在新生儿中的发生率为16/100 000,其中15.7%的患儿为双异位甲状腺,即双异位甲状腺的发生率为2.5/100 000。英国另一项新生儿先天性甲减核素显像研究显示46%的患儿为原位甲状腺,28%为异位甲状腺,26%为甲状腺发育不良。在一项由甲状腺发育异常引起的先天性甲减患病率的种族差异研究中,甲状腺异位占甲状腺发育异常的77.4%。异位甲状腺最常见的是舌甲状腺,据文献报道其发生率约为1/100 000,男女比例为1:4~1:7。

#### (二) 甲状腺一叶发育不全

甲状腺一叶发育不全(thyroid hemiagenesis,THA)的定义为先天性一侧甲状腺叶缺失。文献报道的发生率由于不同人群、不同地区、不同筛查方法各不相同。一项针对碘充足地区学龄儿童的筛查显示THA发生率为5/10 000,一项超声筛查的结果显示正常人群THA的发生率为2.5/10 000,THA在甲状腺疾病患者中的发生率为 25/10 000。有学者报道,在新生儿筛查时发现的促甲状腺激素增高症患儿中甲状腺一叶发育不全占 10.7%。另有学者报道,先天性甲减的患儿中甲状腺一叶发育不全者占 0.02% ~ 5.7%。一项对永久性先天性甲减患者进行核素显像的研究发现,只有不到 1% 的患者为甲状腺一叶发育不全。

甲状腺一叶发育不全更常见于女性,男女比例为 1 : 3 ~ 1 : 7。约 80% 的患者为左侧甲状腺叶缺失,其原因不清,其中 50% 的患者同时缺少甲状腺峡部。大多时候,甲状腺一叶发育不全是被偶然发现的。第一例甲状腺一叶发育不全病例报道于 1866 年。迄今为止,在现有文献中,全世界报道了大约 300 例。

### (三) 甲状腺缺失

甲状腺缺失(thyroid agenesis or athyreosis)是指在原位及异位没有甲状腺滤泡细胞或者甲状腺功能缺失。一项由甲状腺发育异常引起的先天性甲状腺功能减退症患病率的种族差异研究显示,甲状腺缺失占甲状腺发育异常儿童的 21%,男女比例为 1 : 2。一项对永久性先天性甲减患者进行核素显像的研究发现,甲状腺缺失占 16%。另一项对新生儿随访 3 年后确诊永久性先天性甲减患儿的甲状腺核素显像结果显示,甲状腺缺失占 20.7%。英国一项针对新生儿筛查确诊的先天性甲减患儿行甲状腺核素显像发现,10% 的新生儿甲减是由于甲状腺缺失引起的,推断新生儿中甲状腺缺失的发生率为 8.7/100 000。

## 二、发病机制

甲状腺胚胎发生是一个复杂且尚未完全确定的过程。甲状腺是胚胎发生过程中第一个发育的内分泌器官。甲状腺起源于两个不同的前体:①原始咽部的内胚层细胞,即甲状腺原基,发展为甲状腺滤泡细胞,是构成甲状腺结构最主要的细胞;②神经嵴细胞(在早期发育过程中迁移到双侧后鳃体),产生滤泡旁 C 细胞。甲状腺原基的下降和分叶化的机制尚不清楚。

胚胎第 4 周时由原始咽底部(第 1、2 咽囊间)正中处的内胚层细胞增生,形成甲状腺原基,甲状腺原基通常在孕期第 20 天可被观察到。实验证明,周围的内胚层对甲状腺细胞的增殖具有强大的营养作用,因此如果缺乏来自邻近内胚层的滋养,甲状腺原基的增殖过程受到抑制,就会引起甲状腺组织形成减少。甲状腺原基发育不全将导致甲状腺峡部缺失或某一叶完全不发育,甲状腺原基完全不发育可导致甲状腺的先天缺失。

在随后的数周内,甲状腺原基形成甲状腺芽,随后向下颈部移动,逐渐获得其典型的双叶结构。甲状腺原基/甲状腺芽向两侧方生长逐渐形成双叶,而中间部分的发育受到限制最终形成峡部。在这个发育过程中,甲状腺原基下移与原始咽底壁相连形成甲状舌管,通过甲状舌管保持甲状腺原基/芽与舌根部相连。正常情况下,甲状舌管在胚胎 2 月龄左右退化,少数人出生后仍可完全或部分残留,形成甲状舌管囊肿或瘘管。甲状腺芽到达最终位置后,双叶继续发育,在孕 10 周时,胎儿甲状腺可以摄取碘合成甲状腺激素。部分甲状腺组织在迁移过程中如果滞留于异常部位,则形成异位甲状腺组织,常见于舌盲孔处(舌根)、舌骨附近和胸部等。

甲状腺发育异常主要与胚胎发育过程的多种因素相关,最近的遗传学研究表明,基因转录因子 *TITF-1*(*NKX2-1*)、*Foxe1*(*TITF-2*)和 *PAX-8* 对甲状腺的成熟和分化至关重要。这些基因的突变可能与甲状腺的异常迁移有关。

甲状腺发育异常主要是一种散发性疾病,只有 5% 的病例是家族性的。只有少数病例是由于单基因紊乱导致的,主要是甲状腺缺失或原位甲状腺发育不良,而最常见的发育异常,甲状腺异位可能与生殖细胞或体细胞水平的多基因或表观遗传异常有关。单基因紊乱主要包括甲状腺特异性基因 *NKX2-1*、*PAX-8* 和 *FOXE1* 以及与甲状腺相关的 *TSHR* 和 *NKX2-5* 基因发生突变,这些突变主要见于少数由原位甲状腺发育不良引起的先天性甲减。

THA 的发生为非孟德尔遗传。胚胎发生的早期阶段发生的表观遗传变化、体细胞突变,甚至随机事件都可能引发 THA。至目前为止,研究未发现甲状腺特异基因突变与 THA 发生有关,但发现参与甲状腺原基形成过程的甲状腺外基因突变,如血管因子或黏附因子、蛋白酶体基因。

## 三、临床表现

甲状腺发育异常是引起先天性甲减的最主要因素,占 85% ~ 90%,大部分甲状腺发育异常的患者表现为甲减,部分患者甲状腺功能正常(这部分患者可能被低估),甲状腺功能亢进见于少数报道。发育异常的甲状腺本身可以发生很多病变,临床工作中要注意鉴别。

### (一)甲状腺异位

异位甲状腺由于缺乏生长扩张的可能性,其激素功能通常不足以满足机体对甲状腺激素的全部需求,60%以上的甲状腺异位患者存在甲状腺功能减退。异位甲状腺患者的激素水平有很大差异,从甲状腺功能正常,到亚临床和明显的获得性甲状腺功能减退,再到新生儿筛查中发现的严重先天性甲状腺功能减退。

异位甲状腺的位置除了最常见的舌根部,还包括舌到气管前的位置、胸腔以及远处膈下的位置。具体包括舌、颌下区、甲状舌管、气管内、纵隔、肺、心脏、卵巢、肾上腺、胆囊、胰腺、十二指肠和小肠系膜等。

1. **舌/舌下甲状腺**    甲状腺异位最常见的位置是舌根部,称为舌甲状腺,约占报道病例的90%,最早是由 Hickman 在 1869 年首先报道的。约75%的舌甲状腺患者异位甲状腺是唯一的甲状腺组织。舌甲状腺患者可以没有任何症状,异位甲状腺常是被偶然发现的,因此报道的舌甲状腺发病率可能低于实际发生率。出现的症状主要与舌甲状腺的生长有关,其最常见的症状包括吞咽困难、发音困难、鼻塞语音、异物感、咳嗽、打鼾、睡眠呼吸暂停,更严重的可能出现呼吸阻塞和出血。大部分(约70%)舌甲状腺患者甲状腺功能减退,通常发生在原位甲状腺缺失的患者。另有罕见病例同时在正常气管前位置可见甲状腺,但通常仅舌甲状腺有功能。部分舌甲状腺患者甲状腺功能正常,极少数患者表现为甲状腺功能亢进,仅见少数病例报道。舌甲状腺很少癌变,主要为乳头状甲状腺癌。

舌下或喉前异位甲状腺通常表现为颈前肿块,位于舌骨上方、下方或舌骨水平。肿块通常是无痛的,逐渐增大,并可能随着吞咽而移动。肿块的特点是边缘光滑,质地柔软,易动。临床上需要注意与甲状舌管囊肿、中线鳃裂囊肿、表皮囊肿、脂肪瘤、淋巴管瘤、淋巴结病、皮脂腺囊肿、囊性水瘤、皮样囊肿、肿瘤等进行鉴别诊断。

2. **气管甲状腺**    与舌甲状腺不同,75%气管内有异位甲状腺的患者同时存在正常气管前位置有功能的甲状腺。气管内异位甲状腺患者常出现临床症状,如进行性呼吸困难、喘鸣、咳嗽、吞咽困难和咯血。临床上需注意与哮喘引起的呼吸困难、喘鸣相鉴别。气管内异位甲状腺在喉镜检查中显示为声门下或上气管壁覆盖正常黏膜的肿块。有文献报道气管内甲状腺组织为多结节性甲状腺肿的病例。

3. **颌下甲状腺**    异位甲状腺出现在颌下区,主要表现为一侧颌下区域可触及的无痛性肿块,活动度好。颌下甲状腺主要出现在右侧颈部,女性更为常见。大部分出现颌下甲状腺的患者同时存在原位甲状腺,患者甲状腺功能多正常。少数颌下甲状腺是唯一的功能性甲状腺组织。

4. **纵隔甲状腺**    位于纵隔的异位甲状腺比较少见,占甲状腺异位病例比例不到1%,约占纵隔肿物的1%。位于纵隔的异位甲状腺患者一般同时存在原位甲状腺,甲状腺功能多正常。异位甲状腺主要位于前上纵隔,临床上需要注意与位于前纵隔的其他肿块(包括淋巴瘤、胸腺肿瘤、皮样囊肿等)进行鉴别诊断。良性纵隔异位甲状腺患者通常无症状,临床偶然发现纵隔肿物,也有患者表现出干咳、声音嘶哑、气短和呼吸困难,主要取决于肿块的大小和位置。异位甲状腺恶变率虽然很低,但如果患者表现为呼吸困难、咳嗽和胸骨后肿块感,注意排除纵隔异位甲状腺癌可能。纵隔异位甲状腺一般建议手术切除,需要注意与纵隔其他肿物鉴别,术前病理明确很重要。

5. **卵巢甲状腺**    位于卵巢的异位甲状腺被称为卵巢甲状腺肿,发展为含有大量甲状腺组织的畸胎瘤,在显微镜下和生物学上与正常甲状腺组织相同。卵巢甲状腺肿占所有卵巢肿瘤的1%,占所有卵巢畸胎瘤的2%~4%,甲状腺成分占总组织的50%以上。卵巢甲状腺肿患者常无症状,在超声检查中偶然发现,或可出现下腹痛,可触及下腹部肿块,或阴道异常出血。卵巢甲状腺肿发生恶变并不常见,约见于15%的卵巢甲状腺肿患者。5%~15%的患者出现甲状腺功能亢进。

6. **双灶/多灶异位甲状腺**    两个异位甲状腺病灶同时存在是很少见的。在大多数病例中,第一个病灶是位于舌或舌下,第二个病灶位于舌骨下(大多数病例)、舌骨区或舌骨上。也有双异位甲状腺在肝门区和舌的报道。患者通常表现为颈部中线肿胀或无症状,平均年龄为18.7岁(范围为4~45岁),男女平均分布。在甲状腺功能方面,约半数患者甲状腺功能正常,其余为甲状腺功能减退,通常正常甲状腺区无有功能甲状腺组织。值得注意的是,有文献报道双异位甲状腺(右侧颌下和舌下)之一为格雷夫斯病合并单侧眼病。2个以上的多灶异位甲状腺组织非常罕见,文献报道1例患者多灶异位甲状腺位于右侧锁骨下、左侧胸锁关节、左侧乳腺内,且乳腺内为多个异位甲状腺结节,同时存在正常位置甲状腺伴发增生结节,甲状腺功能一直处于正常范围。

**7. 异位甲状腺癌**　异位甲状腺发生原发甲状腺癌是不常见的,通常为乳头状癌,已见舌、甲状舌管、纵隔内、卵巢甲状腺肿的甲状腺癌报道。滤泡状癌、混合滤泡状癌、乳头状许特莱细胞癌和髓样癌也见报道。异位甲状腺的原发癌与甲状腺癌的转移灶鉴别比较困难,临床上需要特别注意。此外,异位甲状腺癌也可能发生转移。

位于膈下位置的异位甲状腺通常与正常位置甲状腺共存。任何病例,都要注意排除这个异位的甲状腺组织是隐匿性甲状腺癌转移的可能性。此外,还有些独特的异位甲状腺病例包括垂体窝、蝶窦和子宫等。

**(二) 甲状腺一叶发育不全**

甲状腺一叶发育不全更常见于左叶发育不全,约占80%。甲状腺一叶发育不全的患者大部分没有症状,通常一叶发育不全是被偶然发现的。正常发育的一叶常可见代偿性肿大,部分患者就是因为一侧颈部肿大就诊而发现一叶甲状腺增大,另一叶缺失。正常发育的一叶常合并甲状腺疾病,THA患者可伴发甲状腺肿(多结节非毒性甲状腺肿、毒性甲状腺肿、单纯甲状腺肿)、甲状腺自身免疫性疾病或炎症(格雷夫斯病、桥本甲状腺炎、产后甲状腺炎、亚急性甲状腺炎)、先天性甲减、异位甲状腺、甲状舌管囊肿、分化型甲状腺癌等。甲状腺功能亢进是甲状腺一叶发育不全最常见的疾病。许多病例是在甲状腺功能亢进的检查中被发现的。

**(三) 甲状腺缺失**

先天性甲状腺缺失通常在新生儿筛查时即被发现,在婴儿早期即可出现症状,出现严重的原发性甲状腺功能减退,需要立即治疗。患儿的主要临床特征包括智能落后、生长发育迟缓和生理功能低下。婴儿先天性甲减的具体临床症状和体征包括甲状腺肿、喂养困难、便秘、低体温症、心动过缓、水肿、囟门大、巨舌、长期黄疸、脐疝、生长缓慢、发育迟缓等。

需要注意的是,先天性甲减的这些症状和体征是非特异性的,可以在许多其他新生儿疾病中观察到。此外,即使是患有严重甲状腺功能减退症的新生儿,也往往没有明显的甲状腺功能减退症临床表现,因此普遍新生儿筛查非常重要。但新生儿筛查容易出现错误和假阴性结果,因此临床医师一定要关注任何有可能提示患有甲状腺功能减退症的征象,即便新生儿筛查结果阴性。特别是新生儿有甲状腺肿、线性生长迟缓、高间接胆红素血症持续时间长或后囟增宽(>0.5cm),应引起怀疑可能是先天性甲状腺功能减退。

约10%的新生儿先天性甲减伴发其他先天性异常,最常见的就是心脏畸形,其次是不同程度的听力丧失。基因突变引起的先天性甲减可伴发泌尿生殖系统畸形,如一侧肾缺失和马蹄肾(*PAX8*);间质性肺病和舞蹈病(*NKX2-1*);腭裂和会厌裂(*FOXE1*);先天性肝内胆管发育不良征(Alagille syndrome)(*JAG1*);新生儿糖尿病、先天性青光眼和肝肾畸形(*GLIS3*)等。

# 第二节　甲状腺发育异常和畸形的核医学体外分析及功能测定

由于甲状腺发育异常引起的先天性甲减,在生命早期对神经系统功能损害严重,但其治疗容易、疗效佳,因此早期诊断、早期治疗至为重要。先天性甲状腺缺失患儿在婴儿早期即可出现症状,出现严重的原发性甲状腺功能减退,甲状腺发育不良者常在出生后3~6个月时出现症状,亦偶有在数年之后开始出现症状者。甲状腺异位的儿童则会出现不同程度的甲状腺功能障碍,而这些功能障碍在新生儿期可能并不表现出来。有的甲状腺异位患儿的甲状腺功能正常,直至成年后才偶然发现。甲状腺发育异常的患者也可伴发多种甲状腺疾病。

甲状腺发育异常和畸形的核医学体外分析及功能测定主要包括血清 $T_3$、$T_4$、TSH 测定,最常用指标为 $FT_3$、$FT_4$ 和 TSH。一般,甲状腺发育异常的患者甲状腺抗体(TPOAb、TgAb、TRAb)水平是正常的,出现异常主要是并发了一些甲状腺自身免疫性疾病等,如格雷夫斯病、桥本甲状腺炎等。

此外,值得一提的是血清 Tg 在甲状腺发育不良的新生儿,尤其是甲状腺先天性缺失的患儿的价值:血清 Tg 很低或测不出来,有助于临床判断甲状腺发育不良。甲状腺摄$^{131}$I 率测定一般不用于甲状腺发育异常和畸形的诊断,而用于需要判断原位甲状腺功能时。

## 一、甲状腺发育异常引起的先天性甲减

对于甲状腺发育异常引起的先天性甲减,新生儿筛查是一种有价值但并不完善的诊断工具,临床判断和重复筛查对高危婴儿非常重要。在新生儿筛查中,TSH 升高提示甲状腺功能减退,TSH 升高的严重程度决定了治疗的紧迫性,如果 TSH>40mIU/L,应推定为严重甲状腺功能减退症,并应在确定的血清化验结果出来后立即开始治疗。一旦检测结果确定,任何血清 TSH>20mIU/L 或 FT$_4$ 降低(无论 TSH 浓度如何)的患者都应开始治疗。

## 二、甲状腺异位

甲状腺异位患者的甲状腺功能可以正常(血清 T$_3$、T$_4$、TSH 均在正常范围内)、亚临床甲减(血清 T$_3$、T$_4$ 在正常范围内,TSH 增高)、甲减(血清 T$_4$ 降低,TSH 增高)和严重先天性甲减。

约 70% 舌甲状腺患者甲状腺功能降低,呈甲减或亚临床甲减改变。部分舌甲状腺患者甲状腺功能可以正常,极少数患者表现甲状腺功能亢进,血清 T$_3$、T$_4$ 增高,TSH 降低。

## 三、甲状腺一叶发育不全

甲状腺一叶发育不全(THA)患者大部分甲状腺功能在正常范围内,但与甲状腺正常发育的对照组相比,不论是儿童还是成人 THA 患者血清 TSH 和 FT$_3$ 都明显增高。甲状腺功能亢进是甲状腺一叶发育不全最常见的疾病,患者血清 T$_3$、T$_4$ 增高,TSH 降低。部分 THA 患者也可能出现血清 TSH 增高,或同时 FT$_4$ 降低。

## 四、甲状腺缺失

先天性甲状腺缺失的婴儿在新生儿筛查时就表现出严重的先天性甲减,血清 TSH 明显升高,FT$_4$ 降低,需要及时进行甲状腺激素补充治疗。新生儿筛查 TSH,可能会出现一过性 TSH 增高或假阴性结果,要注意鉴别诊断及复检。

# 第三节 甲状腺发育异常和畸形的核医学影像诊断

甲状腺核素显像($^{99m}$TcO$_4^-$、$^{131}$I 或$^{123}$I)是一种功能性甲状腺显像方法,能够判断功能性甲状腺的位置、形态和大小,更主要的作用是判断甲状腺组织的功能,这是核医学影像诊断的优势。甲状腺核素显像是诊断甲状腺发育异常和畸形的有效方法。甲状腺核素显像对异位甲状腺与其他原因肿块的鉴别是敏感的和特异的,优于超声等其他检查。对于可能存在甲状腺膈下异位的患者可行全身显像($^{131}$I 或$^{123}$I)寻找异位甲状腺组织,这也是核医学影像诊断的优势。

在解读甲状腺核素显像的图像时,要考虑显像剂($^{99m}$TcO$_4^-$、$^{131}$I 或$^{123}$I)的生理性和病理性摄取,尤其在头部和颈部较常见,必须考虑核素显像诊断为假阳性的可能性。生理性摄取包括鼻黏膜、唾液腺、肠、肝和膀胱,而病理性摄取的原因可能是脑膜瘤、泪囊炎、鼻窦炎和牙科疾病等。文献报道,新生儿先天性甲减行甲状腺核素显像时除了异位甲状腺显影外,出现双侧乳腺放射性摄取,原因是母亲的激素从胎盘转移给新生儿,刺激新生儿乳房摄取显像剂($^{99m}$TcO$_4^-$)。在先天性甲减新生儿的甲状腺核素显像中,应注意这种罕见的局灶性乳腺摄取模式,以避免影像的误读。

甲状腺核素显像常用的方法是甲状腺静态显像/局部显像或全身显像。正常$^{99m}$TcO$_4^-$ 甲状腺静态显像所见(图 2-2-1):颈部可见甲状腺双叶显影清晰,峡部相对放射性分布较淡,同时可见腮腺、颌下腺显影,放射性浓聚程度一般低于甲状腺,口腔可见显像剂分布。必要时还可以采集侧位像有助于异位甲状腺位置的准确判断。正常$^{131}$I 甲状腺静态显像(图 2-2-2)则仅见颈部正常甲状腺双叶显影,周围本底轮廓不清,因

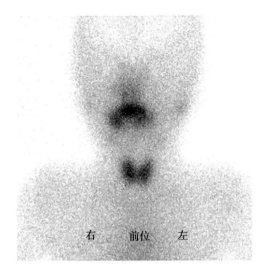

图 2-2-1　正常甲状腺核素($^{99m}$TcO$_4^-$)静态显像

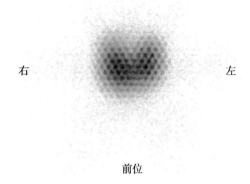

图 2-2-2　正常甲状腺核素($^{131}$I)静态显像
（中国医科大学附属第一医院核医学科提供）

此在判断异位甲状腺行$^{131}$I甲状腺静态显像时需要借助体外核素标记或双核素显像、SPECT/CT等定位。

## 一、甲状腺异位

异位甲状腺的甲状腺核素($^{99m}$TcO$_4^-$)显像可见正常颈前位置处放射性分布呈本底水平,不见甲状腺形态放射性浓聚影,在舌根部(图 2-2-3、图 2-2-4)、舌骨(图 2-2-5)等异位处可见放射性浓聚,浓聚影呈结节状、团块状,形态各异,均失去正常甲状腺形态;或正常颈前位置可见甲状腺影像,同时见纵隔(图 2-2-6)或膈下等位置处异常放射性浓聚影,呈结节状、团块状等。在临床上发现患者舌根部、舌骨、纵隔以及膈下区域出现异常软组织影,要注意存在异位甲状腺可能,尤其是患者甲状腺功能低下时,一定要考虑异位甲状腺可能。异位在纵隔及膈下区域的异位甲状腺患者通常同时存在正常位置的甲状腺,这时的甲状腺核素显像显示,正常位置处可见甲状腺形态放射性浓聚影,同时在其他位置(纵隔、膈下等)出现异常放射性浓聚(要注意与生理性或病理性非甲状腺组织显影鉴别)。

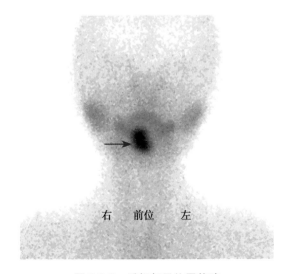

图 2-2-3　舌根部异位甲状腺

患儿,女,7 岁,发现舌根部肿物20d。甲状腺核素($^{99m}$TcO$_4^-$)静态显像:颈部放射性分布接近本底水平,未见甲状腺形态放射性浓聚;舌根偏右可见一团块状放射性浓聚影(箭头所示)。结论:舌根部异位甲状腺显影。

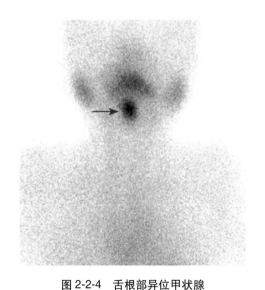

图 2-2-4　舌根部异位甲状腺

患儿,女,6 岁,先天性甲状腺功能减退症,左甲状腺素治疗中。血清 TSH 7.78mIU/L(正常参考值:0.55~4.78mIU/L)。甲状腺核素($^{99m}$TcO$_4^-$)显像:颈部放射性分布接近本底水平,未见甲状腺形态放射性浓聚;舌根部位可见一团块状放射性浓聚影(箭头所示)。结论:舌根部异位甲状腺显影。

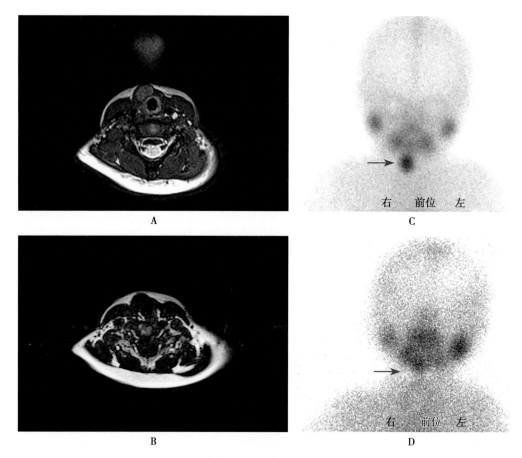

**图 2-2-5　舌骨下异位甲状腺**

患儿,女,1.5岁,发现颈部中线肿块 1 个月。患儿颈中线包块,不痛不痒,无溢液。外院颈部超声示颈部皮下实质性包块 14mm×6mm。A. MRI:颈中线偏右侧舌骨后下方见一卵圆形异常信号,呈 $T_2WI$ 相对高信号;B. MRI:$T_1WI$ 低信号,边界清,大小约 1.3cm×0.7cm;C. 甲状腺核素( $^{99m}TcO_4^-$ )静态显像:颈部未见甲状腺形态放射性浓聚影,颈部偏右见一结节状放射性浓聚影(箭头所示);D. 体外铅皮覆盖肿块,确认肿块为结节状放射性浓聚影(箭头所示)。结论:异位甲状腺显影。结合 MR 考虑舌骨下异位甲状腺。

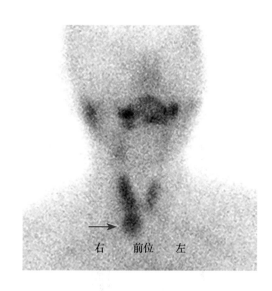

**图 2-2-6　纵隔甲状腺**

患者,女,52岁,双叶甲状腺结节术后。甲状腺核素( $^{99m}TcO_4^-$ )静态显像:颈部甲状腺双叶显影清晰,左叶略小,放射性分布略稀疏,右叶下方可见团块状放射性分布增浓影(箭头所示)。结论:考虑胸骨后甲状腺可能;甲状腺左叶术后改变,功能减退。

　　舌甲状腺是最常见的异位甲状腺,临床上要与甲状舌管囊肿(图 2-2-7、图 2-2-8)、表皮囊肿(图 2-2-9)等鉴别。部分甲状腺异位患者同时存在原位甲状腺,尤其是膈下异位甲状腺患者多同时存在原位甲状腺,如果原位甲状腺有功能,可见颈前甲状腺影像(见图 2-2-6)。对于膈下异位甲状腺的显影首选全身显影($^{131}$I 或$^{123}$I)。

　　临床通常因为患者发现舌根部或颈部肿物,为鉴别是否为异位甲状腺而来进行核医学检查。检查前要详细询问病史,明确肿物的位置,为明确肿物在影像上的准确位置,必要时可采用体外放射性标记(见图 2-2-8)或用铅块/铅皮(见图 2-2-7)置于肿物表面,遮盖整个或部分肿物,便于解读甲状腺影像。现在随着 SPECT/CT 的普及,SPECT/CT 局部断层融合显像为甲状腺核素显像异位甲状腺的解剖定位提供了更精准的信息。

　　$^{131}$I/$^{123}$I 扫描用于异位甲状腺的诊断较$^{99m}$TcO$_4^-$显像更具特异性。异位甲状腺的$^{131}$I/$^{123}$I 显像,可仅见异位处放射性异常浓聚,如在舌根部(图 2-2-10、图 2-2-11)、喉前(图 2-2-12)等,浓聚影呈结节状、团块状,形态各异,或者正常甲状腺位置处可见甲状腺形态放射性浓聚,在纵隔(图 2-2-13、图 2-2-14)、膈下等处同时可见异常放射性浓聚。异位甲状腺$^{131}$I/$^{123}$I 显像的定位通常依赖 SPECT/CT(见图 2-2-10、图 2-2-12、图 2-2-14)或双核素显像(见图 2-2-11)。

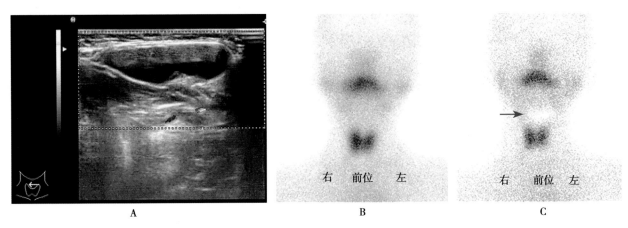

图 2-2-7　甲状舌管囊肿

患儿,男,6 岁,发现颈部正中包块 1 年半。包块质地软,无压痛,皮肤颜色正常。A. 超声:颈前皮下软组织可见无回声区,大小约 35mm×12mm,边界清晰,内透声可,边缘光滑不与甲状腺相连;B. 甲状腺核素($^{99m}$TcO$_4^-$)静态显像:颈部甲状腺双叶显影清晰,体外铅皮遮盖肿块显像见甲状腺正常显影;C.其上方可见放射性分布缺损区(箭头所示)。结论:甲状腺显影正常,颈部包块与甲状腺无关。

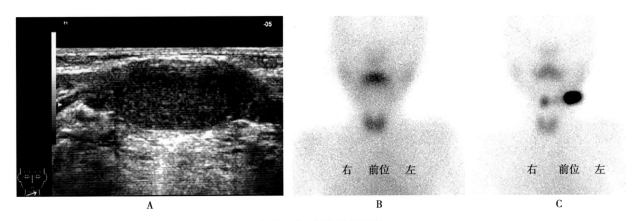

图 2-2-8　甲状舌管囊肿

患儿,男,4 岁,发现颌下肿块 1 年余。肿块皮肤颜色正常,无发红、疼痛、破溃、渗出。患儿生长发育基本正常。A. 超声:上颈部正中可见低回声区,大小约 20mm×12mm,边界清,边缘光滑,不与甲状腺相连;B. 甲状腺核素($^{99m}$TcO$_4^-$)静态显像:颈部甲状腺双叶显影清晰,甲状腺外未见异常放射性浓聚影;C.体外放射性标记颈部肿物处未见放射性摄取,颈部肿物位于甲状腺外。结论:甲状腺显影正常,颈部肿物与甲状腺无关。

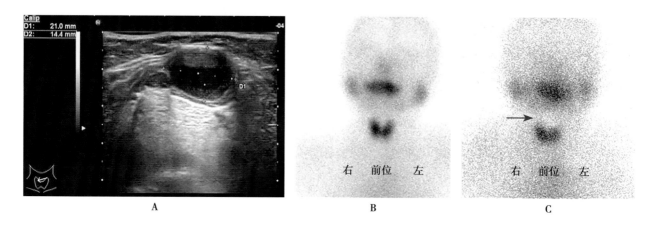

**图 2-2-9　表皮囊肿**

患儿,男,3 岁,生后发现颈前颌下肿块至今。A. 超声:颈部正中(所指处)可见低弱回声区,大小约 12mm×16mm,边界清,边缘光滑,不与甲状腺相连;B. 甲状腺核素($^{99m}TcO_4^-$)静态显像:颈部甲状腺双叶显影清晰;C. 体外铅皮遮盖肿块显像示甲状腺显影正常,其上方可见放射性分布缺损区(箭头所示)。结论:甲状腺显影正常,颈部肿块与甲状腺无关。手术见囊肿位于颈前颈阔肌深面,埋藏于颏舌骨肌及口底肌间,未见明显瘘管,隐约可见内容物为黄色,似皮脂样,不与舌骨紧密相连,肿块大小约 2cm×1cm×1cm,予以完整切除。术后病理:表皮囊肿。

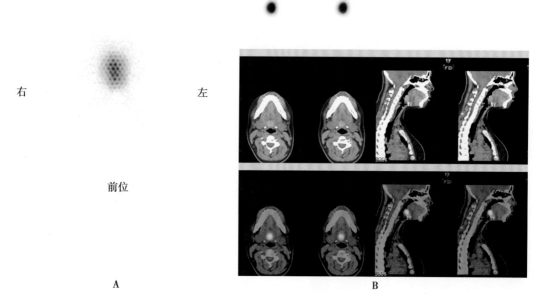

**图 2-2-10　舌根部异位甲状腺$^{131}$I 显像**

A. 甲状腺$^{131}$I 平面显像示扫描视野内仅见一椭圆形放射性浓聚影;B. SPECT/CT 显像:$^{131}$I 显像示浓聚影,CT 示相应部位为舌根部类圆形、密度略高结节影(中国医科大学附属第一医院核医学科提供)。

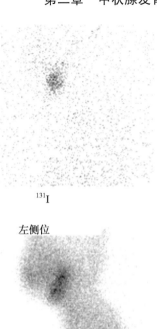

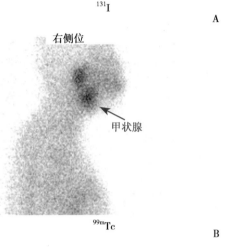

**图 2-2-11 舌根部异位甲状腺$^{131}$I 显像（双核素定位）**

A. 甲状腺$^{131}$I 平面显像（侧位像）示扫描视野内仅见结节状放射性浓聚影；B. 甲状腺核素（$^{99m}$TcO$_4^-$）显像（侧位像）示结节状放射性浓聚位于舌根部（中国医科大学附属第一医院核医学科提供）。

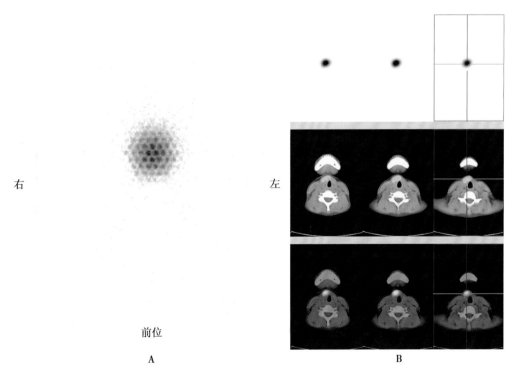

**图 2-2-12 舌骨下异位甲状腺$^{131}$I 显像**

A. 甲状腺$^{131}$I 平面显像示扫描视野内仅见一类圆形放射性浓聚影；B. SPECT/CT 显像：$^{131}$I 显像示浓聚影，CT 示相应部位为舌骨下气管右前/喉前椭圆形、密度略高结节影（中国医科大学附属第一医院核医学科提供）。

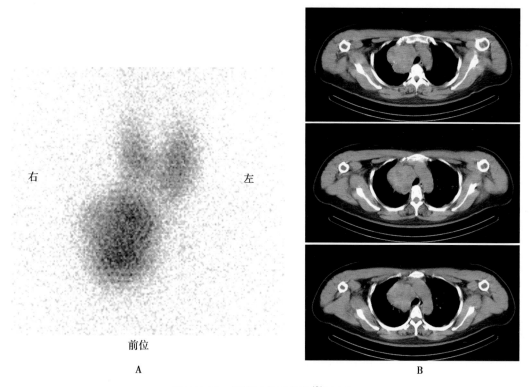

**图 2-2-13　纵隔异位甲状腺^131I 显像**

A. 甲状腺^131I 平面显像示甲状腺双叶正常显示,其右叶下方另见团块状放射性异常浓聚影(箭头所示),与甲状腺右叶可见分界。B. CT 示右上纵隔内见类圆形、浅分叶团块影,截面约为 6.3cm×6.8cm,内见低密度影及点状钙化影(中国医科大学附属第一医院核医学科提供)。

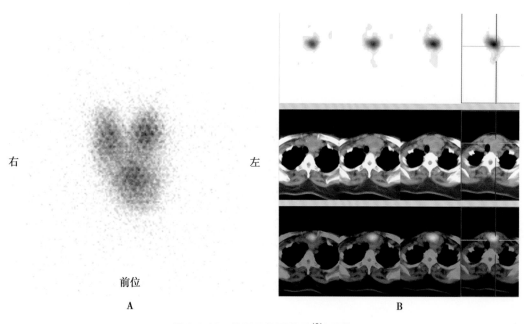

**图 2-2-14　纵隔异位甲状腺^131I 显像**

A. 甲状腺^131I 平面显像示甲状腺双叶正常显示,其峡部偏左下方另见结节状异常放射性浓聚影(箭头所示);B. SPECT/CT 显像:^131I 显像示浓聚影,CT 示相应部位为左上纵隔软组织密度团块影,内见不规则低密度影,气管受压右移(中国医科大学附属第一医院核医学科提供)。

## 二、甲状腺一叶发育不全

甲状腺一叶发育不全(THA)患者甲状腺静态显像可见甲状腺一叶显影,另一叶未见显示(常为左叶缺失)(图 2-2-15);通常可见显影的甲状腺一叶外形增大,放射性摄取增强,部分患者呈甲状腺功能亢进表现。

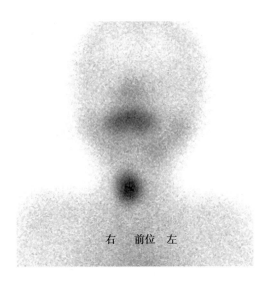

右　前位　左

图 2-2-15　甲状腺一叶发育不全

患儿,女,4 岁,常规儿童健康检查,甲状腺功能:FT$_3$ 6.94pmol/L(正常参考值:3.5~6.5pmol/L);FT$_4$ 18.62pmol/L(正常参考值:11.5~22.7pmol/L);TSH 2.78mIU/L(正常参考值:0.55~4.78mIU/L);TPOAb 30.70IU/mL(正常参考值:0~60IU/mL);TgAb<15IU/mL(正常参考值:0~60IU/mL);TRAb<0.30IU/L(正常参考值:<1.75IU/L)。甲状腺核素静态显像:甲状腺右叶显像清晰,位置正常,边界完整,右侧腺叶稍大,放射性摄取增强;左侧甲状腺区未见甲状腺腺叶影像。结论:甲状腺右叶代偿性增大,摄取功能增强;甲状腺左叶未见显影,考虑先天缺如。(不同实验条件下的正常参考值有差异。)

## 三、甲状腺缺失

甲状腺缺失患者的甲状腺核素静态显像:颈部放射性分布呈本底水平,未见甲状腺形态放射性浓聚影;扫描视野内未见异常局灶性放射性浓聚影。全身扫描($^{131}$I、$^{123}$I):颈部未见甲状腺形态放射性浓聚影,扫描视野内未见异常局灶性放射性浓聚影。

(尹雅芙)

## 参考文献

[1] TUCKER D,WOODS G,LANGHAM S,et al. The incidence and clinical features of dual thyroid ectopia in congenital hypothyroidism. J Clin Endocrinol Metab. 2016,101(5):2063-2068.

[2] SZCZEPANEK-PARULSKA E,ZYBEK-KOCIK A,WARTOFSKY L,et al. Thyroid hemiagenesis:incidence,clinical significance,and genetic background. J Clin Endocrinol Metab,2017,102(9):3124-3137.

[3] NETTORE IC,CACACE V,De FUSCO C,et al. The molecular causes of thyroid dysgenesis:a systematic review. J Endocrinol Invest,2013,36(8):654-664.

[4] HASHMI JZ,GHAFOOR A,HASHMI AZ,et al. A case report of coexistence of ectopic lingual thyroid with hypoplastic normal thyroid gland. J Pak Med Assoc,2020,70(2):351-353.

[5] ABDALLAH-MATTA MP,DUBARRY PH,PESSEY JJ,et al. Lingual thyroid and hyperthyroidism:a new case and review of the literature. J Endocrinol Invest,2002,25(3):264-267.

[6] MOON A,KIM HS,CHANG K,et al. Multifocal ectopic thyroid tissues including breast:A case report. Mol Clin Oncol,2020,12(2):117-119.

[7] RAKSHPAUL S,MALHOTRA G,RAO SC,et al. Bilateral breast uptake of 99mTc-pertechnetate in a neonate with congenital hypothyroidism. Clin Nucl Med,2020,45(5):412-413.

[8] WASSNER AJ. Congenital hypothyroidism. Clin Perinatol,2018,45(1):1-18.

# 第三章

# 甲状腺功能亢进症

## 第一节　甲状腺功能亢进症的临床概述

### 一、甲状腺功能亢进症病因

甲状腺功能亢进症(hyperthyroidism)指甲状腺腺体不适当地持续合成和分泌过多甲状腺激素而引起的内分泌疾病,简称甲亢。甲状腺毒症(thyrotoxicosis)是指任何原因导致血液循环中甲状腺激素过多的一组临床综合征,甲亢是其常见病因之一,临床上需要与非甲亢性甲状腺毒症鉴别。非甲亢性甲状腺毒症是指甲状腺功能自身并未亢进,而是由于摄入过量外源性甲状腺激素或甲状腺炎症破坏甲状腺滤泡,导致甲状腺激素释放至血液增多等所致的一过性甲亢。

按照发病部位和病因,甲亢可分为原发性甲亢和中枢性甲亢。原发性甲亢属于甲状腺腺体自身病变,包括自身免疫性甲亢、多结节性毒性甲状腺肿、甲状腺自主高功能腺瘤及碘甲亢。中枢性甲亢又称为垂体性甲亢,是由于垂体促甲状腺激素(TSH)腺瘤分泌过多的 TSH 引发甲亢。在甲亢分类中,以格雷夫斯病(GD,又称毒性弥漫性甲状腺肿)最多见,占所有甲亢的 80% 以上。

按照疾病程度,甲亢可分为临床甲亢和亚临床甲亢。临床甲亢的甲状腺功能特点是血清 TSH 降低,总甲状腺素($TT_4$)、游离甲状腺素($FT_4$)、总三碘甲状腺原氨酸($TT_3$)及游离三碘甲状腺原氨酸($FT_3$)升高。亚临床甲亢仅血清 TSH 降低,甲状腺激素水平正常。

GD 是一种器官特异性自身免疫性疾病,在具有遗传易感的人群(如女性),环境因素(如吸烟、高碘饮食)以及应激、感染及妊娠等状态,可促使本病发生。细胞免疫及体液免疫均参与 GD 发病过程。GD 的特征是机体针对 TSH 受体产生了特异性抗体(TRAb)。TRAb 是一组多克隆抗体,包括甲状腺刺激性抗体(TSAb)和甲状腺刺激阻断性抗体(TSBAb)。TSAb 是诱发 GD 的主要致病性抗体,通过激活 TSH 受体,促进甲状腺合成和分泌过多的甲状腺激素,导致甲亢的发生。

甲亢患病率受调查人群的年龄、性别、种族等因素影响而存在差异。甲亢类型中以 GD 最为常见,其发病特点是女性患病率高于男性,高发年龄为 30~60 岁,但也可以发生在任何年龄段。美国第三次健康及营养状况调查(1988—1994 年)在全美人群中抽样调查了 17 353 名居民(年龄≥12 岁),TSH 诊断切点定为<0.39mIU/L。结果显示,甲亢患病率为 0.5%,亚临床甲亢患病率为 0.7%。我国现阶段尚缺乏全国性调查资料。2010 年我国 10 个城市甲状腺疾病患病率调查共抽样 15 008 名居民(年龄≥15 岁),以 TSH <0.27mIU/L 为诊断切点,结果显示甲亢、亚临床甲亢和 GD 患病率分别为 0.89%、0.72% 和 0.61%。GD 发病率为(20~30)/10(万·年),30~60 岁为高发年龄段。

### 二、格雷夫斯病临床表现

格雷夫斯病(GD)是甲亢最常见的原因,其典型表现包括:

1. **全身状态**　怕热、多汗、乏力、体重下降。
2. **精神方面**　神经质,情绪激动或烦躁,注意力分散。
3. **心血管系统**　心悸,心律不齐。
4. **消化系统**　食欲亢进,大便次数增多,腹泻。

5. **皮肤肌肉**　皮肤潮湿,瘙痒,周期性瘫痪。

6. **生殖内分泌**　女性月经不规律,男性勃起功能障碍。

少数患者症状不典型,可表现为乏力、厌食、嗜睡、体重下降等。体格检查表现为不同程度的甲状腺弥漫性肿大,质地中等或偏韧,无压痛,可闻及血管杂音。

### 三、格雷夫斯病诊断标准

格雷夫斯病(GD)的诊断标准有:①甲状腺毒症所致的高代谢症状和体征;②甲状腺弥漫性肿大(少数病例可无甲状腺肿大);③血清 TSH 水平降低,甲状腺激素水平升高;④眼球突出和其他浸润性眼征;⑤胫前黏液性水肿;⑥血清 TRAb 阳性;⑦甲状腺摄碘试验或甲状腺核素显像提示甲状腺摄取功能增强。以上标准中,前 3 条为 GD 诊断必备条件,后 4 条可进一步明确病因。

典型甲亢常表现为焦虑、心悸、出汗增加等一系列兴奋性增高和代谢亢进的症状。对于甲状腺毒症的判断,首先应检测血清 TSH 水平以鉴别甲状腺功能异常(TSH 具有极高的敏感性和特异性)。血清 TRAb 是诊断 GD 的特异性指标,若 TRAb 阳性则可确诊 GD。甲状腺摄碘试验、甲状腺超声检查可辅助诊断 GD。GD 患者甲状腺摄$^{131}$I 率常增高,但摄碘情况与病情的严重程度不一定相关。目前,甲状腺摄$^{131}$I 率测定多用于放射性碘治疗 GD 剂量的计算。甲状腺超声检查可明确有无结节并提示结节的良、恶性倾向。甲状腺核素显像用于鉴别诊断甲状腺自主高功能腺瘤、多结节性甲状腺肿。临床也存在 GD 引起的亚临床甲亢,此类患者可无明显临床症状,但血清 TSH 降低,甲状腺激素水平正常。

少数 GD 患者临床表现不典型,以心律失常、周期性瘫痪、腹泻或阵发性高血压等为首发表现。临床可能误诊这些患者,需结合血清甲状腺激素和 TSH 测定及其他检查才能明确诊断。

GD 患者多伴血清甲状腺球蛋白抗体(TgAb)和甲状腺过氧化物酶抗体(TPOAb)水平增高,提示合并慢性淋巴细胞性甲状腺炎。

## 第二节　甲状腺功能亢进症的核医学体外分析及功能测定

### 一、甲状腺激素测定

甲状腺激素的存在形式有 5 种,即三碘甲状腺原氨酸($T_3$)和甲状腺素($T_4$);游离三碘甲状腺原氨酸($FT_3$)和游离甲状腺素($FT_4$);以及无生物活性的反 $T_3$($rT_3$)。

$T_4$ 全部由甲状腺分泌。约 20% 的 $T_3$ 直接由甲状腺分泌,80% 的 $T_3$ 由外周组织中的 $T_4$ 脱碘而来,$T_3$ 是甲状腺激素在组织实现生物作用的活性形式。正常情况下,血液循环中的 $T_4$ 约 99.98% 与血浆蛋白,主要是甲状腺素结合球蛋白(TBG)特异性结合,仅 0.02% 为游离甲状腺素($FT_4$);$T_3$ 中 99.7% 与 TBG 特异性结合,仅 0.3% 为游离三碘甲状腺原氨酸($FT_3$)。

结合型甲状腺激素是甲状腺激素的贮存和运输形式。游离型甲状腺激素是甲状腺激素的活性部分,直接反映甲状腺的功能状态,不受血清 TBG 浓度变化的影响。结合型与游离型甲状腺激素的总和称为总 $T_4$($TT_4$)和总 $T_3$($TT_3$)。

甲状腺激素的测定值受检测方法、试剂和实验室条件等因素影响,差异较大,各实验室应建立自己的正常参考值范围(表 2-3-1)。

表 2-3-1　甲状腺激素正常值参考范围

| 甲状腺激素 | 化学发光分析法 | 甲状腺激素 | 化学发光分析法 |
|---|---|---|---|
| $TT_3$ | 0.92~2.37nmol/L | $FT_4$ | 11.5~23.2pmol/L |
| $TT_4$ | 58.1~140.6nmol/L | $rT_3$ | 0.5~1.2nmol/L |
| $FT_3$ | 3.5~6.5pmol/L | | |

甲状腺激素的测定是筛查和诊断甲亢最重要的方法,尤其对于发病初期、症状及体征不典型的甲亢患者。

甲亢表现为 $TT_3$、$TT_4$、$FT_3$ 和 $FT_4$ 升高,多为平行性升高。一些特殊类型的甲亢,如 $T_3$ 型甲亢,$TT_3$ 和 $FT_3$ 升高,而 $TT_4$、$FT_4$ 表现正常;$T_4$ 型甲亢,$TT_4$ 和 $FT_4$ 增高,而 $TT_3$ 和 $FT_3$ 则正常。

妊娠、避孕药的使用、抗肿瘤药物等可影响血清 TBG 浓度,从而影响 $TT_3$、$TT_4$ 的测定。$FT_3$ 和 $FT_4$ 是甲状腺激素具有生物学效应的部分,不受 TBG 的影响,是甲亢诊断的首选指标。甲亢发生时,$T_3$ 较 $T_4$ 升高早且幅度大,因此甲状腺激素诊断甲亢的重要性依次为:$FT_3>FT_4>TT_3>TT_4$。

## 二、促甲状腺激素测定

促甲状腺激素(TSH)是腺垂体分泌的糖蛋白。正常生理情况下,TSH 水平受下丘脑促甲状腺激素释放激素和血清甲状腺激素水平的调节。TSH 的检测目前主要采用化学发光免疫技术,测定水平达 0.001mIU/L,正常参考范围为 $0.35\sim3.6$mIU/L。

GD、毒性结节性甲状腺肿及功能自主性甲状腺瘤,由于甲状腺激素分泌量增加,反馈性抑制 TSH 的分泌,表现为 TSH 降低。高灵敏性 TSH 测定方法建立和应用于临床以来,可更敏感地诊断亚临床甲亢。疾病早期,TSH 即出现降低,而 $TT_4$、$FT_4$、$TT_3$、$FT_3$ 均正常。

## 三、甲状腺相关抗体测定

临床常用的与甲状腺有关的自身抗体主要为甲状腺球蛋白抗体(TgAb)、甲状腺过氧化物酶抗体(TPOAb)、促甲状腺激素受体抗体(TRAb),各指标正常参考值范围见表 2-3-2。

表 2-3-2 甲状腺相关抗体正常值参考范围

| 甲状腺相关抗体 | 化学发光分析法 |
| --- | --- |
| TgAb | <115IU/mL |
| TPOAb | <34IU/mL |
| TRAb | <1.75IU/L |

临床测定 TgAb 和 TPOAb 主要用于自身免疫性甲状腺疾病的诊断和鉴别诊断。TgAb、TPOAb 在慢性淋巴细胞甲状腺炎患者中的阳性率达 70%~80%,在 GD 患者中的阳性率达 50%~85%。

GD 患者 TRAb 阳性率高可达 80%~90%。对于未经治疗的 GD 患者,TRAb 阳性率可高达 95%。对于慢性淋巴细胞性甲状腺炎,TRAb 阳性率仅约 10%,因此 TRAb 水平的测定对鉴别诊断 GD 和慢性淋巴细胞性甲状腺炎具有较高的价值。

此外,TRAb 水平的测定可反映 GD 患者服抗甲状腺药物后的效果和缓解程度。抗甲状腺药物治疗后 TRAb 水平降低,提示甲亢治疗效果佳。TRAb 转阴且持续时间长,预示复发率低。反之,预示容易复发。

GD 经 $^{131}$I 治疗或手术治疗,半年内发生甲减者,如 TRAb 水平显示升高,且 TSH 水平较低,提示一过性甲减可能大;如 TRAb 水平较低,则提示永久性甲减可能性大。

## 四、甲状腺摄碘功能测定

1. **原理** 甲状腺具有高选择性摄取和浓聚碘的能力,其摄碘的速度和数量与甲状腺功能状态密切相关。放射性 $^{131}$I 与稳定性碘(或称为冷碘),具有相同的生化和生物学特性。引入 $^{131}$I 后,可迅速被甲状腺滤泡上皮细胞摄取,经 TPO 氧化为碘分子,连接于甲状腺球蛋白酪氨酸残基,储存于甲状腺滤泡腔。

$^{131}$I 被甲状腺摄取的量和速度,及在甲状腺内停留时间的长短可以反映甲状腺的功能。

2. **方法** 令患者口服 $^{131}$I 后,利用甲状腺功能仪测定甲状腺发射的 γ 射线计数,据此绘制出甲状腺摄取 $^{131}$I 的时间-放射性曲线,判定甲状腺的功能状态。

(1)患者检查前准备:需停食含碘食物及一些可能影响测定结果的药物。例如,停食如海带、紫菜等含碘食物 2~3 周,停用含碘药物(如 X 线碘造影剂、复方碘溶液、含碘药物)2~6 周,停用影响甲状腺功能的药物(如抗甲状腺药物、甲状腺激素、肾上腺皮质激素、避孕药等)2~4 周。

(2)检查方法:患者空腹口服 $74\sim370$kBq($2\sim10$μCi)$^{131}$I,并在之后的 2h、6h 及 24h,利用甲状腺功能

仪测定甲状腺床区放射性计数。如果要计算甲状腺代谢<sup>131</sup>I的有效半衰期，需进一步测定48h、72h的甲状腺床区放射性计数。

制备标准源，与患者口服的<sup>131</sup>I放射性活度相等，并测定检查室内放射性本底计数。

按下列公式计算不同时间甲状腺摄<sup>131</sup>I率：

$$甲状腺摄^{131}I率=\frac{甲状腺床区反射性计数-本底_{大腿}}{标准源放射性计数-本底_{检查室}}\times100\% \qquad (2\text{-}3\text{-}1)$$

以时间为横坐标，摄<sup>131</sup>I率为纵坐标，绘制甲状腺摄<sup>131</sup>I率曲线。

3. **结果判定**　不同地区饮食含碘量的差异、实验室间测量仪器与方法学的差异，使得不同地区、实验室的正常参考值存在一定差异，各实验室需建立自己的参考值范围。

正常成人甲状腺摄<sup>131</sup>I率随时间延长而逐渐升高，24h达到高峰。青少年及儿童的摄<sup>131</sup>I率较成人略高。女性摄<sup>131</sup>I率高于男性，但无显著性差异。随着加碘盐的普及，我国成人甲状腺摄<sup>131</sup>I率呈降低趋势。表2-3-3概括总结了不同地区正常成人甲状腺摄<sup>131</sup>I率测定值。

表 2-3-3　我国不同地区正常成人甲状腺摄<sup>131</sup>I率测定值

| 地区 | 甲状腺摄<sup>131</sup>I率/% | | |
| --- | --- | --- | --- |
| | 3h | 6h | 24h |
| 四川 | 10.1±2.8(正常参考值:4.6~15.7) | – | 18.9±5.6(正常参考值:7.9~30.0) |
| 青海 | 6.8±1.3(正常参考值:3.9~9.7) | 10.0±2.5(正常参考值:5.1~17.8) | 20.9±4.9(正常参考值:9.3~27.7) |
| 吉林 | 12.4±7.3 | 17.3±4.9 | 23.1±6.9 |
| 广东 | – | – | 30.0±16.3 |
| 山东 | 20.3±10.4 | 26.8±10.8 | 38.5±19.1 |
| 江苏 | 7.7±4.2 | 13.8±5.3 | 21.9±7.7 |

4. **影响因素**

（1）检测技术：检测仪器性能稳定可靠。测定条件与几何位置保持一致。避免其他放射性因素的干扰，如受检者近期曾做过其他核医学检查，体内有放射性残留。

<sup>131</sup>I的质与量：质的问题可通过能谱测定进行验证，给药量与标准源的量应保持一致。颈部放射性如过低或过高，首先考虑服药量的问题。此外，对于过低者，应考虑有无异位甲状腺可能。

（2）含碘食物及药物的影响：含碘丰富的食物和药物（表2-3-4）可造成摄<sup>131</sup>I率降低。胺碘酮是一种抗心律失常药物，含有丰富的有机碘，每天服用200~600mg的胺碘酮可使人体摄入75~255mg有机碘，体内无机碘水平升高40倍。

表 2-3-4　造成摄<sup>131</sup>I率降低的食物与药物

| 食物/药物种类 | 名称 |
| --- | --- |
| 含碘食物 | 紫菜、海带及海鲜 |
| 含碘内用药 | 西地碘片、复方碘溶液、碘化钾片、胺碘酮、鱼肝油及溴丙胺太林 |
| 含碘外用药 | 碘酊、碘甘油、聚维酮碘 |
| 含碘中药 | 海藻、昆布、牡蛎、夏枯草、浙贝、玄参、防风通圣丸及六神丸 |
| 激素类药物 | 促皮质素、口服避孕药、肾上腺皮质激素、甲状腺素片 |
| 含碘造影剂 | 泛影葡胺、碘海醇和碘克沙醇 |
| 其他药物 | 抗甲状腺药物、抗结核药物、大剂量过铝酸盐、硝酸盐及含溴镇静剂 |

碘造影剂中有机碘含量为 150~380mg/mL,经静脉注入人体后 20% 在体内脱碘。近期行增强 CT 检查的患者,建议至少 1 个月后再行甲状腺摄$^{131}$I 率测定。

机体缺碘状态、停用抗甲状腺药物致甲状腺功能反弹及甲状腺毒症等可导致摄$^{131}$I 率增加。

**5. 适应证与禁忌证**

(1) 适应证:①甲亢$^{131}$I 治疗前给药剂量计算;②甲状腺毒症的鉴别诊断;③亚急性甲状腺炎、慢性淋巴细胞性甲状腺炎的辅助诊断;④甲状腺肿的病因学诊断;⑤非甲状腺疾病的甲状腺功能状况。

(2) 禁忌证:①$^{131}$I 可通过胎盘屏障进入胎儿血液循环,也可由母亲乳汁分泌,因此妊娠、哺乳期女性禁行甲状腺摄$^{131}$I 率测定;②近期接受放射性核素诊疗的患者,体内残留放射性,可影响甲状腺摄$^{131}$I 率的测定,因此不宜行此检查。

**6. 临床意义**

(1) 甲亢的辅助诊断:甲状腺摄碘功能测定对甲亢诊断准确率在 90% 以上。由于高敏感及新一代 TSH 测定技术的应用,本试验已不作为甲亢诊断的首选方法。未经治疗的甲亢患者摄$^{131}$I 率通常高于正常值。轻、中度甲亢患者摄$^{131}$I 高峰出现时间与正常人群相同,即在 24h 达到摄碘高峰。甲亢激素水平较高患者,由于体内合成甲状腺激素所需的碘增加、合成速度加快,导致摄$^{131}$I 率高峰提前出现,呈现高峰前移曲线,2~6h 即可出现摄碘高峰。

(2) 甲亢与甲状腺炎性病变的鉴别诊断:甲状腺摄碘功能测定可用于甲亢与甲状腺炎性病变(如亚急性甲状腺炎、产后甲状腺炎等)所致高甲状腺素血症的鉴别诊断。亚急性甲状腺炎因甲状腺滤泡受到炎性破坏,导致甲状腺摄$^{131}$I 率低于正常,而血清 $FT_3$、$TT_3$、$FT_4$、$TT_4$ 常升高、TSH 降低,二者呈现分离现象。慢性淋巴滤泡性甲状腺炎患者的甲状腺摄$^{131}$I 率可正常、偏低或略高。

(3) 甲状腺功能减退症的辅助诊断:甲状腺功能减退症时,甲状腺各时间点摄$^{131}$I 率均低于正常值,高峰延迟至 48h 后出现。甲状腺功能减退患者的摄$^{131}$I 率与正常范围交叉较大,因而需结合血清 TSH、$FT_3$、$TT_3$、$FT_4$ 及 $TT_4$ 综合分析。

(4) 非毒性甲状腺肿与 GD 鉴别:地方性甲状腺肿、青春期甲状腺肿、呆小病代偿期、妊娠或哺乳期甲状腺肿等非毒性甲状腺肿发生时,甲状腺处于"碘饥饿"状态,造成体内碘量的相对不足,各时间点摄$^{131}$I 率均高于正常值,但高峰一般不前移。高碘性甲状腺肿处于"碘饱和"状态,摄$^{131}$I 率降低,据此可鉴别高碘性甲状腺肿和缺碘性甲状腺肿。

典型 GD 患者摄$^{131}$I 率增高,而且摄碘高峰提前出现。

(5) 甲亢$^{131}$I 治疗给药剂量的计算及疗效预估:在$^{131}$I 治疗甲亢适应证的选择、$^{131}$I 剂量的计算中,测定甲状腺最高摄$^{131}$I 率具有重要意义,同时可计算有效半衰期以辅助定量。正常情况下,$^{131}$I 在人体甲状腺内的有效半衰期为 5.4~6.4d。若$^{131}$I 在甲状腺内的有效半衰期明显缩短,高峰明显前移,患者应适当加大$^{131}$I 的剂量。

# 第三节　甲状腺功能亢进症的核医学影像诊断

**【病例 1】**

**1. 病史摘要**　患者,男,30 岁,心悸、怕热、多汗 6 个月,近 3 个月体重减轻约 10kg。母亲曾患甲亢,行$^{131}$I 治疗。门诊甲状腺功能检查提示:TSH<0.005mU/L(正常参考值:0.27~4.2mU/L),$FT_3$ = 45.8pmol/L(正常参考值:3.6~7.5pmol/L)、$FT_4$ >100.0pmol/L(正常参考值:12~22pmol/L),TRAb = 33.2IU/L(<1.75IU/L)。颈部超声提示:甲状腺不均匀肿大,血供丰富。甲状腺右叶上下径 61mm,左右径 31mm,前后径 27mm;甲状腺左叶上下径 61mm,左右径 30mm,前后径 29mm;甲状腺峡部厚约 6mm。

**2. 临床表现**　①患者发现甲状腺肿大的同时,出现甲亢症状,随着时间推移,甲亢病情逐步加重;②查体发现甲状腺Ⅲ度肿大。

**3. 甲状腺显像**　静脉注射 5mCi$^{99m}$TcO$_4^-$,30min 后行甲状腺显像,影像见图 2-3-1。

**4. 检查表现**　甲状腺体积弥漫性增大,显像剂摄取增强、分布较均匀。

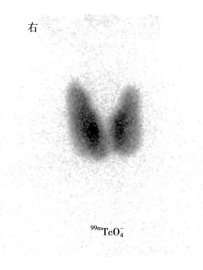

右

$^{99m}TcO_4^-$

图 2-3-1　甲状腺$^{99m}TcO_4^-$静态显像

5. **诊断意见**　甲亢。

6. **随访结果**　患者为初发甲亢，门诊向其介绍内科药物治疗及$^{131}$I 治疗的各自特点，患者决定向先行内科药物治疗，予以甲巯咪唑 30mg 每天 1 次，门诊随访。

7. **诊断要点**　①甲亢时，甲状腺$^{99m}TcO_4^-$显像表现为甲状腺不同程度、弥漫性肿大；甲状腺双侧叶中心区域显像剂摄取显著增强，周边区域显像剂摄取相对较少。②临床表现为乏力、心悸、消瘦等典型甲亢症状。③实验室甲状腺功能检测提示 TRAb 阳性，$FT_3$、$FT_4$ 显著增高，TSH 降低。④颈部超声提示甲状腺双侧叶长大，血流信号增强，呈火海征。

8. **鉴别诊断**　①自主功能性腺瘤引发甲亢，多表现为"热结节"；②亚急性甲状腺炎引发甲亢因是破坏性甲状腺炎，多表现为显像剂摄取降低，甚至甲状腺不显像。

9. **原理**　甲状腺静态显像主要反映甲状腺组织对显像剂的摄取能力，间接反映甲状腺组织的代谢能力，是功能显像。

10. **相关影像学方法比较**　单纯甲状腺肿的超声和 CT 影像表现为甲状腺不同程度肿大，但不能对甲状腺的功能变化进行诊断。

【病例 2】

1. **病史摘要**　患者，女，48 岁，发现左颈包块 2 年，伴心悸、消瘦、乏力 1 年，加重 1 个月。甲状腺功能检查提示：TSH < 0.005mIU/L（正常参考值：0.27 ~ 4.2mIU/L），$FT_3$ = 10.1pmol/L（正常参考值：3.6 ~ 7.5pmol/L）、$FT_4$ = 26.3pmol/L（正常参考值：12 ~ 22pmol/L），TRAb = 0.4IU/L（正常参考值：< 1.75IU/L）。颈部超声提示甲状腺左叶完全被一约 42mm×23mm×35mm 大小的实性结节占据，边界清楚、形态规则，内部见点状血流信号；甲状腺右叶上下径 48mm、左右径 12mm、前后径 11mm，实质回声均匀，腺体内未见异常血流信号。

2. **临床表现**　①患者先于左颈部发现结节，后结节逐渐长大并出现甲亢症状，但甲亢程度较轻；②查体发现甲状腺左叶结节质韧、随吞咽活动。

3. **甲状腺显像**　静脉注射 5mCi$^{99m}TcO_4^-$，30min 后行甲状腺显像，影像见图 2-3-2。

4. **检查表现**　甲状腺左叶见结节状放射性浓聚灶，与颈部扣诊及超声所见结节一致，其内显像剂分布均匀。甲状腺右叶未见显像。

5. **诊断意见**　甲状腺左叶"热结节"，考虑为自主功能性腺瘤。

6. **随访结果**　行$^{131}$I 治疗后，患者症状、甲状腺功能激素水平逐步恢复。

7. **诊断要点**

（1）自主功能性腺瘤甲状腺显像影像特征：典型表现为"热结节"，结节内$^{99m}TcO_4^-$分布较均匀。结节体积较大时，结节内$^{99m}TcO_4^-$分布可出现不均匀，提示内部机化坏死或出血。结节以外的周围正常甲状腺组织及对侧叶甲状腺组织$^{99m}TcO_4^-$摄取低，甚至不显像。

（2）临床表现：甲亢症状，如乏力、心悸等。

（3）实验室检查：$FT_3$、$FT_4$ 增高，TSH 降低，TRAb

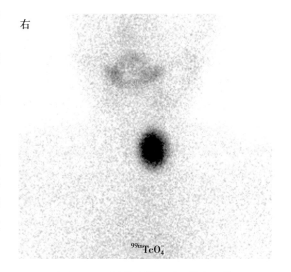

右

$^{99m}TcO_4^-$

图 2-3-2　甲状腺$^{99m}TcO_4^-$静态显像

阴性。

（4）颈部超声：提示甲状腺左叶实性占位。

**8. 鉴别诊断**

（1）甲状腺腺瘤：多表现为"冷结节"，无甲亢临床症状。

（2）甲状腺癌：多表现为"冷结节"，"热结节"较少见。

**9. 原理** 甲状腺静态显像通过观察结节与正常甲状腺组织对显像剂分布的差异，反映正常甲状腺组织与结节组织对显像剂摄取能力的不同，间接反映结节与正常甲状腺组织之间的组织学差异，是功能显像。自主功能性甲状腺腺瘤一般由许多自主功能细胞团组成，生长不受 TSH 控制，可分泌甲状腺激素。因此，当结节生长到一定体积时，分泌的甲状腺激素超过生理需要，临床上出现甲亢症状，实验室检查发现 $FT_3$、$FT_4$ 增高，TSH 降低。由于 TSH 降低，导致正常甲状腺组织对显像剂摄取明显减少，影像表现为结节外甲状腺组织不显像。

**10. 注意事项** ①早期自主功能腺瘤患者，实验室检查甲状腺激素可正常，结节体积较大时，$FT_3$、$FT_4$ 增高，TSH 降低；②早期自主功能腺瘤也可表现为相对性的"热结节"，结节外甲状腺没有受到抑制；③多数"热结节"是自主功能性甲状腺腺瘤。

**11. 相关影像学方法比较** 自主功能性甲状腺腺瘤的超声和 CT 等影像表现不能与甲状腺腺瘤区分，因为超声和 CT 显像属解剖显像，不能对结节的功能变化进行诊断。

**【病例 3】**

**1. 病史摘要** 患者，女，45 岁，颈前区不适伴不规律性发热 1 个月，加重 3d。甲状腺功能检查提示：TSH = 0.18mIU/L（正常参考值：0.27~4.2mIU/L），$FT_3$ = 9.8pmol/L（正常参考值：3.6~7.5pmol/L）、$FT_4$ = 28.9pmol/L（正常参考值：12~22pmol/L），TRAb = 0.3IU/L（正常参考值：<1.75IU/L）。颈部超声提示甲状腺双侧叶腺体回声不均匀性降低，双侧叶见多发不规则低回声区、无回声区、边界不清。

**2. 临床表现** ①3 个月前患者出现上呼吸道感染症状，后逐渐发生甲状腺床区的疼痛，引发双侧颞、顶部的放射性疼痛，严重时影响夜间睡眠；②怕热、多汗、心悸等高代谢症状不显著；③查体见甲状腺 I 度肿大，触痛明显。

**3. 甲状腺显像** 静脉注射 5mCi $^{99m}TcO_4^-$，30min 后行甲状腺显像，影像见图 2-3-3。

（1）检查表现：甲状腺双侧叶未见显像。

（2）诊断意见：甲状腺未见显影，结合甲状腺激素水平，考虑为亚急性甲状腺炎所致。

**4. 随访结果** 予以解热、镇痛治疗，4 个月后复查甲状腺功能，甲状腺激素水平恢复正常。复查甲状腺显像，提示甲状腺双侧叶显像剂摄取恢复正常，双侧叶显影清晰，影像见图 2-3-4。

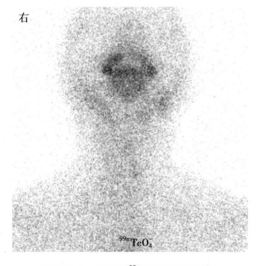

图 2-3-3 甲状腺 $^{99m}TcO_4^-$ 静态显像

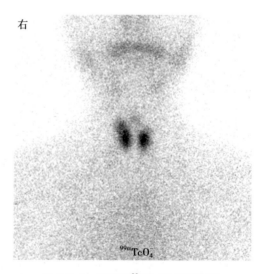

图 2-3-4 甲状腺 $^{99m}TcO_4^-$ 静态显像

**5. 诊断要点**

（1）亚急性甲状腺炎典型特征："分离现象"。病毒等引发的甲状腺滤泡腔结构破坏,滤泡腔内贮存的甲状腺激素释放至外周血液,出现甲状腺激素水平的增高;但甲状腺组织$^{99m}TcO_4^-$摄取降低,甚至不摄取。

（2）临床可表现为甲亢相关症状,但症状较轻。

（3）实验室检查:$FT_3$、$FT_4$轻度增高,TSH降低,TRAb阴性。

（4）颈部超声提示甲状腺实质回声不均匀性降低。

**6. 鉴别诊断**

（1）GD:甲亢相关症状较明显,甲状腺$^{99m}TcO_4^-$摄取显著增强。

（2）桥本甲状腺炎:甲状腺$^{99m}TcO_4^-$摄取不同程度降低,但甲状腺激素水平多降低,呈甲减表现。

**7. 相关影像学方法比较** 亚急性甲状腺炎的超声和CT等影像表现为回声、密度不均匀性降低,但不能对甲状腺功能做出诊断。

**【病例4】**

**1. 病史摘要** 患者,女,63岁,自觉颈部肿大3年,双侧眼球突出1年、加重1$^+$个月。甲状腺功能检查提示:TSH<0.001mIU/L(正常参考值:0.27~4.2mIU/L),$FT_3$>50pmol/L(正常参考值:3.6~7.5pmol/L)、$FT_4$>100pmol/L(正常参考值:12~22pmol/L),TRAb=23IU/L(正常参考值:<1.75IU/L)。

**2. 临床表现** ①患者3年来自觉颈部进行性肿大,呼吸及吞咽功能未受影响;②怕热、多汗、心悸等高代谢症状不显著;③查体见甲状腺Ⅱ~Ⅲ度肿大,质韧、不均匀;④心电图提示心房纤颤,心率87次/min。

**3. 甲状腺显像** 静脉注射5mCi $^{99m}TcO_4^-$,30min后行甲状腺显像。影像表现(图2-3-5)为甲状腺双侧叶体积增大,放射性显像剂摄取增强;甲状腺右叶中份另见放射性分布稀疏、缺损区,表现为"冷结节"。

**4. 诊断意见** 甲状腺肿大伴摄取功能增强,考虑甲亢。甲状腺右叶"冷结节",需结合甲状腺超声进一步明确结节性质。

**5. 颈部超声** 甲状腺双侧叶腺体回声不均匀,血流信号增强。甲状腺右叶中份见约15mm×12mm×11mm大小的低回声结节,边界不清,形态不规则,内可见点状强回声,分级4类。双侧颈部未见异常肿大淋巴结。

**6. 临床处置** ①予以甲巯咪唑30mg 1次/d控制甲亢。②行甲状腺右叶细针穿刺活检,病理学诊断为乳头状癌。遂行甲状腺双侧叶全切、中央区淋巴结预防性清扫。术后病理诊断:甲状腺右叶乳头状癌伴双侧中央区淋巴结转移,分期pT3bN1a。

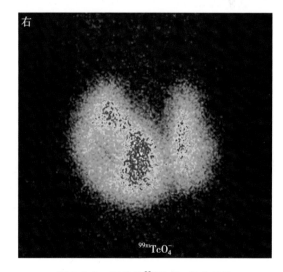

图2-3-5 甲状腺$^{99m}TcO_4^-$静态显像

**7. 诊断要点**

（1）GD:患者老年女性,$FT_3$、$FT_4$及TRAb均显著增高,但甲亢引发的高代谢症状不显著,表现为"淡漠型"甲亢。

（2）甲状腺核素显像表现为甲状腺肿大,放射性显像剂摄取增高,右叶另见"冷结节"。

（3）甲状腺超声进一步证实右叶结节存在癌变可能,穿刺病理学确诊甲状腺乳头状癌。

**8. 注意事项** ①研究提示,甲亢合并甲状腺癌的发生率为0.3%~32.6%。本例患者病程较长,甲状腺核素显像意外发现"冷结节",超声引导穿刺进一步确诊甲状腺乳头状癌。这提示甲亢病史较长,未经规范治疗的患者,应警惕有无合并甲状腺癌的可能。②对于甲亢合并甲状腺癌,利用内科药物控制甲亢症状的同时,应积极进行外科手术治疗。

【病例5】

1. **病史摘要**　患者,男,66岁,因"怕热、多汗、心悸3年,自觉加重1个月"入院。

2. **查体**　甲状腺左叶扪及大小约10cm×8cm肿块,形态欠规则,表面欠规则,无触压痛,随吞咽上下活动,包块无搏动、未闻及杂音。甲状腺右叶未扪及。双侧颈部未扪及肿大淋巴结。

3. **实验室甲状腺功能检查提示**　TSH<0.005mU/L(正常参考值:0.27~4.2mU/L),$FT_3$=29pmol/L(正常参考值:3.6~7.5pmol/L)、$FT_4$=64pmol/L(正常参考值:12~22pmol/L),TRAb<0.3IU/L(正常参考值:<3IU/L)。

4. **甲状腺显像**　静脉注射5mCi $^{99m}TcO_4^-$,30min后行甲状腺显像。影像表现:甲状腺左叶体积显著增大、放射性显像剂摄取增强;甲状腺右叶未见显影(图2-3-6)。

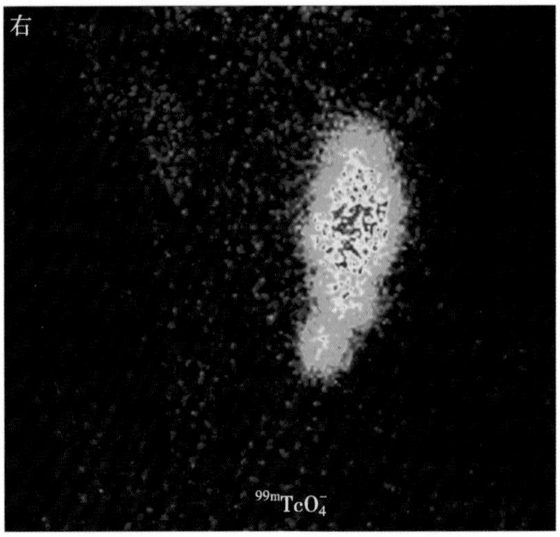

5. **甲状腺超声**　甲状腺右叶上下径13mm。甲状腺左叶被大小约10cm×7cm×3cm的囊、实性混合回声包块占据,边界欠清、形态欠规则,呈融合状。

6. **颈部增强CT**　甲状腺左叶体积显著增大,呈囊、实性改变,不均匀强化;甲状腺右叶结构、密度未见异常(图2-3-7)。

7. **甲状腺左叶包块穿刺**　提示增生滤泡上皮细胞,*BRAF*基因未见突变。

8. **诊断意见**　甲亢合并甲状腺左叶占位,性质待定。

9. **临床处置**　患者甲亢合并甲状腺左叶占位,具有手术指征。术中病理证实:甲状腺左叶滤泡型肿瘤,肿瘤包膜周围血管查见癌浸润,支持滤泡型高分化甲状腺癌。遂行甲状腺双侧叶全切、中央区淋巴结预防性清扫,术后分期pT3aN0。甲状腺右叶未见癌细胞。

图2-3-6　甲状腺$^{99m}TcO_4^-$静态显像

右

$^{99m}TcO_4^-$

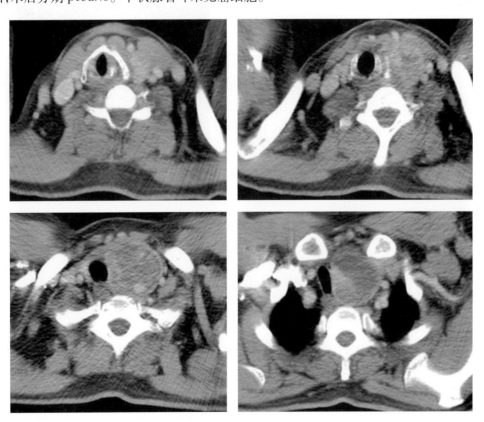

图2-3-7　颈部增强CT

**10. 术后<sup>131</sup>I 治疗**

（1）术后 5 周,患者入院行<sup>131</sup>I 治疗,期间未服用甲状腺激素。入院查甲状腺功能:TSH = 0.021mU/L（正常参考值:0.27~4.2mU/L）,FT<sub>3</sub> = 15pmol/L（正常参考值:3.6~7.5pmol/L）、FT<sub>4</sub> = 60pmol/L（正常参考值:12~22pmol/L）,Tg>5 000μg/L,TgAb = 56IU/mL（正常参考值:<115IU/mL）。

（2）胸部 CT 平扫:双肺散在长径 3~14mm 的结节（图 2-3-8）。

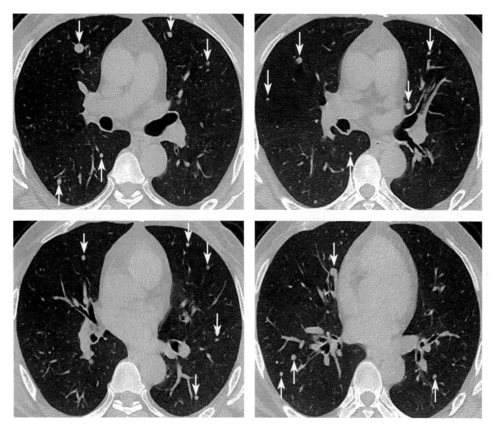

图 2-3-8　胸部 CT 平扫

（3）诊断活度<sup>131</sup>I 全身显像:双肺见弥散性、不均匀性、放射性碘分布;颈部见残留甲状腺组织（图 2-3-9）。

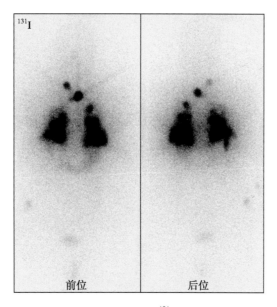

图 2-3-9　诊断活度<sup>131</sup>I 全身显像

### 11. 诊断要点

（1）滤泡型甲状腺癌如果分化程度较好，术前穿刺、术中及术后病理诊断均存在一定难度。本例患者术前穿刺甲状腺左叶包块，未见确切癌细胞。术中镜下发现肿瘤包膜周围血管癌细胞浸润，最终诊断滤泡状癌。

（2）患者术前甲状腺激素水平增高，诊断为甲亢。甲状腺全切术后仍表现为甲亢，对于高分化滤泡型甲状腺癌，此时应警惕有无功能性转移灶。

（3）诊断活度$^{131}$I显像及胸部CT证实双肺存在功能性转移灶。

（刘斌　田蓉）

## 参考文献

[ 1 ] BAHN RS, BURCH HB, COOPER DS, et al. Hyperthyroidism and other causes of thyrotoxicosis：management guidelines of the American Thyroid Association and American Association of Clinical Endocrinoloigists. Endocr Pract, 2011, 21(6)：593-646.

[ 2 ] KAHALY GJ, BARTALENA L, HEGEDUS L, et al. 2018 European Thyroid Association guideline for the management of graves' hyperthyroidism. Eur Thyroid J, 2018, 7(4)：167-186.

[ 3 ] BURCH HB, COOPER DS. Management of Graves disease：a review. JAMA, 2015, 314(23)：2544-2554.

[ 4 ] YANG F, TENG WP, SHAN ZY, et al. Epidemiological survey on the relationship between different iodine intakes and the prevalence of hyperthyroidism. Eur J Endocrinol, 2002, 146(5)：613-618.

[ 5 ] 颜兵,何锦秀,陈燕玲,等.实现消除碘缺乏病目标后成人甲状腺摄$^{131}$I率正常值测定.中华核医学与分子影像杂志, 2014, 34：144.

[ 6 ] 韵文萍.青海省西宁地区20年间甲状腺吸$^{131}$I率正常值的变化.中华核医学杂志, 2010, 30：175.

[ 7 ] 张铁利,刘雅洁,王秀巧,等.不同年龄组甲状腺吸碘率正常值的建立.济宁医学院学报, 2006, 29：50.

[ 8 ] 肖亚景,刘长江.粤西地区人群甲状腺摄$^{131}$碘率测定分析.广东医学, 2000, 2：163-164.

[ 9 ] 孙瑞辉.加碘盐饮食对甲状腺吸$^{131}$I率正常基准值的影响.中华实用诊断与治疗杂志, 2009, 22：874-875.

[10] 匡安仁,李林.核医学.2版.北京：高等教育出版社, 2017.

# 第四章

# 甲状腺功能减退症

甲状腺功能减退症(hypothyroidism)简称甲减,是由各种原因引起血清甲状腺激素作用不足或缺如的一种病理状态,即甲状腺激素的合成、分泌或生物效应不足而表现出的一组临床综合病征。

## 第一节　甲状腺功能减退症的临床概述

### 一、甲状腺功能减退症的分类

1. **按发病年龄分类**　可分为三类:①起病于胎儿或出生不久的新生儿者,称呆小病(cretinism)或克汀病;②起病于发育前儿童期者,称幼年型甲状腺功能减退症,严重时称幼年黏液性水肿;③起病于成年期者,称成年型甲状腺功能减退症,严重者称黏液性水肿。

2. **按临床表现和实验室检查分类**　可分为临床型甲状腺功能减退症和亚临床型甲状腺功能减退症(简称亚甲减)两类。

3. **按发病原因分类**　有两种分类方法:先天性甲状腺功能减退症和后天性甲状腺功能减退症,或原发性甲状腺功能减退症和继发性甲状腺功能减退症。

### 二、流行病学

#### (一)患病率

幼年型甲减和成年型甲减占甲减的90%以上,其中又以成年型甲减多见。成年型甲减多见于中年女性,男女之比为 1:5~1:10。幼年型甲减一般于 3 岁发病,6 岁后增多,青春期达到高峰,女孩多于男孩。国内呆小病发病率为 1/7 000,国外资料显示其发病率为 1/3 500~1/3 800。

继发性甲减发病率为 1/8 500。

地区碘状态对甲减的患病率存在影响,女性、老年人(>65 岁)和白人更易发生甲减。美国的临床甲减患病率为 0.3%~3.7%,欧洲为 0.2%~5.3%。自身免疫性疾病,如 1 型糖尿病、自身免疫性胃萎缩和乳糜泻患者更常出现甲减。21-三体综合征和特纳综合征(Turner syndrome)患者发生甲减的风险增加。

#### (二)遗传流行病学

血清促甲状腺激素(TSH)和游离甲状腺素($FT_4$)的遗传度估计分别为 65% 和 23%~65%。迄今为止,全基因组关联研究的结果只能解释一小部分甲状腺功能变异,仅有 3 项专门关注甲减的研究。最常见的位点包括自身免疫相关基因和甲状腺特异性调节基因。导致先天性甲减的单基因疾病很罕见。

### 三、病因

99% 以上的甲减为原发性甲减,仅不足 1% 的病例是由 TSH 缺乏引起(表 2-4-1)。原发性甲减绝大多数由自身免疫性甲状腺炎(桥本甲状腺炎)、甲状腺治疗或甲状腺手术导致。

表 2-4-1  甲减的病因

**一、原发性甲状腺功能减退症**

自身免疫性甲状腺炎(桥本甲状腺炎、萎缩性甲状腺炎、木样甲状腺炎等)

甲状腺全切或次全切术后

甲亢 $^{131}$I 治疗后

颈部放疗后

甲状腺内广泛病变(淀粉样变性、胱氨酸尿症、血色沉着病等)

细胞因子(白介素-2、干扰素 γ)

先天性甲状腺缺如

异位甲状腺

亚急性甲状腺炎

缺碘性地方性甲状腺肿

碘过量

药物(碳酸锂、硫脲类、磺胺类、对氨基水杨酸钠、过氯酸钾、保泰松、硫氢酸盐、酪氨酸激酶抑制剂等)

致甲状腺肿物质(长期大量食用卷心菜、芜菁、甘蓝、木薯等)

TSH 不敏感综合征

中重度碘缺乏或口服过量抗甲状腺药物孕妇生的婴儿

甲状腺内刺激性鸟苷酸结合蛋白(Gs 蛋白)异常(假性甲状旁腺功能减退症 Ⅰa 型)

甲状腺激素合成相关基因异常(*NIS* 基因突变、*pendrin* 基因突变、*TPO* 基因突变、*Tg* 基因突变、碘化酶基因突变、脱碘酶基因突变)

**二、继发性甲状腺功能减退症**

垂体性甲减

　　垂体肿瘤

　　淋巴细胞性垂体炎

　　浸润性疾病(血色沉着病、结核、真菌感染等)

　　垂体手术

　　垂体放疗

　　垂体缺血性坏死

　　药物:贝沙罗汀(bexarotene)、多巴胺、肾上腺皮质激素

　　TRH 受体基因突变

　　严重全身疾病

下丘脑性甲减

　　下丘脑肿瘤、慢性炎症或嗜酸性肉芽肿

　　头部放疗

　　颅脑手术

**三、一过性甲状腺功能减退症**

隐匿性和亚急性甲状腺炎

完整的甲状腺经甲状腺激素治疗后撤退

毒性腺瘤格雷夫斯病甲状腺次全切除

产后淋巴细胞性甲状腺炎

格雷夫斯病 $^{131}$I 治疗后

**四、末梢性甲状腺功能减退症**

甲状腺激素不应症

抗甲状腺激素抗体

## 四、发病机制

### (一) 呆小病(克汀病)

呆小病(克汀病)可分为地方性及散发性两种。

**1. 地方性呆小病** 见于地方性甲状腺肿流行区,因母体缺碘,供应胎儿的碘不足,以致甲状腺发育不全和激素合成不足。此型甲减对迅速生长中胎儿的神经系统(特别是大脑)发育危害极大,以致造成不可逆性神经系统损害。某些胎儿在碘缺乏或甲状腺激素不足的情况下有易发生呆小病的倾向,其发病机制可能与遗传因素有关,尚待继续研究。

**2. 散发性呆小病** 见于各地,病因不明。母亲既无缺碘又无甲状腺肿等异常,推测其原因有:

(1) 甲状腺发育不全或缺如:①患儿甲状腺本身生长发育缺陷;②母体在妊娠期患某种自身免疫性甲状腺病,血清中存在抗甲状腺抗体,经血行通过胎盘入胎儿,破坏胎儿部分或全部甲状腺;③母体妊娠期服用抗甲状腺药物或其他致甲状腺肿物质,阻碍胎儿甲状腺发育和激素合成。

(2) 甲状腺激素合成障碍:可有以下情况。

1) 甲状腺摄碘功能障碍:影响碘的浓集。这种缺陷可能是由于参与碘进入细胞的"碘泵"发生障碍。

2) 碘的有机化过程障碍:过氧化物酶缺陷,甲状腺摄碘力强,但碘化物不能被氧化为活性碘,致不能碘化酪氨酸;碘化酶缺陷,碘化的酪氨酸不能形成单碘及双碘酪氨酸。

3) 碘化酪氨酸偶联缺陷:甲状腺已生成的单碘及双碘酪氨酸发生偶联障碍,以致甲状腺素及三碘甲状腺原氨酸合成减少。

4) 碘化酪氨酸脱碘缺陷:由于脱碘酶缺乏,游离的单碘及双碘酪氨酸不能脱碘而大量存在于血中不能再被腺体利用,并从尿中大量排出,间接引起碘的丢失过多。

5) 甲状腺球蛋白合成与分解异常:酪氨酸残基的碘化及由碘化酪氨酸残基形成甲状腺激素(TH),包括甲状腺素($T_4$)和三碘甲状腺原氨酸($T_3$)的过程,都是在完整的甲状腺球蛋白分子中进行的。甲状腺球蛋白异常,可致 $T_3$、$T_4$ 合成减少。可产生不溶于丁醇的球蛋白,影响 $T_3$、$T_4$ 的生物效能。甲状腺球蛋白的分解异常可使周围血液中无活性碘蛋白含量增高。

**(二) 幼年甲状腺功能减退症**

幼年甲状腺功能减退症病因与成年患者相同。

**(三) 成年甲状腺功能减退症**

成年甲状腺功能减退症病因可分甲状腺激素缺乏、促甲状腺激素缺乏和末梢组织甲状腺激素不应症三大类。

**1. 甲状腺本身病变致甲状腺激素缺乏** 可分为原发性和继发性。

(1) 原发性:病因不明,故又称特发性,可能与甲状腺自身免疫病损有关。此组病例较多发生甲状腺萎缩,约为甲减发病率的5%。偶见由格雷夫斯病转化而来,亦可为多发性内分泌功能减退综合征(施密特综合征)的表现之一。

(2) 继发性:有以下比较明确的原因。

1) 甲状腺破坏:甲状腺的手术切除、放射性碘或放射线治疗后。

2) 甲状腺炎:自身免疫相关慢性淋巴细胞性甲状腺炎在疾病后期为多,亚急性甲状腺炎引起者罕见。

3) 伴甲状腺肿或结节的功能减退:慢性淋巴细胞性甲状腺炎多见,偶见于侵袭性纤维性甲状腺炎,可伴有缺碘所致的结节性地方性甲状腺肿和散在性甲状腺肿。

4) 甲状腺内广泛病变:多见于晚期甲状腺癌和转移性肿瘤,较少见于甲状腺结核、淀粉样变、甲状腺淋巴瘤等。

5) 药物:①抗甲状腺药物治疗过量;②摄入碘化物(有机碘或无机碘)过多;③使用阻碍碘化物进入甲状腺的药物,如过氯酸钾、硫氰酸盐、间苯二酚、对氨基水杨酸(para-aminosalicylic acid,PAS)、保泰松、碘胺类药物、硝酸钴、碳酸锂等;④甲亢患者经外科手术或[131]I治疗后,对碘化物的抑制甲状腺激素合成及释放作用常较敏感,故再服用含碘药物则易发生甲减。

**2. 促甲状腺激素不足** 可分为垂体性与下丘脑性。

(1) 垂体性甲状腺功能减退症:由于腺垂体功能减退使促甲状腺激素(TSH)分泌不足所致,又称为继发性甲状腺功能减退症。为避免与前述继发性甲状腺破坏引起者混淆,故称垂体性甲状腺功能减退更确切。

（2）下丘脑性甲状腺功能减退症：由于下丘脑病变使促甲状腺激素释放激素（TRH）分泌不足所致，又称为三发性甲状腺功能减退症。三发性是对继发于垂体性而言，故称下丘脑性为妥。

3. **末梢组织甲状腺激素不应症**　即末梢性（周围性）甲减，病因可分为两种：①血中存在甲状腺激素结合抗体，导致甲状腺激素不能发挥正常生物效应；②周围组织中的甲状腺激素受体数量减少，以及受体对甲状腺激素的敏感性减退，从而导致周围组织对甲状腺激素的效应减少。

## 五、病理表现

甲减的病理表现主要为黏液性水肿：即由于甲状腺功能减退，组织与皮肤出现大量黏多糖（氨基多糖）的积聚。光镜下可见间质胶原纤维分裂、断裂变疏松、充以苏木精-伊红（HE）染色为蓝色的胶状液体。氨基多糖沉积的组织和器官可出现相应的功能障碍或症状。

根据病变发生部位的不同，甲状腺功能减退的病理呈现不同的特征。

1. **原发性甲减**　炎症如慢性淋巴细胞性甲状腺炎、亚急性甲状腺炎、产后甲状腺炎等引起者，早期腺体有大量淋巴细胞、浆细胞浸润，久之滤泡破坏代以纤维组织残余滤泡上皮细胞矮小，滤泡内胶质减少，也可伴有结节；放射性$^{131}$I、手术引起者，因甲状腺素合成或分泌不足，垂体分泌 TSH 增多，在其刺激下，早期腺体增生和肥大，血管增多，管腔扩张充血，后期 TH 分泌不足以代偿，因而甲状腺也明显萎缩；缺碘或药物所致者，因甲状腺素合成或分泌不足，垂体分泌 TSH 增多，甲状腺呈代偿性弥漫性肿大，缺碘所致者还可伴大小不等结节；先天性原因引起者，除由于激素合成障碍导致滤泡增生肥大外，一般均呈萎缩性改变，甚至发育不全或缺如。

2. **继发性甲减**　因 TSH 分泌不足，TH 分泌减少，腺体缩小，滤泡萎缩，上皮细胞扁平，但滤泡腔充满胶质。

## 六、临床表现

甲减可影响全身各系统，其临床表现并不取决于甲减的病因，而是与甲状腺激素缺乏的程度有关。

### （一）呆小病

1. **散发性呆小病**　初生时体重较重，不活泼，不主动吸奶，逐渐发展为典型呆小病，起病越早，病情越重。患儿体格、智力发育迟缓；表情呆钝，发音低哑；颜面苍白，眶周水肿，眼距增宽，鼻梁扁塌，唇厚流涎舌大外伸；前后囟增大，关闭延迟；四肢粗短；出牙、换牙延迟；骨龄延迟，行走晚且呈肌病步态（鸭步）；心率慢，心浊音区扩大；腹饱满膨大伴脐疝；性器官发育延迟。

2. **地方性呆小病症**　可分为以下 3 型。

（1）神经型：由于脑发育障碍，智力低下伴聋哑，年长时生活仍不能自理。

（2）黏液性水肿型：以代谢障碍为主。

（3）混合型：皆具有前两型表现。地方性甲状腺肿伴聋哑和轻度甲减，智力影响较轻者称彭德莱综合征（Pendred syndrome，又称家族性呆小聋哑症）。

### （二）幼年型甲状腺功能减退症

幼年型甲状腺功能减退症介于成人型与呆小病之间。表现为身材矮小、智力低下、性发育延迟。幼儿多表现为呆小病，较大儿童则与成年型相似。

### （三）成人型甲状腺功能减退症

甲减发生在成人主要影响代谢及脏器功能，及时诊治多属可逆性。成年型甲减除手术切除或放疗损毁腺体外，多数起病隐匿，发展缓慢，有时长达 10 余年后始有典型表现。

成人型甲状腺功能减退症患者的症状具有两大特点：以代谢率降低和交感神经兴奋性下降为主。早期可没有特异症状。

典型症状为：畏寒、乏力、手足肿胀感、嗜睡、记忆力减退、少汗、关节疼痛、体重增加、厌食、腹胀、便秘、性欲减退，男性可出现勃起功能障碍，女性月经紊乱或者月经过多、不孕等。

典型体征为：表情呆滞、反应迟钝、声音嘶哑、听觉障碍，面色苍白、颜面和/或眼睑水肿、唇厚舌大、常有齿痕,皮肤干燥、粗糙、脱皮屑、皮肤温度低、水肿,手脚掌皮肤可呈姜黄色,毛发稀疏、干燥,跟腱反射时间延长,脉率缓慢。少数病例出现胫前黏液性水肿。累及心脏者可以出现心包积液和心力衰竭。重症患者可以发生黏液性水肿昏迷。

受寒冷、感染、手术、麻醉或镇静剂应用不当等应激可诱发黏液性水肿昏迷(或称"甲减危象"),表现为低体温(<35℃)、呼吸减慢、心动过缓、血压下降、四肢肌力松弛、反射减弱或消失,甚至发生昏迷,休克,心、肾衰竭。但也有相当一部分甲减患者没有任何症状。

## 七、诊断

甲状腺功能减退症的核医学体外分析及功能测定详见本章第二节(图 2-4-1)。

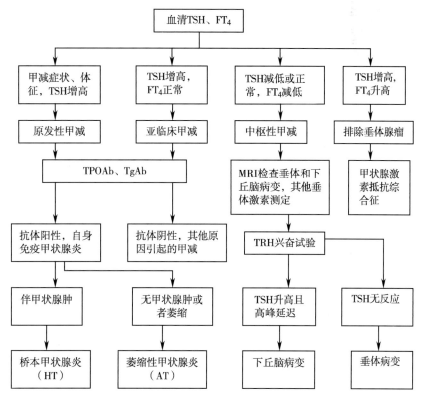

图 2-4-1　甲状腺功能减退症诊断流程图

## 八、治疗

本章重点介绍原发性甲减的治疗目标及药物。

1. **治疗目标**　甲减的症状和体征消失,TSH、TT$_4$、FT$_4$ 值维持在正常范围。

2. **治疗药物**　左甲状腺素(L-T$_4$)是本病的主要替代治疗药物;干甲状腺片和 L-T$_3$ 不推荐作为甲减的首选或单独使用。

(1) L-T$_4$ 的治疗方案

1) L-T$_4$ 的治疗剂量取决于患者的病情、年龄、体重,要个体化治疗。成年甲减患者的 L-T$_4$ 替代剂量为 50~200μg/d,平均 125μg/d,按照体重计算的剂量是每天每千克体重 1.6~1.8μg;儿童需要较高的剂量,约每天每千克体重 2.0μg;老年患者则需要较低的剂量,大约每天每千克体重 1.0μg;妊娠时的替代剂量需要增加 30%~50%;甲状腺癌术后患者需要剂量约为每天每千克体重 2.2μg,以抑制 TSH 到防止肿瘤复发需要的水平。

2) 起始的剂量和达到完全替代剂量所需时间要根据年龄、体重和心脏功能状态确定。<50 岁、既往

无心脏病病史患者可以尽快达到完全替代剂量;>50岁患者服用L-T$_4$前要常规检查心脏功能状态,一般从25~50μg/d开始,1次/d,口服,每1~2周复查,每次增加25μg,直至达到治疗目标;患缺血性心脏病者起始剂量宜小,调整剂量宜慢,防止诱发和加重心脏病。

(2)L-T$_4$的服用方法:晨起空腹服药1次,如果剂量大,有不良反应,可以分多次服用;从吸收最好到最差排序是早餐前60min、睡前、早餐前30min、餐时;L-T$_4$与其他药物的服用间隔时间应当在4h以上。

(3)影响T$_4$的吸收和代谢因素:①影响T$_4$吸收的情况见于肠道吸收不良及氢氧化铝、碳酸钙、考来烯胺(消胆胺)、硫糖铝、硫酸亚铁、食物纤维添加剂等;②加速L-T$_4$清除的情况见于使用苯巴比妥、苯妥英钠、卡马西平、利福平、异烟肼、洛伐他汀、胺碘酮、舍曲林、氯喹等药物。因此,甲减患者同时服用这些药物时,需要增加L-T$_4$用量。

(4)L-T$_3$的应用:L-T$_4$治疗必须经历T$_4$向T$_3$转化的过程,L-T$_3$治疗的理论优势就在于可以避免这一过程,直接使有活性的激素发挥其作用。单独L-T$_3$治疗的缺陷在于缺少了底物T$_4$,循环和组织中T$_3$的水平完全依赖外源激素的替代治疗。L-T$_3$用药剂量和用药时间需要有严格依从性,若用药过量或药量不足,会增加心脏和骨骼不良反应风险。与L-T$_4$治疗相比,L-T$_3$治疗的剂量较难掌握,因此L-T$_3$治疗时需要更频繁的监测。所以不推荐L-T$_3$单药治疗甲减。

(5)干甲状腺片的应用:干甲状腺片是将猪甲状腺在去除结缔组织及脂肪组织后经纯化、干燥而制成的粉状产品。干甲状腺片中T$_4$与T$_3$比率显著低于人体甲状腺分泌的比率,并且T$_3$含量不稳定,T$_3$相对过剩将导致提供超生理剂量的T$_3$。由于T$_3$半衰期较短,给药后出现短暂峰值并且1d内T$_3$水平会发生波动。目前缺乏关于干甲状腺片应用的长期对照研究结果,因此,不推荐将其作为甲减的首选替代药物。

3. **治疗时长** 一般需要终身替代治疗,也有桥本甲状腺炎所致甲减自发缓解的报道。

4. **治疗检测指标** 补充甲状腺激素,重新建立下丘脑-垂体-甲状腺轴的平衡一般需要4~6周。在治疗初期,每间隔4~6周测定血清TSH及FT$_4$,根据TSH及FT$_4$水平调整L-T$_4$剂量,直至达到治疗目标。治疗达标后,至少需要每6~12个月复查1次上述指标。

## 九、特殊问题

临床上还可遇到甲状腺功能减退症的特殊情况,包括亚临床甲减、妊娠期甲减、黏液性水肿昏迷、甲状腺激素抵抗综合征、甲状腺功能正常病态综合征、放射性核素[131]I治疗甲状腺功能亢进症临床结局,及其治疗分化型甲状腺癌术后患者的准备阶段等。

### (一)亚临床甲减

我国成人亚临床甲减患病率为16.7%。国际报道亚临床甲减患病率为5%~10%,患病率随年龄增长而增高,以女性多见。

亚临床甲减通常缺乏明显的临床症状和体征,诊断主要依赖实验室检查,是指仅有血清TSH水平升高,而TT$_4$和FT$_4$水平正常。

根据TSH水平,亚临床甲减可分为两类:轻度亚临床甲减,TSH<10mIU/L;重度亚临床甲减,TSH≥10mIU/L。其中,轻度亚临床甲减占90%。并且需2~3个月重复测定TSH及FT$_4$、TT$_4$水平,TSH升高且FT$_4$、TT$_4$正常,方可诊断亚临床甲减。

诊断亚临床甲减时要排除其他原因引起的血清TSH增高。①TSH测定干扰:被检者存在抗TSH自身抗体可以引起血清TSH测定值假性增高;②甲状腺功能正常病态综合征的恢复期:血清TSH可以增高至5~20mIU/L,机制可能是机体对应激的一种调整;③20%的中枢性甲减患者表现为轻度TSH增高(5~10mIU/L);④肾功能不全:10.5%的终末期肾病患者有TSH增高,可能与TSH清除减慢、过量碘摄入、结合于蛋白的甲状腺激素丢失有关;⑤糖皮质激素缺乏可以导致轻度TSH增高;⑥生理适应:暴露于寒冷9个月,血清TSH升高30%~50%。

亚临床甲减可发展为临床甲减,患者常会产生血脂代谢异常,继而导致动脉粥样硬化。此外,妊娠期亚临床甲减可能影响后代的神经、智力发育。

亚临床甲减患者的治疗:重度亚临床甲减(TSH≥10mIU/L)患者,建议给予L-T$_4$替代治疗;轻度亚临床甲减(TSH<10mIU/L)患者,如果伴有甲减症状、TPOAb 阳性、血脂异常或动脉粥样硬化性疾病,应给予L-T$_4$治疗。70 岁以上老年亚临床甲减患者的治疗目前存在争议。老年重度亚临床甲减患者推荐给予治疗;老年轻度亚临床甲减患者,由于缺乏大规模的多中心前瞻性研究,其临床获益存在不确定性,因此建议密切随访观察,治疗应谨慎选择。

### (二)妊娠期甲减

妊娠期未治疗的临床甲减对母体和胎儿均有不良影响,包括自然流产、早产、先兆子痫、妊娠高血压、产后出血、低体重儿、死胎、胎儿智力和运动发育受损。妊娠期亚临床甲减也增加不良妊娠结局发生的危险。甲状腺功能正常单纯 TPOAb 阳性的妊娠早期女性流产、早产、后代认知能力发育障碍风险增加。

由于妊娠期甲状腺激素代谢改变,导致血清甲状腺指标参考值变化,所以需要建立妊娠期特异血清甲状腺指标参考范围(简称妊娠期参考值)诊断妊娠期甲状腺疾病。妊娠期临床甲减诊断标准是:TSH>妊娠期参考值上限,且 FT$_4$<妊娠期参考值下限。妊娠亚临床甲减诊断标准是:TSH>妊娠期参考值上限,且 FT$_4$在正常范围。

L-T$_4$是治疗妊娠期甲减的首选药物。干甲状腺片和 L-T$_4$/L-T$_3$混合制剂会引起血清 T$_4$降低,因此不适用于妊娠女性;服用上述药物的患者,若计划妊娠或发现妊娠,应尽快改为 L-T$_4$治疗。既往患有甲减或亚临床甲减的育龄女性若计划妊娠,但正在服用 L-T$_4$治疗,可调整 L-T$_4$剂量,使 TSH 在正常范围(最好<2.5mIU/L)再妊娠。既往患有甲减的女性一旦妊娠,应立即就诊,检测甲状腺功能和自身抗体,根据 TSH 水平调整 L-T$_4$剂量;如不能就诊,可以自行增加原有 L-T$_4$剂量的 25%~30%,以使妊娠早期 TSH 0.1~2.5mIU/L、妊娠中期 TSH 0.2~3.0mIU/L、妊娠晚期 TSH 0.3~3.0mIU/L 及血清 FT$_4$/TT$_4$处于妊娠特异正常范围。

妊娠期诊断的临床甲减,L-T$_4$替代剂量高于非妊娠女性,为每天每千克体重 2.0~2.4μg,足量起始或尽快达到治疗剂量。妊娠期诊断的亚临床甲减,TSH>正常参考范围上限,不考虑 TPOAb 是否阳性,应开始使用 L-T$_4$治疗。治疗的剂量要根据 TSH 水平决定,TSH>妊娠特异参考值上限,L-T$_4$的起始剂量为50μg/d;TSH>8.0mIU/L,L-T$_4$的起始剂量为75μg/d;TSH>10mIU/L,L-T$_4$的起始剂量为100μg/d。

血清 TSH 和 FT$_4$/TT$_4$应在妊娠前半期每 4 周监测 1 次,若 TSH 平稳可以延长至每 6 周 1 次,L-T$_4$剂量应根据 TSH 水平变化调整。临床甲减患者产后 L-T$_4$剂量恢复到妊娠前水平,妊娠期诊断的亚临床甲减患者产后可以停用 L-T$_4$,均需在产后 6 周复查甲状腺功能及抗体各项指标,以调整 L-T$_4$剂量。产后哺乳的甲减和亚临床甲减患者可以服用 L-T$_4$,根据一般人群 TSH 和 FT$_4$参考范围调整 L-T$_4$剂量。

### (三)黏液性水肿昏迷

黏液性水肿昏迷是一种罕见的危及生命的重症,多见于老年患者,通常由并发疾病所诱发。临床表现为嗜睡、精神异常、木僵甚至昏迷、皮肤苍白、低体温、心动过缓、呼吸衰竭和心力衰竭等。本病预后差,病死率达到 20%。

临床上采取的治疗手段有:①去除或治疗诱因(感染诱因占 35%)。②补充甲状腺激素,开始应当给予静脉注射甲状腺激素替代治疗,先静脉注射 L-T$_4$ 200~400μg 作为负荷剂量,继之每天静脉注射 L-T$_4$ 1.6μg/kg,直至临床表现改善,改为口服给药或其他肠道给药;如果没有 L-T$_4$注射剂,可将 L-T$_4$片剂磨碎后胃管鼻饲;黏液性水肿昏迷患者 T$_4$转换为 T$_3$可能会减少,除了给予 L-T$_4$之外,有条件时还要静脉注射 L-T$_3$。可以给予 L-T$_3$ 5~20μg 负荷剂量静脉注射,随后维持剂量为每 8h 静脉注射 2.5~10μg。对于年幼或老年患者以及有冠状动脉疾病或心律失常病史的患者,则采用较低的剂量。③保温,但要避免使用电热毯,因其可以导致血管扩张,血容量不足。④补充糖皮质激素,静脉滴注氢化可的松 200~400mg/d。⑤对症治疗:伴发呼吸衰竭、低血压和贫血采取相应的抢救治疗措施。⑥其他支持疗法。

### (四)甲状腺激素抵抗综合征

主要病因是位于 3 号染色体的编码甲状腺激素受体 β 链(TRβ)基因发生突变,导致 T$_3$与受体结合障碍,甲状腺激素的生物活性降低。本病有 3 个亚型:全身型甲状腺激素抵抗综合征(generalized resistance to thyroid hormones,GRTH)、垂体选择型甲状腺激素抵抗综合征(selective pituitary resistance to thyroid hormones,PRTH)、外周选择型甲状腺激素抵抗综合征(selective peripheral resistance to thyroid hormones,perRTH)。

**1. 全身型甲状腺激素抵抗综合征(GRTH)**　临床表现为甲状腺肿、生长缓慢、发育延迟、注意力不集中、好动以及静息时心动过速。本病缺乏甲减的临床表现,主要是被增高的甲状腺激素所代偿。实验室检查血清 $TT_4$、$TT_3$、$FT_4$ 增高(从轻度增高到 2~3 倍的增高);TSH 增高或者正常。

本病与垂体 TSH 肿瘤的鉴别可采用:①TRH 刺激试验,本病 TSH 增高,而垂体 TSH 肿瘤无反应;②$T_3$ 抑制试验,本病血清 TSH 浓度下降,而垂体 TSH 肿瘤时不被抑制;③患本病时血清 TSHα 亚单位与 TSH 的摩尔浓度比例<1;④垂体 MRI 检查,本病无异常,而垂体 TSH 肿瘤存在垂体腺瘤。

**2. 垂体选择型甲状腺激素抵抗综合征(PRTH)**　临床表现有轻度甲亢症状,这是因为本病的外周 $T_3$ 受体正常,仅有垂体的 $T_3$ 受体选择性缺陷,这种缺陷导致 $T_3$ 浓度升高,不能抑制垂体的 TSH 分泌。此外,垂体不适当地分泌 TSH,引起甲亢和甲状腺肿。实验室检查血清 $T_3$、$T_4$ 增高,TSH 增高或者正常。

**3. 外周选择型甲状腺激素抵抗综合征(perRTH)**　实验室检查结果取决于垂体和外周组织对甲状腺激素不敏感的程度和代偿程度,GRTH 和 PRTH 的实验室结果均可出现。有的患者基础 TSH 水平正常,但是相对于升高的循环 $T_3$、$T_4$ 水平而言,这个 TSH 水平是不适当的。TRH 刺激试验反应正常,$T_3$ 抑制试验可以抑制;但临床有甲减表现。

通常,无甲状腺功能异常临床表现者不需要治疗。甲状腺功能减退的 RTH 患者需予以甲状腺激素治疗,从小剂量开始,逐渐递增。有效剂量因人而异,使 TSH 控制在正常范围并使机体尽可能达到正常的代谢状态。当患者有甲状腺毒症临床表现时,可行 TSH 抑制治疗,但慎用抗甲状腺药物、同位素碘和甲状腺切除术等抗甲状腺治疗。较有效的治疗是三碘甲状腺乙酸(triiodothyroacetic acid,TRIAC),β 受体阻滞剂可用于对症治疗。多巴胺能药物、生长抑素类似物和糖皮质激素,此类药物也能抑制垂体分泌 TSH,降低 TH 和甲状腺肿大,改善症状。

**(五) 甲状腺功能正常病态综合征**

甲状腺功能正常病态综合征(euthyroid sick syndrome,ESS)是由于严重疾病、饥饿状态导致循环甲状腺激素水平降低,产生的一种机体保护性反应。ESS 的发生机制是 I 型脱碘酶活性抑制,Ⅲ 型脱碘酶活性增强。ESS 实验室检查的特征是血清 $FT_3$、$TT_3$ 降低,$rT_3$ 增高;$TT_4$ 正常或者轻度增高,TSH 正常。本征不需要给予甲状腺激素替代治疗,因甲状腺激素治疗不适当地提高机体代谢率,可能带来不良反应。

**(六) $^{131}I$ 治疗甲状腺功能亢进症临床结局**

甲状腺功能亢进症患者的治疗策略包括抗甲状腺药物治疗、$^{131}I$ 治疗及手术治疗。$^{131}I$ 被甲状腺滤泡细胞特异性吸收后,其放射辐射作用引起甲状腺滤泡组织产生破坏、杀伤和坏死,从而导致甲状腺激素的合成及分泌减少,由此达到治疗甲亢的目的。治疗后的患者常会发生甲状腺功能减退症,目前也被认为是甲亢治愈的标志之一。一般分为早发性甲减和晚发性甲减,可用左甲状腺素钠或甲状腺片进行替代治疗。因此,为了减少发生继发性甲减的可能性,科学合理地制订 $^{131}I$ 剂量则尤为重要。

**(七) $^{131}I$ 治疗分化型甲状腺癌术后患者的准备阶段**

分化型甲状腺癌(DTC)患者的治疗策略包括手术切除病灶、术后 TSH 抑制以及放射性核素 $^{131}I$ 治疗等。由于分化型甲状腺癌仍保留甲状腺滤泡细胞依赖于 TSH 的生长方式,因此升高 TSH 可显著增加残余甲状腺滤泡上皮细胞或 DTC 细胞钠-碘同向转运体的表达和功能,增加对 $^{131}I$ 的摄取。因此,治疗前需升高血清 TSH 水平至 30mU/L 以上。患者可选择停服 L-T4,但在这个过程中会出现甲状腺功能减退症的临床症状。随着研究的进展,为了减轻患者甲减状态下的痛苦,也可选择给予外源性重组人 TSH(recombinant human TSH,rhTSH)的方式来升高 TSH 水平。

### 十、特殊病例分析

#### （一）特纳综合征致甲状腺功能减退

**1. 病史摘要** 患者,女性,15 岁。出生时体重 2.75kg,身高不详。5 岁上幼儿园时发现身高较同性别同龄儿童矮,体力、食欲可,无反复感冒、腹泻病史。8 岁上小学,学习成绩较差。门诊以"生长发育迟缓原因待查:先天性卵巢发育不全?"收入院。入院查体示身高 141cm,体重 39kg,上部量 71cm,下部量 70cm,后发际低,面部可见散在多发黑痣,双侧甲状腺未触及肿大及结节;心肺腹未见异常;双侧乳房未发育,未触及乳核;外阴呈幼稚型,无阴毛生长,阴蒂无肥大;双下肢毳毛增多。

**2. 检查结果** 甲状腺功能检查示 $FT_3$ 2.34pmol/L ( ↓ ),$FT_4$ 3.74pmol/L( ↓ ),TSH>100mIU/L( ↑ ),TPOAb 77.37IU/mL( ↑ );生长激素 0.28μg/L,胰岛素样生长因子-1(insulin-like growth factor-1,IGF-1) 197ng/mL;性腺示 T< 0.35nmol/L、$E_2$ 44.91pmol/L、LH 23.09mIU/mL、FSH 136.8IU/L、PRL 41.34μg/L,P 0.84nmol/L;甲状腺静态显像示甲状腺摄锝功能降低(图 2-4-2);头颅 MRI 示垂体反应性增大(图 2-4-3);血皮质醇-促肾上腺皮质激素(adrenocorticotropic hormone,ACTH)节律未见异常;妇科超声考虑幼稚子宫可能性大;染色体核型分析:45,X/46,X,i(X)。

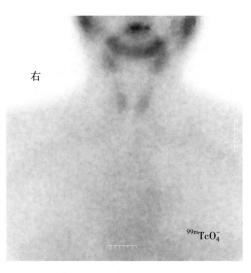

图 2-4-2 甲状腺摄锝功能降低

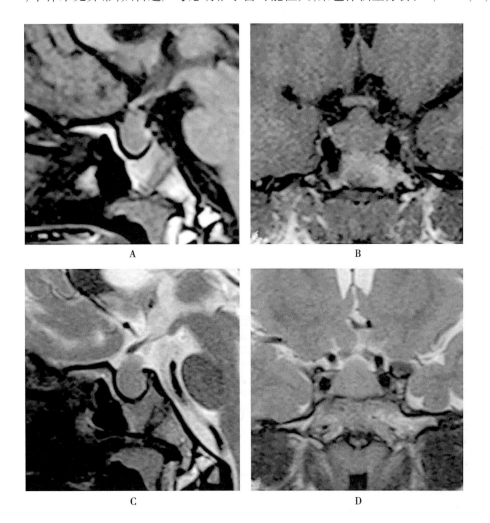

A

B

C

D

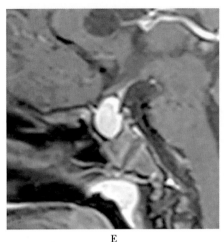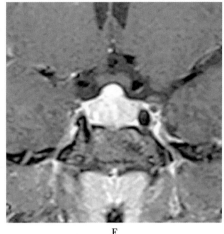

E            F

图 2-4-3   MRI 示垂体反应性增大

A、B 分别为 T1WI 矢状位、冠状位;C、D 分别为 T2WI 矢状位、冠状位,示垂体体积增大,向两侧局部包绕颈内动脉,垂体柄居中,未见明显移位,视交叉未见明显受压,T1WI 及 T2WI 信号均匀,呈等信号,未见异常信号灶;E、F 分别为增强 T1WI 矢状位、冠状位,未见明显异常强化灶。上述 MRI 显像提示垂体反应性增大。

3. **诊断思路** 患者社会表型女性,以身材矮小、性不发育就诊;性腺五项(卵泡刺激素、黄体生成素、睾酮、雌二醇、催乳素)示高促性腺激素性性腺功能减退,提示病变部位位于卵巢;结合后发际低、面部散在色素痣、外阴幼稚的临床表现,高度怀疑特纳综合征,染色体核型分析也证实了这一判断。垂体-肾上腺轴功能正常,甲状腺功能示原发性甲减,可排除腺垂体功能减退。

4. **临床诊断** 特纳综合征,甲状腺功能减退症。

5. **治疗计划** 左甲状腺素 1 次/d,每次 62.5μg;甲状腺功能正常后给予重组人生长激素 0.15U/(kg·d);3 个月后随访复查。

**(二) 抗甲状腺药物甲巯咪唑治疗致甲状腺功能减退**

1. **病史摘要** 患者,女,36 岁。心悸、手抖、颈部肿大伴突眼就诊。门诊查甲状腺功能:FT$_3$ 9.16pmol/L(↑),FT$_4$ 15.09pmol/L,TSH 0.055mU/L(↓),TRAb 21.79IU/mL(↑)。

2. **诊疗经过** 根据首次就诊时患者临床症状及指标,诊断为原发性甲状腺功能亢进症。予甲巯咪唑治疗,1 次/d,每次 50μg。定期随诊。甲巯咪唑用量根据甲状腺功能变化进行调整。治疗过程中,患者出现 FT$_4$ 降低的现象。指标变化如表 2-4-2 所示。

表 2-4-2   患者诊治过程中甲状腺功能指标变化

| 日期 | FT$_3$/(pmol·L$^{-1}$) | FT$_4$/(pmol·L$^{-1}$) | TSH/(mIU·L$^{-1}$) | TRAb/(IU·mL$^{-1}$) |
|---|---|---|---|---|
| 2019 年 9 月 23 日 | 9.16(↑) | 15.09 | 0.055(↓) | 21.79(↑) |
| 2019 年 10 月 21 日 | 8.13(↑) | 18.20 | 0.02(↓) | — |
| 2019 年 12 月 2 日 | 11.58(↑) | 6.84(↓) | 0.007(↓) | >40(↑) |
| 2020 年 1 月 6 日 | 9.61(↑) | 5.96(↓) | 0.014(↓) | >40(↑) |
| 2020 年 3 月 9 日 | 4.24 | 3.36(↓) | 4.092 | 37.65(↑) |
| 2020 年 4 月 13 日 | 4.36 | 7.53(↓) | 5.603(↑) | 33.00(↑) |
| 2020 年 7 月 6 日 | 5.99 | 9.86(↓) | 0.207(↓) | 25.12(↑) |

3. **讨论** 甲巯咪唑为临床上最常用于治疗原发性甲状腺功能亢进症的抗甲状腺药物。在此病例中,甲亢患者对甲巯咪唑敏感性强,甲状腺功能变化波动大。治疗过程中出现 FT$_4$ 降低的现象,可能存在的原

因是：①该患者为 $T_3$ 型甲亢，治疗过程中抑制 $T_3$ 同时也抑制 $T_4$ 的合成及分泌过程；②甲巯咪唑抑制碘的有机化，使碘从甲状腺流失增加而致甲状腺内缺碘，有利于 $T_3$ 合成；③甲亢时，5'-脱碘酶活性增高，$T_4$ 向 $T_3$ 转变增多；④TRAb 促进甲状腺内 $T_3$ 合成大于 $T_4$；⑤TSH 具有 5'-脱碘酶活性，甲亢恢复过程中血清 TSH 水平的回升使 $T_4$ 向 $T_3$ 转变增加；⑥TSH 分泌受抑状态的解除需要较长时间，药物调整治疗过程较短，监测相对频繁。

　　研究发现，甲巯咪唑治疗过程中发生低 $T_4$ 血症具有自限性。联用 L-$T_4$ 不影响甲状腺功能的恢复，但也没有显示出优势。因此，可以考虑适当减慢调整药物增减速度及延长治疗时间，加强宣教，嘱规律服药。

**（三）　免疫检查点抑制剂治疗致甲状腺功能减退**

　　1. **病史摘要**　患者，女，50 岁。因心悸、出汗就诊。患者 5 年前因子宫内膜癌行手术治疗，术后行化疗 6 次、放疗 30 次。9 个月前行肺结节穿刺示低分化腺癌，考虑子宫内膜癌转移来源，行卡瑞利珠免疫治疗。患者此番首次就诊是在第二次免疫治疗后。患者既往无甲状腺病史。患者胸部 CT 提示双侧甲状腺肿大；甲状腺功能检查结果：$FT_3$ 15.62pmol/L（↑），$FT_4$ 39.71pmol/L（↑），TSH 0.007mU/L（↓），TgAb>1 000IU/mL（↑）；甲状腺摄$^{131}$I 率降低，2h 摄$^{131}$I 率 4.9%，24h 摄$^{131}$I 率 0.4%。

　　2. **诊疗经过**　根据首次就诊时患者的临床症状及检查结果，考虑诊断为甲状腺炎，给予 β 受体阻滞剂对症治疗，定期随访。2 个月后查甲状腺功能：$FT_3$ < 1.54pmol/L（↓），$FT_4$6.72pmol/L（↓），TSH >100mIU（↑）。提示患者行免疫治疗后出现的甲状腺功能异常由甲亢状态转为甲减状态。予左甲状腺素，1 次/d，每次 50μg。根据甲状腺功能指标动态变化调整药物用量。

　　3. **讨论**　卡瑞利珠是一种免疫检查点抑制剂（immune checkpoint inhibitors，ICIs）类药物，这种高亲和力的人源化新型免疫球蛋白 $G_4$ 型单克隆抗体，可选择性靶向结合于 T 淋巴细胞、B 淋巴细胞及树突状细胞等细胞表面的程序性死亡分子 1（programmeddeath-1，PD-1），并阻断其与肿瘤细胞表面配体（PD-L1）的结合，解除 PD-1 通路介导的免疫抑制作用，激活机体免疫系统监测及杀灭肿瘤细胞的能力，以达到抗肿瘤目的。

　　由于 ICIs 的特定作用目标和机制，使得机体正常细胞间相关信号通路同样被阻断，增强机体正常的免疫反应以致免疫耐受失衡，出现免疫相关不良反应（immune-related adverse effects，irAEs），主要累及的器官/系统包括皮肤、消化系统及内分泌系统等。内分泌系统不良反应最常见的为垂体炎和甲状腺功能异常，也可表现为肾上腺皮质功能减退、甲状旁腺功能减退和自身免疫性糖尿病等。

　　该患者行 PD-1 免疫检查点抑制剂治疗后出现甲状腺功能异常，可能与阻断 PD-1 信号通路致甲状腺自身免疫性损害，释放甲状腺激素入血有关。此外，大多数 ICIs 诱发甲状腺功能异常患者存在甲状腺自身抗体，但是两者之间的相关性尚无明确结论。免疫治疗所致甲状腺功能亢进多为自限性，但也可致永久性甲状腺功能减退。通常对于有甲亢症状的患者，建议服用能阻断 α 受体的非选择性 β 受体阻滞剂；如果甲减诊断成立，则推荐使用甲状腺激素替代治疗。

# 第二节　甲状腺功能减退症的核医学体外分析及功能测定

## 一、甲状腺激素及相关抗体测定

　　血清甲状腺及相关激素定量测定的方法学近十余年发展较快。传统的核医学检测方法包括放射免疫分析法（RIA）和免疫放射分析法（IRMA）。非放射的标记免疫测定技术亦逐渐用于临床，主要有下列几种：①酶免疫荧光分析法；②镧系元素标记的时间分辨荧光测定法；③化学发光免疫分析；④电化学发光；等等。

　　甲状腺激素主要包括总甲状腺素（$TT_4$，总 $T_4$）、总三碘甲状腺原氨酸（$TT_3$，总 $T_3$）、游离甲状腺素（$FT_4$，游离 $T_4$）、游离三碘甲状腺原氨酸（$FT_3$，游离 $T_3$）以及促甲状腺激素（TSH）。

正常情况下,循环中 $T_4$ 约 99.98% 与特异性血浆蛋白相结合,包括甲状腺素结合球蛋白(TBG,占 60%~75%)、甲状腺素结合前清蛋白(thyroxine-binding pre-albumin,TBPA;占 15%~30%)以及白蛋白(albumin,Alb;占 10%),循环中 $T_4$ 仅有约 0.03% 为游离状态($FT_4$);循环中 $T_3$ 约 99.7% 特异性与 TBG 结合,约 0.3% 为游离状态($FT_3$)。

结合型甲状腺激素是激素的贮存和运输形式;游离型甲状腺激素则是甲状腺激素的活性部分,直接反映甲状腺的功能状态,不受血清 TBG 浓度变化的影响。结合型与游离型之和为 $TT_4$、$TT_3$。

正常成人血清 $TT_4$ 水平为 64~154nmol/L,$TT_3$ 为 1.2~2.9nmol/L;$FT_4$ 为 9~25pmol/L、$FT_3$ 为 2.1~5.4pmol/L。不同方法及实验室测定结果差异较大。

凡是能引起血清 TBG 水平变化的因素均可影响 $TT_4$、$TT_3$ 的测定结果,尤其对 $TT_4$ 的影响较大。妊娠、病毒性肝炎、遗传性 TBG 增多症和某些药物(雌激素、口服避孕药、三苯氧胺等)可使 TBG 增高而导致 $TT_4$ 和 $TT_3$ 测定结果假性增高;低蛋白血症、遗传性 TBG 缺乏症和多种药物(雄激素、糖皮质激素、生长激素等)则可降低 TBG,使 $TT_4$ 和 $TT_3$ 测定结果出现假性降低。有上述情况时应测定游离甲状腺激素。

反 $T_3$ 是由 $T_4$ 在外周组织中经 5-脱碘酶的作用脱碘形成,$rT_3$ 是 $T_4$ 降解产生的无生物活性产物。血清中 98% 的 $rT_3$ 与 TBG 结合,故凡影响 TBG 的因素均可影响 $rT_3$ 的浓度。在通常情况下,$rT_3$ 的浓度与 $TT_3$ 和 $TT_4$ 的变化平行。重度营养不良和各种急慢性疾病伴发的甲状腺功能正常的甲状腺病态综合征(euthyroid sick syndrome,ESS)患者可出现所谓的"分离现象",即 $rT_3$ 明显升高,而血清 $T_3$ 明显降低,这与 5'-脱碘酶活性下降,5-脱碘酶活性上升,导致 $T_4$ 向 $rT_3$ 增多有关。丙硫氧嘧啶、糖皮质激素、普萘洛尔、胺碘酮等药物,以及碘造影剂均可抑制 $T_4$ 向 $T_3$ 转化,从而使血清 $rT_3$ 升高。

血清 TSH 检测是筛查甲状腺功能异常、原发性甲减甲状腺激素替代治疗的主要方法。TSH 每天都会在均值的 50% 左右波动,一天中同一时段连续采集血样,TSH 的变异率达 40%。TSH 最低值出现在傍晚,睡眠时最高。鉴于此,血清 TSH 水平在正常范围的 40%~50% 波动时并不能反映甲状腺功能的变化。正常人血清 TSH 为 0.3~4.5mIU/L。

急性疾病会导致血清 TSH 受抑,重危患者,尤其是接受多巴胺注射或药理剂量的糖皮质激素治疗的患者,TSH 水平可低于 0.1mIU/L,且 $FT_4$ 低于正常。在非甲状腺疾病的恢复期,TSH 可升高到正常水平以上,但通常低于 20mIU/L。在妊娠早期,由于人绒毛膜促性腺激素(human chorionic gonadotropin,HCG)对甲状腺的刺激作用,血清 TSH 会明显下降,在妊娠中期 TSH 恢复到正常水平。口服贝沙罗汀(bexarotene)几乎均可导致永久性中枢性甲减。神经性厌食症患者的 TSH、$FT_4$ 水平均可降低,类似患有严重疾病的患者及因垂体和下丘脑病变导致的中枢性甲减患者。由于分泌无生物活性的 TSH 异构体,合并无功能垂体瘤的中枢性甲减患者 TSH 会轻度升高,通常不会高于 6mIU/L 或 7mIU/L。甲状腺激素抵抗的患者甲状腺激素及 TSH 均升高。

甲状腺过氧化物酶抗体(TPOAb)、甲状腺球蛋白抗体(TgAb)是确定原发性甲减病因的重要指标和诊断自身免疫甲状腺炎(包括桥本甲状腺炎、萎缩性甲状腺炎等)的主要指标,一般认为 TPOAb 的意义较为肯定。TPOAb 阳性伴血清 TSH 水平增高,说明甲状腺细胞已经发生损伤。TPOAb 阳性与甲减有明显相关,在亚临床甲减人群中,高滴度 TPOAb 水平有助于预测向临床甲减的进展。TgAb 在自身免疫甲状腺炎患者的阳性率较低,敏感性不如 TPOAb,在 TSH 升高而 TPOAb 阴性者应该检测 TgAb。

1. 原发性甲减患者的血清 TSH 增高,$TT_4$ 与 $FT_4$ 均降低。其中 $FT_4$ 是 $TT_4$ 的生理活性形式,是甲状腺功能状态的真实反映。其优点是不受结合蛋白浓度和结合特性变化的影响。当怀疑甲状腺功能降低时,$FT_4$ 常和 TSH 联合测定。而 $FT_3$ 则因为主要来源于外周组织 $T_4$ 的转化,所以不作为诊断原发性甲减的必备指标。

2. 当血清 TSH 降低或正常,$TT_4$、$FT_4$ 降低时,则考虑继发性甲减。其中原发性甲减与继发性甲减的鉴别(表 2-4-3)。

表 2-4-3 原发性甲减与继发性甲减的鉴别

| 疾病 | $T_3$ | $T_4$ | TSH | TRH 兴奋试验 |
| --- | --- | --- | --- | --- |
| 原发性甲减 | 降低 | 降低 | 升高 | 过度反应 |
| 垂体性甲减 | 降低 | 降低 | 降低 | 低反应或无反应 |
| 下丘脑性甲减 | 降低 | 降低 | 降低 | 延迟反应 |

3. 由于甲状腺功能减退症是由于甲状腺激素合成和分泌减少或组织作用减弱导致的全身代谢减低综合征,因此患者也可表现为轻中度贫血、血清总胆固醇升高等除甲状腺激素外的血清学指标变化。

4. 亚临床甲减仅表现为 TSH 升高,$FT_4$ 与 $TT_4$ 均正常。

5. 甲状腺过氧化物酶抗体(TPOAb)和甲状腺球蛋白抗体(TgAb)是确定原发性甲减病因的重要指标。甲状腺过氧化物酶(TPO)存在于甲状腺细胞的微粒体中,是一种潜在的自身抗原,当从细胞内向细胞外泄漏后,可刺激机体产生 TPOAb。TPOAb 破坏力很强,会对甲状腺造成极大损伤——抑制甲状腺激素合成,破坏甲状腺细胞,最终导致甲状腺功能减退症的发生。甲状腺球蛋白(Tg)是在甲状腺滤泡腔内的一种物质。它是由甲状腺滤泡上皮细胞合成和分泌的大分子糖蛋白,作为一种潜在的自身抗原,当甲状腺球蛋白进入血液后,身体体内卫士(免疫系统)就会警惕,淋巴细胞就会怀疑过多的甲状腺球蛋白是异常物质,就会诱导自身免疫反应,产生对抗的抗体,即甲状腺球蛋白抗体。甲状腺球蛋白抗体会逐渐损伤甲状腺细胞并最终导致甲状腺组织破坏(即甲状腺功能减退)。我国学者通过对甲状腺功能正常而甲状腺抗体阳性的患者进行随访发现,当 TPOAb>50IU/mL 和 TgAb>40IU/mL 时,临床甲减和亚临床甲减的发生率显著增加。

## 二、甲状腺摄$^{131}$I 试验

正常人的甲状腺摄$^{131}$I 率随时间延长逐渐上升,在 24h 达到高峰。其正常值由于各地饮食中含碘量不同以及测量设备和方法不同而有差异,所以各地区,乃至各单位应建立自己的正常值及其诊断标准。一般认为,摄$^{131}$I 率的正常参考值:2h 为 10%~25%,4h 为 17%~35%,在 24h 达到高峰,为 20%~50%。甲状腺功能减退症患者甲状腺摄$^{131}$I 率明显低于正常,常为低平曲线,而尿中$^{131}$I 排泄量增大。

值得关注的是,下列因素也可使甲状腺摄$^{131}$I 率低于正常水平:①含碘的药物,如复方碘溶液、碘化钾、碘酊、口含碘片、氢碘酸糖浆、喹碘方等;②含碘食物,如海带、紫菜、海蜇、海参、海鱼等海产品;③X 线碘造影剂;④中草药,如昆布、海藻、浙贝、川贝、香附、木通、夏枯草、常山、玄参、丹参、连翘、黄药子等;⑤其他药物,如抗甲状腺药物(治疗数月停药后是升高)、三溴片、溴丙胺太林(普鲁本辛)、硫氢酸盐、过氯酸盐、硝酸盐、肾上腺类固醇、ACTH、避孕药等。

## 三、促甲状腺激素兴奋试验

促甲状腺激素兴奋试验(TSH stimulating test)是评价甲状腺轴功能的检查方法。正常情况下,TSH 对甲状腺具有兴奋效应,能促使甲状腺摄碘能力增强。通过观察注射外源性 TSH 前后甲状腺摄$^{131}$I 率的变化(以兴奋值表示),用以了解甲状腺对 TSH 刺激的反应,对原发性与继发性甲减进行鉴别诊断,或了解甲状腺的储备功能。

兴奋值=肌内注射 TSH 后甲状腺摄$^{131}$I 率(24h)−肌内注射 TSH 前甲状腺摄$^{131}$I 率(24h) (2-4-1)

当兴奋值>10% 时为明显兴奋(正常反应),兴奋值为 5%~10% 时为兴奋,兴奋值<5% 时为未见兴奋。如果甲状腺本身功能受损,即有原发性甲减时,应用 TSH 后甲状腺摄碘能力不会明显增强,故对 TSH 刺激不发生反应。

进行该试验时应注意:妊娠期、哺乳期女性禁用;患有心脏病患者慎用;第 2 次甲状腺摄$^{131}$I 率测定,在口服$^{131}$I 前,先测定甲状腺残留本底,计算时扣减;肌内注射 TSH 前应做皮试,注射后患者留观 2h 方能离开。

## 四、促甲状腺激素释放激素试验

促甲状腺激素释放激素(TRH)由下丘脑合成,其作用是促进垂体合成和分泌 TSH。静脉注射 TRH 后,测定血中 TSH 浓度的变化,可以观察垂体对 TSH 的反应性并了解 TSH 的储备能力。本检查是研究下丘脑-垂体-甲状腺轴功能的重要方法,可用于原发性与继发性甲减的鉴别诊断以及继发性甲减的定位诊断。

正常情况,注射 TRH 后,血中 TSH 浓度迅速上升,15~30min 达高峰,峰值<35mIU/L,峰值与零时浓度之差(ΔTSH)为 5~35mIU/L,然后逐渐下降,2~3h 回到基础水平。若出现以下情况,则为甲状腺功能减退。

1. **过度反应**　峰值出现在注射 TRH 后 30min,TSH 峰值与零时浓度之差为>35mIU/L,提示原发性甲减。

2. **无反应**　TSH 峰值与零时浓度之差为<2mIU/L,提示垂体性甲减。

3. **延迟反应**　TSH 峰值与零时浓度之差正常(5~35mIU/L),但出现峰值时间延迟至 60min 后,提示下丘脑性甲减。

## 五、血浆蛋白结合碘

甲减患者血浆蛋白结合碘(plasma protein bound iodine,PBI)水平常低于正常值,多在 3~4g/d 以下。

其他辅助检查包括:轻、中度正细胞正色素性贫血;血总胆固醇、低密度脂蛋白胆固醇、三酰甘油升高;血肌酸激酶、天冬氨酸氨基转移酶、乳酸脱氢酶可以升高,但肌红蛋白升高并不明显;血同型半胱氨酸增高;严重的原发性甲减时可有高催乳素血症,甚至可伴有溢乳及蝶鞍增大,酷似垂体催乳素瘤,可能与 TRH 分泌增加有关。

# 第三节　甲状腺功能减退症的核医学影像诊断

## 一、甲状腺静态显像

甲状腺静态显像的原理、显像剂及检查方法等详见本书第一篇第六章"甲状腺显像方法"。

根据甲状腺功能减退症的病因不同,其影像可见以下类型:

1. **甲状腺组织未见显影**　颈部、颌下、舌下均未见显像剂摄取灶,核素分布呈本底水平。此种影像可见于先天性甲状腺缺如;或甲状腺受抗体抑制,无法对显像剂进行正常摄取。

2. **甲状腺位置异常及形态异常**　前者指颈前未见甲状腺显影,而于颌下或舌下见显像剂摄取灶,常呈球形,无分叶,显像剂摄取功能正常或降低;后者指颈部正中可见甲状腺显影,但形态失常,表现为一叶缺如或呈球形无分叶,显像剂摄取功能正常或降低。此种影像可见于先天性甲状腺发育异常、甲状腺萎缩等。

3. **甲状腺显影正常**　甲状腺位置、形态、大小正常,两叶内放射性分布基本均匀,峡部及周边部因组织较薄而影像较淡。此种影像可见于暂时性甲减患者。

4. **甲状腺摄锝功能减退**　甲状腺显影不良,轮廓模糊,位置正常,摄取显像剂功能明显降低,核素分布较周围本底稍高。此种影像可见于原发性甲减代偿期。

5. **甲状腺肿大伴摄锝功能增强**　甲状腺位置正常,可见分叶,体积增大,甲状腺摄取显像剂功能明显增强。此种影像可见于甲状腺激素合成障碍,高 TSH 血症患者。

## 二、甲状腺血流显像

甲状腺血流显像的原理、显像剂及检查方法等详见本书第一篇第六章"甲状腺显像方法"。

正常情况,注射后 8~12s 双侧颈动脉对称性显影,在颈动脉显影后 2~6s 甲状腺开始显影,其放射性略低于颈动脉,随后颈动脉影逐渐减低,而甲状腺影像随摄取显像剂的增多而逐渐增强并超过颈动脉。甲状腺功能减退时,甲状腺血流灌注减少,颈动脉-甲状腺通过时间延长,甲状腺影像较淡,放射性减弱,静态像不清晰。

### 三、典型核医学影像病例分析

#### (一)甲状腺组织未见显影

1. **病史摘要** 患者,女,4岁。因生长发育迟缓就诊。查体:体重13kg,身高96.5cm。查腕骨摄片提示骨龄小于实际年龄。甲状腺功能示 $T_3$ 0.37pmol/L(↓), $T_4$ 4.2pmol/L(↓),TSH 6.63mIU/L(↑)。甲状腺超声提示双侧甲状腺区未见明显甲状腺组织。为进一步确诊,行甲状腺核素显像。

2. **检查方法** 甲状腺静态显像。

3. **影像表现** 唾液腺可见显像剂摄取,甲状腺床区未见甲状腺影像(图2-4-4)。

4. **鉴别诊断** 与甲状腺术后及甲状腺炎鉴别。甲状腺术后有既往甲状腺手术史;亚急性甲状腺炎常有发热等临床症状,红细胞沉降率增高,甲状腺超声可见甲状腺组织;桥本甲状腺炎甲状腺相关抗体水平常升高,甲状腺超声常提示甲状腺弥漫性病变。

5. **临床诊断** 先天性甲状腺功能减退症。

6. **治疗计划** 口服左甲状腺素,1次/d,每次100μg。门诊定期随访复查甲状腺功能。

#### (二)甲状腺位置异常

1. **病史摘要** 患者,女,22岁。因身高、体重较同龄人水平低就诊。查甲状腺功能: $T_3$ 0.86pmol/L(↓), $T_4$ 86.84pmol/L(↓),$FT_3$ 3.32pmol/L(↓),$FT_4$ 15.68pmol/L(↓),TSH 77.29mIU/L(↑)。甲状腺超声提示双侧甲状腺区未见明显甲状腺组织,考虑先天性甲状腺功能减退,进一步行摄$^{131}$I率测定及甲状腺核素显像检查。

2. **检查方法** 甲状腺摄$^{131}$I率测定及甲状腺静态显像。

3. **影像表现** 甲状腺摄$^{131}$I率:2h摄$^{131}$I率6.5%,24h摄$^{131}$I率3.3%。唾液腺可见显像剂摄取,舌根部(两侧颌下腺间)见显像剂类圆形摄取,甲状腺床区未见甲状腺影像(图2-4-5)。针对颈部进一步行SPECT/CT融合显像,原甲状腺床区未见甲状腺组织,同机CT图像见舌根部圆形稍高密度影,直径1.7cm,伴明显的显像剂浓聚(图2-4-6)。

4. **临床诊断** 先天性甲状腺功能减退症(甲状腺发育不良伴异位)。

5. **治疗计划** 口服左甲状腺素,1次/d,每次100μg。门诊定期随访复查甲状腺功能。

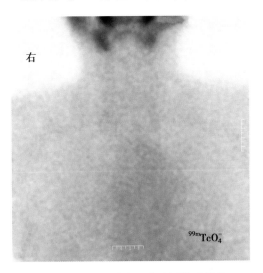

图2-4-4 甲状腺床区未见甲状腺影像

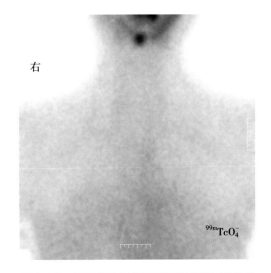

图2-4-5 舌根部见显像剂类圆形摄取,甲状腺床区未见甲状腺影像

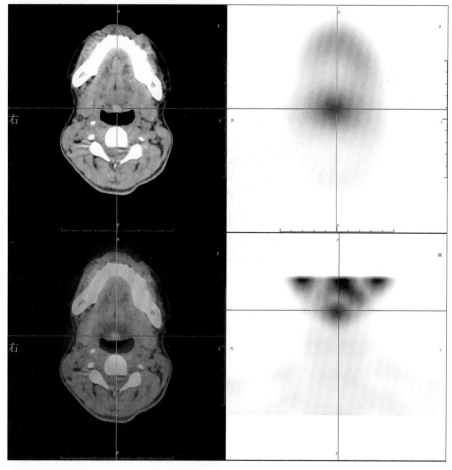

图 2-4-6　原甲状腺床区未见甲状腺组织,同机 CT 图像见舌根部圆形稍高密度影,伴明显显像剂浓聚

（三）甲状腺显影正常

1. **病史摘要**　患者,女,37 岁,自述乏力、疲劳半月余。门诊查甲状腺功能 TSH 5.049mIU/L(↑),FT$_3$ 4.74pmol/L,FT$_4$ 22.46pmol/L。甲状腺超声提示甲状腺双侧叶及峡部未见明显异常。为进一步了解甲状腺功能,行摄$^{131}$I 率测定及甲状腺核素显像检查。

2. **检查方法**　甲状腺摄$^{131}$I 率测定及甲状腺静态显像。

3. **影像表现**　甲状腺摄$^{131}$I 率:2h 为 10.6%,24h 为 18.4%。甲状腺显影清晰,位置、形态正常。腺体内显像剂分布均匀,局部未见明显异常的浓聚或缺损灶(图 2-4-7)。

4. **临床诊断**　亚临床甲状腺功能减退症。

5. **治疗计划**　口服左甲状腺素,1 次/d,每次 12.5μg。

6. **随访复查**　1 个月后门诊复诊,甲状腺激素水平正常。

（四）甲状腺摄锝功能减退

1. **病史摘要**　患者,男,66 岁,发热 3d,颈部不适就诊,查血示 TSH 6.574mIU/L(↑),FT$_3$ 5.04pmol/L,FT$_4$ 15.3pmol/L,1h 末 ESR 29mm(↑)。甲状腺超声提示甲状腺片状低回声改变。为进一步了解甲状腺功能,行甲状腺核素显像及甲状腺摄$^{131}$I 率测定。

2. **检查方法**　甲状腺摄$^{131}$I 率测定及甲状腺静态显像。

3. **影像表现**　甲状腺摄$^{131}$I 率:2h 摄$^{131}$I 率 5.2%,24h 摄$^{131}$I 率 1.8%。唾液腺摄取显像剂较浓,甲状腺显影不清,显像剂摄取明显降低(图 2-4-8)。

4. **临床诊断**　亚急性甲状腺炎致甲状腺功能减退。

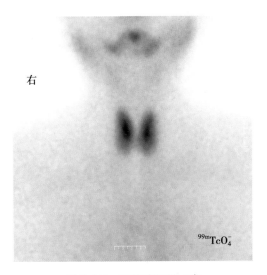

图 2-4-7 甲状腺显影正常

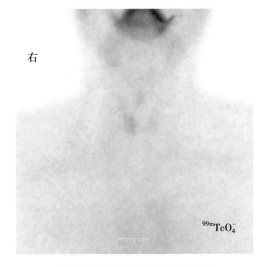

图 2-4-8 甲状腺摄锝功能降低

5. **治疗计划** 抗感染治疗。

**（五）甲状腺摄锝功能增强**

1. **病史摘要** 患者,女,20 岁。体检查血示:TSH 9.141mIU/L( ↑ ),FT₃ 4.42pmol/L,FT₄ 16.09pmol/L。甲状腺超声提示甲状腺双侧叶及峡部未见明显异常。为进一步了解甲状腺功能,行甲状腺核素显像。

2. **检查方法** 甲状腺静态显像。

3. **影像表现** 甲状腺显影清晰,位置、形态正常。腺体内显像剂分布弥漫性增浓,分布尚均匀,局部未见明显异常的浓聚或缺损灶(图 2-4-9)。

4. **鉴别诊断** 与甲状腺功能亢进症鉴别。

5. **临床诊断** 亚临床甲状腺功能减退症。

6. **治疗计划** 口服左甲状腺素,12.5μg/次 1 次/d。定期门诊随访复查甲状腺指标。

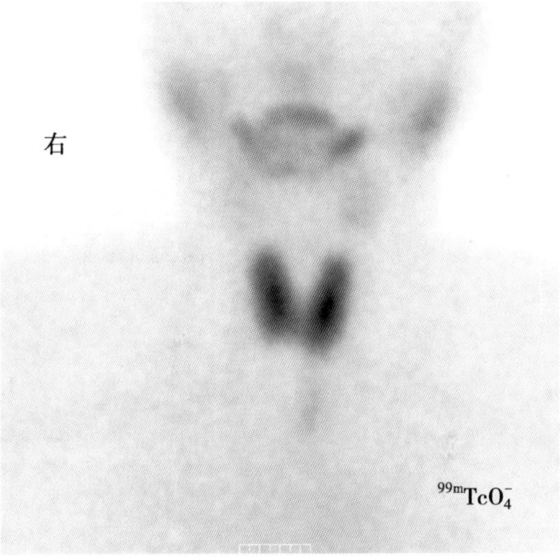

## 四、特殊核医学影像病例分析

**（一）甲状腺功能减退症患儿乳房摄取$^{99m}TcO_4^-$ 的 SPECT/CT 显像**

图 2-4-9 甲状腺摄锝功能增强

1. **病史摘要** 患者,女,4d。脐带血及外周血血清中促甲状腺激素分别为127mIU/L 和 211mIU/L。为排除甲状腺发育不全,行甲状腺核素显像。

2. **影像表现** 甲状腺扫描显示双侧甲状腺区未见明显甲状腺组织,而舌部存在异位甲状腺(粗箭头),另外,双侧乳腺存在显像剂对称性的局灶摄取(细箭头)(图 2-4-10)。

3. **讨论** 对该患儿进行双侧乳腺检查,未发现任何明显的结节。通常,成年女性哺乳期乳腺可摄取显像剂高锝酸盐,这是由于激素可引起哺乳期乳腺钠-碘同向转运体表达增加所致。然而,新生儿中很少有类似的乳腺摄取显像剂的现象。其可能的原因在于:母体激素可通过胎盘运输到胎儿体内,妊娠晚期雌激素水平升高,催乳素水平也随之升高,可刺激胎儿乳腺。特别是在新生儿先天性甲状腺功能减退症中,由于多巴胺的分泌减少以及甲状腺因素等可致催乳素水平进一步增高。因此,高催乳素血症可导致先天性甲状腺功能减退症患者的乳腺刺激增加,从而导致甲状腺平面显像中新生儿乳腺摄取显像剂的情况。

**（二）甲状腺功能减退症患者$^{68}$Ga-PSMA PET/CT 显像**

1. **病史摘要** 患者,男,60 岁。主诉下尿路症状,无相关合并症。入院后完善相关检查:直肠指检示前列腺后叶存在一个硬结状病变,血清前列腺特异性抗原水平升高(23ng/mL),经直肠超声引导下前列腺

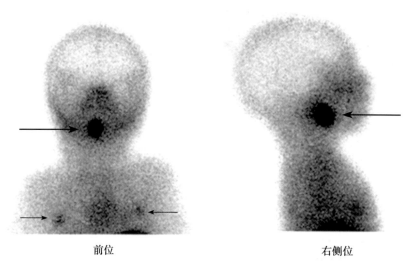

前位　　　　　　　　　　　　右侧位

图 2-4-10　甲状腺功能减退症患儿乳腺摄取$^{99m}$TcO$_4^-$的 SPECT/CT 显像

穿刺活检提示腺癌,Gleason 评分 5+3。为评估病情分期,进行$^{68}$Ga-PSMA PET/CT 显像。

2. **影像表现**　全身最大密度投影图(maximum intensity projection,MIP)显示甲状腺区域弥散性示踪剂摄取(图 2-4-11A,黑色箭头)。除骨盆区 PET/CT 融合断层扫描及 CT 横断面扫描(图 2-4-11B、C)显示前列腺的示踪剂摄取增加外,还观察到甲状腺区域显像剂的浓聚。横断面上 PET/CT 融合断层扫描(图 2-4-11D,箭头方向)显示甲状腺两叶的示踪剂摄取量呈弥漫性增加(SUV$_{max}$ = 8),而在 CT 断层(图 2-4-11E)上无形态学异常。在冠状面的 PET/CT 融合断层扫描及相应 CT 图像(图 2-4-11F、G)也显示了甲状腺的类似摄取。

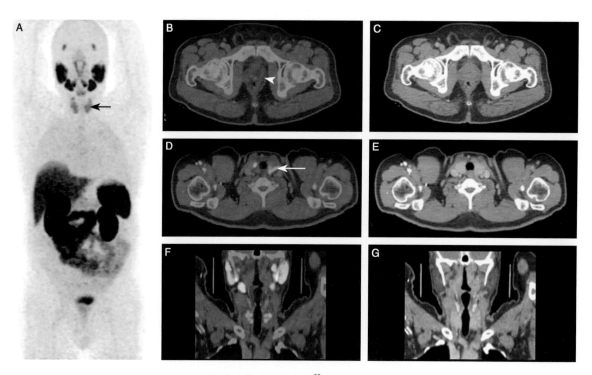

图 2-4-11　甲状腺功能减退症患者$^{68}$Ga-PSMA PET/CT 显像

3. **诊疗经过**　该患者随后行甲状腺功能测定,结果显示 T$_3$0.6ng/dL(正常参考值:0.8～2ng/dL),T$_4$ 4μg/dL(正常参考值:4.8～12.7ng/dL),TSH 14mIU/L(正常参考值:0.4～4.2mIU/L),TPOAb 7.3mIU/L(正常参考值:0～34mIU/L)。此外,患者存在乏力、脱发等临床表现,诊断为甲状腺功能减退症。此后,患者开始补充甲状腺素50μg/d。

**4. 讨论**　前列腺特异性膜抗原(prostate-specific membrane antigen,PSMA)是一种Ⅱ型跨膜糖蛋白,在肿瘤性前列腺上皮中过度表达。使用[68]Ga-PSMA的PET/CT显像是目前中、高危前列腺癌患者分期,或既往接受根治性前列腺切除术、根治性外照射的患者中复发再分期的主要方法。随着[68]Ga-PSMA的广泛应用,发现其可在某些良性和恶性病变中异常摄取,这也对示踪剂的特异性提出了挑战。[68]Ga-PSMA的异常摄取可归因于新血管系统中的PSMA表达。在本病例甲状腺功能减退症的情况下,腺体PSMA表达普遍增加,因此造成甲状腺摄取[68]Ga-PSMA。此外,在[18]F-FDG PET/CT显像中,甲状腺弥漫性FDG摄取可能提示患慢性甲状腺炎或格雷夫斯病。

(杨梦蝶　余飞)

## 参考文献

［1］JONKLAAS J,BIANCO AC,BAUER AJ,et al. Guidelines for the treatment of hypothyroidism:prepared by the american thyroid association task force on thyroid hormone replacement. Thyroid,2014,24(12):1670-1751.

［2］中华医学会内分泌学分会. 成人甲状腺功能减退症诊治指南. 中华内分泌代谢杂志,2017,33(2):167-180.

［3］BURGOS N,TOLOZA FJ,OSPINA N,et al. Clinical outcomes after discontinuation of thyroid hormone replacement:a systematic review and meta-analysis. Thyroid,2021,31(5):740-751.

［4］THVILUM M,BRANDT F,BRIX TH,et al. A review of the evidence for and against increased mortality in hypothyroidism. Nat Rev Endocrinol,2012,8(7):417-424.

［5］DAVID O,BARASH G,AGUR R,et al. Multiple endocrine deficiencies are common in hypoparathyroidism-retardation-dysmorphism(HRD)syndrome. J Clin Endocrinol Metab,2021,106(2):e907-e916.

［6］ZOU Y,LI H,PANG J,et al. An evaluation of urine and serum iodine status in the population of Tibet,China:no longer an iodine-deficient region. Nutrition,2021,82:111033.

［7］YLLI D,WARTOFSKY L,BURMAN KD. Evaluation and treatment of amiodarone-induced thyroid disorders. J Clin Endocrinol Metab,2021,106(1):226-236.

［8］《妊娠和产后甲状腺疾病诊治指南》. 2版. 编撰委员会,中华医学会内分泌学分会,中华医学会围产医学分会. 妊娠和产后甲状腺疾病诊治指南. 2版. 中华内分泌代谢杂志,2019,35(8):636-665.

［9］LI MF,MA L,FENG QM,et al. Effects of maternal subclinical hypothyroidism in early pregnancy diagnosed by different criteria on adverse perinatal outcomes in Chinese women with negative TPOAb. Front Endocrinol(Lausanne),2020,11:580380.

［10］黄钢. 核医学. 北京:高等教育出版社,2003.

［11］张永学. 核医学. 北京:科学出版社,2003.

［12］李少林,王荣福. 核医学. 8版. 北京:人民卫生出版社,2013.

［13］吕中伟,王培军. 核医学. 北京:科学出版社,2010.

［14］KALRA S,DAS AK,BAJAJ S,et al. Diagnosis and management of hypothyroidism:addressing the knowledge-action gaps. Adv Ther,2018,35(10):1519-1534.

［15］KELLER-PETROT I,LEGER J,SERGENT-ALAOUI A,et al. Congenital hypothyroidism:role of nuclear medicine. Semin Nucl Med,2017,47(2):135-142.

［16］IGLESIAS P,CARDONA J,DÍEZ JJ. The pituitary in nuclear medicine imaging. Eur J Intern Med,2019,68:6-12.

［17］VAN TASSELL B,WOHLFORD GF,LINDERMAN JD,et al. Pharmacokinetics of L-triiodothyronine in patients undergoing thyroid hormone therapy withdrawal. Thyroid,2019,29(10):1371-1379.

［18］GREGORIO ML,GOMEZ JS,ARORA S,et al. Immunotherapy and thyroid dysfunction:relevance to nuclear medicine. Clin Nucl Med,2020,45(9):719-721.

［19］RAKSHPAUL S,MALHOTRA G,RAO SC,et al Bilateral breast uptake of 99mTc-pertechnetate in a neonate with congenital hypothyroidism. Clin Nucl Med,2020,45(5):412-413.

［20］SOOD A,VADI SK,KUMAR R,et al. Incidental detection of hypothyroidism on 68Ga-PSMA-HBED-CC PET/CT imaging. Clin Nucl Med,2020,45(4):e217-e218.

［21］陈灏珠,林果为. 实用内科学. 13版. 北京:人民卫生出版社,2010.

# 第五章

# 甲 状 腺 炎

## 第一节 甲状腺炎的临床概述

甲状腺炎是一类累及甲状腺的异质性疾病,通常由自身免疫、感染、慢性纤维化、放射损伤、药物和创伤等多种原因导致甲状腺滤泡结构的破坏造成。病因不同,组织学特征各异,临床表现及预后差异也较大,可以表现为甲状腺功能正常、一过性甲状腺毒症,或者甲状腺功能减退症中的一种或多种功能状态。疾病最终可以恢复正常,部分患者也可发展为永久性甲减。

甲状腺炎按发病缓急可分为急性、亚急性及慢性甲状腺炎;按组织病理学可分为化脓性、肉芽肿性、淋巴细胞性、纤维性甲状腺炎;按病因可分为感染性、自身免疫性、放射性甲状腺炎等。

本章主要介绍属于内分泌急症之一的急性化脓性甲状腺炎和临床常见的亚急性甲状腺炎、自身免疫性甲状腺炎。

### 一、急性化脓性甲状腺炎

急性化脓性甲状腺炎(acute suppurative thyroiditis,AST)是一种少见的、可能危及生命的内分泌急症,是细菌或真菌经血液循环、淋巴道或邻近化脓性病变蔓延、侵犯甲状腺腺体,引起的急性化脓性炎症。

#### (一) 病因及发病机制

急性化脓性甲状腺炎的发病原因与下列因素有关:①甲状腺原有结构异常或在甲状腺疾病的基础上继发感染,如梨状窦瘘、结节性甲状腺肿、甲状腺舌管囊肿、甲状腺腺瘤囊性变等,因局部循环血供不良和碘含量降低等因素较易并发感染。感染多来源于上呼吸道、口腔或颈部软组织化脓性感染病灶的直接蔓延,如急性咽炎、化脓性扁桃体炎等。②医源性感染,主要见于甲状腺穿刺或甲状腺手术后诱发的感染,临床罕见。③营养不良的婴幼儿、糖尿病患者、体质虚弱的老人或免疫缺陷患者(艾滋病、白血病、淋巴瘤等),主要的感染途径为血源性或淋巴播种性。

引起急性化脓性甲状腺炎的常见细菌有链球菌、葡萄球菌、肺炎球菌、沙门菌、类杆菌、巴斯德菌、结核菌等;可为单一病原菌感染,也可发生混合感染。免疫功能受损的患者发生真菌感染的概率较大。

#### (二) 流行病学

急性化脓性甲状腺炎的发生率低,其发病率占所有甲状腺疾病的 0.1%~0.7%;男女发病率无明显差别,多见于儿童、老人及免疫缺陷者,1/2 以上有基础的甲状腺疾病。

#### (三) 病理

典型急性化脓性甲状腺炎的组织学变化为甲状腺内大量中性粒细胞浸润、组织坏死;甲状腺滤泡破坏,血管扩张充血,有时可见细菌菌落;炎症后期恢复阶段有大量纤维组织增生。急性化脓性甲状腺炎可分为弥漫型和局限型:

1. **弥漫型** 常见于没有甲状腺基础疾病的正常甲状腺发生了化脓性感染,初期甲状腺腺叶实质呈弥漫性充血、肿胀等早期炎症改变,若未能及时诊治则逐渐发展形成脓肿。

2. **局限型** 多数发生在已有甲状腺结节、腺瘤、囊肿等病变的基础上并发感染,炎症范围多局限在原有病变及其周围组织附近,易产生脓肿。

### （四）临床表现

急性化脓性甲状腺炎是一种危及生命的内分泌急症,其特征性表现为发热及甲状腺明显肿痛。急性期多有不同程度的畏寒、发热等全身中毒症状,局部自觉颈前疼痛,吞咽困难加重,自觉颈前肿块增大、胀痛,有时伴耳、下颌或头枕部放射痛,查体局部皮温增高、甲状腺肿大、触痛明显。因炎症局限于甲状腺包膜内,早期局部波动感不明显。随着炎症进展,逐渐形成脓肿,局部疼痛和肿胀加重,有时可因脓肿压迫发生呼吸、吞咽困难或压迫喉返神经引起声音沙哑,严重者可发生窒息,特别是儿童可危及生命。脓肿形成后局部皮肤可呈暗红色和紫红色,皮下水肿加重,触诊可扪及肿块且有明显压痛。但因脓肿张力较大,肿块多为质硬,少有波动感。急性化脓性甲状腺炎进展迅速,如果未能及时治疗,脓肿发展可穿破周围组织,并发纵隔脓肿、气管或食管瘘、皮下脓肿或穿破皮肤形成脓肿破溃,甚至发生败血症、骨髓炎或化脓性血栓性静脉炎等严重并发症。通常甲状腺毒症或甲减的症状和体征不明显。

## 二、亚急性甲状腺炎

亚急性甲状腺炎(subacute thyroiditis),由 de Quervain 于 1940 年首先描述,又称 de Quervain 甲状腺炎、亚急性肉芽肿性甲状腺炎、巨细胞甲状腺炎、非感染性甲状腺炎、移行性甲状腺炎。本病呈自限性,是最常见的以甲状腺疼痛为主要症状的非细菌感染性疾病。

### （一）病因及发病机制

通常认为,亚急性甲状腺炎是由病毒(柯萨奇病毒、腮腺炎病毒、流感病毒、腺病毒等)感染后引起的变态反应,也可发生于非病毒感染(如 Q 热或疟疾等)之后,以短暂疼痛的破坏性甲状腺组织损伤伴全身炎性反应为特征。各种抗甲状腺自身抗体在疾病后期可以出现,可能原因是甲状腺滤泡破坏后的抗原释放,为非特异性表现,因此亚急性甲状腺炎不是一种自身免疫性疾病。

### （二）流行病学

亚急性甲状腺炎的临床发病率约为 0.5/10 000,占就诊甲状腺疾病患者的 5% 左右。男女发病率之比为 1:3~1:6,30~50 岁女性发病率最高,最多见于人白细胞抗原-B35 阳性的女性。该病有季节发病趋势,约 44% 发生在 7—10 月份,多在病毒感染后 1~3 周发病。不同地理区域有发病聚集倾向。

### （三）临床表现

**1. 上呼吸道感染前驱症状** 发病前 1~3 周,约 1/2 患者通常先有上呼吸道感染前驱症状,如肌肉疼痛、疲劳、倦怠、咽痛等,体温不同程度升高,起病 3~4d 达高峰,可伴有颈部淋巴结肿大。

**2. 甲状腺区疼痛和触痛** 颈部疼痛及触痛为亚急性甲状腺炎的特征性表现。96% 的患者出现颈部疼痛,特点为渐进性或骤然疼痛,局限于甲状腺区或放射到上颈部、下颌、咽喉、上胸部及耳部,转头或咳嗽时可加重;甲状腺区疼痛可由一叶开始,再波及或转移至另一叶,也可始终局限于一叶,触痛常见,严重病例出现拒触。少数患者声音嘶哑、吞咽困难。

**3. 甲状腺肿大** 弥漫性或不对称轻、中度增大,质地较硬,有结节感,触痛明显,少数患者可无明显触痛,无震颤及杂音;病变局部无红、热等类似于急性化脓性甲状腺炎的表现。

**4. 与甲状腺功能异常相关的临床表现**

（1）初期表现为甲状腺毒症:甲状腺滤泡破坏后储存的大量甲状腺激素一过性释放入血所致,历时 3~8 周;50%~75% 的患者体重减轻、怕热、心动过速等,但容易被甲状腺疼痛或触痛所掩盖,无突眼及胫骨前黏液性水肿,罕见低钾性麻痹。

（2）中期表现为甲状腺功能减退:随着甲状腺滤泡上皮细胞破坏加重,合成减少而储存激素殆尽,可出现一过性甲减,约 25% 的患者在甲状腺激素合成功能尚未恢复之前进入此阶段,出现水肿、怕冷、便秘等症状,历时数月不等。

（3）后期进入甲状腺功能恢复阶段:当炎性反应消退,甲状腺滤泡上皮细胞功能恢复,甲状腺激素水平逐渐恢复正常,多数于数周至数月后恢复正常功能,5%~10% 成为永久性甲减。

整个病程为 6~12 个月。部分病例反复发作,持续数月至 2 年不等。

### 三、自身免疫性甲状腺炎

#### (一) 分类

自身免疫性甲状腺炎(autoimmune thyroiditis,AIT)是一种以自身甲状腺组织为抗原的慢性炎症性自身免疫性疾病。常见的自身免疫性甲状腺炎包括慢性淋巴细胞性甲状腺炎、无痛性甲状腺炎和产后甲状腺炎。

**1. 慢性淋巴细胞性甲状腺炎(chronic lymphocytic thyroiditis,CLT)** 包括两种类型:一类为甲状腺肿型,即桥本甲状腺炎(hashimoto thyroiditis,HT),最为常见;另一类为甲状腺萎缩型,即萎缩性甲状腺炎(atrophic thyroiditis,AT)。

**2. 无痛性甲状腺炎(painless thyroiditis,PT)** 又称亚急性淋巴细胞性甲状腺炎、安静性甲状腺炎、散发无痛性甲状腺炎。

**3. 产后甲状腺炎(postpartum thyroiditis,PPT)** 是指在妊娠和妊娠前无甲状腺功能异常,在产后一年内出现一过性或永久性甲状腺功能异常的一类甲状腺炎症。

#### (二) 病因及发病机制

自身免疫性甲状腺炎的发生是遗传和环境因素共同作用的结果。遗传因素包括人类白细胞抗原(human leucocyte antigen,HLA)-DR3、DR5 和细胞毒性 T 淋巴细胞相关抗原-4(cytolytic T lymphocyte-associated antigen-4,CTLA-4),10%~15%的慢性淋巴细胞性甲状腺炎患者有家族史。环境因素包括:①长期高碘饮食可导致甲状腺球蛋白的碘化增加,致使其抗原性增加而诱发免疫反应;②硒缺乏可降低甲状腺抗氧化系统谷胱甘肽过氧化物酶的活性,导致过氧化氢浓度升高而诱发炎症反应;③感染的病毒或细菌因含有类似甲状腺抗原的氨基酸序列,可通过激活特异性 CD4$^+$T 淋巴细胞,该细胞促使 CD8$^+$T 淋巴细胞以及 B 淋巴细胞浸润甲状腺,CD8$^+$T 细胞可直接杀伤甲状腺细胞,B 细胞则产生抗甲状腺抗体导致甲状腺细胞的破坏。

**1. 慢性淋巴细胞性甲状腺炎** 是公认的器官特异性自身免疫病,可能缘于 T 淋巴细胞亚群的功能失平衡,尤其是抑制性 T 淋巴细胞的遗传性缺陷,使其对 B 淋巴细胞形成甲状腺自身抗体不能发挥正常抑制作用。特征是患者血清中出现针对甲状腺组织的特异性抗体:甲状腺过氧化物酶抗体(TPOAb)、甲状腺球蛋白抗体(TgAb)以及甲状腺刺激阻断抗体(TSBAb)等。TPOAb 通过抗体介导的细胞毒(antibody dependent cell-mediated cytotoxicity,ADCC)作用和补体介导的细胞毒作用影响甲状腺激素的合成。TgAb IgG 亚群的分布以 IgG$_1$、IgG$_2$、IgG$_4$ 为主,高滴度 IgG$_1$、IgG$_2$ 的存在提示由亚临床甲减发展至临床甲减的可能;TSBAb 占据 TSH 受体,亦是甲状腺萎缩和功能低下的原因。

**2. 无痛性甲状腺炎** 约50%的无痛性甲状腺炎患者缺乏自身免疫血清学证据,部分患者发病及复发前有明确的上呼吸道感染史,表明本病除了自身免疫功能紊乱以外,可能还存在其他因素如病毒感染有关。

**3. 产后甲状腺炎** 是在分娩后免疫抑制机制解除的影响下,潜在的自身免疫性甲状腺炎转变为临床形式。具体机制为:妊娠期母体存在免疫耐受机制,细胞免疫和体液免疫均受抑制。患有自身免疫性甲状腺疾病的患者,产后免疫抑制作用消失,导致原有 TPOAb 水平迅速恢复至妊娠前水平甚至更高,引起甲状腺滤泡急剧破坏,血中甲状腺激素水平一过性增高而出现甲状腺毒症表现,若过度破坏则出现甲减表现,此后滤泡上皮细胞逐渐修复,甲状腺功能恢复正常。

#### (三) 流行病学

**1. 慢性淋巴细胞性甲状腺炎** 近年来发病有增多趋势,发病率可高达0.04%,我国所占甲状腺疾病比例约为3%。各年龄段均可发病,但以30~50岁多见,90%发生于女性,且有家族多发倾向。

**2. 无痛性甲状腺炎** 任何年龄均可发病,发病年龄以30~50岁居多,女性较男性更易患病(男女比例为1:1.5~1:3)。

**3. 产后甲状腺炎** 患病率为1.1%~21.1%。我国学者报道产后甲状腺炎的患病率是11.9%,其中临床型为7.2%,亚临床为4.7%。此外,遗传基因、碘摄入量、吸烟等也会影响患病率,在碘充足地区平均患病率约为 7.0%。

**（四）病理**

1. **慢性淋巴细胞性甲状腺炎** 腺体呈弥漫性肿大,色白或灰白,质地较硬韧或橡皮样,表面呈结节状,镜检可见病变甲状腺组织中淋巴细胞和浆细胞呈弥散性浸润。可分为①淋巴细胞型:滤泡上皮细胞多形性,有中量至大量的淋巴细胞浸润;②嗜酸细胞型:较多的细胞质丰富而红染的嗜酸性粒细胞及大量淋巴细胞浸润;③纤维型:显著的纤维化和浆细胞浸润。腺体破坏后,一方面代偿地形成新的滤泡,另一方面破坏的腺体又释放抗原,进一步刺激免疫反应,促进淋巴细胞的增殖,因而在甲状腺内形成具有生发中心的淋巴滤泡。

2. **无痛性甲状腺炎** 甲状腺的淋巴细胞浸润较轻,表现为短暂、可逆的甲状腺滤泡破坏、弥漫性或局灶性淋巴细胞浸润,并有少量浆细胞及多形核白细胞;罕见生发中心。

3. **产后甲状腺炎** 甲状腺病理表现为轻度的淋巴细胞浸润,无生发中心和淋巴滤泡形成。

**（五）临床表现**

自身免疫性甲状腺炎临床表现主要与患者的甲状腺功能状态相关,可分为:①甲状腺毒症,主要表现为心悸、乏力、怕热、情绪激动等高代谢症状。产生的原因是甲状腺组织被炎症破坏后,甲状腺激素漏出进入血液导致甲状腺毒症。②甲减,表现为肌肉、关节疼痛和僵硬,疲乏无力,注意力不集中,怕冷,心动过缓,便秘,甚至黏液性水肿等典型症状及体征。产生的原因是甲状腺滤泡上皮细胞被炎症损伤后,甲状腺激素合成减少。③恢复期,表现为甲状腺激素水平和甲状腺摄$^{131}$I率逐渐恢复至正常。不同类型的自身免疫性甲状腺炎可以先后单独和合并以上的一种或多种状态。

1. **慢性淋巴细胞性甲状腺炎典型的临床表现** 起病隐匿,发展缓慢,病程较长,早期的临床表现常不典型或轻度甲状腺毒症表现,后期常表现为甲减症状。甲状腺多为双侧对称性、弥漫性肿大,峡部及锥状叶常同时增大,质地大多韧硬,表面可光滑或结节感,与周围组织无粘连,可伴有咽部不适或轻度吞咽困难,有时有颈部压迫感,10%~20%患者有局部压迫感或甲状腺区的隐痛,偶尔有轻压痛。不典型表现包括:

（1）桥本甲亢型:指慢性淋巴细胞性甲状腺炎合并格雷夫斯病,常伴随甲状腺毒症表现,自觉症状可较单纯格雷夫斯病轻,可甲亢和甲减交替出现,可能与刺激性抗体或阻断性抗体占主导作用有关。

（2）突眼型:以浸润性突眼为主,同时可伴有甲状腺肿。

（3）类亚急性甲状腺炎型:临床表现类似亚急性甲状腺炎,起病急,甲状腺增大伴疼痛。

（4）萎缩型:表现为甲状腺萎缩,质地坚硬,以甲减为首发症状,是导致成人黏液性水肿的主要原因之一。

（5）桥本脑病:严重而罕见,临床表现可为脑卒中样发作反复,可出现意识障碍、精神错乱、嗜睡或昏迷。

慢性淋巴细胞性甲状腺炎可同时伴有其他自身免疫性疾病,如1型糖尿病、甲状旁腺功能减退症、肾上腺皮质功能减退症等相关症状。

2. **无痛性甲状腺炎** 临床过程与亚急性甲状腺炎相似。典型的临床过程如下:

（1）甲状腺毒症期:为滤泡细胞结构破坏后释放过多甲状腺激素入血所致,一般1~2个月内缓解。

（2）甲状腺功能正常期:持续时间很短。

（3）甲状腺功能减退期:大多患者无症状,此期一般为1~8个月,甲减严重程度与TPOAb滴度相关。

（4）恢复期:最后甲状腺功能恢复正常。约50%患者可不进入甲减期,甲状腺功能直接恢复正常;少数患者可永久性甲减,部分患者可反复发作。50%~60%患者出现甲状腺肿大,为轻、中度,弥漫性,质地较硬,无结节,无血管杂音,无疼痛及触痛为其特征。

3. **产后甲状腺炎** 患者甲状腺可以轻、中度肿大,质地中等,但无触痛。根据产后甲状腺炎发生甲状腺功能异常的类型,可分为甲状腺毒症甲减双相型、甲状腺毒症单相型、甲减单相型3个亚型,临床以甲状腺毒症甲减双相型和甲状腺毒症单相型常见,分别占42.9%和45.7%,甲减单相型占11.4%。双相型的典型临床过程为3个阶段,具体临床表现如下:

（1）甲状腺毒症期：发生在产后 4 周~6 个月（第 3 个月最常见），一般持续 1~2 个月，大多数患者甲状腺毒症症状较格雷夫斯病较轻，部分患者可出现相对较重的甲状腺毒症，但一般不伴有突眼及胫前黏液性水肿等体征。

（2）甲减期：发生在产后 3~8 个月（6 个月左右），持续 4~6 个月可缓解，部分患者发病后数年仍表现为甲减。通常出现于甲亢症状缓解后，但约 25% 的患者可不出现甲亢，就诊时即已进入甲减期。

（3）恢复期：通常在产后 6~12 个月，甲状腺功能逐渐恢复正常，但仍有约 20% 的病例可以发展为永久性甲减。少数病例可以在恢复后 3~10 年发生甲减。

## 第二节　甲状腺炎的核医学体外分析及功能测定

### 一、甲状腺激素及自身抗体测定

血液中甲状腺激素的水平是临床上最常用的评价甲状腺功能的方法，主要包括血清总三碘甲状腺原氨酸（$TT_3$）、总甲状腺素（$TT_4$）、游离三碘甲状腺原氨酸（$FT_3$）、游离甲状腺素（$FT_4$）；血清促甲状腺激素（TSH）主要用于下丘脑-垂体-甲状腺轴的评估；甲状腺自身抗体测定则用于自身免疫性甲状腺疾病的诊断、治疗和预后评估等。

#### （一）血清 $TT_3$、$TT_4$、$FT_3$ 和 $FT_4$ 测定

甲状腺素（$T_4$）全部由甲状腺分泌，其测定可作为甲状腺功能状态的最基本的一种体外筛选试验，而三碘甲状腺原氨酸（$T_3$）仅有 20% 直接来自甲状腺，其余 80% 在外周组织中由 $T_4$ 经脱碘代谢转化而来，主要在肝脏和肌肉中转化。$T_3$ 与靶细胞核受体结合紧密，是甲状腺激素在组织实现生物作用的主要形式。

正常情况下，血清中 99.95% 以上的 $T_4$ 与血浆蛋白结合，其中 60% 与甲状腺素结合球蛋白（TBG）结合，30% 与甲状腺素结合前清蛋白（TBPA）结合，10% 与白蛋白（Alb）结合。血清中 99.5% 以上的 $T_3$ 与 TBG 结合，且与 TBG 的结合亲和力明显低于 $T_4$。结合型甲状腺激素是激素的贮存和运输形式，游离型甲状腺激素则是甲状腺激素的活性部分，参与了下丘脑-垂体-甲状腺轴的反馈调节，直接反映甲状腺的功能状态，不受血清 TBG 浓度变化的影响。结合型与游离型之和为总 $T_4$（$TT_4$）、总 $T_3$（$TT_3$）。

由于理论上凡是能引起血清 TBG 水平变化的因素均可影响 $TT_3$、$TT_4$ 的测定结果，尤其对 $TT_4$ 的影响较大，如妊娠、病毒性肝炎、遗传性 TBG 增多症和某些药物（雌激素、口服避孕药、他莫昔芬等）可使 TBG 增高而导致 $T_4$ 和 $TT_3$ 假性增高；低蛋白血症、遗传性 TBG 缺乏症和多种药物（雄激素、糖皮质激素、生长激素等）则可降低 TBG，使 $TT_4$ 和 $TT_3$ 测定结果出现假性降低。因此，当有上述情况时建议测定游离甲状腺激素。

#### （二）血清促甲状腺激素（TSH）测定

下丘脑-垂体-甲状腺轴系统是机体重要的调节系统，下丘脑释放促甲状腺激素释放激素（TRH）促进腺垂体合成和释放 TSH，TSH 促进甲状腺的生长和甲状腺激素的分泌，后者尤其 $T_3$ 可反馈抑制 TRH 和 TSH 的分泌。在进行垂体-甲状腺功能检查时，应注意对下丘脑-垂体-甲状腺轴进行评价，用于鉴别原发性、继发性（垂体性）和三发性（下丘脑性）甲状腺功能异常。随着检测方法的进展，可以高灵敏地检测血清 TSH 水平，可对许多轻度的、亚临床的甲状腺功能异常做出诊断。

#### （三）甲状腺自身抗体测定

自身免疫性甲状腺疾病是一组最为常见的器官特异性内分泌疾病，以甲状腺组织淋巴细胞浸润和甲状腺自身免疫为特征，针对多种甲状腺组织成分产生多种甲状腺自身抗体，临床较为常用的是血清 TPOAb、TgAb 和 TSH 受体抗体（TRAb）。

1. **TPOAb**　是以前的甲状腺微粒体抗体（TMAb）的主要成分。TPO 是一种膜蛋白，参与滤泡细胞的甲状腺激素合成，有多种异构体。因此，TPOAb 是一组针对不同抗原决定簇的多克隆抗体，以 IgG 型为主，主要用于诊断自身免疫性甲状腺疾病。TPOAb 对于甲状腺细胞具有细胞毒性作用，导致甲状腺功能的低

下,机制可能是 TPOAb 通过抗体依赖细胞介导的细胞毒效应破坏甲状腺细胞。

2. TgAb 是最早发现的甲状腺自身抗体,是一组针对甲状腺球蛋白(Tg)不同抗原决定簇的多克隆抗体,以 IgG 型为主,也有 IgA 和 IgM 型抗体。一般认为 TgAb 对甲状腺无损伤作用,体外实验证实 TgAb 的滴度与甲状腺功能减退、甲状腺肿等的程度并不相关,提示 TgAb 只是自身免疫反应的继发结果。

3. TRAb 针对 TSH 受体的自身抗体,包括 TSH 受体刺激抗体(TSAb)和 TSBAb 两种亚型。TSAb 具有刺激 TSH 受体、促进甲状腺滤泡分泌,导致甲状腺毒症,是格雷夫斯病的致病性抗体;TSBAb 具有占据 TSH 受体、阻断 TSH 与受体结合,从而引起甲状腺功能减退,是部分自身免疫甲状腺炎发生甲减的致病性抗体。具体机制可能是 TRAb 与 TSHR 结合,并通过环磷酸腺苷(cyclic adenosine monophosphate,cAMP)和磷脂酰肌醇-$Ca^{2+}$信号途径分别刺激或阻断甲状腺激素合成和腺体生长。

### (四) 甲状腺球蛋白测定

甲状腺球蛋白(Tg)由甲状腺滤泡上皮细胞分泌,是甲状腺激素合成和储存的载体。血清 Tg 水平升高与以下因素有关:甲状腺肿,甲状腺组织炎症和损伤,TSH、人绒毛膜促性腺激素(HCG)或 TRAb 对甲状腺刺激。在甲状腺炎方面的应用主要是评估甲状腺炎的活动性,炎症活动期血清 Tg 水平增高。

## 二、甲状腺激素的合成功能评估

甲状腺炎通常会影响甲状腺激素合成功能,临床上常用的评估手段包括甲状腺摄$^{131}$I 试验和过氯酸钾释放试验等。

### (一) 甲状腺摄$^{131}$I 试验

甲状腺摄$^{131}$I 试验是利用示踪剂$^{131}$I 经口服吸收进入甲状腺后放出 γ 射线,体外以探测器计算甲状腺摄$^{131}$I 率,反映甲状腺摄取无机碘的功能;影响甲状腺摄$^{131}$I 率的因素较多,比如含碘食药物、抑制或阻断甲状腺激素合成的药物等。孕妇和哺乳期禁用。

### (二) 过氯酸钾排泄试验

正常情况下,甲状腺摄取的碘大部分参与甲状腺激素的合成,生成碘化酪氨酸并储存在甲状腺腺泡腔内。当某些甲状腺激素合成障碍时,比如甲状腺的碘有机化障碍导致较多的无机碘滞留于甲状腺内。由于过氯酸钾与卤族元素化学性质相似,也易被甲状腺所摄取,当给予患者过氯酸钾后,不仅能抑制甲状腺对碘的摄取,而且会把甲状腺内未被有机化的碘置换出甲状腺。因此,通过计算服用过氯酸钾前后甲状腺摄$^{131}$I 率的变化,来评估甲状腺内碘有机化障碍的程度。

# 第三节 甲状腺炎的核医学影像诊断

甲状腺炎的核医学影像是通过引入能被正常甲状腺或病变组织摄取的放射性核素及其标记化合物,利用放射性示踪技术显示甲状腺正常组织或病变组织一种方法,包括甲状腺静态显像和甲状腺正电子发射计算机断层显像,以前者常规使用。

## 一、甲状腺静态显像

正常甲状腺组织有较强的选择性摄取、浓聚碘或锝的能力。将放射性核素$^{99m}$Tc 或$^{131}$I 引入体内后,即可被有功能的甲状腺组织所摄取,$^{99m}$Tc 显像仅显示甲状腺的摄取能力,$^{131}$I 显像可反映甲状腺对放射性碘摄取和有机化能力;通过显像可得到包括甲状腺的位置、形态、大小、局部和整体功能的图像。由于$^{99m}$Tc 显像受含碘食物的影响相对较少,患者可立即进行甲状腺显像,目前常用于临床。

## 二、甲状腺正电子发射断层显像

$^{18}$F-脱氧葡萄糖($^{18}$F-FDG)为葡萄糖的类似物,$^{18}$F-FDG 可发出正电子,是葡萄糖代谢的示踪剂。血液中的 FDG 经细胞膜上葡萄糖转运体(glucose transporters,GLUT)进入细胞,在细胞内通过己糖激酶的作用生成 6-磷酸脱氧葡萄糖(deoxy-glucose-6-phosphate,DG-6-P)。后者不被细胞内的酶进一步代谢,因此在细

胞内堆积,其数量与病灶细胞对葡萄糖摄取和利用能力相一致,自身免疫病性甲状腺炎通常表现为 $^{18}$F-FDG 摄取弥漫性增加。

## 第四节  甲状腺炎的核医学诊断与鉴别诊断

### 一、急性化脓性甲状腺炎

急性化脓性甲状腺炎通常表现为甲状腺摄 $^{131}$I 率、甲状腺功能均正常,甲状腺静态显像可见相应部位放射性显像剂分布减低或缺损区(图 2-5-1)。需要与亚急性甲状腺炎鉴别:亚急性甲状腺炎甲状腺疼痛相对较轻,白细胞正常或轻度升高,甲状腺功能早期可升高,甲状腺摄 $^{131}$I 率显著降低,甲状腺静态显像表现为两叶(或单叶)甲状腺不显影或轻度显影(图 2-5-2),呈典型的分离现象。

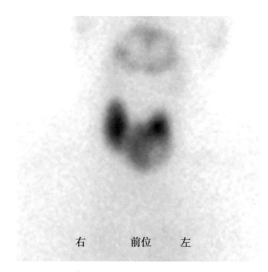

图 2-5-1  急性化脓性甲状腺炎

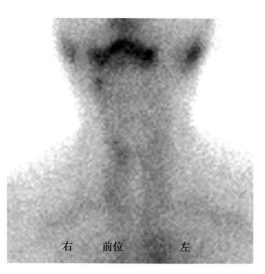

图 2-5-2  亚急性甲状腺炎

### 二、亚急性甲状腺炎

1. 亚急性甲状腺炎通常经历甲状腺毒症期、甲减期和恢复期 3 个阶段。

(1) 甲状腺毒症期:亚急性甲状腺炎因甲状腺滤泡遭受炎性破坏而出现甲状腺摄 $^{131}$I 能力明显减低,同时有 $FT_3$、$FT_4$、$TT_3$ 和 $TT_4$ 升高以及 TSH 低,呈现甲状腺摄 $^{131}$I 率与血清甲状腺激素水平分离现象。血清 $T_3/T_4$ 比值常<20。

(2) 甲减期:随着甲状腺滤泡上皮细胞被破坏加重,储存激素释放殆尽,出现一过性甲减,$FT_3$、$FT_4$、$TT_3$ 和 $TT_4$ 浓度降低,TSH 水平升高。

(3) 恢复期:当炎症消退,甲状腺滤泡上皮细胞功能恢复,甲状腺激素水平和甲状腺摄 $^{131}$I 率逐渐恢复正常。

2. TPOAb 和 TgAb 阴性或水平很低。在疾病后期甚至恢复后,TgAb、TPOAb 可一过性升高。血清甲状腺球蛋白水平明显增高,与甲状腺被破坏程度相一致,且恢复很慢,Tg 通常不作为亚急性甲状腺炎诊断必备的指标,可以作为放射性诊断禁忌人群(如孕妇或哺乳期女性)的辅助参考指标。

3. 由于 $^{99m}$Tc 显像受含碘食药物的影响相对较少,患者可立即进行甲状腺显像,目前常用于亚急性甲状腺炎的显像。影像表现:在两叶甲状腺床未见清晰、形态正常的甲状腺影像,甲状腺两叶均不显像或显影轮廓不清晰,或仅有部分甲状腺组织显像,且摄取显像剂能力明显降低,颈部放射性显像剂本底明显增高,主要与甲状腺被破坏的严重程度相关(见图 2-5-2)。部分患者主要累及单叶(图 2-5-3),极少数患者的炎症局限在一叶的局部,甲状腺显影可见局部呈放射性显像剂分布稀疏、缺损区。

**4. 核医学相关鉴别诊断**

（1）急性化脓性甲状腺炎：甲状腺功能及甲状腺摄$^{131}$I率多数正常。

（2）桥本甲状腺炎：可出现短暂甲状腺毒症和甲状腺摄$^{131}$I率降低；少数病例可以有疼痛性桥本甲状腺炎，但是血清TgAb、TPOAb滴度显著增高。

（3）格雷夫斯病：甲状腺摄$^{131}$I率明显增高，甲状腺静态显像通常表现为弥漫性显像剂摄取增加（图2-5-4）。

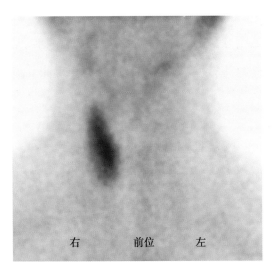

图 2-5-3 单叶甲状腺炎

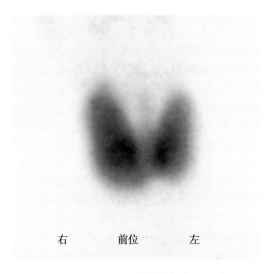

图 2-5-4 格雷夫斯病

（4）碘源性甲亢：甲状腺摄$^{131}$I率被外源性碘化物抑制，出现血清$T_4$、$T_3$升高，但是甲状腺摄$^{131}$I率降低，需要与亚急性甲状腺炎鉴别。根据病程，甲亢时$T_3/T_4$比值及ESR等方面予以鉴别。

### 三、慢性淋巴细胞性甲状腺炎

**1. 血清甲状腺激素和TSH** 根据甲状腺破坏的程度可以分为3期。早期可仅有甲状腺自身抗体阳性，甲状腺功能正常；以后发展为亚临床甲减，表现为$T_4$和$T_3$正常，TSH升高；最后表现为临床甲减，即$T_4$和/或$T_3$降低，TSH升高。部分患者可出现甲状腺毒症与甲减交替的病程。

**2. 甲状腺自身抗体** TgAb和TPOAb滴度明显升高是本病的特征之一。尤其在出现甲减以前，抗体阳性是诊断本病的唯一依据。TPOAb阳性提示甲状腺淋巴细胞浸润以及甲状腺细胞被破坏。TPOAb滴度升高常预示甲状腺功能异常，即使是在AIT的亚临床阶段内。每年约2%的TPOAb阳性者会进展为甲减。如甲状腺毒症患者检出高滴度的TPOAb，应怀疑桥本甲状腺炎的可能。TgAb具有与TPOAb相同的诊断意义。文献报道，本病TgAb阳性率为80%，TPOAb阳性率为97%。但年轻患者抗体阳性率较低。

**3. 甲状腺摄$^{131}$I率** 早期可以正常，甲状腺滤泡细胞被破坏后降低，伴发格雷夫斯病可以增高，后期甲状腺摄$^{131}$I率逐渐降低。

**4. 过氯酸钾释放试验** 50%~70%的慢性淋巴细胞性甲状腺炎患者为阳性，提示本病甲状腺存在碘有机化障碍。

**5. 甲状腺核医学显像** 甲状腺静态显像表现为放射性显像剂分布不均，呈不规则的稀疏与浓聚区相间分布（峰谷现象），边界不清或为"冷结节"（图2-5-5）；萎缩性甲状腺炎静态显像则表现为两叶甲状腺形态较正常小，放射性显像剂摄取降低，分布不均匀（图2-5-6）。PET显像则表现为甲状腺$^{18}$F-FDG摄取弥漫性增加。

**6. 核医学相关鉴别诊断**

（1）木样甲状腺炎（riedel thyroiditis）：又称慢性纤维性甲状腺炎，呈不同程度的甲状腺肿大，甲状腺结构被大量纤维组织取代破坏，易侵袭周围组织产生压迫症状，压迫症状与甲状腺肿大程度不成正比。

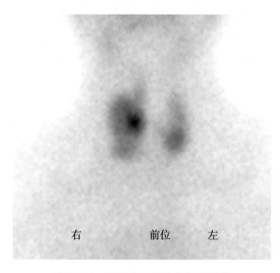

图 2-5-5 慢性淋巴细胞性甲状腺炎

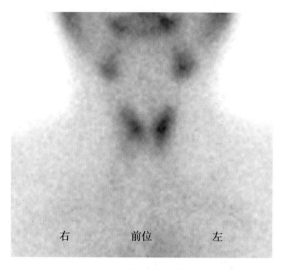

图 2-5-6 萎缩性甲状腺炎

$T_3$、$T_4$、TSH 和甲状腺摄$^{131}$I 率与侵犯腺体的多少相关,早期大多正常,当病变侵犯甲状腺两叶时,$T_3$、$T_4$、甲状腺摄$^{131}$I 率低于正常。确诊主要依赖于病检。

(2) 格雷夫斯病:桥本甲亢与格雷夫斯病临床均可见代谢亢进等表现,桥本甲亢的临床症状较轻微,不伴或较少出现突眼、胫前黏液性水肿。桥本甲亢患者可检出高滴度的 TgAb 和 TPOAb,$T_3$、$T_4$ 的轻度升高;格雷夫斯病亦可出现 TgAb 和 TPOAb,但滴度较桥本甲亢低,$T_3$、$T_4$ 明显升高。甲状腺摄$^{131}$I 率:桥本甲亢时正常或增高,但可被 $T_3$ 抑制;而格雷夫斯病患者的摄$^{131}$I 率明显增高且不能被 $T_3$ 抑制。甲状腺静态显像:桥本甲亢患者甲状腺显像剂分布不均,呈不规则的浓集和稀疏;格雷夫斯病患者甲状腺呈均匀的放射性显像剂浓集区。

(3) 结节性甲状腺肿:有地区流行病史,甲状腺功能通常正常,甲状腺自身抗体阴性或低滴度;甲状腺静态显像表现为显像剂不均匀性摄取增加(图 2-5-7)。

(4) 甲状腺癌:慢性淋巴细胞性甲状腺炎合并甲状腺癌的发生率为 5%~17%,比普通人群高 3 倍,二者均可有甲状腺结节样改变,但甲状腺癌结节质硬、固

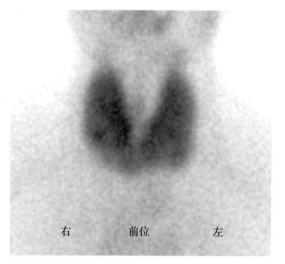

图 2-5-7 结节性甲状腺肿

定,如出现甲状腺结节在近期内显著增大,压迫喉返神经、声音嘶哑,提示甲状腺癌的可能。甲状腺癌静态显像显示局部改变,而慢性淋巴细胞性甲状腺炎显像的改变呈弥漫性表现。

## 四、无痛性甲状腺炎

典型的无痛性甲状腺炎可分为 3 个阶段,即甲状腺毒症期、甲减期和恢复期。半数患者不进入甲减期,甲状腺功能即可恢复正常。约 40% 患者进入为期 2~9 个月的甲减期,其严重程度与 TPOAb 滴度直接相关。若甲减期持续 6 个月以上,多数发展成为永久性甲减。

**1. 甲状腺激素** 与亚急性甲状腺炎演变过程相似,甲状腺毒症期血清 $T_3$、$T_4$ 增高,TSH 降低;血清 $T_3/T_4$ 比值<20 对诊断有帮助;甲减期 $T_3$、$T_4$ 降低,TSH 增高;恢复期逐渐恢复正常。

**2. Tg** 在甲状腺毒症症状出现之前 Tg 即已明显升高,可持续时间长达 2 年。后期可由 TgAb 的干扰导致 Tg 的检测出现假阴性。

**3. 甲状腺自身抗体** 50%~60% 患者 TgAb、TPOAb 增高,但较慢性淋巴细胞性甲状腺炎升高程度低。

少数患者血中存在 TSAb 或 TSBAb。

**4. 甲状腺摄$^{131}$I 率**　甲状腺毒症阶段多显著下降,恢复阶段甲状腺摄$^{131}$I 率逐渐回升。

**5. 甲状腺静态显像**　表现为显像剂无摄取或摄取明显低下。

**6. 核医学相关的鉴别诊断**

(1)格雷夫斯病:摄$^{131}$I 率通常增高,甲状腺静态显像呈弥漫性摄取显像剂增高,甲状腺体轮廓清晰;而无痛性甲状腺炎患者摄$^{131}$I 率通常表现为显著降低,甲状腺静态显像均未见甲状腺显影或仅轻度显影。

(2)亚急性甲状腺炎:无痛性甲状腺炎和亚急性甲状腺炎的临床过程及实验室检查颇为相似,需注意鉴别。亚急性甲状腺炎早期 TgAb、TPOAb 滴度增高不明显,半数以上的无痛性甲状腺炎患者 TgAb、TPOAb 滴度增高;对疼痛不剧烈且血清学鉴别较为困难的亚急性甲状腺炎,可结合血沉及细胞学检查。

(3)慢性淋巴细胞性甲状腺炎:虽然也可有甲状腺毒症的表现,但其摄$^{131}$I 率通常在正常范围之内,或仅 2~6h 的摄$^{131}$I 率轻度增高,而在 24h 正常或降低。甲状腺静态显像显示显像剂分布不均匀,且甲亢症状很少在短期内自然缓解。

## 五、产后甲状腺炎

**1. 甲状腺激素**　甲状腺毒症期,表现为血清甲状腺激素水平与摄$^{131}$I 率呈现类似亚急性甲状腺炎的分离现象,即血清 $T_3$、$T_4$ 升高,而摄$^{131}$I 率显著降低,血清 TSH 水平降低,但因产妇处于哺乳期,一般不宜做甲状腺摄$^{131}$I 率测定;甲减期 TSH 水平逐渐升高,血清甲状腺激素水平下降;恢复期发生在产后 6~12 个月,甲状腺激素水平、TSH 和摄$^{131}$I 率逐渐恢复正常。但约有 20% 的病例可以发展为永久性甲减。

**2. 血清 TPOAb 和 TgAb**　两者通常表现为阳性,90% 的产后甲状腺炎患者 TPOAb 阳性,是产后甲状腺炎的重要标志,TPOAb 滴度与病情的严重程度相关。TPOAb 滴度还可用于预测甲减的发生,TPOAb 阳性的患者在未来 20 年内发生甲减的风险大大增加,TPOAb 阳性者更易从亚临床甲减进展为临床甲减。TRAb 多为阴性。

**3. 甲状腺静态显像**　两叶甲状腺不摄取显像剂,类似于本底水平,或者轻度显影,轮廓显示不清。

**4. 核医学相关的鉴别诊断**

(1)产后格雷夫斯病复发鉴别:产后格雷夫斯病患者常有产前的格雷夫斯病病史,甲状腺毒症症状较重,持续时间较长;甲状腺摄$^{131}$I 率增高,甲状腺静态显像呈弥漫性显像剂摄取增加,但是受哺乳限制通常不能做甲状腺摄$^{131}$I 率测定和甲状腺显像检查;TSH 受体抗体(TRAb)阳性,TPOAb 滴度正常或轻度增高。

(2)亚急性甲状腺炎:发病前有明显上呼吸道感染史,甲状腺区疼痛和压痛明显,甲状腺自身抗体阳性多阴性。

(3)慢性淋巴细胞性甲状腺炎:不具备产后甲状腺炎典型的临床演变过程。慢性淋巴细胞性甲状腺炎摄$^{131}$I 率通常正常,部分表现为轻度增高或降低,过氯酸钾释放试验多为阳性;甲状腺静态显像呈多个放射性显像剂不规则浓聚与稀疏相间影(峰谷征);但因为哺乳期的缘故,临床通常不使用。

(蔡海东)

## 参考文献

[1] 向光大.临床甲状腺病学.北京:人民卫生出版社,2013.

[2] 中华医学会内分泌学会《中国甲状腺疾病诊治指南》编写组.中国甲状腺疾病诊治指南(甲状腺炎).中华内科学杂志,2008,47(9):784-788.

[3] 中华医学会内分泌学会《中国甲状腺疾病诊治指南》编写组.中国甲状腺疾病诊治指南(甲状腺疾病的实验室及辅助检查).中华内科学杂志,2007,46(8):697-702.

# 第六章

# 甲 状 腺 肿

甲状腺肿(goiter)是临床上常见的问题,其特征是甲状腺弥漫性或结节性肿大,伴或不伴有甲状腺功能异常。甲状腺肿的发展在本质上是相同的,即甲状腺试图适应激素分泌受损的情况。

## 第一节　甲状腺肿的临床概述

### 一、甲状腺肿的分类

**1. 根据形态学特征分类**　甲状腺肿可分为弥漫性甲状腺肿和结节性甲状腺肿。

**2. 根据甲状腺激素水平分类**　甲状腺肿可分为非毒性甲状腺肿和毒性甲状腺肿。

（1）非毒性甲状腺肿(nontoxic goiter,NTG):是指由非炎症和非肿瘤原因导致的甲状腺弥漫性或结节性肿大,且无临床甲状腺功能异常表现,可分为弥漫性非毒性甲状腺肿和非毒性结节性甲状腺肿。

（2）毒性甲状腺肿(toxic goiter):是指甲状腺弥漫性或结节性甲状腺肿大,伴有甲状腺功能亢进症,可分为弥漫性毒性甲状腺肿和毒性结节性甲状腺肿。

### 二、流行病学

**（一）非毒性甲状腺肿**

甲状腺激素由碘合成,碘存在于土壤中,食物从土壤中吸收碘,人再从食物中摄取碘。在山区和多雨的地区,碘被雨水从土壤中冲刷出来,土壤可能变得缺碘。这些地区的居民由于膳食碘摄入量低,患甲状腺的风险更高。有证据表明,在这些人中,补碘可以降低甲状腺肿的患病率。甲状腺肿的患病率与缺碘的严重程度有关,当轻度缺碘时,甲状腺肿的患病率为 5%~20%;在中度缺碘的情况下,患病率为 20%~30%;在重度缺碘地区,患病率超过 30%。

**1. 弥漫性非毒性甲状腺肿(diffuse nontoxic goiter)**　又称单纯性甲状腺肿(simple goiter),是指甲状腺弥漫性肿大,不伴结节及甲状腺功能异常。女性发病率是男性的 3~5 倍。单纯性甲状腺肿包括地方性甲状腺肿(endemic goiter)和散发性甲状腺肿(sporadic goiter)。地方性甲状腺肿通常发生在轻到中度缺碘地区,一个地区的儿童中单纯性甲状腺肿患病率超过 5%则称为地方性甲状腺肿。发生在碘充足的地区称为散发性甲状腺肿。与地方性甲状腺肿相比,散发性甲状腺肿除了碘摄入量较高外,通常发生在青春期向成年期过渡的较年轻个体中,生长缓慢但持续,甲状腺功能正常。

**2. 非毒性多结节性甲状腺肿(nontoxic multinodular goiter,NMNG)**　是指甲状腺细胞多灶性单克隆或多克隆增殖所致的甲状腺结节状增生,产生一组新的滤泡或类似滤泡的结构,不伴有甲状腺功能异常。人群中非毒性结节性甲状腺肿的患病率与碘摄入量呈负相关。成人患病率高达 12%,对于女性、老年人、缺碘地区的人更为常见。

**（二）毒性甲状腺肿**

**1. 毒性弥漫性甲状腺肿(toxic diffuse goiter)**　是指甲状腺弥漫性肿大,过度分泌甲状腺激素,又称格雷夫斯病(Graves 病)。格雷夫斯病是发达国家甲状腺功能亢进症最常见的病因。各年龄段均可受影响,常见于 30~60 岁女性,女性发病率是男性的 5~10 倍。

**2. 毒性结节性甲状腺肿(toxic nodular goiter,TNG)** 是指甲状腺含有自主功能性结节,导致甲状腺功能亢进症。毒性结节性甲状腺肿代表一系列疾病,包括从多结节甲状腺内的单个功能亢进结节(毒性腺瘤)到有多个功能亢进区域的腺体(毒性多结节性甲状腺肿)。毒性腺瘤(toxic adenoma)是一种单克隆的具有自主功能的甲状腺结节。在欧美国家,毒性结节性甲状腺肿是继格雷夫斯病之后导致甲状腺功能亢进症的第二大常见原因。在老年人和地方性缺碘地区,毒性结节性甲状腺肿是导致甲状腺功能亢进症的最常见原因。大多数毒性结节性甲状腺肿患者的年龄在 50 岁以上,女性比男性更常见。

## 三、病因

### (一) 非毒性甲状腺肿

非毒性甲状腺肿的病因包括生理性甲状腺肿(青春期、妊娠)、碘缺乏(地方性)、畸形发生(散发性)、促甲状腺肿物质、辐射暴露、垂体释放 TSH、自身免疫、感染、肉芽肿性疾病。

**1. 非毒性弥漫性甲状腺肿** 碘缺乏是引起地方性甲状腺肿的主要因素。散发性甲状腺肿病因复杂,遗传缺陷或基因突变可引起甲状腺激素合成障碍,导致甲状腺肿的发生。发生突变的常见基因包括钠碘同向转运蛋白(NIS)、甲状腺球蛋白(Tg)、过氧化物酶(TPO)、双重氧化酶 2(dual oxidase 2)、TSH 受体(TSHR)基因和 *PENDRIN* 等。环境因素包括食物和水中的碘化物、促甲状腺肿物质(如白菜、花椰菜、甘蓝等)和某些药物(如硫脲类、硫氰酸盐、高氯酸盐、锂盐等)可通过抑制甲状腺激素合成或直接引起甲状腺肿大。嗜烟酒、胰岛素抵抗等也可能与甲状腺肿发生有关。

**2. 非毒性多结节性甲状腺肿** 病因可能与遗传、自身免疫和环境等多因素相关。主要因素包括正常滤泡细胞的功能异质性,很可能是由于遗传和通过复制上皮细胞获得新的可遗传特性;性别(女性)是一个重要因素;生长中的甲状腺肿随后出现功能和结构异常。次要因素包括 TSH 升高(由缺碘、天然促甲状腺肿物质、甲状腺激素合成的先天性错误引起)、吸烟、压力、某些药物、其他甲状腺刺激因子(IGF-1 等)、内在因素(性别)。

### (二) 毒性甲状腺肿

**1. 毒性弥漫性甲状腺肿** 1825 年,英格兰医师 Parry 首次报道甲状腺功能亢进症;1835 年,爱尔兰内科医师 Graves 再次报道本病。国际上多称本病为格雷夫斯病(Graves 病),欧洲称为 Basedow 病。

格雷夫斯病有显著的遗传倾向。单卵双生子的发病一致率是 29%~36%,双卵孪生子的发病一致率是 0~4%。遗传因素占格雷夫斯病发病风险的 79%,环境因素占 21%。基因因素包括 *CTLA-4*、*TSHR*、*TG*、*CD40*、*PTPN22*、*HLA* 和 *CD25*。内部因素包括 *ESR2* 基因多态性、雌激素、X 染色体失活和微嵌合体。环境因素包括感染、碘摄入量、吸烟、压力、辐射、药物等。

**2. 毒性结节性甲状腺肿** 多结节性甲状腺肿的自然史涉及单个结节的不同生长,这可能发展为出血或退化,随后是愈合和纤维化,之前出血的区域可能发生钙化。有些结节可能具有自主功能,在 20%~80% 的毒性腺瘤和一些多结节性甲状腺肿的结节中,促甲状腺激素或促甲状腺激素受体的体细胞突变导致自主高功能性。在 10% 的患者中,自主功能性结节可能会成为毒性结节。

甲状腺的功能自主性似乎与缺碘有关。其发病机制多种多样,但分子机制知之甚少。

## 四、发病机制

### (一) 非毒性甲状腺肿

**1. 弥漫性非毒性甲状腺肿** 碘缺乏时甲状腺激素合成不足,反馈性引起垂体分泌过量 TSH,刺激甲状腺增生肥大。但临床上单纯性甲状腺肿患者的 TSH 往往正常或只轻度增高,而且地方性甲状腺肿可见于非缺碘地区甚至是高碘地区,严重缺碘地区也可不发生甲状腺肿,提示甲状腺对 TSH 的敏感性增加或其他因素也参与了甲状腺肿的发生。

**2. 非毒性多结节性甲状腺肿** 正常滤泡细胞通过复制上皮细胞获得遗传异质性和新的可遗传特性。许多器官(包括甲状腺)的细胞通常是多克隆的,而不是单克隆起源。从功能方面看,形成滤泡的甲状腺上皮细胞在功能上是多克隆的,并且在生长和甲状腺激素合成的步骤上具有很大不同,如碘的摄取(和转运)、甲状腺球蛋白的产生和碘化、碘酪氨酸偶联、胞吞和脱碘。

与由自发隐性基因突变引起的散发性甲状腺肿相反,大多数家族性甲状腺肿表现出常染色体显性遗传模式,表明存在主要的遗传缺陷。基因-基因相互作用或多种多基因机制(即多种变体或多态性的协同效应)可能会增加非毒性甲状腺肿发病机制的复杂性,并为其遗传异质性提供解释。家庭和双胞胎研究表明,甲状腺肿具有很强的遗传易感性。在甲状腺生理和甲状腺激素合成中起重要作用的基因缺陷可能会促进甲状腺肿的发展,特别是在缺碘边缘或缺碘的情况下。这些缺陷可能会导致内分泌障碍,从而间接地解释甲状腺的结节性转化是内分泌障碍的晚期结果,作为适应不良的一种形式。编码参与甲状腺激素合成的蛋白质基因,如甲状腺球蛋白基因(*TG* 基因)、甲状腺过氧化物酶基因(*TPO* 基因)、钠-碘转运体基因(*SLC5A5*)、Pendred 综合征基因(*SLC26A4*)、*TSHR* 基因、碘酪氨酸脱碘酶基因(*DEHAL1*)和甲状腺氧化酶 2 基因(*DUOX2*)等。

大多数甲状腺肿随着时间的推移而发展为结节,甲状腺结节的转化包括 3 个步骤。首先,缺碘、营养性促甲状腺肿物质或自身免疫导致弥漫性甲状腺增生。其次,在甲状腺增生阶段,增生增加以及 $H_2O_2$ 可能引起 DNA 损伤,导致更高的突变负荷,即携带突变的细胞数量更多。这些突变(如 TSH 受体突变)使 cAMP 级联性结构性激活,从而刺激生长和功能。最后,在增生的甲状腺中,生长因子(如 IGF-1、TGF-β、EGF)的表达增加。由于生长因子的共同刺激,大多数细胞分裂并形成小克隆。当增加的生长因子表达停止,如果能够实现自我刺激,具有激活突变的小克隆将进一步增殖,它们可以形成小病灶,这些小病灶可以发展为甲状腺结节。

在单纯性甲状腺肿形成的过程中,似乎有必要刺激新的滤泡生成。甲状腺缺碘或碘代谢障碍是导致 TSH 分泌增加的重要机制。非毒性结节性甲状腺肿患者的甲状腺碘清除率高于正常人,反映了此类患者的碘摄入量不足。生理压力(如妊娠)可能会增加对碘的需求,需要甲状腺肥大来增加碘的摄取以满足最低需要量。当碘摄入量有限时,妊娠对甲状腺激素的需求增加也可能导致甲状腺肥大。妊娠期间碘需求的增加是因为从肾脏丢失的碘增加,但也因为甲状腺激素从母亲到胎儿的显著转移。甲状腺球蛋白基因突变可能会损害甲状腺激素的合成和释放效率,导致垂体水平 TSH 的抑制率降低,相对较高的 TSH 将持续刺激甲状腺的生长。

天然促甲状腺肿物质见表 2-6-1。值得注意的是,过度食用海藻(富含碘)可能会导致甲状腺肿。此外,营养不良、缺铁、缺硒与边缘性低营养碘相关时,可能会损害甲状腺激素的合成,导致甲状腺肿大。

表 2-6-1 与多结节性甲状腺肿相关的天然促甲状腺肿物质

| 促甲状腺肿物质 | 作用 |
| --- | --- |
| 小米、大豆 | 损害甲状腺过氧化物酶 |
| 木薯、红薯、高粱 | 抑制甲状腺摄碘 |
| 巴巴苏椰子 | 抑制甲状腺过氧化物酶 |
| 十字花科蔬菜:卷心菜、花椰菜、西蓝花、萝卜 | 影响甲状腺摄碘 |
| 海藻(海带) | 抑制甲状腺激素的释放 |
| 营养不良(维生素 A 缺乏)、缺铁 | 增加 TSH 刺激<br>降低血液依赖性甲状腺过氧化物酶的甲状腺活性 |
| 硒(缺硒) | 积聚过氧化物酶,导致脱碘酶缺乏;损害甲状腺激素的合成 |

遗传性甲状腺肿和先天性甲状腺功能减退症首先由 Stanbury 描述,如果在出生时未诊断出甲状腺激素合成受损,则会导致 TSH 分泌增加,并且可能会逐渐出现弥漫性甲状腺肿。关于甲状腺肿形成的其他因素可能也很重要,对于钠-碘转运体缺陷、甲状腺球蛋白基因突变和甲状腺脱碘酶系统(*DEHAL* 基因)缺陷的患者,营养碘的水平似乎非常重要。如果提供相对较高的碘摄入量,甲状腺肿的形成可能会被一定程度地延缓。相反,在碘摄入量很少的情况下,甲状腺肿会发展到很大,并且会出现结节(结节性甲状腺肿)。多结节性甲状腺肿可能由甲状腺激素合成中任何步骤的缺陷和对甲状腺肿激素作用的抵抗引起的。

表皮生长因子(epidermal growth factor,EGF)在刺激生长的同时,减少了碘的捕获和有机化,TSH 受体结合以及甲状腺球蛋白、$T_3$ 和 $T_4$ 的释放。TSH 可能调节 EGF 与甲状腺细胞的结合,甲状腺激素可能刺激 EGF 的产生和 EGF 受体的数量。IGF-2 与营养激素相互作用,以刺激细胞增殖和分化。TSH 和 IGF-2 之间是协同作用。IGF-1 表达增加可能与甲状腺肿的形成有关。IGF-1 和 TSH 之间可能存在类似的协同作用。DNA 合成上的这种协同作用是由复杂的相互作用介导的,包括一个或多个自分泌放大因子的分泌。多结节性甲状腺肿患者的无功能结节中含有与正常相邻结外滤泡相同的 IGF-1 受体,但表达浓度较高。

### (二) 毒性甲状腺肿

**1. 毒性弥漫性甲状腺肿** 又称格雷夫斯病(GD),是器官特异性自身免疫病之一。它与自身免疫性甲状腺炎、格雷夫斯眼病同属于自身免疫性甲状腺病(autoimmune thyroid diseases,AITD)。AITD 的共同自身免疫特征包括:①血清存在针对甲状腺的自身抗体,包括甲状腺过氧化物酶抗体(TPOAb)、甲状腺球蛋白抗体(TgAb)和 TSH 受体抗体(TRAb);②甲状腺内不同程度的淋巴细胞浸润;③循环和甲状腺存在针对甲状腺抗原的 T 细胞;④伴发 1 型糖尿病、艾迪生病、系统性红斑狼疮等自身免疫病。

大约 70%AITD 风险相关基因与 T 细胞功能有关,表明 T 细胞在 AITD 发病机制中的重要性。GD 患者以女性为主,雌激素受体-2(estrogen receptor-2,$ESR_2$)基因多态性在 GD 中的频率较高,提示雌激素在 GD 的病理生理过程中具有重要作用。在妊娠、月经周期和更年期期间,雌激素的变化可以阐明疾病的波动。眼眶成纤维细胞表达雌激素 α 受体,糖皮质激素可以对其进行调节。在女性中,雌激素和 X 染色体失活会改变免疫系统,并可能导致 GD 占主导地位。不对称 X 染色体失活是 AITD 在女性中占优势的原因,在 GD 和 AITD 基础上,微嵌合体也被认为是一个重要的内部因素。

不同的环境因素可在易感人群中诱发 AITD。甲状腺激素合成所需的每天最低推荐碘剂量为 150mg,突然暴露于过量血清碘会抑制碘的有机化,从而通过内在机制减少激素的合成以维持甲状腺功能正常(碘阻滞效应)。在缺碘地区,由于甲状腺内存在潜在的功能自主区域(Jod-Basedow 现象),碘致甲状腺功能亢进症的发病率较高。此外,在缺碘地区,许多 GD 患者的临床甲状腺功能正常,但当获得更多碘时,他们会出现明显的甲状腺功能亢进症。吸烟会影响甲状腺的免疫状态,增加 AITD(尤其是 GD)的患病风险和严重程度。吸烟的影响主要是尼古丁介导的,也有硫氰酸盐等毒素的影响。硒是合成含硒半胱氨酸硒蛋白所必需的一种微量营养素,甲状腺是含硒蛋白较多的组织之一。甲状腺自身免疫性疾病的发生可能与硒缺乏有关,而补充硒可以预防 AITD;维生素 D 缺乏也是一个潜在的危险因素。杀虫剂和卤代有机氯会改变甲状腺功能,多氯联苯及其代谢物和多溴二乙醚与甲状腺转运蛋白结合而损害甲状腺功能。

格雷夫斯病的特征性自身抗体是 TRAb。根据其对 TSH 受体(TSHR)的作用不同,TRAb 分为甲状腺刺激性抗体(TSAb)、甲状腺刺激阻断性抗体(TSBAb)和中性抗体。TRAb 与格雷夫斯病的发病机制及甲状腺外表现(格雷夫斯眼病和胫前黏液性水肿/格雷夫斯皮肤病)有关。TSAb 是格雷夫斯病甲亢的致病抗体,存在于 90% 以上的患者。TSAb 与 TSH 竞争性地结合于 TSH 受体 α 亚单位,激活腺苷酸环化酶信号系统,导致甲状腺滤泡上皮增生,产生过量的甲状腺激素。TSH 对 TSHR 的刺激受到下丘脑-垂体-甲状腺轴的负反馈调节,保持甲状腺激素产生的平衡。但是 TSAb 对 TSHR 的刺激没有这种调节机制,所以出现甲状腺功能亢进症。TSBAb 的作用与 TSAb 相反,它阻断 TSH 与 TSHR 的结合,引起甲状腺功能减退症。格雷夫斯病两个抗体的滴度可以互相变化,占优势的抗体决定其甲状腺功能。

TSHR 是 G-蛋白偶联受体家族的一种,由 744 个氨基酸组成,分子量为 84kDa。基因位于 14q31 区。TSHR 是一个跨膜糖蛋白,分为 α 亚单位(细胞膜外段)、β 亚单位(细胞内段)和连接肽(跨细胞膜段)。TSHR 分子裂解,α 亚单位 A 进入循环形成 GD 的抗原多肽。在机体免疫耐受机制被破坏后,TSHRα 亚单位刺激 B 细胞产生 TRAb。

2. **毒性结节性甲状腺肿**　碘缺乏导致 $T_4$ 低水平,从而诱导甲状腺细胞增生来补偿 $T_4$ 低水平。甲状腺细胞复制增加使单个细胞易发生 TSH 受体的体细胞突变。TSH 受体的结构性激活可能会产生自分泌因子,促进其进一步的生长,导致克隆性增殖。随后,细胞增生产生多个结节。

促甲状腺激素受体和 G-α 蛋白的体细胞突变赋予环磷酸腺苷(cAMP)级联肌醇磷酸通路结构性激活。在 20%~80% 病例中,这些突变可能与甲状腺的功能自主性有关。这些突变是在自主功能性结节、孤立性结节和多结节腺体中被发现的。同一腺体内无功能性结节缺乏这些突变。报道的这些突变的频率差异很大(10%~80%),缺碘患者的发生率较高。

另外,除了体细胞突变,在毒性结节性甲状腺肿患者中也发现了 TSH 受体的多态性。值得注意的是,在结节和 DNA 中发现了涉及人 TSH 受体羧基末端尾巴的多态性。与在自主功能性结节中发现的体细胞突变不同,这些突变也在其他细胞系中被发现,表明是生殖系突变。其中一个基因——*D727E* 在毒性结节性甲状腺肿患者中的出现频率高于健康人,表明该多态性可能与该疾病有关。人 TSH 受体变异体 *D727E* 的杂合态单独存在是不足以发生毒性结节性甲状腺肿的,大约 10% 的健康人有这种杂合态。

## 五、病理

### (一) 弥漫性非毒性甲状腺肿

甲状腺呈弥漫性肿大。病变初期表现为腺体弥漫性滤泡增生,间质血管充血;随着病变进展,部分滤泡退化,部分滤泡增大且富含胶质,滤泡之间被纤维组织间隔,逐步形成大小不等、质地不一的结节。后期,部分腺体可发生出血、坏死、囊性变、纤维化或钙化。

### (二) 非毒性多结节性甲状腺肿

多结节性甲状腺肿发展的早期阶段,很少对甲状腺进行病理检查。甲状腺肿的外观多样,正常的实质结构内由于结节的存在而变形。甲状腺结节大小不等(从数毫米到数厘米),组织形态多样。部分结节呈囊性改变,囊内充满胶质,部分结节滤泡上皮细胞增生明显,纤维化范围广泛,亦可见出血、坏死、钙化或淋巴细胞浸润。如果仔细检查多个区域,在手术切除的腺体中有 4%~17% 在显微镜下可见乳头状癌。

### (三) 毒性弥漫性甲状腺肿

GD 患者的甲状腺呈不同程度的弥漫性肿大。甲状腺滤泡上皮细胞增生,呈高柱状或立方状,滤泡腔内的胶质减少或消失,滤泡间可见不同程度的与淋巴组织生发中心相关的淋巴细胞浸润。这些淋巴细胞以 T 细胞为主,伴少数的 B 细胞和浆细胞。

### (四) 毒性结节性甲状腺肿

甲状腺肿大,含有多个大小不等的结节,结节通常表现为滤泡增生,可有乳头形成。毒性腺瘤在组织学上被分为有包膜的滤泡性肿瘤和无包膜的腺瘤性结节。出血、钙化和囊变常见。多结节性甲状腺肿的组织学高度可变,甲状腺内可能有正常大小的滤泡、微滤泡或大滤泡共存。早期甲状腺肿表现为微结节状生长,可以在某些甲状腺滤泡内观察到活跃增殖的滤泡细胞,而同一滤泡内的其他细胞处于静止期。然而,有些滤泡的细胞排列整齐。伴有钙化的新、旧出血区域偶有出现。

## 六、临床表现

### (一) 弥漫性非毒性甲状腺肿

大多数患者无明显症状,重度肿大的甲状腺可压迫气管或食管而引起呼吸不畅或吞咽困难。甲状腺常呈轻、中度弥漫性肿大,质地较软,表面光滑;胸骨后甲状腺肿可致胸廓入口部分阻塞,引起头部和上肢静脉回流受阻,患者双手上举在头顶合拢(Pemberton 动作)时可见面部充血和颈静脉怒张。

**（二）非毒性多结节性甲状腺肿**

大部分患者无自觉症状。常在无意中发现或在体检、影像学检查时发现颈部肿大。若甲状腺显著肿大或纤维化明显，可致食管、气管受压或胸廓入口阻塞，出现吞咽困难、呼吸困难、面部充血、颈静脉怒张（Pemberton 征）等。颈前区突发疼痛常因结节内出血所致，声嘶提示喉返神经受累，这些情况均需警惕恶性病变。

**（三）毒性弥漫性甲状腺肿**

格雷夫斯病的临床表现主要由循环中甲状腺激素过多引起，其症状和体征的严重程度与病史长短、激素升高程度和患者年龄等因素相关。症状主要有：易激动、烦躁失眠、心悸、乏力、怕热、多汗、消瘦、食欲亢进、大便次数增多或腹泻、女性月经稀少，可伴发周期性瘫痪（亚洲、青壮年男性多见）和近端肌肉进行性无力、萎缩，后者称为甲亢性肌病，以肩胛带和骨盆带肌群受累为主。格雷夫斯病有1%伴发重症肌无力。大多数格雷夫斯病患者有程度不等的甲状腺肿大。甲状腺肿为弥漫性、质地中等（病史较久或食用含碘食物较多者可坚韧），无压痛。甲状腺上、下极可以触及震颤，闻及血管杂音。有少数病例，特别是老年患者的甲状腺不肿大。心血管系统表现有心率增快、心脏扩大、心力衰竭、心房颤动、脉压增大等。少数病例下肢胫前皮肤可见黏液性水肿。眼部表现分为两类：一类为单纯性突眼，病因与甲状腺毒症所致的交感神经兴奋性增高有关；另一类为浸润性突眼，即格雷夫斯眼病。单纯性突眼包括下述表现：眼球轻度突出，眼裂增宽，瞬目减少。浸润性突眼眼球明显突出，超过眼球突度参考值上限3mm以上（中国人群突眼度正常参考值：女性16mm，男性18.6mm）。

**（四）毒性结节性甲状腺肿**

大多数毒性结节性甲状腺肿患者都有甲状腺功能亢进症的典型症状，包括怕热、心悸、震颤、体重减轻、饥饿和大便次数增多。老年患者可能有较多不典型症状，包括体重减轻、厌食或便秘、呼吸困难或心悸、震颤、心血管并发症（可能有心房颤动、充血性心力衰竭和心绞痛病史）。较大的胸骨后甲状腺肿可引起吞咽困难、呼吸困难或喘鸣，累及喉返神经或喉上神经可能导致声音嘶哑或声音改变。部分患者没有症状或症状轻，在常规筛查中发现甲状腺功能亢进症，最常见的实验室检查结果是 TSH 抑制，FT$_4$ 正常。典型甲状腺肿可触及一个结节或多个形态不规则、大小不等的结节。在小腺体中，多发性结节可能在超声图像上才明显。慢性格雷夫斯病也可能会出现一些结节。机械性阻塞可能导致上腔静脉综合征，并伴有面部和颈部静脉怒张（Pemberton 征），无格雷夫斯眼病、胫前黏液性水肿、杵状指等。

## 第二节　甲状腺肿的核医学体外分析及功能测定

### 一、甲状腺激素及相关抗体测定

#### （一）总甲状腺激素（TT$_4$ 和 TT$_3$）测定

循环中 99.97% 的 T$_4$ 与血浆蛋白结合，主要是甲状腺结合蛋白（60%~75%）。相比之下，约 99.7% 的 T$_3$ 与蛋白结合，主要是甲状腺结合蛋白。甲状腺激素的总浓度（TT$_4$ 和 TT$_3$）比游离激素（FT$_4$ 和 FT$_3$）更容易测定。血清 TT$_4$ 的测定已从蛋白结合碘和竞争性蛋白结合试验发展到非同位素免疫计量学分析和液相色谱-串联质谱法（liquid chromatography-tandem mass spectrometry, LC-MS/MS）。同时，TT$_3$ 的测定方法也发生了改变，但 TT$_3$ 的浓度比 TT$_4$ 低 10 倍，因此，TT$_3$ 的测定面临更高的灵敏度和精确度挑战。目前，大多数实验室使用酶、荧光或化学发光分子作为信号，在自动化平台上进行非竞争性免疫测定 TT$_4$ 和 TT$_3$ 的浓度。尽管测定变异性持续存在，TT$_4$ 的测定比 TT$_3$ 更可靠，可能是由于校准品和患者血清之间的基质差异、不同厂商使用的阻断剂的效率以及批次间变异性所致。

如果所有患者具有相似的结合蛋白浓度，总激素测定的诊断准确度将等同于游离激素测定的诊断准确度。许多情况与甲状腺素结合球蛋白（TBG）异常有关，这些异常扭曲了总甲状腺激素和游离甲状腺激素的关系。影响 TBG 的因素见表 2-6-2。

表 2-6-2　影响 TBG 的因素

| 影响因素分类 | 致 TBG 升高因素 | 致 TBG 降低因素 | 致白蛋白、转甲状腺素蛋白异常因素 |
|---|---|---|---|
| 药物 | 雌激素、他莫昔芬、5-氟尿嘧啶、海洛因或美沙酮、氯贝丁酯、烟酸、奋乃静 | 甲状腺激素、雄激素、合成代谢类固醇、糖皮质激素、左旋天冬酰胺酶、白细胞介素-6 | |
| 病理生理情况 | 妊娠、甲状腺功能减退、急/慢性肝炎、肝细胞肝癌/原发性胆汁性肝硬化、肾上腺皮质功能减退症 | 甲状腺功能亢进症、危重病、脓毒症、肝衰竭、肾病综合征、糖尿病酮症酸中毒、慢性酒精中毒、营养不良、肢端肥大症、库欣综合征、极度早产 | 非甲状腺疾病、营养不良、炎症、妊娠 |
| 先天性因素 | TBG 过量 | TBG 缺乏 | 家族性蛋白异常、高甲状腺素血症、转甲状腺素蛋白相关高甲状腺素血症 |

因此,$TT_4$ 和 $TT_3$ 的测定很少用作单独的测试,通常与直接 TBG 测定或结合蛋白的估计结合使用,即甲状腺激素结合率(thyroid hormone binding ratio,THBR)测试,可用来计算游离激素指数[$FT_4$ 指数($FT_4$ index,$FT_4$I)或 $FT_3$ 指数($FT_3$ index,$FT_3$I)]。这种指数方法有效地纠正了最常见的甲状腺激素结合蛋白异常而扭曲总激素的测定。因为游离激素免疫测定在技术上比总激素测定更具挑战性,当游离激素免疫测定出现问题时,总激素测定可以有效证实,尤其是妊娠和危重病情况下,结合蛋白浓度和甲状腺激素亲和力可能发生变化。

（二）游离甲状腺激（$FT_4$ 和 $FT_3$）测定

根据游离激素假说,甲状腺激素的游离部分($TT_4$ 的 0.02% 和 $TT_3$ 的 0.2%)在细胞水平上发挥生物活性,而蛋白结合激素被认为没有生物活性。由于结合蛋白异常非常普遍,游离激素测定被认为比总激素测定更可取。然而,独立于甲状腺激素结合蛋白的游离激素测定仍然具有挑战性。游离激素测定方法分为两类:一类是直接法,将游离激素与蛋白结合激素进行物理分离;另一类是估计测试,用总激素测定值计算游离激素指数,总激素测定值通过测定 TBG 或估计结合蛋白或用抗体分离少量与游离激素浓度成比例的总激素的免疫法矫正后得到。国际临床化学联合会(International Federation of Clinical Chemists,IFCC)、甲状腺功能测试标准化委员会(Committee for Standardization of Thyroid Function Tests,C-STFT)现在已经建立了基于平衡透析-稀释-质谱(equilibrium dialysis-isotope dilution-mass spectrum,ED-ID-MS)和主要校准品游离甲状腺激素的参考测量程序(reference measurement procedure,RMP)。

1. **直接法**　采用平衡透析-超滤或凝胶过滤,从显性蛋白结合部分分离游离激素。这些分离激素容易受稀释、吸附、膜缺陷、温度、pH、内源性结合蛋白抑制剂、脂肪酸形成和样品相关效应的影响,而导致游离激素的低估或高估。大多数 $FT_4$ 和 $FT_3$ 的测定是使用估计测试(指数方法)或免疫测定法进行的。然而,目前所有 $FT_4$ 和 $FT_3$ 估计试验在某种程度上都依赖结合蛋白,当免疫测定值与临床表现和/或 TSH 测定值不一致时,直接游离激素试验有助于评估甲状腺状态。最近,国际临床化学联合会(IFCC)、甲状腺功能测试标准化委员会(C-STFT)已经将平衡透析-稀释-液相色谱-串联质谱法(ED ID-LC-MS/MS)作为 $FT_4$ 的参考测量程序。

2. **间接 $FT_4$ 和 $FT_3$ 估计测试**　游离激素指数($FT_4$I 和 $FT_3$I)是通过矫正结合蛋白(主要是 TBG)浓度的总激素测定结果而进行的无单位数学计算。这些指标需要两个单独的测试:第一个测试涉及总激素($TT_4$ 或 $TT_3$)的测定;第二个测试使用直接 TBG 免疫分析、甲状腺激素结合率(THBR)或"摄取"试验、游离激素组分同位素测定来评估结合蛋白浓度。使用直接 TBG 测量计算的游离激素指数($TT_4$/TBG),在总激素浓度异常高(即甲状腺功能亢进症)或药物治疗影响 THBR 测试时,诊断准确性比 THBR 更高。$TT_4$/TBG 指数并不完全独立于 TBG 浓度,也不能纠正白蛋白或转甲状腺素结合蛋白异常。甲状腺激素结合率

（THBR）或摄取试验目前使用的是非同位素专有的 $T_4$ 或 $T_3$ 类似物,而 $T_4$ 摄取试验可能更适合用于矫正 $T_4$ 结合蛋白的影响。尽管所有 THBR 测试在一定程度上依赖 TBG,但计算出的 $FT_4I$ 和 $FT_3I$ 通常足以纠正轻微的 TBG 异常（如妊娠和雌激素治疗）。使用同位素游离分数计算的游离激素指数并不完全独立于 TBG 浓度,而且受到示踪剂纯度和使用的缓冲基质的影响。

一些人倾向于用 $FT_4I$ 方法来评估妊娠和非甲状腺疾病等结合蛋白异常患者的甲状腺状态。使用 $FT_4I$ 仍然存在争议,然而,在 $FT_4$ 免疫分析重新标准化以消除偏差之前,当结合蛋白异常和诊断中枢性甲状腺功能减退时,$FT_4I$ 仍然是一种有用的确诊试验。

大多数游离激素的测定是用 $FT_4$ 和 $FT_3$ 免疫测定法。免疫测定法基于"一步""标记抗体"或"两步"原理。"一步"法使用标记的激素类似物（与甲状腺激素结合蛋白最小的相互作用）,与样本中的激素竞争,以经典型的竞争性免疫分析格式获得固相抗激素抗体。在去除未结合的成分后,游离激素应与结合在固体载体上的标记类似物成反比。尽管在概念上很吸引人,但"一步"法的诊断效能已被证明严重依赖类似物对结合蛋白异常的"惰性"程度。"标记抗体"法是"一步"法使用标记抗体。样本中的游离激素与固相激素竞争标记抗体,并根据反应混合物中激素-抗体结合位点的分数占有率进行量化。"标记抗体"法被用作许多自动化免疫分析平台的基础,因为它易于自动化,并且被认为比标记类似物法依赖的结合蛋白更少,因为固相激素不与内源性游离激素竞争激素结合蛋白。"两步"法通常采用固定化的 $T_4$ 或 $T_3$ 抗体（分别用于 $FT_4$ 和 $FT_3$ 免疫分析）从稀释的血清样本中分离出总激素的一小部分,而不干扰原始的游离-蛋白结合平衡。通过洗涤去除未结合的血清成分后,标记探针（$^{125}I\ T_4$ 或大分子 $T_4$ 共轭物）被添加来定量与游离激素浓度成反比的未被利用的抗体结合位点（被称为"反滴定"法）。

当结合蛋白接近正常时,大多数 $FT_4$ 方法能给出可靠的诊断结果,前提是在使用方法特定参考范围内。$T_3$ 的测定可用于诊断或确认甲亢的罕见病例,但 $TT_3$ 和 $FT_3$ 免疫分析法在低范围内都不准确,对甲状腺功能减退症的诊断和治疗监测没有价值。

游离激素（$FT_4$ 或 $FT_3$）测定优先于总激素（$TT_4$ 或 $TT_3$）的测定,以提高甲状腺激素结合蛋白异常患者甲状腺功能减退和甲亢诊断的准确性。$FT_4$ 通常作为第二线测试,用于确认因 TSH 异常而发现的原发性甲状腺功能障碍,但对于甲状腺状态不稳定（甲状腺功能减退或甲亢治疗的早期阶段）、存在垂体/下丘脑疾病,当 TSH 不可靠或患者正在服用多巴胺或糖皮质激素等已知会影响 TSH 分泌的药物时,$FT_4$ 是第一线测试。

### （三）血清 TSH 测定

血清 TSH 浓度的变化是反映甲状腺功能最敏感的指标。测定血清 TSH 的主要临床方案是筛查甲状腺功能障碍、评估原发性甲状腺功能减退的甲状腺激素替代治疗以及滤泡细胞源性甲状腺癌患者的抑制治疗。血清 TSH 测定技术经历了放射免疫法（RIA）、免疫放射法（IRMA）后,第三代免疫测定法（IMA）即敏感 TSH 的灵敏度可以达到 0.01mIU/L。由于最初使用了不同的非同位素信号,形成了区分检测的术语:免疫酶测定（immunoenzymometric assay, IEMA）使用酶信号,免疫荧光测定（immunofluorometric assay, IF-MA）使用荧光体作为信号,免疫化学发光测定（immunochemiluminometric assay, ICMA）使用化学发光分子作为信号,免疫生物发光测定（immunobioluminometric assay, IBMA）使用生物发光分子作为信号。目前测定 TSH 的方法都是自动化的 ICMA,都达到了第三代测定的灵敏度。TSH/$FT_4$ 复杂的对数/线性关系表明,随着轻度（亚临床）甲减或甲亢的发展,TSH 将第一个出现异常。TSH 成为筛查甲亢的第一线指标,第三代 TSH 测定使得诊断亚临床甲亢成为可能,因为其甲状腺激素水平正常,仅有 TSH 水平（0.01~0.3mIU/L）的改变。TSH 测定的可靠性不受抽血时间的影响,因为每天的 TSH 峰值出现在午夜和凌晨 4 点之间。由于生物学或技术原因,TSH 可能在诊断上具有误导性,异嗜性抗体或内源性 TSH 自身抗体是假性高 TSH 的最常见原因。

### （四）TRAb 测定

针对甲状腺特异性抗原（如 TPO、Tg、TSH）的抗体测定被用作自身免疫性甲状腺状况的标志物。甲状腺抗体检测方法已经从半定量凝集、补体结合技术和全动物生物检测发展到使用转染人 TSH 受体的重组抗原或细胞培养系统的特异性配体检测。

TSHR 是一种主要的自身抗原。测定 TSH 受体抗体的方法有两种：一种是 TSH 受体试验（TRAb 试验），也称为 TSH 结合抑制免疫球蛋白（TSH binding inhibition immunoglobulin，TBII）；另一种是生物测定，使用转染了人或 TSH 受体的整个细胞，当血清样本中存在 TBAb 或 TSBAb 时，这些受体会产生生物反应（cAMP 或生物报告基因）。近年来，使用重组人 TSHR 构建体的自动化免疫测定对于报告格雷夫斯病血清中的阳性结果具有很高的灵敏度。

目前的 TRAb 生物测定是使用转染了人或嵌合 TSH 受体的完整（通常是中国仓鼠，CHO）细胞的功能分析，当接触含有 TSH 受体抗体的血清时，使用 cAMP 或报告基因（荧光素酶）作为血清中任何刺激或阻断活性的生物标志物。生物分析比更常用的受体分析在技术上要求更高，因为它们使用的是活细胞。然而，可以对这些功能分析进行改进，以检测可能与 TSAb 共存于同一血清并使解释变得困难的 TSBAb。第二代检测使用嵌合的人/大鼠黄体生成素（luteinizing hormone，LH）TSHR 来有效地消除封闭抗体的影响。这一新方法在诊断格雷夫斯病方面表现出极好的敏感性和特异性，并在监测抗甲状腺药物治疗效果方面显示出良好的临床应用价值。

TRAb 试验检测与 TSHR 结合的血清免疫球蛋白，但不能在功能上区分刺激抗体和阻断抗体。TRAb 试验基于标准的竞争性或非竞争性原则。第一代方法是基于液体的，通过血清中的免疫球蛋白抑制 $^{125}$I 标记的 TSH 或酶标记的 TSH 与 TSH 受体制剂的结合。这些方法使用人、豚鼠或猪来源的 TSH 受体。1990 年后，发展了第二代同位素和非同位素方法，使用和固定猪或重组人 TSH 受体。这些第二代方法在检测格雷夫斯病甲状腺刺激性免疫球蛋白方面比第一代方法显示出更高的灵敏度。2003 年，基于血清免疫球蛋白与单克隆抗体（M22）竞争固定化 TSHR 制剂（重组人或猪 TSHR）的第三代非同位素方法被开发出来。第三代检测方法与生物测定方法也显示出良好的相关性和相当的总体诊断灵敏度。第三代 TRAb 检测的敏感性和特异性超过 98%，TRAb 检测可用于确定甲亢的病因，作为格雷夫斯眼病的独立危险因素，并可用于监测治疗反应。在以放射性碘治疗格雷夫斯甲亢之前测量 TRAb 也可以帮助预测眼病恶化的风险。

**1. 弥漫性非毒性甲状腺肿**　血清 $T_4$、$T_3$、TSH 基本正常。碘缺乏患者 $TT_4$ 可轻度下降，$T_3/T_4$ 比值增高。血清 Tg 水平正常或增高，增高的程度与甲状腺肿的体积呈正相关。TPO 抗体滴度测定有助于排除自身免疫性甲状腺炎。

**2. 非毒性多结节性甲状腺肿**　甲状腺功能正常，血清 TSH 有助于排除亚临床甲状腺功能亢进或减退。

**3. 毒性弥漫性甲状腺肿**　$FT_4$ 和敏感 TSH 的评估是合适的。作为最初的单项测试，敏感 TSH 测定是最具成本效益和特异性的。重度甲状腺毒症患者的 TSH 受抑制，为 0~0.1mIU/L；轻度甲状腺毒症患者的 TSH 为 0.1~0.3mIU/L。$FT_4$ 或 FTI（游离甲状腺激素指数）的测定通常也是诊断性的。$FT_4$ 高于正常水平的程度可用于估计疾病严重程度。在出现典型症状的情况下，一次测试中 TSH 抑制或 $FT_4$ 升高就足以做出明确的诊断。在欧洲大部分地区，$FT_3$ 是首选的测试。一般来说，在诊断上，$FT_3$ 检测与 $FT_4$ 一样有效。严重疾病和甲状腺功能亢进症患者，特别是肝病、营养不良或正在服用类固醇或普萘洛尔的患者，血清 $T_3$ 水平可能不会升高，因为外周 $T_4$ 到 $T_3$ 的转换受到抑制（$T_4$ 型甲状腺毒症）。甲状腺功能亢进症合并糖尿病酮症酸中毒也观察到正常的 $T_3$ 水平。血清中，20% 的 $T_3$ 由甲状腺产生，80% 的 $T_3$ 在外周组织由 $T_4$ 转换而来。大多数甲亢患者的血清 $TT_3$ 和 $TT_4$ 同时升高；$TT_3$ 增高也可以先于 $TT_4$ 出现；$T_3$ 型甲状腺毒症患者仅有 $TT_3$ 增高，常见于老年患者。在格雷夫斯病中，由于 TSH 受体抗体（TRAb）刺激甲状腺引起的脱碘酶活性增加，导致 $T_3$ 优先分泌，高血清 $TT_3/TT_4$ 或 $FT_3/FT_4$ 比值可用于区分格雷夫斯病与其他甲亢病因。TRAb 阳性仅能反映有 TSH 受体抗体存在，不能反映这种抗体的功能。TSAb 阳性反映 TRAb 是刺激性的，TSBAb 则反映 TRAb 是阻断性的。与 TRAb 相比，TSAb 反映了这种抗体不仅与 TSH 受体结合，而且产生了对甲状腺细胞的刺激功能。85%~100% 的 GD 新诊断患者 TSAb 阳性，TSAb 的活性平均在 200%~300%。

**4. 毒性结节性甲状腺肿**　TSH 水平受抑制，$FT_4$ 或 $FT_4I$ 可以升高或在正常范围内。一些（5%~46%）患者 $FT_4$（或 $FT_4I$）水平在正常范围，但 $T_3$ 水平升高。一些患者 TSH 受抑制，$FT_4$ 和 $TT_3$ 水平正常。

### 二、甲状腺摄$^{131}$I试验

#### （一）适应证

1. 甲状腺功能亢进症与其他类别甲状腺毒症（如破坏性甲状腺炎、人为甲状腺毒症和碘过量）的鉴别。

2. 高氯酸盐释放试验检测碘的有机化缺陷。

3. 计算放射性碘治疗甲状腺功能亢进症和甲状腺功能正常多结节性甲状腺肿的剂量。

#### （二）结果判断

正常人的甲状腺摄$^{131}$I率随时间延长而逐渐上升,24h达到高峰。不同地区的正常范围因碘摄入量的不同而不同,需要由每个核医学实验室在当地确定。判断试验结果需要了解患者自身状况、近期甲状腺功能测试、碘和药物服用情况评估。在碘缺乏和临床甲亢背景下,任何结果超出正常值的25%都属于甲状腺功能亢进。一小部分甲亢患者（通常受格雷夫斯病影响）的碘转换很快,在6~12h达到甲状腺最高摄取量;并且这些患者的24h和5d甲状腺摄$^{131}$I试验结果保持异常升高。老年甲亢患者的检查结果可能在正常范围内（通常伴有毒性多结节性甲状腺肿）。甲状腺激素来源于甲状腺外,如异位甲状腺组织（如卵巢甲状腺肿）,异位组织部位可显示摄$^{131}$I率升高。

儿童和成人正常摄$^{131}$I率参考值:4~6h为5%~15%,24h为10%~30%。格雷夫斯病患者的摄$^{131}$I率明显升高,24h摄$^{131}$I率通常在40%~70%;毒性多结节性甲状腺肿患者的摄$^{131}$I率可能升高、正常或轻度升高。

## 第三节 甲状腺肿的核医学影像诊断

### 甲状腺静态显像

#### （一）适应证

1. 甲状腺组织的大小和位置。

2. 甲状腺功能异常与显性或亚临床甲状腺功能亢进症一致。

3. 根据低或高甲状腺摄取鉴别低回声甲状腺。

4. 可疑灶性肿块或弥漫性甲状腺疾病。

5. 确定临床检查和/或其他影像检查发现的甲状腺结节的功能。

6. 评估多结节性甲状腺肿,以确定需要进一步细针穿刺抽吸术（FNA）活检进行评估的可疑功能低下的冷区。

7. 放射性碘消融前对含有功能亢进"热结节"的多结节性甲状腺肿评估。

8. 评估FNA活检结果不确定的甲状腺结节（如细胞学不确定的结节）,以鉴别良性自主功能性甲状腺结节（包括代偿性结节）。

9. 确定FNA活检结果不确定的功能低下甲状腺结节（如细胞学不确定的"冷结节"）的增殖/代谢,以识别恶性风险较高的患者。

10. 异位甲状腺和先天性甲状腺功能减退症的诊断。

#### （二）正常影像

甲状腺双叶内的放射性分布均匀,呈蝴蝶状,不向胸骨下延伸。甲状腺双叶通常由峡部在下方和内侧连接,与相邻的叶相比,峡部的放射性分布较低,在某些情况下,该区域完全没有放射性分布。锥状叶（含有功能性甲状腺组织的甲状舌管残留物）是最常见的变异,其从峡部或一叶的内侧长出,并向上方和内侧延伸。

#### （三）异常影像

**1. 多结节性甲状腺肿** 通常表现为腺体增大,伴有多个与结节对应的冷区、温区和热区,使腺体呈现

粗糙的斑片状外观。由于癌可能发生在多结节腺体中,每个结节都应被认为是一个单独的实体,根据需要按照评估一个孤立的结节那样进行评估。这些结节通常构成一系列甲状腺腺瘤,从高功能性到囊性或退行性病变。这种类型的腺体在中年女性中最常见,但也可能发生在较年轻的患者中。有时,多结节性甲状腺肿类似于多灶性受累的甲状腺炎,通过超声可以明确鉴别。一个或多个高功能结节伴有正常甲状腺组织的抑制是毒性多结节性甲状腺肿的特征表现。自主功能甲状腺结节可以是"温结节"(摄取与周围组织相似)、"热结节"(摄取增加,无周围组织的抑制)或毒性结节(摄取增加伴有周围组织抑制)。"温结节"可能发展为"热结节",最终发展为毒性腺瘤。毒性腺瘤较大,通常直径>3cm。同时,PET 也可用于甲状腺成像,其优点是可以提供功能信息、进行代谢检查以及对恶性的良好预测(图 2-6-1)。

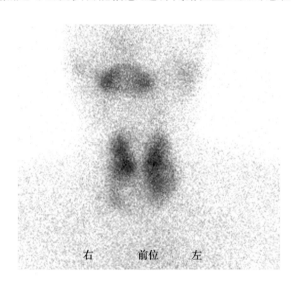

右　　前位　　左

**图 2-6-1　多结节性甲状腺肿**
患者,女,61 岁,发现甲状腺肿物半年余。甲状腺静态显像:甲状腺双叶体积增大,放射性分布不均匀,左叶下极见局灶性放射性分布稀疏区,右叶下极见放射性分布缺损区。甲状腺激素测定:TSH 0.788mIU/L(正常参考值:0.27~4.20mIU/L),FT$_3$4.82pmol/L(正常参考值:3.1~6.8pmol/L),FT$_4$ 12.20pmol/L(正常参考值:12~22pmol/L)。甲状腺FNA 活检:(双侧)结节性甲状腺肿伴(右侧)囊性变及钙化。

2. **毒性弥漫性甲状腺肿**　又称格雷夫斯病,通常表现为不同程度的甲状腺肿大,整个甲状腺的放射性分布明显均匀地增加,唾液腺放射性分布降低,背景活性低。格雷夫斯病患者中,可触及的孤立性"冷结节"的恶性风险为 20%,需要做进一步评估,特别是在 $^{131}$I 治疗前。有证据表明,甲状腺癌在与格雷夫斯病相关时表现得更具侵袭性。

3. **异位甲状腺组织**　可发生在颈部、舌根部(舌甲状腺)、骨盆(卵巢甲状腺肿)或胸骨后纵隔区域(胸骨后甲状腺肿)。舌甲状腺的位置相对较浅,容易成像。胸腔内甲状腺组织常表现为颈部甲状腺肿向胸骨后延伸,通常发生在左侧,使气管向右侧偏移。较少见的是,它表现为与甲状腺无关的纵隔肿块。X线胸片上发现前纵隔肿块是胸部$^{123}$I 或$^{131}$I 显像最常见的良性指征。胸腔内甲状腺组织常表现为颈部甲状腺肿向胸骨后延伸。胸部甲状腺组织的放射性分布可能不如颈部甲状腺组织高,部分纵隔甲状腺组织无放射性分布。因此,纵隔或胸骨后肿块的放射性分布表明该组织与甲状腺有关,但是,缺乏放射性分布不一定排除该诊断。

(汤明　朱小华)

## 参考文献

[ 1 ] ANTONELLI A. Graves' disease:Epidemiology,genetic and environmental risk factors and viruses. Best Pract Res Clin Endocrinol Metab,2020,34(1):101387.

[ 2 ] ALKABBAN FM,PATEL BC. Nontoxic Goiter. In:StatPearls[Internet]. Treasure Island(FL):Stat Pearls Publishing,2020.

[ 3 ] GIOVANELLA L. EANM practice guideline/SNMMI procedure standard for RAIU and thyroid scintigraphy. Eur J Nucl Med Mol Imaging,2019,46(12):2514-2525.

[ 4 ] LIVOLSI VA,BALOCH ZW. The pathology of hyperthyroidism. Front Endocrinol(Lausanne),2018,9:737.

[ 5 ] ROSS DS. 2016 American Thyroid Association guidelines for diagnosis and management of hyperthyroidism and other causes of thyrotoxicosis. Thyroid,2016,26(10):1343-1421.

[ 6 ] KNOBEL M. Etiopathology,clinical features,and treatment of diffuse and multinodular nontoxic goiters. J Endocrinol Invest,

2016,39(4):3357-3373.

[7] HAUGEN BR. 2015 American Thyroid Association management guidelines for adult patients with thyroid nodules and differentiated thyroid cancer:the American Thyroid Association guidelines task force on thyroid nodules and differentiated thyroid cancer. Thyroid,2016,26(1):1-133.

[8] ZIMMERMANN MB, BOELAERT K. Iodine deficiency and thyroid disorders. Lancet Diabetes Endocrinol, 2015, 3 (4): 286-295.

[9] BURCH HB,COOPER DS. Management of Graves disease:a review. JAMA,2015,314(23):2544-2554.

[10] CHEN AY. American Thyroid Association statement on optimal surgical management of goiter. Thyroid,2014,24(2):181-189.

[11] VITTI P,RAGO T,TONACCHERA M,et al. Toxic multinodular goiter in the elderly. J Endocrinol Invest,2002,25(10 Suppl):16-18.

[12] SPENCER CA. Assay of thyroid hormones and related substances. South Dartmouth(MA):MDText. com,Inc,2017.

[13] MEDEIROS-NETO G. Multinodular goiter. South Dartmouth(MA):MDText. com,Inc,2016.

[14] KOPP P. Thyrotoxicosis of other etiologies. South Dartmouth(MA):MDText. com,Inc,2010.

[15] EASTMAN CJ,ZIMMERMANN MB. The Iodine Deficiency Disorders. South Dartmouth(MA):MDText. com,Inc,2018.

[16] DEGROOT LJ. Diagnosis and treatment of Graves' disease. South Dartmouth(MA):MDText. com,Inc,2016.

[17] DEGROOT LJ. Graves' disease and the manifestations of thyrotoxicosis. South Dartmouth(MA):MDText. com,Inc,2015.

[18] 葛均波,徐永健,王辰. 内科学. 9 版. 北京:人民卫生出版社,2018.

[19] METTLER FA,GUIBERTEAU MJ. Essentials of nuclear medicine and molecular imaging. 7th ed. Philadelphia:Elsevier,2019.

# 第七章

# 甲状腺腺瘤

甲状腺腺瘤(thyroid adenoma)作为甲状腺良性结节的一种,是甲状腺滤泡上皮发生的最常见甲状腺良性肿瘤,其具体病因及发病机制目前并不明确。

## 第一节　甲状腺腺瘤的临床概述

### 一、甲状腺腺瘤的分类与流行病学

甲状腺腺瘤根据瘤组织的形态学特点可分为:大滤泡型(胶质型)腺瘤、正常滤泡型(单纯型)腺瘤、微滤泡型(胎儿型)腺瘤、小梁型(胚胎型)腺瘤、Hürthle 细胞变异型(嗜酸细胞型)腺瘤及非典型腺瘤。

甲状腺结节往往在无意间被发现,多见于 40 岁以下女性。成人中通过触诊检出甲状腺结节的概率为 5%~10%,而超声等高敏感检查技术的应用可使结节的检出率达到 50% 以上。90% 的甲状腺结节为良性,其中 15%~40% 的结节为良性腺瘤。

### 二、甲状腺腺瘤的临床表现

患者颈部可触及圆形或椭圆形结节,多为单发,质地稍硬,表面光滑,无压痛,随吞咽上下移动。大部分患者无任何症状。腺瘤生长缓慢。当腺瘤因囊壁血管破裂发生囊内出血时,肿瘤可在短期内迅速增大,局部出现胀痛。

甲状腺腺瘤与结节性甲状腺肿(multinodular goiter)的单发结节在临床上较难区别。病理组织学上区别较为明显:甲状腺腺瘤一般单发,有完整包膜,滤泡及滤泡上皮细胞大小较一致,周围和邻近甲状腺组织正常,分界明显。结节性甲状腺肿的单发结节包膜常不完整,滤泡大小不一,周围甲状腺组织无压迫现象,邻近的甲状腺内与结节内有相似病变。

## 第二节　甲状腺腺瘤的核医学体外分析及功能测定

### 一、甲状腺激素的测定

对于临床发现的甲状腺结节,测定甲状腺激素对于鉴别结节性质具有重要意义。血清甲状腺激素检测指标主要包括游离甲状腺素($FT_4$)、游离三碘甲状腺原氨酸($FT_3$)及促甲状腺激素(TSH)。

当 TSH 水平降低时,提示高功能腺瘤(hyperfunctioning thyroid adenoma)存在的可能,甲状腺高功能腺瘤可使患者表现出甲状腺功能亢进症(hyperthyroidism)相关症状,临床主要表现为心动过速、乏力、消瘦、腹泻等。此时需进行甲状腺显像来鉴别。若 $FT_3$ 及 $FT_4$ 水平升高,可进一步为高功能腺瘤的诊断提供依据。若 $FT_3$ 及 $FT_4$ 水平正常,则提示亚临床甲亢(subclinical hyperthyroidism)。

TSH 水平升高或接近正常值上限,可为恶性结节诊断提供依据。

### 二、甲状腺激素抑制试验

生理状态下,甲状腺激素与腺垂体分泌的 TSH 存在反馈调节关系,高功能腺瘤的甲状腺功能处于自主状态,使得下丘脑-垂体-甲状腺轴的反馈调节受损。对于临床发现的甲状腺结节,可通过甲状腺激素抑制试验鉴别具有自主功能的高功能腺瘤。

具体方法为:在第一次甲状腺摄取$^{131}$I试验后,口服甲状腺片120mg/d,连服1周;或口服左甲状腺素片150μg/d,共7~14d。然后重复行甲状腺摄取$^{131}$I显像。根据两次结果计算甲状腺摄$^{131}$I抑制率。

在正常腺体中,给予甲状腺激素可使放射性碘的积累减少至少50%。抑制率低于25%时说明垂体-甲状腺轴的正常调节关系遭到破坏,提示高功能腺瘤的可能性极大。抑制率介于25%~50%时,不排除高功能腺瘤的可能。

由于具有自主性的高功能腺瘤受体内TSH水平调节作用较小,给予外源甲状腺激素后,在基线水平表现为"温结节"的腺瘤组织会转变为"热结节"。因此,该试验也可以通过测量$^{99m}$TcO$_4^-$摄入量来进行判断。

## 第三节　甲状腺腺瘤的影像学诊断

甲状腺腺瘤可以应用核素显像、超声、CT和MRI进行诊断。甲状腺腺瘤需要与结节性甲状腺肿、甲状腺囊肿、甲状腺癌相鉴别。甲状腺腺瘤在不同影像中有其特征性表现,但病理诊断仍是金标准。

### 一、甲状腺静态显像

#### (一) 原理

正常甲状腺组织具有选择性摄取和浓聚碘的能力,将放射性碘引入人体后,即可被有功能的甲状腺组织所摄取。甲状腺静态显像(thyroid static imaging)即在体外用显像仪(γ照相机或SPECT)探测甲状腺组织内所发出的γ射线的分布情况,进而可观察甲状腺或有甲状腺功能组织的位置、形态、大小及功能状态。

锝与碘属于同族元素,也能被甲状腺组织摄取及浓聚,因此$^{99m}$TcO$_4^-$也可用于甲状腺显像。由于$^{99m}$TcO$_4^-$不参与甲状腺激素的合成,且能被其他一些组织摄取(如唾液腺、口腔、鼻咽腔、胃等黏膜),其特异性不及放射性碘。

#### (二) 方法

$^{99m}$TcO$_4^-$静脉注射54~185MBq,20~30min后进行显像。常规采集前后位影像,必要时增加斜位或侧位图像采集。$^{131}$I显像时,空腹口服$^{131}$I后24h行颈部显像。

由于$^{131}$I可自由通过胎盘屏障,且可由乳汁分泌,故妊娠和哺乳女性禁用本检查。使用$^{99m}$TcO$_4^-$时,需停止哺乳48h。

随着SPECT/CT的应用,可以在平面显像中增加CT断层显像。

#### (三) 临床意义

正常甲状腺形态呈蝴蝶形,位于颈部正中,胸骨上切迹上方,边缘及峡部显像剂分布较淡,可有多种变异形态,有时可见锥体叶。甲状腺腺瘤在图像上的表现多样,可表现为"热结节""温结节""凉结节"或"冷结节"(图2-7-1)。

"热结节"绝大部分为良性病变,多见于高功能腺瘤,仅有1%为恶性肿瘤。"热结节"也可分为功能自主性结节和非功能自主性结节。功能自主性结节,又称毒性结节,其结节的滤泡上皮细胞功能亢进,具有高功能自主性分泌甲状腺激素的作用,且不受TSH调节。由于血液中的甲状腺激素水平增高,结节外甲状腺组织的功能往往不同程度地受到抑制,甚至完全受到抑制,在显像图上只显示单个显像剂分布增高的结节,而周围甲状腺组织可显影减淡或完全不显影(图2-7-2)。先天性甲状腺一叶缺如,其影像有时同毒性结节一样,仅表现为一侧孤立的"热结节",两者可用TSH兴奋试验加以鉴别。TSH兴奋试验后,先天性甲状腺一叶缺如患者仍无甲状腺显影,而高功能腺瘤周围的甲状腺组织可以显影。

"温结节"多见于甲状腺腺瘤、结节性甲状腺肿、慢性淋巴性甲状腺炎、亚急性甲状腺炎恢复期。甲状腺癌也可表现为"温结节"。"温结节"的恶性病变概率约为4%。

甲状腺"冷结节"和"凉结节"无本质区别,均可见于甲状腺囊肿、甲状腺腺瘤囊性变或出血、甲状腺癌、结节性甲状腺肿、亚急性甲状腺炎急性期、慢性淋巴性甲状腺炎、甲状腺结核等。一般单发"冷结节""凉结节"的恶性发生率为7.2%~54.5%,多发"冷结节""凉结节"的恶性发生率为0~18.3%。

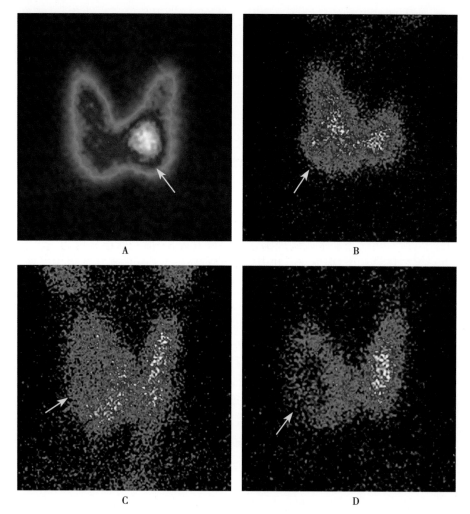

**图 2-7-1 甲状腺静态显像**
A. 左叶"热结节";B. 右叶"温结节";C. 左叶"凉结节";D. 右叶"冷结节"。

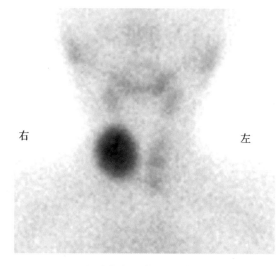

**图 2-7-2 甲状腺静态显像"热结节"为高功能腺瘤**

若 $^{99m}TcO_4^-$、$^{131}I$ 或 $^{123}I$ 显像为"冷结节",在出现下列改变时,应考虑该结节恶性病变的可能:①"冷结节"所在侧叶无肿大;②分布缺损区横贯一侧叶,呈断裂样改变;③一侧叶整体呈分布缺损区,且向对侧扩展;④ $^{99m}TcO_4^-$、$^{131}I$ 或 $^{123}I$ 显像均为"冷(凉)结节"。

甲状腺良性病变多表现为:①伴有甲状腺肿大的多发"冷(凉)结节";② $^{99m}TcO_4^-$ 显像为"热结节",$^{131}I$ 或 $^{123}I$ 显像为"冷(凉)结节"。出现这些改变的结节绝大多数为良性病变。

此外,应用甲状腺血流灌注显像、亲肿瘤的放射性核素或标记化合物,如 $^{201}Tl$、$^{99m}T-MIBI$、$^{99m}Tc-(V)DMSA$ 等进行甲状腺肿瘤阳性显像,有助于鉴别结节的良恶性。

方晓兰等回顾分析 180 例行甲状腺显像的甲状腺结节患者,发现"冷结节"158 例,其中甲状腺癌 29 例(18.4%)、甲状腺腺瘤 53 例(33.5%)、结节性甲状腺肿 73 例(46.2%)、甲状腺炎 3 例(1.9%);"温结节"7例,其中甲状腺腺瘤 2 例(28.6%)、结节性甲状腺肿 4 例(57.1%)、甲状腺炎 1 例(14.3%);"热结节"3例,其中甲状腺癌、甲状腺腺瘤及结节性甲状腺肿各 1 例(各占 33.3%)。周敏等回顾分析 140 例甲状腺结节的患者,其中 80 例患者进行了甲状腺显像,并经细针穿刺细胞学检查或病理诊断确诊。在 11 例甲状腺癌中,8 例为"冷结节"或"凉结节"(占 72.8%),2 例为"热结节"、1 例为"温结节";在 31 例甲状腺腺瘤中,"冷结节"和"凉结节"共 14 例(占 45.2%),"热结节"和"温结节"分别为 4 例(12.9%)和 13 例(41.9%);在 16 例甲状腺囊肿中,15 例为"冷/凉结节"(93.75%),1 例为"温结节";14 例结节性甲状腺中,12 例为"冷/凉结节"(85.7%),"热结节"和"温结节"各 1 例;8 例甲状腺炎中,6 例为"冷/凉结节"(75.0%),2 例为"温结节"。

从这些结果看出,"冷结节"和"凉结节"并不是甲状腺癌的特异性表现,也见于甲状腺囊肿、甲状腺腺瘤、结节性甲状腺肿、甲状腺炎等病变。单纯依据甲状腺结节摄取显像剂程度,很难对病变性质进行准确诊断。甲状腺腺瘤可以表现为"热、温、凉、冷结节",较为多样,难以应用甲状腺核素显像进行鉴别诊断。另外,由于 SPECT 显像的分辨率有限,在分析结节摄取显像剂时,可能会发生漏诊,尤其是对于直径<1cm 的结节、显像剂摄取与周围组织相当的"温结节"等。

有研究回顾分析了平面显像与 SPECT/CT 显像对甲状腺结节诊断效能的差异,共纳入 129 例经超声诊断直径>1cm 的结节,所有病灶经手术或病理确认。研究发现,平面和断层显像为"热、温、凉、冷结节"的数量分别为 2、52、62、38 和 2、40、36、76 个,其中两组"凉/冷结节"数量差异有统计学意义。54 个结节中,16 个被证实为恶性病灶,平面和断层显像诊断差异无统计学意义。研究结果表明,SPECT/CT 融合显像反映甲状腺结节的功能状态和特征比平面显像更清晰、准确,但是两者定性诊断阳性率无明显差异。然而,宋少莉团队回顾分析 121 例甲状腺结节的平面和断层显像,发现断层显像更正了 24 例"热、温、凉、冷结节"的判断;平扫甲状腺"冷结节"中有 3 例为非甲状腺来源。结果表明,SPECT/CT 对甲状腺结节的诊断有增益价值,尤其是对于平面显像提示为"温和凉结节"者。

目前很少单纯应用甲状腺显像进行结节性质的诊断和鉴别诊断,甲状腺显像常与血清学检测、甲状腺血流灌注显像、甲状腺 $^{99m}$Tc-MIBI 肿瘤阳性显像、超声显像等结合起来进行联合诊断,联合显像对甲状腺结节明确性质有增益的诊断价值。李亚明教授团队对 89 例患者 141 个甲状腺结节进行分析,将核素显像与 TSH 水平进行联合诊断,发现核素显像与 TSH 水平相关,"热结节"TSH 水平低,"冷结节"TSH 水平高,而且 TSH 水平升高伴随恶性率增高;"冷结节"中恶性结节 TSH 水平显著高于良性结节($P<0.05$),而"热、温、凉结节"中良恶性结节的 TSH 水平无明显差异。这组患者中,核素显像联合超声发现,在"温、凉和冷结节"中,超声发现的实性组均较囊实性组恶性率高,6 例囊性结节均为良性,其中 4 例为"冷结节",2 例为"凉结节"。刘增礼对 125 个甲状腺结节的核素显像与超声检查进行对比和联合分析,其中甲状腺癌 30 个、甲状腺腺瘤 64 个、结节性甲状腺肿 10 个、结节性甲状腺肿伴腺瘤 14 个、甲状腺炎性病变 7 个,发现在甲状腺显像为"凉结节"和"冷结节"且超声表现为囊实性占位的 54 个结节中,甲状腺癌占 3.7%,甲状腺腺瘤占 66.7%,结节性甲状腺肿占 9.3%,结节性甲状腺肿伴腺瘤占 18.5%,甲状腺炎性病变占 1.9%。统计发现,经超声和核素显像联合诊断,实性"凉/冷结节"的甲状腺癌发病率(47.9%)明显高于囊实性"凉/冷结节"发病率(3.7%),而后者为甲状腺腺瘤的概率更高(66.7%)。应用核素显像联合血清学和超声可以提高甲状腺腺瘤的诊断价值。

## 二、甲状腺血流灌注显像

### (一) 原理

甲状腺血流灌注显像(thyroid blood flow perfusion imaging)是将显像剂 $^{99m}$TcO$_4^-$ 经静脉"弹丸"式注射,随即用 γ 相机或 SPECT 对流经甲状腺的显像剂进行动态显像,从而获得甲状腺及其病灶处血流灌注和功能状态情况,通常与甲状腺静态显像或肿瘤阳性显像一同进行。

### (二) 方法

在甲状腺结节的对侧肘静脉"弹丸"式注射 $^{99m}$TcO$_4^-$ 370~740MBq,同时用 γ 相机或 SPECT 进行动态采集,2s/帧,连续采集 16 帧。

### (三) 临床意义

对于自主功能亢进性甲状腺腺瘤或甲状腺癌患者,甲状腺结节在颈动脉显影后立即出现,显像剂分布高于颈动脉,提示病灶部位血流灌注增强。甲状腺结节部位显影较正常甲状腺组织明显减淡或不显影,提示甲状腺结节部位血流灌注减少,多见于甲状腺囊肿等良性结节,静态显像多呈"冷结节"。甲状腺结节血流灌注增加,结节静态显像为"冷结节",则甲状腺癌的可能性大,但有时局限性炎性病灶也可出现血流增加。

### 三、甲状腺肿瘤阳性显像

#### (一)原理

甲状腺肿瘤阳性显像(thyroid positive imaging)是利用某些放射性核素或标记化合物与甲状腺癌组织具有一定的亲和力,静脉注射显像剂后可被甲状腺癌组织摄取和浓聚,应用显像仪器进行阳性显像,可对甲状腺结节的性质进行辅助诊断。

#### (二)方法

对常规$^{131}$I($^{123}$I)或$^{99m}$TcO$_4^-$静态显像确定为"冷(凉)结节"者,可行甲状腺阳性显像,常见的显像剂为$^{99m}$Tc-MIBI,静脉注射后分别于10~30min及2~3h进行显像。

#### (三)临床意义

常规甲状腺静态显像"冷(凉)结节"处如表现为显像剂浓聚,可视为异常。良性肿块多表现为早期显像和晚期显像中均无异常的显像剂浓聚,有时在早期显像时会出现显像剂填充,通常不会超过周围正常甲状腺组织,晚期显像时会逐渐减淡或消退(图2-7-3);而恶性结节在延迟期显像消退较慢,或无明显消退(图2-7-4)。SPECT/CT显像对定位诊断以及观察甲状腺结节密度有一定帮助。

对甲状腺显像中"冷(凉)结节"行$^{99m}$Tc-MIBI肿瘤阳性显像可辅助鉴别结节良恶性,但是文献报道的灵敏度、特异性和准确性差异较大,有文献报道无特异性,而有的研究显示特异性高达93.5%。李楠回顾

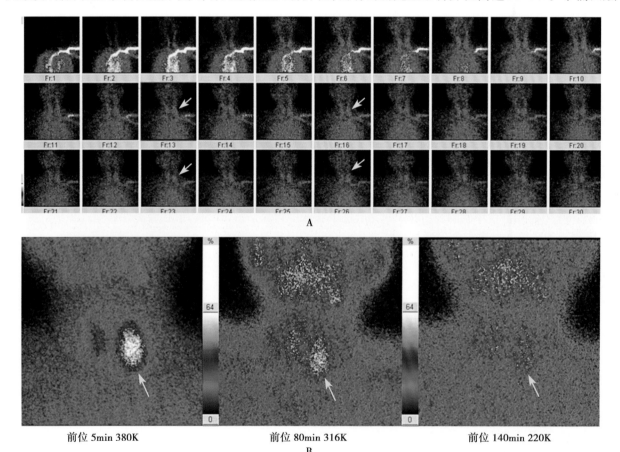

**图2-7-3    甲状腺血流灌注显像和$^{99m}$Tc-MIBI肿瘤阳性显像**

患者,女,50岁,10d前因颈部不适至医院就诊。查甲状腺功能,FT$_3$ 10.56pmol/L,FT$_4$ 39pmol/L,TSH<0.005mIU/L;甲状腺彩超提示甲状腺左侧叶40.2mm×21mm等回声结节。甲状腺血流灌注显像(A):颈动脉显影后,左叶甲状腺中下段提前显影,显像剂浓聚明显(黄色箭头)。甲状腺$^{99m}$Tc-MIBI肿瘤阳性显像(B):早期相可见甲状腺左侧叶中下段显像剂浓聚明显,延迟相可见相应部位显像剂部分消退(黄色箭头)。术后病理证实为甲状腺左侧叶滤泡性腺瘤。

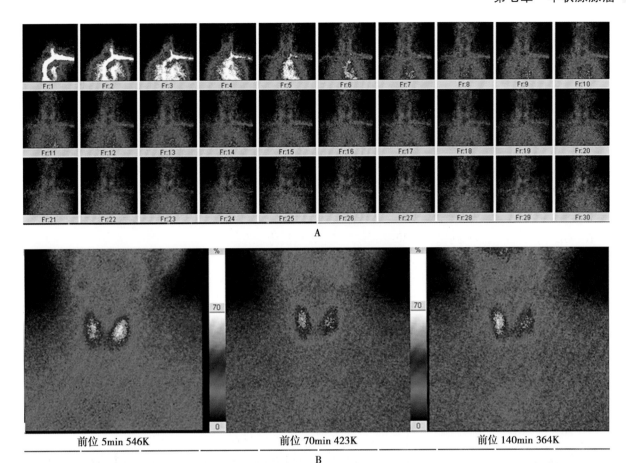

**图 2-7-4 甲状腺血流灌注显像、$^{99m}$Tc-MIBI 肿瘤阳性显像和 $^{99m}$Tc-MIBI SPECT/CT 显像**

患者,女,48岁,因颈部不适至医院就诊。B超检查提示"甲状腺双侧叶多发结节,部分伴钙化"。甲状腺血流灌注显像(A):颈动脉显影后,右叶甲状腺较对侧显影稍快。甲状腺 $^{99m}$Tc-MIBI 肿瘤阳性显像(B):早期相可见双叶甲状腺显像剂明显浓聚,延迟相可见右叶甲状腺显像剂滞留,左侧叶甲状腺显像剂分布有所消退。$^{99m}$Tc-MIBI SPECT/CT 显像(C):显像剂浓聚部位甲状腺呈低密度影。术后病理证实为甲状腺双侧叶乳头状癌。

分析了 50 例甲状腺结节患者共 54 个结节,以手术病理结果为诊断标准,结果显示 $^{99m}$TcO$_4^-$ 与 $^{99m}$Tc-MIBI 显像诊断甲状腺结节的灵敏度、特异度、准确度分别为 80.00%(16/20)、70.59%(24/34)、74.07%(40/54)。$^{99m}$Tc-MIBI 进入肿瘤组织机制不明,可能与病变组织血流丰富、线粒体功能活跃、毛细血管通透性增高有关,但是甲状腺恶性肿瘤、自主功能性腺瘤、代谢活跃的良性腺瘤、炎症等都可能出现 $^{99m}$Tc-MIBI 阳性显像。另外,因为是平面显像,同一矢状面上核素摄取正常的甲状腺组织对病灶可能有掩盖作用,加上 SPECT 显像的分辨率较差,所以对微小肿瘤或直径<1cm 的结节分辨率较差。这些可能是 $^{99m}$Tc-MIBI 肿瘤

阳性显像诊断甲状腺癌特异性较低和出现假阳性的原因。

## 四、PET/CT 显像

临床上并不建议使用 PET 作为常规诊断甲状腺结节良恶性、甲状腺腺瘤的方法。正常甲状腺组织并不利用葡萄糖,仍有 1%~2% 的人群在 PET/CT 检查中可观察到甲状腺的摄取,图像上可表现为显像剂弥散性或病灶性聚集。桥本甲状腺炎患者会出现甲状腺弥漫性摄取增加。甲状腺腺瘤(图 2-7-5)及甲状腺癌(图 2-7-6)可摄取[18]F-FDG,而甲状腺腺瘤囊性变时,则囊变部位不摄取[18]F-FDG,部分甲状腺癌亦不摄取[18]F-FDG。因此,[18]F-FDG PET/CT 对甲状腺结节诊断的灵敏度和特异性均不高。

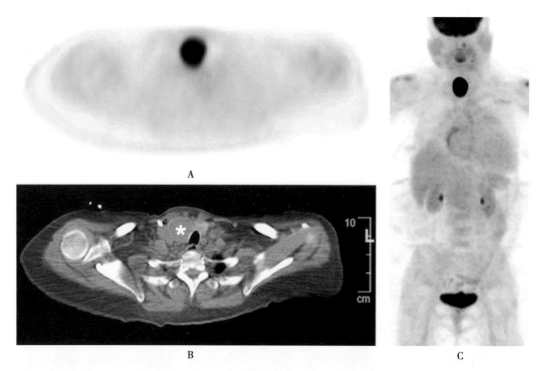

**图 2-7-5　甲状腺高代谢结节[18]F-FDG PET/CT 图像**

A. PET 图像;B. CT 图像;C. PET MIP 图。

患者,女,50 岁,既往有 3 年乳腺癌病史,行[18]F-FDG PET/CT 检查,结果提示甲状腺右侧叶高代谢结节,经穿刺后活检及免疫组化诊断为 Hürthle 细胞腺瘤。

图片来源:YU R. FDG-AVID HÜRTHLE. Cell Thyroid Adenoma. Clin Nucl Med,2019,44(9):752-753.

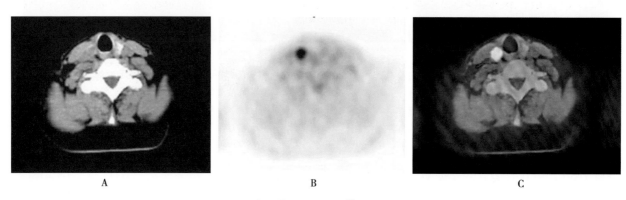

**图 2-7-6　甲状腺高葡萄糖代谢结节[18]F-FDG PET/CT 图像**

患者,女,68 岁,行[18]F-FDG PET/CT 肿瘤筛查,发现右叶甲状腺高葡萄糖代谢结节,病理显示为乳头状癌。

Shie 等的一项 Meta 分析共纳入 55 160 例患者,结果显示 PET 意外发现甲状腺高代谢结节的发病率约为 1%,而其中恶性的比例为 33.2%。田嘉禾教授团队对大规模人群中偶然发现的甲状腺高代谢结节的发病率和良恶性诊断效能进行回顾分析：2007 年 8 月—2010 年 3 月，对无甲状腺癌病史或甲状腺手术史的 8 463 例患者进行 PET/CT 检查，145 例患者被发现有甲状腺高代谢结节（1.71%，145/8 463），其中经病理检查和随访来明确结节良恶性患者 68 例，结果为恶性者 37 例（54.41%），良性者 31 例。良性和恶性结节的 $SUV_{max}$ 分别为 5.13±4.02 和 7.61±4.78，差异具有统计学意义。研究显示，甲状腺高代谢结节具有较高的恶性比例，$SUV_{max}$ 对于良恶性鉴别的意义有限。徐继有等探讨了 $^{18}$F-FDG PET/CT 显像对于甲状腺结节性病变的诊断价值，研究发现，甲状腺良性组、恶性组和健康对照组的 $SUV_{max}$ 分别为 7.59±8.69（$n=16$）、5.75±4.48（$n=18$）和 1.38±0.57（$n=20$）。其中，恶性病变包括乳头状癌 9 例、滤泡状癌 3 例、髓样癌 2 例、低分化癌 3 例和肺癌甲状腺转移瘤 1 例；而良性组包括结节性甲状腺肿 12 例、甲状腺腺瘤 3 例和甲状腺微小滤泡组织 1 例。结果显示，单纯依据显像剂 $^{18}$F-FDG 摄取情况判断良恶性价值有限。

PET/CT 除有 $^{18}$F-FDG 摄取的信息外，还可以提供 CT 解剖结构信息，可能有利于甲状腺结节良恶性鉴别诊断。田嘉禾教授团队的研究结果显示，除 $SUV_{max}$ 有一定意义外，CT 显示的有无钙化具有鉴别诊断价值。刘建军教授团队回顾分析 68 例经 $^{18}$F-FDG PET/CT 检查发现甲状腺结节且有术后病理结果的患者，分析 PET/CT 影像特征，包括结节边界清晰度、密度均匀性、钙化情况、包膜情况、平均 CT 值、结节大小和 $SUV_{max}$，以病理结果为诊断金标准。研究显示，良性结节、恶性结节的 $SUV_{max}$ 分别为 3.16±1.84（$n=50$）、8.53±7.09（$n=18$），在 CT 征象中结节边界是否清晰在良恶性鉴别中有一定意义，而密度是否均匀、有无钙化、有无包膜及结节大小均无统计学差异，提示 CT 影像特征对鉴别诊断价值有限。

综上所述，PET/CT 并不能很好地区分甲状腺肿瘤的良恶性，在鉴别诊断甲状腺腺瘤和甲状腺癌中有一定的困难。对于 PET/CT 偶然发现的代谢活跃结节，可以应用超声随访观察，必要时可通过细针穿刺活检或手术以排除恶性肿瘤可能。

## 五、超声在甲状腺肿瘤中的应用

甲状腺位置表浅，加之其特殊的结构和血供，非常适合进行超声检查。甲状腺结节在临床上很常见，对甲状腺进行超声检查有助于结节的诊断，尤其是良恶性判断。目前超声已经是进行甲状腺检查最常用的影像学方法。

患者取仰卧位，颈部充分暴露之后，将探头置于甲状腺部位。甲状腺超声检查可以了解甲状腺的大小、结节的位置和特征，并且通常可以检测到体格检查未能发现的不明显结节，并评估结节大小、数量、发生部位、边界回声、有无暗环、内部回声等特性。

美国放射学院的甲状腺影像报告数据系统（American College of Radiology Thyroid Imaging Reporting and Data System，ACR TI-RADS）通过对甲状腺结节的成分、回声性、形状、边缘和回声灶等 5 大类特征进行分类评分（表 2-7-1、表 2-7-2），为甲状腺结节细针穿刺的指征提供了依据。一般，超声检查中恶性结节的主要表现为：实性、纵横比>1、低回声、边缘不规则、微钙化和血流信号增加；良性结节的主要表现为：囊性、无回声或呈海绵状（多囊性成分占结节体积的 50% 以上）。

表 2-7-1　超声评估甲状腺结节特点及评分

| 超声特点 | 评分 | 超声特点 | 评分 |
| --- | --- | --- | --- |
| 成分 | | 边界 | |
| 　囊性成分及海绵状成分 | 0 分 | 　边界光滑 | 0 分 |
| 　混合性成分+1 分 | 1 分 | 　边界不清 | 1 分 |
| 　实性成分 | 2 分 | 　小叶状或不规则 | 2 分 |
| 回声 | | 　甲状腺外侵犯 | 3 分 |
| 　无回声 | 0 分 | 点状强回声 | |
| 　高回声或者等回声 | 1 分 | 　无或伴有大彗星尾巴征 | 0 分 |
| 　低回声 | 2 分 | 　粗大钙化 | 1 分 |
| 　极低回声 | 3 分 | 　周围型钙化 | 2 分 |
| 形状 | | 　细点状强回声 | 3 分 |
| 　纵横比<1 | 0 分 | | |
| 　纵横比>1 | 3 分 | | |

表 2-7-2　ACR TIRADS 5 个级别

| 评级 | 分值 | 恶性风险及处理 |
| --- | --- | --- |
| TR1 | 0 分 | 良性,不需要处理 |
| TR2 | 2 分 | 恶性风险<2%:考虑良性 |
| | | 随访 |
| TR3 | 3 分 | 恶性风险<5%:低度可疑恶性 |
| | | 直径≥2.5cm:行细针穿刺 |
| | | 直径<2.5cm:随访(1、3、5 年随访) |
| TR4 | 4~6 分 | 恶性风险为 5%~20%:中度可疑恶性 |
| | | 直径≥1.5cm:行细针穿刺 |
| | | 直径<1.5cm:随访(1、2、3、5 年随访) |
| TR5 | ≥7 分 | 恶性风险>20%:高度可疑恶性 |
| | | 直径≥1cm:行细针穿刺 |
| | | 直径<1cm:随访(每年随访,持续 5 年) |

　　甲状腺腺瘤的超声表现较为特异:腺瘤单发圆形或椭圆形,直径可数毫米至数厘米;腺瘤边界清楚、光滑,有包膜,周边有晕环;内部回声均匀,呈低回声或等回声,少数为强回声,还有发生液化、出血、坏死而囊性变,使得内部回声不均匀;肿物壁及侧方声影增强,无声衰减;彩色多普勒超声显示血流周边有明显的血管环绕,有腺瘤侧甲状腺上动脉血流速度比健侧增高。

　　图 2-7-7 展示了甲状腺几种常见类型结节的 B 超表现。

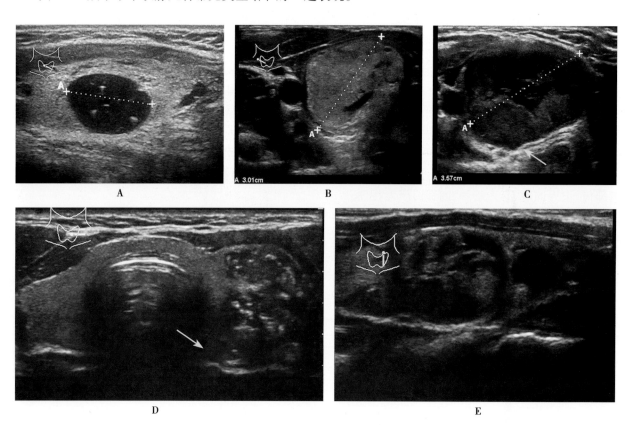

图 2-7-7　不同性质甲状腺结节 B 超表现

A.胶样囊肿:为良性,表现为光滑的边界和明亮的胶体回声,可见彗尾或环状伪像。B.滤泡性结节:需鉴别滤泡性腺瘤、滤泡状癌或 Hürthle 细胞腺瘤。滤泡性结节边界清楚,主要为实性结节或实性成分占多数。除非有周围组织的侵犯,如血管癌栓形成或甲状腺外扩散,否则该结节难以确认是良性还是恶性。C.可疑结节:主要表现为较大的孤立结节,低回声,边缘不清晰,带有一些“凸起”(箭头)。微钙化和边缘不平滑有利于滤泡性甲状腺乳头状癌的诊断。D.乳头状甲状腺癌:较大,孤立,实性,低回声甲状腺左结节,微钙化广泛,边缘不规则。该病灶富含血管(未显示),并紧邻食管和气管后(箭头)。E.多结节性甲状腺肿:左甲状腺叶的纵向图显示两个主要结节,均是离散的。上方的结节较大,是多囊性的,其实性部分表现为等回声,缺少微钙化。下方结节较小,主要是囊性的。这种多结节性甲状腺肿的恶性风险较低。

图片来源:WONG R. Thyroid nodules:diagnosis and management. Med J Aust,2018,209(2):92-98.

## 六、CT 及 MRI 在甲状腺腺瘤中的应用

对于临床触诊或其他检查发现的甲状腺结节,均可进行 CT 或 MRI 扫描以初步判断结节的解剖形态、与周围组织的毗邻关系及有无其他器官受累等情况,为鉴别甲状腺结节的良恶性提供依据。

### (一) CT 影像学表现

正常甲状腺含碘量高、血供丰富,CT 平扫密度普遍明显高于颈部其他软组织,密度均匀,边界清晰;增强后呈快速明显均匀强化,持续时间长。CT 扫描可准确发现甲状腺形态、体积有无改变,甲状腺实质内有无密度异常区及其大小和数量,病灶边缘、内部密度等情况,还可以了解甲状腺与周围组织的关系。甲状腺病变 CT 影像分析主要关注:病变的边缘、病变内部的密度、病变与周围结构(颈动脉、气管、食管)的关系、有无颈部淋巴结肿大等(图 2-7-8)。

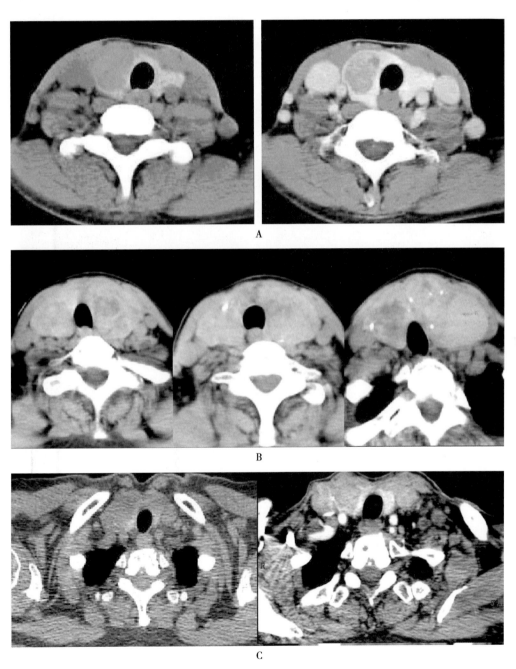

图 2-7-8　甲状腺肿块 CT 和增强 CT 表现
A. 甲状腺腺瘤;B. 结节性甲状腺肿;C. 甲状腺癌。

　　甲状腺腺瘤在 CT 表现上具有一定的特征性,多为单发结节,少数为多发结节;结节表现为圆形、类圆形境界清楚的低密度影,边界清晰,包膜完整,内部密度均匀,增强后均匀强化;如果有囊变,则可以看到囊变区不强化,腺瘤组织周边显示完整的强化环。

　　单纯性甲状腺肿表现为甲状腺体积弥漫性增大,其内密度较低。结节性甲状腺肿表现为甲状腺非对称增大,伴有退变、出血、囊变及钙化而密度不均匀。一般来说,甲状腺弥漫肿大伴多发结节时,首先考虑结节性甲状腺肿。需要注意结节性甲状腺肿可合并甲状腺腺瘤或甲状腺癌,尤其是多结节性甲状腺肿的结节有无恶变。

　　甲状腺囊肿 CT 表现为囊性病变,密度均匀,边缘清楚,增强后无强化。胶样囊肿因含蛋白质物质较多,CT 值比非胶样囊肿高。

　　甲状腺癌 CT 平扫和增强可见甲状腺内结节状或肿块状低密度病变,形态不规则、边界不清楚、密度不均匀,其内可有散在钙化及更低密度坏死区;病变多与周围组织分界不清,侵犯或压迫周围器官或组织;颈部淋巴结肿大。甲状腺癌可呈不均匀明显强化,转移淋巴结多呈环状强化(图 2-7-9)。甲状腺肿瘤中见细颗粒钙化应首先考虑甲状腺癌可能,尤其是甲状腺乳头状癌,是可靠的诊断征象之一。

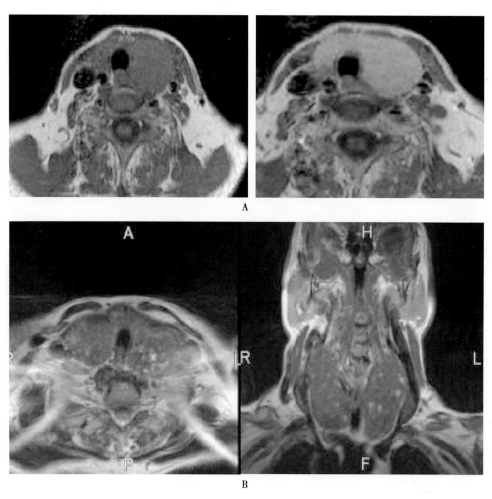

**图 2-7-9　甲状腺腺瘤和结节性甲状腺肿 MRI 影像**
A. 甲状腺腺瘤 MRI 影像;B. 结节性甲状腺肿 MRI 影像。

　　甲状腺腺瘤与单发结节性甲状腺肿、甲状腺癌鉴别要点:甲状腺腺瘤边界清楚、光整,增强后边界更清楚,多呈均匀性强化。单发结节性甲状腺肿常伴有甲状腺弥漫性增大,且增大的甲状腺有密度改变,增生结节强化常不均匀。甲状腺癌病灶形状不规则、边界不清,多为不均匀明显强化,且可能有周围组织侵犯、淋巴结转移。

## （二）MRI 影像学表现

正常甲状腺在 MRI 平扫图像上，T1WI 表现与肌肉信号相仿，T2WI 信号较肌肉稍高。

甲状腺腺瘤 MRI 影像特点：MRI 平扫表现为甲状腺实质内单发长 T1 长 T2 结节或肿块影，信号均匀，呈圆形或卵圆形，边界清晰；病灶之外的甲状腺信号正常；增强扫描病灶可环形强化、均匀或不均匀强化，强化程度低于正常甲状腺组织，边界较平扫更清晰（见图 2-7-9）。

结节性甲状腺肿的 MRI 影像特点：腺体弥漫性肿大，形态不规则；T2 影像可见信号不均的结节影（见图 2-7-9）。

甲状腺癌的 MRI 影像特点：腺体内长 T1 长 T2 异常肿块，信号不均，边界不清，形态不规则，囊变区呈更长 T1 更长 T2 信号，钙化在 T1、T2 像呈低信号。同时，可以通过观察病灶甲状腺与周围组织的关系、颈部淋巴结有无肿大等辅助诊断（图 2-7-10）。

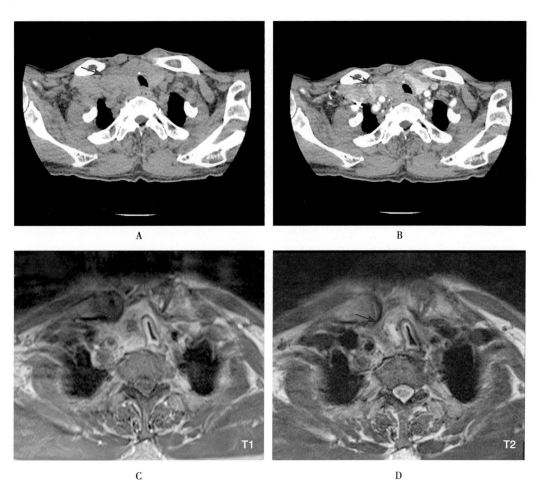

图 2-7-10　甲状腺乳头状癌颈部 CT、MRI 表现

患者男，76 岁，15d 前因呼吸困难到医院就诊。颈部 CT 示（A，B）：甲状腺右叶增大，内见不规则软组织块影，边界欠清，气管明显受压，增强扫描示病变弱强化。后行颈部 MRI（C，D）示：甲状腺右叶可见一稍长 T1 稍长 T2 信号肿块，边界不清，气管受压。患者行手术切除后病理结果提示甲状腺乳头状癌。箭头所示为病灶。

## 七、不同影像学检查在甲状腺腺瘤诊断中的应用比较

甲状腺腺瘤的首选检查方法是超声，可以检出直径 2mm 以上的囊性病变和 3mm 以上的实性结节，灵敏度高；可以帮助判别结节的性质，但不是诊断的金标准。

甲状腺核素显像的灵敏度不及超声，SPECT 显像不能显示直径 1cm 以下的结节，不能判定结节的边界。甲状腺腺瘤的甲状腺核素显像可以表现为"热结节""温结节""凉结节""冷结节"。因此，核素显像

的鉴别诊断效能有限,但是可以对结节的功能及血流进行评估,对定性诊断有一定帮助。亲肿瘤显像剂(如$^{99m}$Tc-MIBI)及PET的应用也可为进一步定性诊断提供更多依据。

CT和MRI检测甲状腺结节的灵敏度不及超声,但是其为断层显像,可显示病灶整体情况、明确病变范围及与周围组织关系,有助于定性诊断和手术治疗方案的选择。

（胡胜清　兰晓莉）

## 参考文献

［1］步宏,李一雷.病理学.9版.北京:人民卫生出版社,2018.

［2］陈孝平,汪建平,赵继宗.外科学.9版.北京:人民卫生出版社,2018.

［3］王荣福,安锐.核医学.9版.北京:人民卫生出版社,2018.

［4］JAMESON JL. Harrison's principles of internal medicine. 20th Edition. New York:Mc Graw Hill,2018.

［5］DETWEILER K. Evaluation of thyroid nodules. Surg Clin N Am,2019,99(4):571-586.

［6］WONG R. Thyroid nodules:diagnosis and management. Med J Aust,2018,209(2):92-98.

［7］GARBEROGLIO S. Role of nuclear medicine in the diagnosis of benign thyroid diseases. Front Horm Res,2016,45:24-36.

［8］刘为英,高沁怡,李亚明,等.甲状腺核素显像、血清TSH及超声检查对甲状腺结节的诊断价值.同位素,2014,27(1):15-21.

［9］郝丽君,方军初,洪智慧,等.$^{99m}$TcO$_4^-$核素显像联合超声检查对甲状腺结节的鉴别诊断价值.中华医学杂志,2011,91(45):3210-3213.

［10］李楠,毛夕保,薛宁娟,等.$^{99m}$TcO$_4^-$与$^{99m}$Tc-MIBI显像联合彩色多普勒超声评分法对甲状腺结节良恶性的诊断价值.中国癌症杂志,2016;26(5):434-44.

［11］关志伟,徐白萱,陈英茂,等.大规模人群FDG PET/CT意外发现甲状腺高代谢结节的回顾性分析.中华核医学与分子影像杂志,2012,32(1):32-35.

［12］徐继友,于丽娟,王文志,等.$^{18}$F-FDG PET/CT对甲状腺结节性病变的诊断价值.中华核医学与分子影像杂志,2013,33(5):343-346.

［13］许远帆,李倩,孙黎清,等.$^{18}$F-FDG PET/CT影像特征对甲状腺结节的诊断效能.中华核医学与分子影像杂志,2014,34(3):196-199.

［14］YU R. FDG-Avid Hürthle cell thyroid adenoma. Clin Nucl Med,2019,44(9)752-753.

［15］韩萍,余春水.医学影像诊断学.4版.北京:人民卫生出版社,2017.

［16］TESSLER F N,MIDDLETON W D,GRANT E G. Thyroid imaging reporting and data system(TI-RADS):a user's guide. Radiology,2018,287(1):29-36.

等,分子水平上较少出现基因突变或基因重排。患者肿瘤几乎不发生包膜和血管浸润,极少见淋巴结及远处转移,术后生存率高,复发率和死亡率极低,对于此类患者强调术前 FNA 或术中快速病理诊断明确,主张只切除患侧腺叶。

高细胞亚型是甲状腺乳头状癌中常见且侵袭性很高的亚型,目前较为公认的诊断标准是高细胞成分占 30% 以上,细胞高度是宽度的 2~3 倍,核具有典型乳头状癌核特征、有嗜酸胞质和大量嗜酸颗粒。TVC 患者发病年龄较高,呈多灶性,易腺外侵犯、淋巴结转移及远处转移,因此首次诊断时多已处于晚期,5 年疾病特异性生存率较低。TVC 的 BRAF 突变率高达 90%,TERT 突变也相较于经典 PTC 更常见。因此,对此类患者外科处理时切除范围应更加广泛。

柱状细胞亚型是另一常见亚型,男性患者多见。组织学特征呈高柱状,核呈假复层排列且深染,胞质透亮,可出现核下空泡。镜下 CCV 深染的假复层核结构式诊断要点:核内假包涵体等典型的乳头状癌核特征较少见。剩余类型均较为罕见。弥漫硬化亚型属于侵袭性亚型,与桥本甲状腺肿相关,患者 RET/PTC 基因重排的发生率较高;实性/梁状亚型多见于儿童甲状腺癌患者,往往有放射暴露史,临床上表现为淋巴结肿大;筛状-桑葚状亚型常见于年轻女性,并与家族性腺瘤性息肉病相关,甲状腺癌是家族性腺瘤性息肉病的肠外病变之一。镜下病理特征:筛状-桑葚状结构占主导地位,核缺乏典型乳头状癌特征;鞋钉样亚型是最近被报道的微乳头状亚型,其中鞋钉样细胞超过 30%,并且具有典型的乳头状癌核特征。肿瘤表现为侵袭性高、恶性度高、易复发转移和死亡率高,BRAF 突变和 RET/PTC 基因重排发生率高。

### (二) 滤泡状癌

甲状腺滤泡状癌是第二位甲状腺癌病理类型,肉眼下可见滤泡状癌是一种实质的具有包膜的肿瘤,包膜上密布丰富的血管网,切面呈红褐色,常可见纤维化、钙化出血和坏死。显微镜下组织学表现为,由不同分化程度的滤泡所构成,滤泡状癌的诊断需要明确包膜和/或血管侵犯,同时缺乏乳头状癌的核特征。分化良好者的滤泡结构较典型,细胞异型性较小。分化不良者的滤泡结构较少,细胞异型较大,核分裂象多见,可呈条索状实性巢状排列。癌细胞穿出包膜进入多处静脉中形成癌栓,常成为远处转移的起点,所以滤泡状癌多见血行转移。滤泡状癌多见于 40~60 岁女性,临床表现与乳头状癌相类似,但肿瘤直径一般较大,少见局部淋巴结转移,多出现远处转移。

### (三) 甲状腺髓样癌

甲状腺髓样癌占甲状腺癌总数的 3%~10%。瘤体一般呈圆形或卵圆形,边界清楚,质硬或呈不规则形,伴周围甲状腺实质浸润,切面呈灰白色或淡红色,可伴有出血坏死及钙化,肿瘤直径平均为 2~3cm。显微镜下,癌细胞呈卵圆形、多边形或梭形,核分裂少至中等;细胞排列呈巢状、束带状或腺腔状。间质中含有数量不等的淀粉样物,癌细胞多时,淀粉样物较少,反之淀粉样物就多;转移灶中也如此。甲状腺髓样癌是一种中度恶性的肿瘤,可发生于任何年龄,男女发病率无明显差异,大多数是散发性,约 25% 为家族性。家族性髓样癌的特征如下:①发病年龄较轻,平均年龄约为 30 岁(散发性髓样癌诊断时平均年龄超过 55 岁);②均为双侧性癌腺叶和多中心病变,肿瘤分布和形态不对称(散发性髓样癌多为单侧肿物);③肿瘤直径较小(散发性髓样癌肿瘤直径多超过 4cm);④少见淋巴转移和远处转移;⑤多位于滤泡旁细胞集中处,腺叶上中 1/3 交界处;⑥常伴有嗜铬细胞瘤或甲状旁腺功能亢进。

### (四) 甲状腺未分化癌

甲状腺未分化癌常见于 60~70 岁人群,男性多见。肿块质硬而不规则、固定、生长迅速,很快甲状腺内弥漫受累,一般在短期内就可浸润气管、肌肉、神经和血管,引起吞咽和呼吸困难。由于瘤体生长迅速,大体标本的切面常出现大片坏死区,无完整包膜,广泛浸润生长。显微镜下见癌细胞形式多样,主要由分化不良的上皮细胞组成,细胞呈多形性,常见核分裂象。颈部可出现淋巴结肿大,也可有肺转移。未分化癌恶性程度高,单独使用手术切除、放疗或化疗的治疗效果均不佳,目前通常采用综合治疗手段,预后较差。患者常由于肿瘤生长迅速,压迫气管,引起窒息死亡,远处转移也是主要的死亡原因之一。

## 五、临床表现

甲状腺癌可与多发性甲状腺结节同时存在,早期多无明显症状和体征,通常在体检时通过甲状腺触诊和颈部超声检查而发现甲状腺肿块,或者偶尔发现颈前区有结节或肿块,局部特征也不尽相同。典型的临床表现为发现甲状腺内不对称结节或肿块。肿块在腺体内,质地硬而固定、表面不平,随吞咽而上下活动,待周围组织或气管受侵时,肿块固定。肿块可在短期内增大或发生转移,当肿块增大压迫到周围组织时,可表现出相应的临床症状,如声音嘶哑,呼吸、吞咽困难;出现交感神经受压时可引起霍纳综合征;侵犯颈丛时可出现耳、枕、肩等处疼痛;局部转移时会出现颈部淋巴结肿大;远处器官转移会有相应的表现。极少数患者在初诊时就已出现远处转移。骨转移患者会以骨痛为主要临床表现,肺部转移患者有咳嗽、咳痰、咯血、胸闷、气促等肺部不适症状。甲状腺髓样癌由于肿瘤本身可产生降钙素和5-羟色胺,从而引起慢性腹泻、心悸、面色潮红,似类癌综合征或库欣综合征。当合并甲状腺功能亢进时,可出现甲亢相应的临床表现,如心悸、多汗、手抖等。

## 第二节 甲状腺癌的核医学体外分析及功能测定

甲状腺癌早期多无明显症状,患者通常因颈部肿块或结节就诊。甲状腺癌与甲状腺良性疾病的临床表现相似,因此对于甲状腺肿块或结节,都要排除恶性病变可能。除了常规病史和症状询问、影像学检查外,实验室检查通常也非常重要,目的是明确甲状腺的功能情况,为病变性质判断提供参考。

### 一、甲状腺癌体外分析测定

1. **血清促甲状腺激素(TSH)和甲状腺激素(TH)** 所有甲状腺结节均应进行血清 TSH 和 TH 水平测定。甲状腺恶性肿瘤患者绝大多数甲状腺功能正常。如果血清 TSH 降低,TH 增高,提示为高功能结节。此类结节绝大多数为良性。对于分化型甲状腺癌术后患者,可以监测 TSH 水平评估左甲状腺素抑制治疗效果。抑制肿瘤复发的 TSH 目标值,低危患者为 $0.1 \sim 0.5$mIU/L,高危患者为<$0.1$mIU/L。

2. **甲状腺球蛋白抗体(TgAb)** 是一组针对甲状腺球蛋白(Tg)不同抗原决定簇的多克隆抗体,以 IgG 型为主,也有 IgA 和 IgM 型抗体。正常情况下,Tg 以胶质形式贮存在甲状腺滤泡腔内,尽管极少量的 Tg 会进入外周血液循环,但一般不会诱导产生抗体。当甲状腺发生自身免疫性疾病导致滤泡破坏时,大量 Tg 入血可使机体产生 TgAb。术前 TgAb 升高是甲状腺癌的高危因素,且与多灶性及浸润程度相关,是甲状腺癌的独立危险因素。血清中存在 TgAb 会干扰 Tg 水平的测定,形成 Tg 水平假性增高或降低的判定。因此,对于分化型甲状腺癌术后患者,血清 TgAb 测定主要作为血清 Tg 测定的辅助检查。

3. **甲状腺球蛋白(Tg)水平测定** Tg 由甲状腺滤泡上皮细胞分泌,是甲状腺激素合成和储存的载体,是甲状腺产生的特异性蛋白。血清 Tg 水平升高与以下 3 个因素有关:①甲状腺肿;②甲状腺组织炎症和损伤;③TSH、人绒毛膜促性腺激素或 TRAb 对甲状腺刺激。许多良性疾病均可造成 Tg 水平升高,因此血清 Tg 水平对鉴别甲状腺结节的性质没有帮助。但是,对于分化型甲状腺癌全切术后患者,血清 Tg 水平可用于监测 DTC 复发,具有很高的敏感性和特异性(前提是 TgAb 阴性,因为 TgAb 会干扰 Tg 测定结果)。

分化型甲状腺癌患者接受甲状腺全部切除和$^{131}$I 治疗后,不应检测到血清 Tg。在随访中,Tg 水平提高提示原肿瘤治疗不彻底或复发。以下情况说明肿瘤不彻底或复发:①在基础状态下,甲状腺全部切除术后检测到 Tg,或原为阴性变成阳性;②停用甲状腺激素抑制治疗 3~4 周后(内源性 TSH 升高),Tg 增高达 $2\mu g/L$ 以上;③给予外源性 TSH 刺激(即注射重组人 TSH)后,Tg 水平增高达 $2\mu g/L$ 以上。

4. **血清降钙素水平测定** 降钙素(CT)是由甲状腺 C 细胞产生的多肽激素,可引起血液中的钙离子降低。C 细胞位于滤泡之间和滤泡上皮之间,又称腺滤泡旁细胞。甲状腺髓样癌是甲状腺滤泡旁细胞的恶性肿瘤。肿瘤分泌大量降钙素,进入血液后使血中的降钙素水平明显升高,是其重要标志和特点。正常基础血清降钙素值应<$10$ng/mL;未经刺激情况下,血清降钙素>$100$pg/mL 提示可能存在甲状腺髓样癌。对于有甲状腺髓样癌家族史或多发性内分泌腺瘤病家族者,应检测基础或刺激状态下血清降钙素水平进行筛查。血清降钙素水平可以对甲状腺髓样癌患者进行危险分层及指导外科术式选择,并在判断甲状腺髓样癌术后是否存在病灶以及评估病情进展方面发挥重要作用。术前和术后血清降钙素水平的变化可作为判断病灶是否根除的关键指标。基础及激发后降钙素水平均测不出,才能排除残留肿瘤组织或复发的可能性。90%以上多发性内分泌腺瘤病(MEN)Ⅱ型合并 MTC,且是死亡的主要原因,故建议对所有嗜铬细胞瘤患者监测血清降钙素水平,以排除 MTC 和 MEN Ⅱ型。

血清降钙素水平明显升高是甲状腺髓样癌最敏感的指标,但将其用于甲状腺结节患者的常规筛查仍存在争议,尤其是当前尚未建立适当的血清降钙素阈值以明确排除甲状腺髓样癌。临床实践中,血清降钙素测定方法的局限性影响了其结果的准确性。血清降钙素属于降钙素基因相关肽(calcitonin gene-related peptide,CGRP)超家族,由 CALC-1 基因选择性剪接而成。由于其脉冲式分泌可能受进食影响,血清降钙素水平在日间波动明显,且在室温下可被快速分解。因此,血清样本应于晨间空腹时采集,且必须在血液凝固前立即离心,维持低温转运至实验室。CALC-1 基因编码产物间的差异导致检测结果缺乏高度一致性。另一方面,由于检测方法各异,其诊断准确性及参考范围必然有所不同。此外,男性甲状腺 C 细胞数量约为女性的 2 倍,应根据性别设立不同的参考值上限。临床上降钙素升高亦可见于其他非 MTC 疾病,包括细菌感染、严重疾病状态、高钙血症(甲状旁腺功能亢进症所致)、肾功能不全、自身免疫性甲状腺炎、肿瘤等。

## 二、降钙素激发试验

降钙素与甲状旁腺激素(parathyroid hormone,PTH)有相互拮抗作用。当血钙增高时,抑制甲状旁腺激素分泌,降钙素受刺激而升高,钙移向骨质使血钙降低;当血钙降低时甲状旁腺分泌亢进,并抑制降钙素释放,钙自骨移向血液,使血钙升高。因此,通常采用钙负荷-降钙素试验进一步刺激降钙素的分泌,提高对甲状腺髓样癌的早期诊断。对于非甲状腺疾病,激发试验通常表现为血清降钙素前体明显升高,而成熟降钙素水平正常或仅轻度升高。

钙负荷-降钙素激发试验:受试者过夜空腹,按照 3mg/kg 的剂量(10%葡萄糖酸钙 10mL 含 93mg 钙),静脉缓慢推注(10min 内)钙剂,并于注射前以及注射后 10min、20min 及 30min 分别取血 3mL,测定降钙素水平。正常基础血清降钙素值应低于 10ng/mL,当基础降钙素仅轻度升高(即<100ng/mL)时,激发试验可协助诊断 C 细胞异常。当激发试验血清降钙素>100ng/mL 时,提示 C 细胞增生,术前证实 MTC 的诊断。对于甲状腺髓样癌术后患者,只有激发试验阴性才能排除残留肿瘤组织或复发的可能性。降钙素激发试验的受试者仅出现轻度暂时性、全身性温暖感觉,无明显副作用。但是本试验不如五肽胃泌素激发试验敏感,两个试验联合应用可提高敏感性。

## 三、五肽胃泌素激发试验

对于基础血清降钙素水平正常的受试者,可进行五肽胃泌素-降钙素激发试验来进行早期甲状腺髓样癌诊断,以及术后复发判断。

五肽胃泌素-降钙素激发试验:受试者按照 0.5μg/kg 的剂量快速静脉给予(5s 内)五肽胃泌素,注射前和注射后 1min、2min、5min 取血测定降钙素。正常人基础降钙素多低于 10ng/L,五肽胃泌素激发试验后降钙素值不升高或仅轻度升高,多低于 30ng/L。五肽胃泌素激发后,降钙素峰值为 50~100ng/L 多提示甲状腺良性疾病,但不排除 MTC;降钙素>100ng/L,则表明存在 MTC;有 MEN-2 基因突变家族史者若峰值为 30~100ng/L,提示良性 C 细胞增生或 MTC 微小癌。五肽胃泌素激发试验的主要不良反应有暂时性恶心、呕吐、胸骨下紧束感、皮肤发红和肢端麻木等。

# 第三节 甲状腺癌的相关肿瘤标志物进展

## 一、甲状腺功能相关指标在甲状腺癌诊断中的价值相关研究

血清促甲状腺激素水平与甲状腺癌患者的预后和复发密切相关,甲状腺过氧化物酶抗体(TPOAb)和甲状腺球蛋白抗体目前在甲状腺结节和甲状腺癌诊断中的价值相关研究中结果不一。TSH 是一种刺激甲状腺生长的重要激素,主要反映甲状腺的功能情况。在甲状腺癌诊疗指南中,TSH 是首选检查指标,TSH

降低说明甲状腺结节有功能,其结节恶性的可能性较小。研究证实,TSH 增高是甲状腺癌的独立危险因素,甲状腺结节恶变的风险随 TSH 升高而增加;TSH 水平与病灶直径、淋巴结转移、肿瘤分期密切相关,TSH 水平增高可能促进肿瘤的发生和生长。主要机制可能是 TSH 与其受体结合间接刺激甲状腺细胞合成并分泌细胞生长因子、血管内皮生长因子、胰岛素样生长因子等生物活性因子,从而影响肿瘤的发生与发展。

TPOAb 和 TgAb 都是自身免疫性甲状腺疾病的标志物,也是非常重要的甲状腺癌的肿瘤标志物。TgAb 特异性较高,本身没有破坏作用,但是其与甲状腺球蛋白结合后,通过与 Fc 受体作用激活自然杀伤细胞,攻击靶细胞,从而破坏甲状腺细胞。TgAb 水平增高也可能是由肿瘤发展过程中甲状腺球蛋白表面抗原结构发生改变的免疫反应造成的。TPOAb 是催化甲状腺激素的重要酶,也可引起甲状腺组织损伤,其生成过多会导致甲状腺素合成减少。TPOAb 参与甲状腺球蛋白酪氨酸残基碘化和碘化酪氨酸偶联作用,与自身免疫性甲状腺疾病的发生、发展密切相关。很多研究发现,自身免疫性甲状腺疾病提高了甲状腺癌的发生率,原因可能是相关验证因子促进肿瘤的发生、发展。

## 二、降钙素原

由于临床实际操作中,相较于降钙素,整个降钙素原(procalcitonin,ProCT)检测过程不需要保持低温,更易操作,当抗体相同时,检测结果的一致性明显优于 CT。因此近年来,降钙素原在 MTC 诊断及随访方面的研究越来越受到重视。有研究发现,降钙素原在甲状腺髓样癌的诊断中具有较高的灵敏度和特异性,因此,ProCT 有望替代血清降钙素成为筛查及管理 MTC 的重要标志物。

1. ProCT 的生成及其生物效应　ProCT 是一种由 116 个氨基酸组成的糖蛋白,相对分子量为 13kD。ProCT 是 11 号染色体上 *CALC-1* 基因的编码产物,由甲状腺滤泡旁细胞分泌。在正常生理状况下,ProCT 的 mRNA 在甲状腺 C 细胞内转录生成,随后翻译为 ProCT 前体,经糖基化和特异性酶选择性切除后转变为 ProCT,继而在高尔基体及分泌颗粒内由蛋白水解酶酶解,形成成熟的降钙素及抗钙素(katacalcin,KC),而成熟的降钙素在羧基端酰胺化后才能成为具有活性的降钙素。正常人血清中包含了完整的 ProCT、降钙素、氨基降钙素原(N-ProCT)、羧基末端肽 I(CCP-I)和 CT/CCP-I 结合肽。早前,ProCT 检测下限为 0.3~0.5ng/mL,但正常人血清中 ProCT 水平<0.1ng/mL。Kryptor 检测法因灵敏度高而受到广泛关注,可识别 ProCT 及 CCP-I,检测下限可低至 0.05ng/mL。

迄今,ProCT 的生物学效应仍未明确,其被认为参与了机体的炎症反应。虽然 ProCT 是一种次级炎症因子,其本身无法启动脓毒症反应,但促炎刺激一旦存在,细胞因子环境将发生改变,ProCT 则可放大并加重脓毒症病理过程。在人体及动物脓毒症中的研究发现,几乎所有组织中 ProCT 的 mRNA 均呈现上调现象,血清中 ProCT 水平显著升高。除了作为炎症指标,ProCT 可能还具有其他作用。实质细胞中大量 ProCT mRNA 生成及 ProCT 释放,表明其可能是一种基于组织而非白细胞宿主的防御机制。抗炎药物可能对 ProCT 水平产生影响,提示 ProCT 也许是一种潜在的炎症毒性介质。脓毒症急性肾损伤可能与 ProCT 的细胞毒性作用有关,而与内毒素血症或血流动力学改变无关联。

2. ProCT 与 MTC 术前诊断　ProCT 是 MTC 术前诊断的重要标志物。一项针对 112 例首次手术前进行 ProCT 及降钙素测定的研究证明,ProCT 与降钙素的诊断准确率相近,且在评估肿瘤大小、甲状腺外侵犯、受累淋巴结数量和远处转移方面,两者并无明显差异。该研究中,107 例患者 ProCT 水平>0.1ng/mL,敏感性为 95.5%。随着 ProCT 水平升高,其缓解率明显下降,提示 ProCT 水平可能与疾病严重程度正相关,而与缓解率呈负相关。然而,ProCT 水平仅与疾病受累淋巴结数量、远处转移有关。一项针对甲状腺结节的降钙素与 ProCT 研究,对降钙素水平升高的 14 例患者进行了五肽胃泌素刺激试验,最终确诊为 MTC 的 2 例患者的基础 CT 水平>100pg/mL 且 ProCT>0.1ng/mL。在该研究中,尽管基础及五肽胃泌素刺激后降钙素水平均明显高于正常范围,但所有非 MTC 者基础及刺激后 ProCT 均呈阴性,由此可见,ProCT 的阳性及阴性预测值高达 100%。因此,该研究建议,应对基础降钙素水平中度升高(10~100pg/mL)者行 ProCT 检测,从而避免高钙或五肽胃泌素刺激试验。

3. ProCT 与 MTC 随访监测　ProCT 在 MTC 患者术后随访监测方面具有重要作用。一项纳入 133 例 MTC 患者的大规模研究结果表明,91 例活动性 MTC 患者中,83 例 ProCT>0.15ng/mL,而 42 例已治愈的

MTC 患者中并未检测到 ProCT(特异性为 100%)。在活动性 MTC 患者中,疾病稳定者 ProCT 水平最低 (3.6ng/mL),复发/转移者最高(241.7ng/mL),新诊断者则介于二者之间(13.8ng/mL)。另一项针对 23 例缓解期 MTC 患者测定 ProCT 的研究发现,其中 20 例未检测到 ProCT(特异性为 87%),而持续性 MTC 患者的 ProCT 水平则明显高于正常范围(敏感性为 100%)。在这些患者中,15 例未检测到 CT(<5pg/mL),5 例介于参考值下限至 10pg/mL 之间,3 例 CT>10pg/mL。同时,亦有国外学者将 ProCT/CT 比值视为预测无进展生存期的指标,认为其与临床预后密切相关。

综上所述,降钙素被大多数临床医师认为是诊断和随访 MTC 最理想的标志物。但不同降钙素检测方法间的结果不一致性及一些降钙素阴性 MTC 患者的存在,在一定程度上限制了其临床应用。对于少数降钙素阴性的 MTC 患者而言,ProCT 有助于其术前诊断及术后随访,很有可能替代降钙素成为诊治 MTC 的关键指标。根据现有数据,可初步建立一个较为准确的参考范围。当前最为关键的问题是确立合适的 ProCT 界值以判断 MTC 活动与否。因此,仍需更大规模的研究进一步验证其临床价值,以便将其更为广泛地应用于 MTC 的临床诊断与随访。

# 第四节　甲状腺癌的核医学影像诊断

甲状腺癌的诊断贵在早期,凡发现孤立性甲状腺结节,临床上都要排除甲状腺癌的可能。如结节坚硬而不平整,伴颈淋巴结肿大、喉返神经麻痹或以往有颈部放射史者,癌肿的可能性很大。同样,如在甲状腺的多发性结节中发现一个结节特别突出而且较硬,也应疑有甲状腺癌的可能。但是在诊断时,不能过分依赖肿块表面不平和质地坚硬作为甲状腺癌判定特征。目前,超声、CT、MRI、SPECT、PET 等多种成像模式的影像技术已经广泛应用于甲状腺癌的诊断、术前定位和定性以及术后随访中。现有成像手段主要是解剖成像和功能成像,核医学影像检查作为功能代谢成像的重要代表,在甲状腺的诊断、治疗中占重要地位。临床上最早应用放射性核素进行脏器显像的器官是甲状腺,放射性核素甲状腺显像(radionuclide thyroid imaging)不仅反映甲状腺的大小、位置、形态和结构,更重要的是反映了甲状腺的血流、功能状态。目前,$^{99m}$Tc 和 $^{131}$I 甲状腺扫描只能反映结节的形态及其摄取放射性核素的功能,虽然不能完全明确甲状腺结节性质,但现有临床资料表明,根据"热结节""温结节""凉结节"和"冷结节"的扫描图像判断甲状腺癌的可能性依次递增。放射性核素分布的缺损与肿瘤的大小有关,有时功能减损的肿瘤图像可被正常甲状腺组织所掩盖。$^{18}$F-FDG PET 显像诊断甲状腺癌的准确性与甲状腺癌分化程度非常相关,高分化甲状腺癌的假阴性率较高。

以下讲述核医学影像在甲状腺癌诊断方面的应用。

## 一、甲状腺静态显像

**1. 原理**　正常甲状腺组织具有选择性摄取和浓聚碘的能力。将放射性 $^{131}$I 和 $^{123}$I 引入体内后,可被有功能的甲状腺组织摄取。在体外应用显像仪器探测发射的 γ 射线的分布,从而观察甲状腺或有甲状腺功能组织的位置、形态、大小及功能状态。锝和碘属于同族元素,也能够被甲状腺组织摄取和浓聚,只是 $^{99m}$TcO$_4^-$ 进入甲状腺细胞后不能进一步参加甲状腺激素合成。由于 $^{99m}$TcO$_4^-$ 具有物理半衰期短、射线能量适中、发射单一 γ 射线、甲状腺受辐射剂量小等良好的特性,目前临床上多使用 $^{99m}$TcO$_4^-$ 进行常规甲状腺显像。

**2. 检查方法**

(1) 显像剂:目前临床上常用的甲状腺显像剂有 3 种,其特性见表 2-8-1。

表 2-8-1　常用甲状腺显像剂及特性

| 显像剂 | 物理半衰期 | 显像时间(给药后) | γ 射线能量/keV | 剂量/MBq |
|---|---|---|---|---|
| $^{123}$I | 13.2h | 4h | 159 | 7.4~14.8 |
| $^{131}$I | 8.04d | 24h | 364 | 1.85~3.70 |
| $^{99m}$TcO$_4^-$ | 6.02h | 20min | 140 | 74~185 |

（2）显像方法：应用$^{131}$I 和$^{123}$I 进行显像时，检查前应停用含碘食物或影响甲状腺功能的药物。$^{99m}$TcO$_4^-$ 进行显像时不需要特殊准备。应用$^{99m}$TcO$_4^-$ 进行颈部甲状腺平面显像时，静脉注射$^{99m}$TcO$_4^-$ 74～185MBq，20～30min 后进行采集。应用低能通用型或针孔型准直器。常规采取前位，必要时增加斜位和侧位。断层显像时，静脉注射$^{99m}$TcO$_4^-$ 296～370MBq，采用低能高分辨平行孔准直器，探头旋转360°，共采集 64 帧，每帧采集 15～20s 或每帧采集 100K。采集结束后进行图像重建，获得横断面、矢状面和冠状面影像。应用放射性碘进行甲状腺显像时，空腹口服$^{131}$I 1.85～3.70MBq，24h 后应用高能通用型准直器或$^{123}$I 7.4～14.8MBq，4～8h 后采用低能通用型平行孔准直器进行显像。儿童甲状腺显像宜用$^{99m}$TcO$_4^-$，以减少甲状腺所受辐射量。由于放射性碘可以自由通过胎盘屏障且可由乳汁分泌，妊娠、哺乳期女性禁用$^{131}$I 和$^{123}$I 显像，应用$^{99m}$TcO$_4^-$ 显像者应停止哺乳 48h 以上。

（3）图像分析

1）正常甲状腺图像表现：甲状腺双叶呈蝴蝶状，叶内放射性分布均匀，双叶上极因甲状腺组织较薄，放射性分布略有些稀疏，峡部一般不显像或浓集程度明显低于双侧甲状腺叶，偶尔可见锥状叶。

2）甲状腺结节功能判断：可根据甲状腺结节摄取显像剂能力，将甲状腺结节分为高功能结节、功能正常结节和低功能结节。通常称高功能结节为"热结节"，功能正常结节为"温结节"，低功能结节为"凉结节"或"冷结节"（图 2-8-1）。

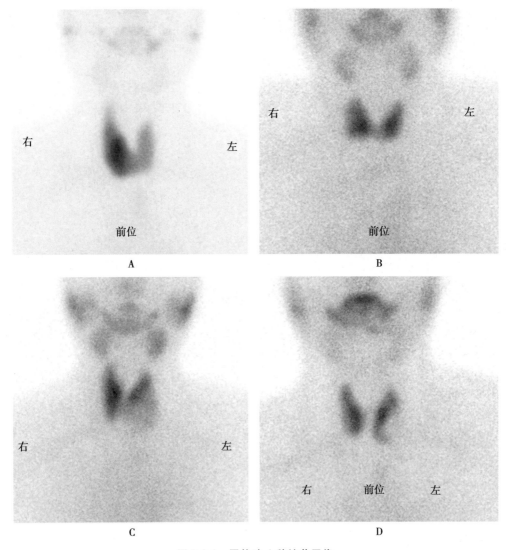

**图 2-8-1 甲状腺 4 种结节显像**

A. 右叶"热结节"；B. 右叶"温结节"；C. 左叶"凉结节"；D. 左叶"冷结节"。

"热结节"是结节组织摄取显像剂的能力高于周围正常甲状腺组织,在图像上表现为在结节部位出现放射性浓集,常见于甲状腺高功能腺瘤,恶性病变的概率很小。"温结节"是结节组织摄取显像剂的能力与周围正常甲状腺组织相近,在图像上使得结节的放射性分布与周围正常甲状腺组织无明显差异。其显像特点是双侧叶内核素分布均匀,未见明显核素分布稀疏区或浓集区。"温结节"常见于甲状腺腺瘤、结节性甲状腺肿。甲状腺癌也可表现为"温结节",多为分化好的甲状腺癌。"凉结节"是结节部位对显像剂的摄取能力低于周围正常甲状腺组织,但高于本底,图像上表现为放射性核素分布稀疏区。"冷结节"是结节无显像剂摄取,图像上表现为结节部位放射性核素分布缺损区。甲状腺"凉结节"和"冷结节"无本质区别,均可见于甲状腺囊肿、甲状腺腺瘤囊性变或出血、甲状腺癌、结节性甲状腺肿、甲状腺炎等。一般单发"凉结节""冷结节"的恶性病变发生率为7.2%～54.5%,多发"凉结节""冷结节"的恶性病变发生率为0～18.3%(图2-8-2)。

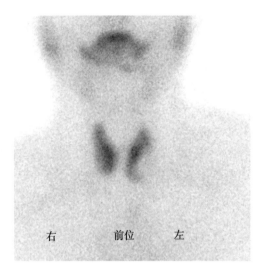

图2-8-2　甲状腺癌$^{99m}TcO_4^-$显像图

当结节$^{99m}TcO_4^-$、$^{131}I$或$^{123}I$显像为"冷结节",在出现下列改变时应考虑该结节恶性病变的可能性较大:①"冷结节"所在侧叶无肿大;②分布缺损区横贯一侧叶,呈断裂样改变;③一侧叶整体呈分布缺损区,且向对侧扩展;④$^{99m}TcO_4^-$、$^{131}I$和$^{123}I$显像时结节均为"冷(凉)结节"。

## 二、甲状腺血流显像

1. **原理**　甲状腺血流显像(thyroid angiography)是将显像剂经静脉"弹丸"式注射,随即用γ相机对流经甲状腺的显像剂进行动态显像,从而获得甲状腺及其病灶处的血流灌注及其功能状态情况,又称甲状腺动态显像(thyroid dynamic imaging),通常与甲状腺静态显像或肿瘤阳性显像同时进行。

2. **检查方法**　患者不需要特殊准备。检查时,患者取仰卧位,颈部尽量伸展,充分暴露甲状腺。在触诊甲状腺结节的对侧肘静脉"弹丸"式注射$^{99m}TcO_4^-$ 370～740MBq,同时启动γ照相机进行动态采集,矩阵64×64,放大1.5～2.0倍,2s/帧,连续采集16帧。采用感兴趣区域(region of interest,ROI)技术绘制出甲状腺血流和颈部血流的时间-放射性曲线,由曲线计算出甲状腺动脉和颈动脉血流的峰时和峰值。

3. **适应证**　观察甲状腺结节的血运情况,辅助鉴别结节性质,辅助诊断甲状腺功能状态。

4. **图像分析**

(1) 正常图像表现:注射显像剂后8～12s双侧颈动脉对称显影,此时甲状腺区几乎无显像剂聚集;10～18s甲状腺开始显影,且随时间延长甲状腺摄取显像剂增多,影像逐渐清晰,至22s左右甲状腺内显像剂浓度超过颈动、静脉,分布趋于均匀。当甲状腺功能正常时,颈动脉-甲状腺通过时间平均为2.5～7.5s。

(2) 异常图像表现:两侧血流灌注不一致,局部出现异常浓聚或降低等均为异常。应用ROI技术进行定量分析,若甲状腺或甲状腺结节的显像剂分布高于颈动、静脉,为血流灌注增加。甲状腺癌患者通常表现为静态显像结节为"冷结节",动态血流灌注表现为血流灌注增加。

## 三、甲状腺亲肿瘤显像

1. **原理**　甲状腺肿瘤阳性显像(thyroid positive imaging)是利用某些放射性核素或标记化合物与甲状腺癌组织具有一定的亲和力,静脉注射显像剂后可被甲状腺癌组织摄取和浓聚,应用显像仪器进行阳性显像,对甲状腺结节的性质进行辅助诊断。

2. **检查方法**　对常规$^{131}I$($^{123}I$)或$^{99m}TcO_4^-$静态显像确定为"冷(凉)结节"者,行甲状腺显像。临床上最常用的显像见表2-8-2。

表 2-8-2　甲状腺亲肿瘤显像常用显像剂及应用

| 显像剂 | 剂量/MBq | 显像时间(给药后) | 临床应用 |
| --- | --- | --- | --- |
| $^{201}$TlCl | 55.5~74 | 5~15min(早期显像),3~5h(延迟显像) | 甲状腺未分化癌及转移灶 |
| $^{99m}$Tc-MIBI | 370~555 | 10~30min(早期显像),2~3h(延迟显像) | 甲状腺癌及转移灶 |
| $^{99m}$Tc(V)-DMSA | 370 | 2~3h | 甲状腺髓样癌及转移灶 |
| $^{131}$I-MIBG | 37 | 24~48h | 甲状腺髓样癌及转移灶 |
| $^{123}$I-MIBG | 111 | 24h | 甲状腺髓样癌及转移灶 |

**3. 适应证**　甲状腺结节的良恶性鉴别;寻找甲状腺转移灶。

**4. 图像分析及临床应用**　对于甲状腺癌患者,常规甲状腺静态显像显示为"(凉)结节"的病灶,此时表现为显像剂浓聚。对于双时相显像,甲状腺癌患者的早期显像和晚期显像均出现明显的异常显像剂浓聚,且在晚期显像时,因周围正常的甲状腺影逐渐消退,病灶的浓聚影将更加清楚。比较而言,良性甲状腺结节患者的双时相图像表现为均无异常显像剂浓聚,有时在早期显像时会出现显像剂填充,通常不会超过周围正常甲状腺组织,但在晚期显像时会逐渐减淡或消退。有研究显示,$^{201}$Tl 显像诊断甲状腺癌的敏感性为 87%,特异性为 58%;$^{99m}$Tc-MIBI 显像诊断甲状腺癌的敏感性为 80%~91%。对于不同病理类型甲状腺癌,$^{201}$Tl 通常被认为是甲状腺未分化癌的诊断显像剂,$^{99m}$Tc(V)-DMSA 和 $^{131}$I($^{123}$I)-MIBG 是甲状腺髓样癌的诊断显像剂。对于甲状腺肿块或伴颈部淋巴结肿大者,如果病灶高浓度显像剂摄取(靶/非靶>2),可考虑甲状腺髓样癌,如果同时伴血降钙素水平明显升高、脸色潮红等,可确诊(图 2-8-3)。

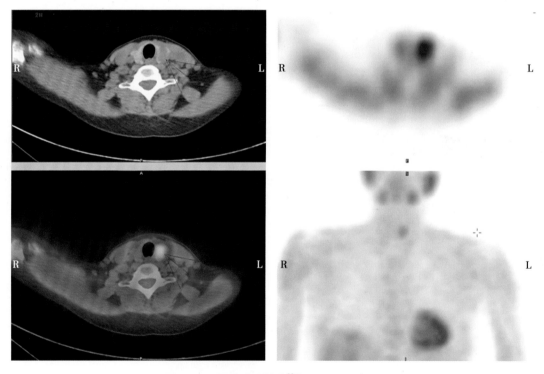

图 2-8-3　甲状腺髓样癌 $^{99m}$Tc-MIBI 显像图

## 四、甲状腺癌正电子发射断层显像(PET)

### (一) $^{18}$F-脱氧葡萄糖($^{18}$F-FDG)PET 显像

**1. 原理**　$^{18}$F-脱氧葡萄糖($^{18}$F-FDG)作为葡萄糖的类似物,$^{18}$F 可发出正电子,是葡萄糖代谢的示踪剂。血液中的 $^{18}$F-FDG 经细胞膜上葡萄糖转运体(GLUT)进入细胞,在细胞内通过己糖激酶的作用生成 6-磷酸脱氧葡萄糖(FDG-6-P),不能够被细胞内的酶进一步代谢,因此会在细胞内堆积,其数量与病灶细胞对葡萄糖摄取和利用能力相一致。恶性肿瘤的这种能力异常增高,因此$^{18}$F-FDG 可作为示踪剂进行 PET 成像,观察$^{18}$F-FDG-6-P 在细胞内浓聚的多少,可判断肿瘤的良恶性。

2. **检查方法** 受检者应具有能完成检查的基础状态,检查前至少禁食 6h,使血糖控制在正常范围。静脉注射 185~370MBq 的$^{18}$F-FDG,注射后保持安静休息,避免大量说话。注射显像剂 60~90min 后,进行图像采集,图像采集前排空膀胱。

3. **图像分析及临床应用**

(1) 甲状腺癌诊断:通常$^{131}$I 全身显像可以评价甲状腺癌细胞是否存在完整的钠碘转运泵(Na/I 泵),对于高分化、低度恶性的甲状腺癌诊断阳性率较高,而$^{18}$F-FDG PET 对低分化、高度恶性的肿瘤敏感性高。部分甲状腺良性病变也可以浓集$^{18}$F-FDG,特别是甲状腺腺瘤,可以表现很高的$^{18}$F-FDG 摄取,因此在临床上通常以 $SUV_{max} = 2.5$ 作为良恶性病变的诊断界限,当 $SUV_{max} > 3.0$ 时通常考虑为恶性病变。甲状腺癌$^{18}$F-FDG PET 的假阴性主要见于生长慢、分化好的病灶或过小的原发或转移灶。一般不主张常规使用$^{18}$F-FDG PET 检查诊断原发甲状腺癌,尤其是分化好的甲状腺滤泡状癌和甲状腺乳头状癌(图 2-8-4A),但是对于甲状腺未分化癌、髓样癌,$^{18}$F-FDG PET 检查有较大的意义。

(2) 颈部转移淋巴结的探测价值:淋巴结转移是甲状腺癌的最常见转移途径,超过 80% 的甲状腺癌患者存在颈部淋巴结转移。ATA 指南推荐所有行甲状腺切除的患者应在术前进行颈部 B 超探查淋巴结转移情况。多项研究对颈部超声和$^{18}$F-FDG PET(图 2-8-4B)对甲状腺癌患者术前转移淋巴结的灵敏度、特异性和准确度进行了比较,发现两者无统计学差异。但是 PET 的优势在于能够提供全身的淋巴结转移信息,特别是纵隔淋巴结和锁骨上淋巴结的探测能力高于超声检查。

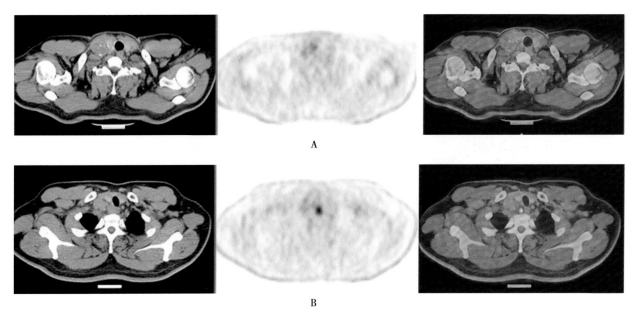

A

B

**图 2-8-4 甲状腺乳头状癌 PET/CT 显像**

A. 甲状腺右叶下极见低密度结节影,伴多发钙化,FDG 代谢轻度增高;B. 右侧颈根部气管食管旁沟见软组织结节影,FDG 代谢异常增高。

目前,$^{18}$F-FDG PET 对于甲状腺癌的术前诊断价值受到一定争议。有研究表明,PET 半定量分析指标 $SUV_{max}$ 在甲状腺肿瘤中的值高于甲状腺良性结节中的值,但是两组之间存在重叠,并且分化性较好的甲状腺癌 FDG 代谢呈阴性。因此,目前的指南并不推荐 PET 作为低风险甲状腺癌的术前常规检查项目。对于甲状腺癌,$^{18}$F-FDG PET 主要用于术后复发和转移灶的检查,尤其是用于术后甲状腺球蛋白水平升高而$^{131}$I-全身扫描阴性患者。总之,FDG PET 显像不是诊断甲状腺癌和转移病灶的第一线方法,但对探测甲状腺癌复发和微小转移病灶有优势。

**(二) $^{11}$C-蛋氨酸 PET**

1. **原理** 氨基酸参与蛋白质的合成、转运和调控,体内蛋白质合成的异常与多种肿瘤及神经精神疾病有关。细胞恶变需要获得并且有效利用营养成分以维持其能量、蛋白质合成和细胞分裂,因此恶性肿瘤细胞的氨基酸转运增强。$^{11}$C-蛋氨酸($^{11}$C-methionine,$^{11}$C-Met)是氨基酸类化合物作为示踪剂用于 PET 显像的典型代表,能够在活体反映氨基酸的转运、代谢和蛋白质的合成。肿瘤细胞合成蛋白质作用增强,转运和利用氨基酸的能力增强;肿瘤组织摄取$^{11}$C-Met 的程度与恶性程度相关并明显高于正常组织。因此,$^{11}$C-Met PET 亦可用于甲状腺癌诊断。

2. **显像方法**　$^{11}$C-Met 注射进入体内后的时间-放射性曲线表明,静脉注射后 5min 左右,正常脑组织和肿瘤组织就能迅速摄取 MET,并且脑肿瘤组织标准摄取值(SUV)明显高于正常组织,注射后 10min,肿瘤 SUV 达到峰值,且稳定保持在高水平上。由于$^{11}$C-Met 的摄取、达到平衡和清除较快,临床显像在静脉注射后 1h 内完成效果较为理想。

3. **图像分析及临床应用**　$^{11}$C-Met 显像时,正常图像中显像剂正常生理分布主要见于胰腺、唾液腺、肝脏和肾脏。目前$^{11}$C-Met 显像主要用于脑肿瘤、颈部肿瘤、淋巴瘤和肺癌诊断。在甲状腺癌诊断上,部分研究报道$^{11}$C-Met PET 诊断敏感性和特异性高于$^{18}$F-FDG PET,但是氨基酸 PET 在甲状腺癌诊断中的价值还需要更多的数据验证。

## 第五节　分子核医学在甲状腺癌影像诊断中的应用研究进展

分子影像能够通过各种成像手段从分子和细胞水平认识疾病,为临床诊断、治疗监测和医学研究提供分子水平信息。应用放射性核素示踪技术建立起来的核医学分子影像是当今最成熟的分子影像,目前部分方法已经应用于临床。分子生物学技术的发展、放射性药物的研制和放射性核素标记技术的改进以及核医学探测仪器的分辨率改善,是核医学分子影像发展的关键。对于甲状腺癌,近年来随着对甲状腺癌分子机制研究的深入,越来越多的靶点及基因被发现。对于甲状腺癌除了常规核医学诊断方式,新型分子影像也逐渐应用到甲状腺癌的诊断中。以下就分子核医学在甲状腺癌影像诊断方面的研究进展进行叙述。

### 一、甲状腺癌放射受体显像

受体显像是利用放射性核素标记受体的配体或配体的类似物作为显像剂,将受体-配体结合的高特异性和放射性探测的高敏感性相结合建立的显像技术。肿瘤细胞在变异分化的过程中,细胞膜表面某些受体的表达会异常增高。利用受体显像可以显示肿瘤受体表达的密度和亲和力高低,是分子水平的影像,是进行受体靶向治疗的前提。目前,在甲状腺癌诊断方面可应用得比较成熟的受体显像主要有生长抑素受体显像、间碘苄胍显像和血管活性肠肽显像。

#### (一) 生长抑素受体显像

生长抑素(somatostatin,SST)为 14 肽,主要调节生长激素的分泌,抑制垂体生长激素、促甲状腺激素、促肾上腺皮质激素和催乳类的释放。目前临床上常用的成熟生长抑素受体(somatostatin receptor,SSTR)显像剂是奥曲肽(octreotide),可以应用放射性核素$^{123}$I、$^{99m}$Tc、$^{111}$In、$^{186}$Re 进行标记后显像。还有其他一些生长抑素类似物同样表现出较好的受体显像效果。

甲状腺髓样癌组织通常高表达生长抑素受体,因此可以应用生长抑素受体显像对甲状腺髓样癌进行诊断,其阳性率为 50%~70%。肿瘤病灶直径越大、降钙素等肿瘤标志物越高,则生长抑素显像阳性率越高。但是,生长抑素及其类似物价格昂贵,进行放射性标记后易失活,临床应用中存在一些限制。

#### (二) 间碘苄胍显像

间碘苄胍(MIBG)是一种去甲肾上腺素的功能结构类似物,能利用胺前体摄取机制进入胞质中的小囊泡或神经内分泌颗粒。甲状腺髓样癌是典型的神经内分泌肿瘤,因此可以应用 MIBG 做亲肿瘤显像。

#### (三) 血管活性肠肽受体显像

血管活性肠肽(vasoactive intestinal peptide,VIP)是一种由 28 个氨基酸组成的具有多种功能的神经递质,能通过其受体调节正常及肿瘤细胞的增殖和分化。VIP 受体广泛存在于各种正常和肿瘤组织中,因此能够进行放射性核素标记后进行受体显像。研究发现,甲状腺癌肿瘤细胞中高表达 VIP Ⅰ 型受体。

### 二、甲状腺癌放射免疫显像

放射免疫显像(radioimmunoimaging,RII)与放射免疫治疗(radioimmunotherapy,RIT)曾在核医学界引起广泛关注。放射性核素标记的某些特定单克隆抗体被引入体内后,能够特异性地与相对应肿瘤抗原特异性结合,其中抗体起着靶向载体的作用,通过抗体-抗原的特异性结合,将放射性核素浓聚在肿瘤部位,采取显像仪器从体外探测显像剂的分布,实现肿瘤的定性、定位诊断。

半乳凝素-3(galectin-3)属于半乳凝素(galectin)家族 16 种亚型之一,主要存在于细胞质中。半乳凝素-3 是一种抗凋亡分子,它的过度表达与许多恶性肿瘤(包括甲状腺、胃及中枢神经系统肿瘤)的进展有关。半乳凝素-3 在高分化的甲状腺癌中高表达,仅在 2% 的良性结节中呈阳性(多为甲状腺腺瘤)。利用免疫组化技术分析甲状腺结节组织半乳凝素-3 的表达进行良性或恶性程度鉴别的方法如今已被用于指导甲状腺癌手术临床实践中。有研究利用<sup>99m</sup>Tc-半乳凝素-3 单克隆抗体对甲状腺癌荷瘤鼠进行放射免疫显像,在半乳凝素-3 表达阳性组裸鼠给药 6~9h 后,得到较好的靶/非靶比值的肿瘤阳性图像。而在半乳凝素-3 沉默组的荷瘤鼠中未见到阳性显像(图 2-8-5)。

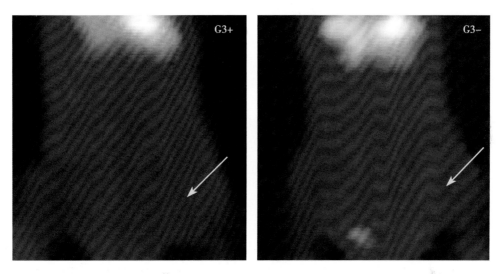

**图 2-8-5　甲状腺癌<sup>99m</sup>Tc-galectin-3 单克隆抗体活体放射免疫 SPECT 显像**

血小板衍生生长因子受体 α(platelet-derived growth factor receptor α,PDGFRα)是血小板衍生生长因子(platelet-derived growth factor,PDGF)家族成员的细胞表面酪氨酸激酶受体,在多种肿瘤中的异常调节已被证实,同时也是甲状腺癌去分化的一个分子开关。评估甲状腺癌患者是否有 PDGFRα 的存在,能够鉴别具有侵袭性甲状腺乳头状癌变异者。有研究应用放射性核素<sup>64</sup>Cu 对抗 PDGFRα 抗体 D13C6 进行标记,对荷瘤鼠进行给药显像,给药48h 后,PDGFRα 阳性荷瘤鼠肿瘤组织 $SUV_{mean}$ 达到 5.5,而 PDGFRα 阴性肿瘤组织 $SUV_{mean}$ 达到 2。因此<sup>64</sup>Cu-NOTA- D13C6 可以作为一种新的甲状腺癌 PDGFRα 的 PET 免疫显像放射性示踪剂(图 2-8-6)。

目前放射免疫显像还存在假阴性、图像对比程度差和抗体来源等多种问题,基因工程技术、抗体片段、组合抗体等技术在不断发展以期望克服这些问题。

### 三、甲状腺癌报告基因显像

报告基因显像是利用基因融合、双顺反子、双启动子以及双向转录等重组技术,构建表达报告基因的载体,导入靶细胞或组织内,然后注射与报告基因表达产物耦合的核素标记的探针,进行 PET 或 SPECT 显像,可以无创地重复定量监测报告基因的表达,间接反映治疗基因的表达和移植细胞的存活状态。微核糖核酸(micro ribonucleic acids,miRNAs)能够通过不完全互补的形式与靶 mRNA 中非翻译区结合,并通过某种机制抑制 mRNA 的翻译,对靶基因的表达进行调节。有研究显示,miRNAs-221 在甲状腺乳头状癌中的表达要远远高出正常甲状腺细胞,且其能够通过多种方式调节癌基因的表达。正常甲状腺细胞人工转染miRNAs-221 之后,其中癌基因表达水平可出现变化。根据这个结果设计出的荧光报告基因显像系统可以

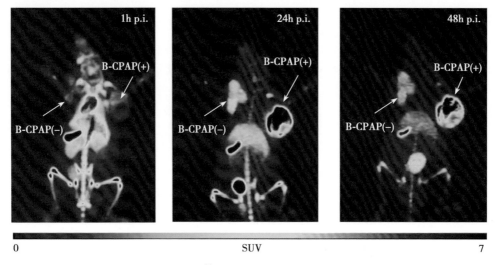

图 2-8-6　甲状腺癌 [64]Cu-D13C6 活体放射免疫 PET 显像

对 PTC 细胞中 miRNAs-221 的表达水平进行监测,实现体基因显像。

## 四、纳米材料介导的甲状腺癌显像

纳米技术对药物研究领域不断渗透和影响,带来了新的技术革命。运用纳米技术进行药物开发可以克服传统药物许多缺陷以及无法解决的问题。纳米材料作为药物载体功能显示出其独特的性能,在影像学诊断领域同样得到了更大的应用和发展。目前研究较多且性能较好的纳米材料形态主要有量子点、树枝状大分子、纳米管、胶束、金纳米粒子和纳米/微泡等。动物研究发现,对粒径为 50nm 的纳米材料应用 [99m]Tc 标记后,可以对甲状腺癌前哨淋巴结有较好的显示。在临床上,纳米活性炭已经应用到甲状腺癌手术中前哨淋巴结示踪,是目前纳米材料在临床上比较成功的应用。

（李盼丽　宋少莉）

## 参考文献

[1] 张永学. 核医学. 2 版. 北京:人民卫生出版社,2010.

[2] 黄钢. 影像核医学与分子影像. 3 版. 北京:人民卫生出版社,2016.

[3] 段文若. 甲状腺疾病的诊断及个体化治疗. 北京:人民卫生出版社,2012.

[4] BRAY F,FERLAY J,SOERJOMATARAM I,et al. Global cancer statistics 2018:GLOBOCAN estimates of incidence and mortality worldwide for 36 cancers in 185 countries. CA Cancer J Clin,2018,68(6):394-424.

[5] 杨雷,郑荣寿,王宁,等. 2013 年中国甲状腺癌发病情况与死亡情况. 中华肿瘤杂志,2017,39(11):862-867.

[6] 伊丹丹,布尔兰,伊米努尔·伊力哈木,等. 甲状腺乳头状癌临床病理亚型的研究进展. 东南大学学报(医学版),2019,38(4):747-752.

[7] MACHENS A,LORENZ K,DRALLE H,et al. Utility of serum procalcitonin screening and risk stratification of medullary thyroid cancer. J Clin Endocr Metab,2014,99(8):2986-2994.

[8] GIOVANELLA L,VERBURG FA,IMPERIALI M,et al. Comparison of serum calcitonin and procalcitonin in detecting medullary thyroid cancer among patients with thyroid nodules. Clin Chem Lab Med,2013,51(7):147714-147781.

[9] BRUTSAERT EF,GERSTEN AJ,TASSLER AB,et al. Medullary thyroid cancer with undetectable serum calcitonin. J Clin Endocr Metab,2015,100(2):337-341.

[10] MICHAEL W,MELINDA W,INGRIT H,et al. Molecular imaging of platelet-derived growth factor receptor-alpha(PDGFRα)in papillary thyroid cancer using immuno-PET. Nucl Med Biol,2018,58:51-58.

[11] ARMANDO B,CALOGERO DA,MARIA GP,et al. Thyroid cancer imaging in vivo by targeting the anti-apoptotic molecular galectin-3. Plos One,2008,3(11):e3768.

[12] 张永兰,王家东,周争. 放射性纳米示踪剂在甲状腺颈部淋巴结中的实验研究. 中华耳鼻喉头颈外科杂志,2010,45(10):849-853.

# 第九章

# 甲状旁腺疾病

甲状旁腺疾病是由于甲状旁腺主细胞分泌甲状旁腺激素（PTH）异常或末梢器官对甲状旁腺激素反应异常，导致钙磷代谢紊乱而引起泌尿、骨骼、消化、神经、心血管等多个系统和脏器病变及功能障碍。

## 第一节　甲状旁腺疾病的临床概述

### 一、甲状旁腺疾病的分类

根据甲状旁腺分泌功能的高低，可以将甲状旁腺疾病分为甲状旁腺功能亢进症（甲旁亢）、甲状旁腺功能减退症（甲旁减）和 PTH 抵抗（不敏感）综合征三大类。临床以甲状旁腺功能亢进症多见。

甲状旁腺功能亢进症根据病因又可以分为 4 类：①甲状旁腺自身发生病变，如过度增生、瘤性变甚至癌变，称为原发性甲状旁腺功能亢进症（primary hyperparathyroidism，PHPT）；②由于身体其他疾病，如长期维生素 D 缺乏、小肠功能吸收障碍或肾功能不全等，血钙低于正常值，需要甲状旁腺增加 PTH 的分泌来提高血钙水平，导致甲状旁腺功能代偿性亢进，称为继发性甲状旁腺功能亢进症（secondary hyperparathyroidism，SHPT）；③在长期继发性功能亢进的基础上，甲状旁腺又发生了瘤性变，称为三发性甲状旁腺功能亢进症（tertiary hyperparathyroidism，THPT）；④甲状旁腺本身并无上述病变，但由于非甲状旁腺组织（如肺、肝、肾和卵巢等）恶性肿瘤分泌类似 PTH 的物质导致高钙血症，而甲状旁腺功能被抑制，其临床表现在很大程度上与甲状旁腺功能亢进症相同，称为假性甲状旁腺功能亢进（并不是真正意义上的甲状旁腺功能亢进）。

### 二、流行病学

#### （一）患病率

原发性甲旁亢的自然发病率是 2.5~3.0/（10 万·年），发病率可能与人种有关，白种人的 PHTPT 发病率比黄种人高。在一般人群中，血清学检查中 PTH、血钙、血磷不正常占 1%~2%，其中大部分人没有症状。采用血钙常规筛查后，年发病率较前增加了 3~4 倍。女性发病多于男性，比例为（2~4）:1。60 岁以上女性的发病率明显高于其他年龄组，但也可见幼儿和儿童发病。尸检的病理研究显示，大约 10% 的老年人会出现甲状旁腺异常，包括甲状旁腺小结节、偶然发现的小腺瘤、嗜酸性细胞增多形成的结节。

#### （二）遗传流行病学

人类 PTH 基因定位于 11 号染色体的短臂（11p15），与降钙素基因毗邻。PTH 基因受多种因素的调节，如维生素 D、钙、磷、蛋白激酶 A、蛋白激酶 C 和性腺类固醇类激素等。活性维生素 D 可以抑制 PTH 基因的转录，使 mRNA 明显下降，PTH 分泌减少。维生素 D 还可以使甲状旁腺的维生素 D 受体基因表达增加，从而放大维生素 D 对 PTH 基因的作用。高血钙会抑制 PTH mRNA 的表达，而低血钙会兴奋 PTH mRNA 的表达。$Ca^{2+}$ 对 PTH mRNA 的调节作用主要在转录后水平，并且与钙受体和 3' 端非编码区结合有关。血磷可以通过影响维生素 D、血钙而间接影响 PTH 基因的表达，也可以直接影响 PTH 基因的表达。雌激素和孕激素亦可调节 PTH 基因的表达，如雌二醇可以增加 PTH 的表达。细胞外液钙离子浓度对 PTH mRNA 表达影响的机制目前还不完全清楚。

在部分患者中,原发性甲状旁腺功能亢进症是作为家族遗传病综合征的部分症状,最常见的就是 1 型多发性内分泌肿瘤综合征(multiple endocrine neoplasia syndrome type 1,MEN-1),较少见的是 2 型多发性内分泌肿瘤综合征(multiple endocrine neoplasia syndrome type 2,MEN-2),更少见的有甲旁亢性下颌瘤综合征(hyperparathyroidism-jaw tumor,HPT-JT)。钙敏感受体(calcium-sensing receptor,CASR)基因杂合子突变可以导致家族性低尿钙高血钙,纯合子突变可以导致新生儿严重甲旁亢(neonatal severe hyperparathyroidism,NSHPT)。

### 三、病因

#### (一) 甲状旁腺功能亢进症

**1. 原发性甲状旁腺功能亢进症**　其病因学尚未完全清楚,高龄、女性、颈部外照射都被认为是高危因素。有资料显示,80%~85%病例由甲状旁腺腺瘤所致,10%~15%病例由甲状旁腺增生引起,0.5%~5%病例由甲状旁腺癌引起。

**2. 继发性甲状旁腺功能亢进症**　是由于体内存在甲状旁腺激素刺激因素,引起甲状旁腺增生、肥大或形成功能自主性腺瘤。引起继发性甲旁亢的原因很多,临床常见病因包括:①慢性肾病、Fanconi 综合征、肾小管酸中毒等肾脏疾病;②维生素 D 缺乏或维生素 D 抵抗综合征;③各种原因引起的慢性低钙血症、低镁血症、高磷血症、遗传性高钙尿症性低钙血症、高降钙素血症等;④"骨饥饿"综合征;⑤服用某些药物,如奥马西平、二磷酸盐、质子泵抑制剂等。

**3. 三发性甲状旁腺功能亢进症**　是在继发性甲状旁腺功能亢进症的基础上发展而来的,如甲状旁腺对各种刺激因素反应过度或腺体受到持久刺激不断增生、肥大超过生理需求,腺体中的部分增生组织转化为腺瘤,自主性分泌过多的甲状旁腺激素。三发性甲状旁腺功能亢进症多发生于肾移植后肾功能恢复期、严重维生素 D 缺乏或 X-性连锁低磷血症性佝偻病/骨软化症长期使用磷制剂治疗的患者。

**4. 假性甲状旁腺功能亢进症**　由肺、肾、肝、卵巢等恶性肿瘤所分泌的 PTH 样肽、PTH 相关肽、前列腺素、破骨细胞活化因子等引起。

#### (二) 甲状旁腺功能减退症

**1. 先天性甲状旁腺发育不全**　在新生儿期即可发病,可表现为单纯的甲旁减,也可伴有先天性胸腺萎缩和先天性心脏异常。

**2. 甲状旁腺损伤**　多见于甲状腺癌根治术或甲状旁腺功能亢进症手术后,甲状旁腺组织被损伤或切除。甲状旁腺损伤可分为暂时性和永久性。少数患者是由于接受颈部放射治疗而发生甲状旁腺功能减退。

**3. 金属中毒**　可见于血色病、地中海贫血和肝豆状核变性等。

**4. 甲状旁腺浸润性疾病**　由淀粉样变、结核病、结节病、肉芽肿或肿瘤浸润引起。

**5. 自身免疫性多腺体疾病**　可见于家族性内分泌病变、艾迪生病及黏膜皮肤念珠菌病综合征。

**6. PTH 分泌缺陷**　可见于钙敏感受体和 *PTH* 基因异常,导致 PTH 分泌的调控与合成障碍。

**7. 靶组织对 PTH 作用抵抗**　可原发于假性甲旁减或继发于低镁血症。

### 四、发病机制

#### (一) 甲状旁腺功能亢进

**1. Ⅰ型多发性内分泌腺瘤(MEN-1)**　通常为常染色体显性遗传,*MEN-1* 基因位于染色体 11q13 区。散发性甲状旁腺腺瘤患者可发生基因缺失。有基因缺失的肿瘤比无基因缺失的肿瘤体积大,可能是在多克隆增生的基础上 11 号染色体基因缺失,导致单克隆腺瘤的产生。MEN-1 发生机制的两步隐性突变假说,即第一次隐性突变使细胞产生了肿瘤发生的倾向,第二次隐性突变消除了正常等位基因,可使第一次突变外显致瘤。散发性与家族性 MEN-1 的突变方式有所不同:散发性 MEN-1 于体细胞内发生两种突变;家族性 MEN-1 体细胞仅发生第二步突变,第一步突变通过亲代生殖细胞就遗传下来了。部分 MEN-1 患者未发生基因缺失,说明 MEN-1 的多因性,也可能要肿瘤进一步发展才会产生等位基因缺失。

**2. 散发性甲状旁腺腺瘤**　部分患者也有 11 号染色体等位基因缺失。研究发现,*PTH* 基因与其外的基因发生重组,非 *PTH* 基因插入外显子 Ⅰ 与 Ⅱ 之间。重组的结果是把来自 11P15 的基因置于活跃的 *PTH* 调节基因影响下,可以激活癌基因,也可以使肿瘤抑制基因失活。

### (二)甲状旁腺功能减退

**1. 家族性特发性甲旁减**　表现为 PTH 免疫活性生物活性的降低,其遗传方式可以是常染色体显性、隐性或 X 连锁遗传。用限制性内切酶可以对 PTH 结构基因进行切割并分析其限制性片段长度多态性的遗传特征,发现患者表现型与某种等位基因遗传关联密切,提示可能有 PTH 结构基因突变。此家系患者基因和体外转录-翻译系统表达后所获 PreProPTH 产量与正常基因相似,但只有 4.7% 转化成 ProPTH(正常达 75%)。

**2. PTH 分子异常所致甲旁减**　有家族性甲旁减患者的 PTH 受体及受体后反应正常,但其血浆对 3 种抗体中的 2 种反应不与标准缺陷平行,另一种抗体主要结合牛 PTH,但可测到血中 PTH,高压液相色谱法分析发现一个异常疏水组分,其中含免疫反应性 PTH。这些间接证据强烈提示,PTH 分子结构异常导致 PTH 失活。

## 五、病理

甲状旁腺实质主要由毛细血管及网状纤维组成,上皮细胞排列成滤泡状,腔内含少量胶质。患者早期甲状旁腺细胞分化为主细胞,10 岁以后出现嗜酸性细胞。主细胞合成和分泌 PTH。由于胞质的染色深浅不同,主细胞可分为透明细胞和暗细胞两种。酸性细胞由主细胞转化而来。在正常甲状旁腺中,嗜酸性细胞不合成和分泌 PTH,但甲状旁腺腺瘤患者的嗜酸性细胞中含有丰富的粗面内质网、分泌颗粒及巨大的高尔基体,能够合成及分泌过量的 PTH。

### (一)甲状旁腺腺瘤

甲状旁腺腺瘤病例中,80% 以上为单个腺瘤,1%~5% 有 2 个及 2 个以上的腺瘤,6%~10% 为异位(胸腺、甲状腺、心包膜或食管后)腺瘤。腺瘤大小差异较大(100~60mg)。在光镜下,甲状旁腺腺瘤一般表现为有完整纤维包膜的单个结节,包膜边缘可见正常或受压萎缩的甲状旁腺组织;瘤细胞呈团簇样生长,细胞均一,胞质中嗜酸性颗粒丰富。电镜下,腺瘤由主细胞及嗜酸性细胞构成,存在脂肪细胞及脂肪小滴。手术发现多个甲状旁腺病变时,应探查所有甲状旁腺,排除遗传性综合征可能。

### (二)甲状旁腺增生

甲状旁腺增生多见于慢性肾衰竭或血液透析患者,常累及多个腺体。一般认为,增生结节较腺瘤直径小,表现为不同程度腺体增生。甲状旁腺增生表现为多个腺体不对称增大,电镜下显示腺体增生结节无完整纤维包膜,但不显示周边受压萎缩的正常甲状旁腺组织,细胞核仁不明显。与甲状旁腺腺瘤不同的是,甲状旁腺增生为多克隆性。手术需要活检 1 个以上的腺体,若第 2 个腺体也有病变,则能确立原发性增生的诊断;若第 2 个腺体正常,增大的腺体多为腺瘤。

### (三)甲状旁腺癌

甲状旁腺癌的发病率很低,好发于 40~55 岁人群,平均发病年龄约为 50 岁,男女比例相当。病变质硬,呈灰白色,可有包膜和血管浸润或局部淋巴结和远处转移,喉返神经、食管及气管常受侵犯;癌细胞均一,被纤维小梁分隔成叶状,内有包囊和血管,有丝分裂明显;细胞呈多形性,核大、深染,呈退行性肉瘤样改变。甲状旁腺癌可分为功能性和非功能性两类:非功能性甲状旁腺癌患者的血钙与 PTH 正常,可能与肿瘤的 PTH 合成与分泌机制障碍或产生大量 PTH 原或前 PTH 原有关;功能性甲状旁腺癌患者有典型的甲旁亢表现。甲状旁腺癌直径<15mm 者少见,与体积较大的腺瘤难以鉴别。Sidhu 等对直径>15mm 的 69 个甲状旁腺病变进行分析,发现甲状旁腺癌平均直径(38.5mm)一般大于腺瘤平均直径(23.3mm),而两者发病年龄无明显差异。

### (四)甲状旁腺囊肿

甲状旁腺囊肿约占甲状旁腺病变的 3%。根据血清中甲状旁腺激素的水平,甲状旁腺囊肿可分为功能性甲状旁腺囊肿(约 85%)和非功能性甲状旁腺囊肿(约占 15%)。功能性甲状旁腺囊肿主要是由甲状旁腺腺瘤出血或囊性变所致,非功能性甲状旁腺囊肿的主要病因为胚胎残留、多个小囊肿互相融合或甲状旁腺分泌物过度潴留,囊肿液体清亮或浑浊。

## 六、临床表现

### (一) 甲状旁腺功能亢进症

**1. 全身骨痛、骨质疏松、骨折**　甲状旁腺功能亢进时,会出现骨吸收加剧,患者更容易发生骨质疏松,出现不同程度的骨痛症状,以腰腿部疼痛为著,严重者行走困难,甚至不能站立。长期的甲状旁腺功能亢进症可导致纤维性骨炎甚至骨质破坏,患者可以出现身高变矮、肢体畸形等,在轻微运动或碰撞时可发生病理性骨折。

**2. 高钙血症相关性损害**　甲状旁腺功能亢进时,由于骨钙持续释放过多,肠道对钙的吸收量也增加,进入体内的钙量远大于排出钙量,因此血钙浓度明显高于正常,成为高钙血症。高钙血症的存在,加上骨基质的释放和尿液酸碱度的改变容易导致反复尿路结石发作,钙盐在肾实质内不断沉积也使肾功能逐步下降,导致肾衰竭和尿毒症。此外,高钙血症还可以危害身体多个系统,如心血管系统、肌肉运动系统、消化系统和中枢神经系统等,可以表现为心律失常、乏力、腹胀、食欲缺乏、便秘、腹痛、感情淡漠或烦躁易怒等。

### (二) 甲状旁腺功能减退症

**1. 骨骼系统症状**　甲状旁腺功能减退症患者可有骨骼疼痛,以腰背部及髋部常见。骨密度可以正常或升高。

**2. 肌肉系统症状**　疾病初期可以有手足麻木、刺痛和蚁走感,严重者可出现手足抽搐,甚至全身肌肉收缩而惊厥,也可伴有自主神经功能紊乱,如出汗、声门痉挛、呼吸肌痉挛及胆道、肠道和膀胱平滑肌痉挛等。

**3. 神经系统症状**　可有癫痫发作,包括大发作、小发作、精神运动性发作和癫痫持续状态,伴有肌张力增高、肌肉震颤;精神症状可以有兴奋、焦虑、烦躁、欣快、记忆力减退、妄想、幻觉和谵妄等。

**4. 胃肠道功能症状**　可有恶性、呕吐、腹痛和便秘等胃肠道功能紊乱症状。

**5. 心血管系统症状**　低血钙可以刺激迷走神经导致心肌痉挛,患者出现心动过速或心律不齐,重症者可有甲旁减性心肌病,甚至心力衰竭等。

**6. 异位钙化**　多见于基底节,常为对称性分布,病情重者的小脑、齿状核、额叶、顶叶等也可见散在钙化灶。其他软组织、肌腱、脊柱旁韧带等均可发生钙化。

**7. 外胚层组织营养变性**　如低钙性白内障、出牙延迟、牙发育不全、磨牙根变短、龋齿、缺牙、皮肤角化过度、指(趾)甲变脆或粗糙和裂纹、头发脱落等。

## 第二节　甲状旁腺疾病的体外分析与功能测定

甲状旁腺疾病的实验室检查常作为早期筛查甲状旁腺疾病的重要方法。临床常用于判定甲状旁腺疾病的实验室检查包括以下几种。

### 一、血 PTH 测定

PTH 可以采用放射免疫分析法(RIA)或免疫放射分析法(IRMA)进行测定,具有足够的敏感性且易于常规临床应用。以牛或猪的 PTH 为抗原,给豚鼠(或兔)注射多次,制成抗 PTH 血清。有人用山羊,可取得较大量抗血清。用 $^{131}$I 或 $^{125}$I 标记牛或猪 PTH,得到高比活度的标记抗原。用人、牛或猪 PTH 做标准品,按照放射免疫分析法原理测定人血浆免疫反应性 PTH(immunoreactive PTH,iPTH)含量。该测定方法可以测出正常人血清中 95% 的 iPTH 含量,经手术切除甲状旁腺或特发性甲状旁腺功能减退症患者的 iPTH 值降低或测不出,90% 甲旁亢者的 iPTH 高于正常范围。但正常人与甲旁亢患者的 iPTH 测定值范围也会有重叠。原因包括:PTH 在血液循环中呈不均一性,不同实验室所用天然 PTH 制备的抗体效价及种类不同;不能得到足量的人 PTH 作为抗原或标准品,以动物免疫抗体检测人 PTH 是利用其交叉免疫反应,难以精确反映甲状旁腺功能的实际状况。

PTH 是确定甲状旁腺功能最可靠的直接证据和敏感指标。甲状旁腺功能亢进患者的血 PTH 水平升高,其升高的程度与血钙浓度及病情轻重相平行;甲状旁腺功能减退患者的血 PTH 水平降低或测不出。同时,需要注意一些生理因素及药物对 PTH 的水平会有影响,如肾上腺素、乙醇、前列腺素 E、维生素 A 等能够使 PTH 分泌增加;普萘洛尔、低镁血症、1,25 羟化维生素 D 则可使血 PTH 水平降低。随着近年来血钙和 PTH 测定的推广应用,无症状甲状旁腺功能亢进患者数量明显增加,但 PTH 值并不能区分甲状旁腺腺瘤或增生。中等 PTH 值并不能预测异常甲状旁腺大小,但其极低或极高 PTH 值多与腺体较小或较大相关。甲状旁腺功能亢进时,PTH 呈自主性分泌,丧失高血钙负反馈作用,使血中的 PTH 浓度增高;甲状旁腺功能减退时,由于 PHT 分泌不足,不能促进钙离子进入细胞并活化腺苷酸环化酶,使钙离子沉积在软组织中,造成颅内基底节的钙化,而血中的 PTH 浓度降低。

## 二、血钙浓度

多数原发性甲旁亢患者有持续性高钙血症,少数呈间断性高钙血症。甲旁亢危象时,血钙可高达 3.75~5.25mmol/L 或更高。甲旁减患者的血钙水平降低。PTH 只影响游离钙而对血浆蛋白结合的结合钙没有影响,因此在诊断甲旁亢时,只有在血浆蛋白正常的情况下血钙浓度升高才有意义。而且,仅凭一次检测结果不足以诊断,多次检测血钙浓度异常才有诊断价值。

## 三、血磷浓度

血磷浓度变化对甲状旁腺疾病的诊断价值较血钙浓度变化的价值小,必须和血钙检测结果结合才能判断甲状旁腺功能。高碳水化合物和高蛋白饮食会引起血磷的降低和升高,因此必须在空腹状态下测定血磷。甲旁亢患者的血磷降低,甲旁减患者的血磷升高。低磷血症是原发性甲旁亢的特点之一,低血磷常与高血钙共存。

## 四、血清碱性磷酸酶

血清碱性磷酸酶来自成骨细胞,其变化可以反映骨骼是否有病变。甲状旁腺疾病常伴有骨骼系统破坏,因此血清碱性磷酸酶可以间接反映甲状旁腺的功能。存在骨骼变化的甲状旁腺功能亢进症患者血清碱性磷酸酶升高,但不能依据血清碱性磷酸酶的多少来评价甲状旁腺疾病的严重程度。甲旁减患者血碱性磷酸酶多在正常水平,但假性甲旁减伴有囊性骨纤维炎者血碱性磷酸酶水平也可增高。

## 五、尿钙排量

我国正常成人随意饮食时,每天尿钙排量为 1.9~5.6mmol(76~224mg)。血钙增高者均可有尿钙增高,24h 尿钙排量>6.24mmol。原发性、三发性和假性甲旁亢患者因血钙增高,肾小球滤过钙增加,导致尿钙排量升高;继发性甲旁亢患者尿钙水平正常或偏低;甲旁减患者尿钙水平降低。

## 六、钙负荷试验/快速滴注钙 PTH 抑制试验

受试者接受固定钙(400mg/d)、磷(1 000mg/d)饮食 4d。于试验的第 3 天收集 9—21 时的全部尿液标本,测定尿磷排出量作为对照,于第 3 天 21 时静脉滴注钙剂,按照患者每千克体重 15mg 钙离子计算,加入 500mL 生理盐水中,静脉滴注 4h,收集第 4 天 9—21 时全部尿液标本,测定尿磷排出量。

给正常人静脉滴注一定量的钙剂后,血钙浓度升高,使 PTH 的分泌受抑制,因而尿磷排泄减少。甲旁亢患者由于 PTH 的分泌不受血钙浓度的抑制,静脉滴注钙剂后,尿磷的排泄不减少,或减少量小于滴注前的 25%。

## 七、PTH 兴奋试验

受试者于试验当天清晨 6 时排空膀胱,然后分别于 7、8、9 时收集每小时尿,测尿磷、尿肌酐和尿

cAMP。9 时静脉滴注 PTH 200~400U,持续 1h,10 时开始收集每小时尿,共 5 次。输入外源性 PTH 后,尿磷/尿肌酐和尿 cAMP 量可以用来估计肾脏对 PTH 的反应性。甲旁减因缺乏 PTH,肾脏对 PTH 的反应敏感。假性甲旁减患者由于外周组织对 PTH 有抵抗,肾脏对 PTH 无反应或反应明显减弱。正常人于静脉滴注 PTH 后,尿磷/尿肌酐比值和尿 cAMP 较滴注 PTH 前增加 1~2 倍;甲旁减患者在滴注 PTH 后,尿磷/尿肌酐比值和尿 cAMP 增加 5 倍以上;假性甲旁减患者无增加或增幅<1 倍。

# 第三节　甲状旁腺疾病的核医学影像诊断

## 一、甲状旁腺解剖

甲状旁腺的数量有很大差异,约 80% 的正常人有 4 个甲状旁腺,13% 有 3 个,6% 有 5 个,少数人可达 10 个之多。上甲状旁腺来自第 4 腮囊,随着胚胎发育不断下移,80% 在甲状软骨水平位于甲状腺中部偏背侧,位置较固定,异位较少;其常在甲状腺与食管之间的咽后、食管后、气管食管沟,也可位于甲状腺内,部分可发生于后纵隔内。下甲状旁腺起源于第 3 腮囊,随着胸腺下移,一般位于甲状腺下极偏背侧,亦可位于甲状腺韧带内或胸腺内,甚至位于甲状腺实质内;异位下甲状旁腺可位于从下颌角至心包任意位置,最常见于前上纵隔内,与胸腺相连。由于胚胎发育的原因,下甲状旁腺异位的发生率明显高于上甲状旁腺。

甲状旁腺自婴儿期起逐渐增大,30 岁后体积基本稳定,形状为扁椭圆形小体,呈淡棕黄色。正常成人的甲状旁腺长 2~7mm,宽 2~4mm,厚 0.5~2mm。其重量与性别、种族、营养状态有关。正常男性 4 个腺体重约 120mg,正常女性 4 个腺体重为 145mg 左右。

## 二、原发性甲旁亢影像学检查的临床意义

**1. 首次探查术前的应用**　在确诊原发性甲旁亢后,应进一步明确其病因。在首次探查术前,需要对甲状旁腺病灶进行定位检查,因为有 10% 左右的甲状旁腺病灶是异位的,可位于咽喉部、甲状腺内或纵隔内,在术前难以确定。手术不可能同时探查这么多部位,因此术前进行影像学定位可以帮助指导手术。欧洲核医学与分子影像学会在《甲状旁腺显像指南》中指出,在双侧甲状旁腺切除术前可以选做甲状旁腺核素显像,以区别正常和功能亢进的甲状旁腺,并探测有无异位甲状旁腺。

**2. 再次手术前的应用**　对于首次探查失败或术后复发而需要二次手术的患者,由于局部解剖关系紊乱,手术的成功率大大降低。因此,再次手术前一定要进行影像学定位检查。不进行术前定位,手术的成功率在 5%~15%;经术前定位,二次探查的成功率则可高于 60%。

## 三、甲状旁腺的其他影像学检查

**1. 超声**　一般的甲状旁腺疾病可通过超声进行初步检查,可以得到颈部多个方向的断面图像。正常位置或甲状腺内的甲状旁腺病灶比较容易检出。甲状旁腺腺瘤的超声表现为卵圆形的低回声肿物。超声对于甲状旁腺腺瘤的灵敏性为 50%~85%。但对于异位甲状旁腺,特别是位于食管后或纵隔内的,超声往往不能发现。一些结节边界不清,回声难以辨认,可能出现假阴性结果。假阳性表现多为甲状腺后部的结节、迂回的颈总动脉或其后方的肿大淋巴结和某些正常结构。甲状旁腺癌的超声表现多为病灶大、形态不规则、边界不清、病灶内回声不均匀,伴有钙化影、局部浸润。B 超检查经济、无损伤、简便易行,故常当作一种筛查方法。但是,B 超的检查结果与操作者的经验关系极大。

**2. CT**　甲状旁腺腺瘤 CT 平扫表现为甲状腺后方或下方的类圆形软组织影,边缘光整,密度均匀降低,常占据气管-食管窝或食管-颈动脉鞘间隙;因富含血管,强化较明显,但仍低于血管密度。CT 成像速度快,分辨率高,病灶与周围组织的关系清楚,定位准确,在异位甲状旁腺检出方面敏感性较超声高。据文献报道,CT 对于甲状旁腺腺瘤诊断的灵敏度在 50%~80%。对原发性甲旁亢患者进行甲状旁腺三维 CT 检查,采用薄层扫描和重建技术可得到清晰的甲状旁腺病变立体影像,达到理想的术前定位效果。原发性甲

旁亢的 CT 定位检查,扫描部位应从下颌角到气管分叉处的连续断层,层厚 5mm,这样可避免将异位甲状旁腺病灶遗漏。原发性甲旁亢的 CT 定位检查通常包括平扫和注射造影剂后的增强扫描。造影前后的影像对比有助于提高诊断的准确性。CT 的假阴性结果可能由于层厚较厚,容易漏诊。假阳性结果则是将颈动脉旁淋巴结或甲状腺结节误认为甲状旁腺腺瘤。对于甲旁减患者,头部 CT 扫描还可以显示大脑基底节区、丘脑小脑齿状核对称性钙化等特征性表现。甲状旁腺癌在 CT 上可以表现为低密度影,部分病变内见细点状钙化影。CT 可以精确定位原发肿瘤及复发病灶外,还可以显示与相邻组织器官的关系,以及有无淋巴结转移。

3. MRI　敏感性高,具有多方位成像和良好的组织分辨能力,没有辐射和骨结构伪影,易发现信号异常的甲状旁腺病变。对甲状旁腺肿物的定位,MRI 与 CT 并无明显差异表现,但 MRI 对发现颈根部、纵隔内异位和较小病灶更有优势,定位较 CT 准确,且能确切显示病变在三维空间中与周围结构的关系,为制订手术计划提供详细的解剖学信息。MRI 也常用于甲旁亢复发,特别是首次手术失败后的甲旁亢检查。其不足之处是肿大的淋巴结和甲状腺内肿物常可导致较高的假阳性率。甲状旁腺癌的 MRI 表现与甲状旁腺腺瘤相似,MRI 检查可以清晰显示颈部淋巴结是否有转移。

### 四、甲状旁腺核素显像原理

甲状旁腺核素显像是反映甲状旁腺病变的功能成像技术,主要用于甲旁亢的术前定位诊断,对于甲旁亢术后复发的判断也有重要临床价值。目前常用的甲状旁腺显像剂主要有 $^{99m}$Tc 标记的甲氧异腈(MIBI)和铊-201($^{201}$Tl)。$^{201}$Tl 是非特异性肿瘤显像剂,由于病变甲状旁腺组织血流丰富、钠-钾 ATP 酶活性增高,$^{201}$Tl 会在功能亢进或增生的甲状旁腺组织中聚集而使其显影。而正常的甲状腺组织也能摄取少量 $^{201}$Tl 而显影。利用 $^{99m}$TcO$_4^-$ 能被甲状腺摄取而不被甲状旁腺摄取的特点,将 $^{201}$Tl 的影像减去 $^{99m}$TcO$_4^-$ 的影像,能获得功能亢进的甲状旁腺影像。但是,$^{201}$Tl 为加速器生产,价格昂贵,其 γ 射线能量较低(90% 为 68~83keV),不利于探测,难以在临床上推广应用。

$^{99m}$Tc-MIBI 是一种脂溶性化合物,易与细胞中的线粒体相结合,因此能够聚集在富线粒体细胞(心肌细胞、嗜酸性细胞和增殖期良恶性肿瘤细胞)中,临床上常用作心肌灌注显像剂和亲肿瘤显像剂。当甲状旁腺功能亢进时,腺体内嗜酸性细胞数量增多,嗜酸性细胞内含有较多线粒体,可以实现 $^{99m}$Tc-MIBI 在细胞内的潴留。$^{99m}$Tc-MIBI 在正常组织和甲状旁腺功能亢进组织中的代谢速率不同(多数情况下正常组织中清除较快,功能亢进组织中清除较慢)的特点可以用于甲状旁腺显像。$^{99m}$Tc-MIBI 具有显像剂易获得、$^{99m}$Tc 的物理特性更适合进行 SPECT 显像的特点,有利于纵隔及甲状腺深部病灶的显示,更适合甲状旁腺显像的临床应用。

### 五、甲状旁腺核素显像方法

1. $^{201}$Tl/$^{99m}$TcO$_4^-$ 双核素减影法　静脉注射 $^{201}$Tl 74MBq,5~10min 后行甲状腺显像,探头视野包括颈部及上纵隔。随后静脉注射 $^{99m}$TcO$_4^-$ 185MBq,15min 后保持同一体位再次显像。将两幅影像重叠,使用计算机将 $^{201}$Tl 影像减去 $^{99m}$TcO$_4^-$ 影像后,热区即代表甲状旁腺病灶。

2. $^{99m}$Tc-MIBI/$^{99m}$TcO$_4^-$ 减影法　静脉注射 $^{99m}$TcO$_4^-$ 185MBq,15min 后行甲状腺显像,随后患者保持体位不变,静脉注射 $^{99m}$Tc-MIBI 555~740MBq,30min 后再进行显像。由 $^{99m}$Tc-MIBI 图像减去 $^{99m}$TcO$_4^-$ 图像,即可获得甲状旁腺影像。

3. $^{99m}$Tc-MIBI 双时相法　静脉注射 $^{99m}$Tc-MIBI 222~296MBq 15~30min 后,往往甲状腺影像较明显;2~3h 后再次显像可见甲状腺影像明显减淡,而甲状旁腺腺瘤或增生病灶清晰显示。

### 六、甲状旁腺核素显像图像分析

1. **正常甲状旁腺图像**　正常甲状旁腺不显影,双时相法显像仅见甲状腺显影,颈部无异常放射性浓聚区(图 2-9-1)。

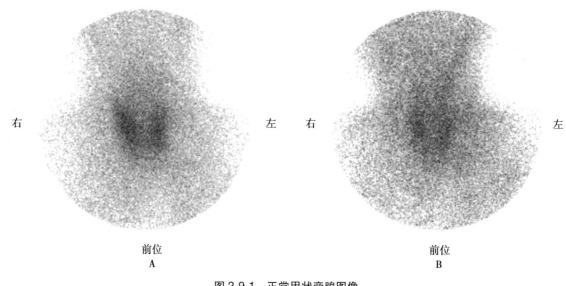

**图 2-9-1　正常甲状旁腺图像**
A. 双时相;B. 早期相。

2. **甲状旁腺功能亢进图像**　腺瘤型甲旁亢的显像图分为腺内型和腺外型。腺外型显像的特点是:早期相和延迟相在甲状腺腺体外下方或上方可见放射性浓聚灶(图 2-9-2)。腺内型显像的特点是:早期相和延迟相均可见在甲状腺腺体范围有一定的放射性浓聚灶。

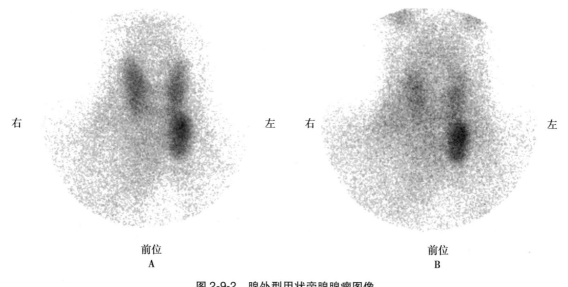

**图 2-9-2　腺外型甲状旁腺腺瘤图像**

3. **甲状旁腺癌图像**　一些研究显示,$^{99m}$Tc-MIBI 双时相显像中,甲状旁腺癌均表现为阳性,也有研究显示部分甲状旁腺癌表现为阴性。有的研究认为,甲状旁腺癌对$^{99m}$Tc-MIBI 摄取程度明显低于甲状旁腺腺瘤,病灶部位的放射性浓聚程度与周围本底相差不大。因此,$^{99m}$Tc-MIBI 双时相显像不能区别甲状旁腺病变的良恶性。

4. **甲状旁腺显像的影响因素**

(1) 腺瘤的重量及嗜酸性细胞计数:会影响显像的阳性率。当腺瘤重量>600mg,嗜酸性细胞计数>20%时,核素显像的阳性率可提高 4~10 倍。

(2) 血液中维生素 $D_3$ 浓度:对诊断灵敏度有影响。维生素 $D_3$ 浓度正常时,诊断灵敏度较高;维生素 $D_3$ 异常时,显像诊断灵敏度较低。

（3）药物的影响：如服用降钙素类药物可降低诊断的灵敏度。

（4）腺瘤的大小：直径<0.5cm 的腺瘤较难判断。

（5）病灶部位：甲状旁腺病灶部位较深，可能出现假阴性结果。

（6）$^{99m}$Tc-MIBI：是亲肿瘤显像剂。因此，甲状旁腺功能亢进患者如果甲状旁腺内存在恶性结节，会出现 MIBI 浓聚；淋巴结转移、鳃裂残迹、胸腺肿大伴囊肿也都能导致假阳性结果，甲状腺结节、甲状腺癌及转移淋巴结也可以摄取 $^{99m}$Tc-MIBI，干扰腺内型甲状旁腺腺瘤的诊断，出现假阳性结果。

（7）p 糖蛋白：甲状旁腺细胞内 p 糖蛋白的含量也会影响成像结果。p 糖蛋白含量更高的甲状旁腺腺瘤细胞能够更快地清除 MIBI，约有 70% MIBI 为阴性结果的甲状旁腺腺瘤内含有大量 p 糖蛋白。

（8）显像设备的影响：当甲状旁腺病灶较小时，行断层显像或术中 γ 探测有利于对病灶的诊断和定位。当甲状旁腺腺瘤位置低于胸骨切迹时，采用平行孔高分辨准直器可较针孔型准直器更灵敏地发现病变和准确定位。

## 七、甲状旁腺核素显像新进展

随着核医学影像设备的发展，SPECT/CT 已经在临床上推广应用。SPECT/CT 通过一次显像可以同时得到解剖和功能图像，并可以进行图像融合，做出准确的术前定性、定位诊断，增加诊断信息。新型 SPECT/CT 配备的 CT 扫描仪为诊断级螺旋 CT，具有很高的解剖定位和影像诊断能力，通过与 SPECT 影像图像融合，可以解决甲状旁腺功能亢进患者术前准确定性、定位的关键问题。在 SPECT/CT 融合图像的引导下，能准确定位异常甲状旁腺，缩短手术时间。SPECT/CT 显像较单独 SEPCT 具有较高的准确性和特异性，利用 CT 有利于甲状旁腺的准确定位和定性（图 2-9-3、图 2-9-4）。

有 Meta 分析数据表明，MIBI 双时相平面显像对 PHPT 的检出率为 78.9%，而 SPECT/CT 的融合显像对 PHPT 的检出率为 88%，高于平面显像。核素断层显像能够进行三维空间展示，通过扫描后重建可以看见被甲状腺遮挡或位于食管后异位的甲状旁腺，比平面显像灵敏度高。此外，结合定位 CT 后，X 射线能够提供核素断层显像之外的解剖信息，一方面能够提供更精准的定位，另一方面也能仔细观测核素阳性病灶的具体结构。但是，在 MIBI 平面显像与 SPECT/CT 断层融合显像的对比方面存在一定争议。有研究者认为，断层融合显像除了提高了异位甲状旁腺的检出率外，对普通 PTHP 的检出率并未产生影响。有研究表明，MIBI 双时相 SPECT/CT 显像在术前定位异位甲状旁腺的敏感性为 89.0%。

汪太松等对 52 例血清 PTH 升高患者的 $^{99m}$Tc-MIBI SPECT/CT 双时相显像结果进行回顾性分析，根据随访结果发现，SPECT/CT 显像阳性率和诊断准确性明显高于单纯的 SPECT 显像。当血钙水平正常，血 PTH≤130pg/mL 时，SPECT/CT 显像阳性率和诊断准确性均很低，这时选择 SPECT/CT 显像来鉴别诊断甲状旁腺亢进的价值有限。Lavely 等以 110 例 pHPT 患者作为研究对象，对比双时相平面、SPECT、SPECT/CT 显像 3 种方法，结果发现 SPECT/CT 显像的诊断灵敏度和诊断曲线下面积显著高于双时相平面和 SPECT 显像，提示 SPECT/CT 图像融合相对于传统方法在定性诊断上具有优势。

近年来出现了许多新的甲状旁腺显像剂及显像方式，$^{18}$F-FDG PET/CT 显像对甲状旁腺原发病灶的诊断意义尚有争议，而在 TNM 分期、术后评估及随访中有重要意义。$^{18}$F-FDG PET/CT 显像中，骨骼骨质破坏伴 FDG 摄取增高是骨转移还是棕色瘤，仍需要骨组织病理学检查确诊。棕色瘤在 $^{18}$F-FDG PET/CT 显像中表现为单发或多发的局限性骨质囊状破坏伴 FDG 摄取增高，但随甲状旁腺癌原发病变手术切除，病变的骨质也会逐渐修复。$^{18}$F-FDG PET/CT 显像在评估甲状旁腺癌术后病灶残留或复发、有无远处转移方面，均优于其他影像学检查。

$^{18}$F-胆碱也可以用于甲状旁腺功能亢进的显像，可以显示 SPECT 和超声检查均为阴性的甲状旁腺病变。在功能亢进的甲状旁腺组织中，$^{18}$F-胆碱 PET/CT 显像作为术前甲状旁腺定位的二线显像方法，近来越来越受到关注。有研究显示，$^{18}$F-胆碱 PET/CT 探测到 62% 在常规甲状旁腺显像及颈部超声表现为阴性

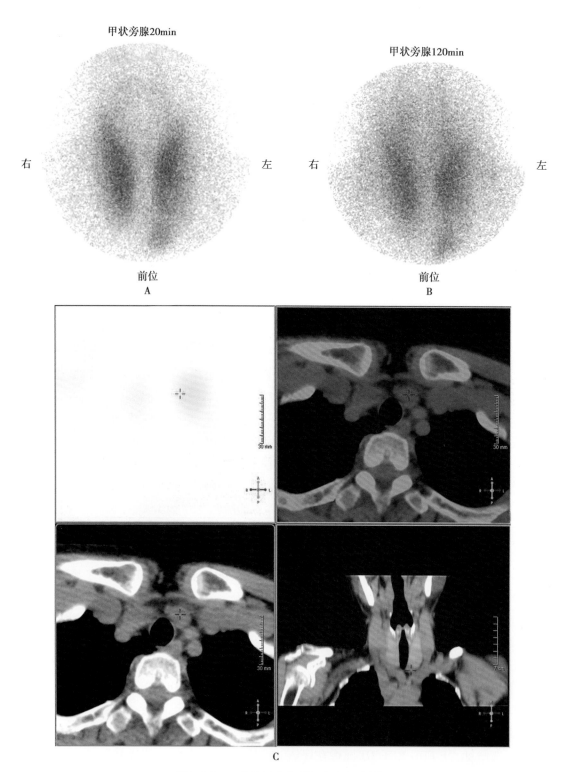

甲状旁腺20min

右 左

前位
A

甲状旁腺120min

右 左

前位
B

C

图 2-9-3 三发性甲旁亢 SPECT/CT 图像

A. 甲状旁腺 20min 显像；B. 甲状旁腺 120min 显像；C. 甲状旁腺 SPECT/CT 融合图像。

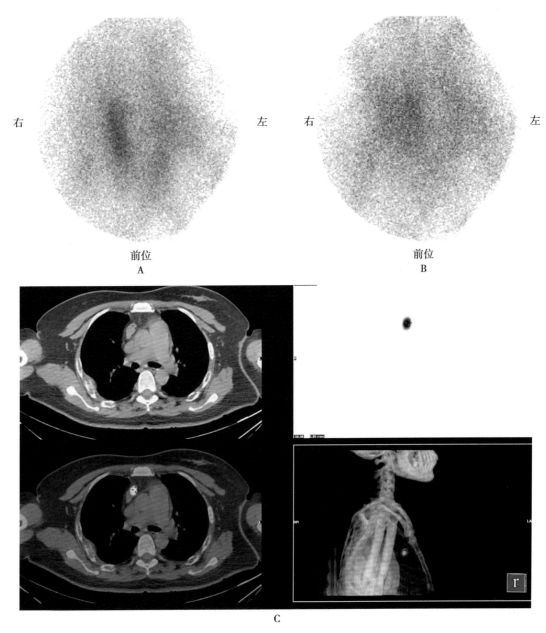

**图 2-9-4　异位甲状旁腺腺瘤的 SPECT/CT 图像**
A. 甲状旁腺 MIBI 早期显像；B. 甲状旁腺 MIBI 延迟显像；C. 甲状旁腺 SPECT/CT 断层融合图像。

的原发性甲旁亢患者,高血钙浓度与阳性率明显相关。[18]F-胆碱摄取是周围肌肉组织的 5 倍,是甲状腺组织的 3 倍,有较高的对比度。有研究显示,[18]F-胆碱 PET/CT 显示原发性甲旁亢的敏感性可以达到 92%~96%。$SUV_{max}$ 可能与术前 PTH 水平呈正相关。与 [99m]Tc-MIBI SPECT/CT 显像相比,[18]F-胆碱 PET/CT 显像的优势在于空间分辨率更高,显像时间更短,辐射剂量更低。[18]F-胆碱 PET/CT 显像的假阳性和假阴性结果分析,腺体体积较小,功能性腺瘤细胞或嗜酸性细胞数量较低,可能会导致假阴性结果,增大的淋巴结、胸腺瘤可能会导致假阳性结果。

　　Yu Xue 等应用 [18]F-胆碱 PET/CT 对尿毒症性甲旁亢术前甲状旁腺定位进行研究,并与 [99m]Tc-MIBI SPECT/CT 显像进行对比,结果发现 [18]F-胆碱 PET/CT 对高功能甲状旁腺的定位具有较高的敏感性、特异性和准确性,敏感性和准确性明显高于 [99m]Tc-MIBI SPECT/CT 显像和超声。[18]F-胆碱 PET/CT 在探测腺内型甲状旁腺增生方面优于超声。探测高功能甲状旁腺的敏感性为 84.13%,特异性为 100%,准确性为 86.49%。敏感性比原发性甲旁亢的稍低,可能是由于甲状旁腺功能亢进症患者常有多个腺体病变,一些较小的病灶没有明显的显像剂摄取。

　　也有部分研究者将$^{11}$C-蛋氨酸用于诊断甲旁亢的显像剂。不过$^{11}$C-蛋氨酸的半衰期过短,仅有23.4min,注射后需要尽快完成显像,这限制了其临床应用。PET也可以用于甲状旁腺疾病的诊断,但不作为常规,因为没有证据表明PET技术一定优于$^{99m}$Tc-MIBI双时相显像技术。有证据表明,在$^{99m}$Tc-MIBI双时相显像技术阴性或不明确时,PET技术可发挥重要作用。

(邢　岩)

## 参考文献

[1] FERRIS RL,SIMENTAL AA JR. Molecular biology of primary hyperparathyroidism. Otolaryngol Clin North Am,2004,34(4):819-831.

[2] LOWE H,MCMAHON DJ,RUBIN MR,et al. Normocalcaemic primary hyperparathyroidism:further characterization of a new clinical phenotype. J Clin Endocrinol Metab,2007,92(8):3001-3005.

[3] JOHNSON SJ,SHEFFIELD EA,MCNICOL AM. Best practice no 193. Examination of parathyroid gland specimens. J Clin Pathol,2005,58(4):338-342.

[4] LAVELY WC,GOETZE S,FRIEDMAN KP,et al. Comparison of SPECT/CT,SPECT,and planar imaging with single-and dual-phase(99m)Tc-sestamibi parathyroid scintigraphy. J Nucl Med,2007,48(7):1084-1089.

[5] MOZES G,CURLEE KJ,ROWLAND CM,et al. The predictive value of laboratory findings in patients with primary hyperthytoidim. J Am Coll Surg,2002,194(2):126-130.

[6] CETANI F,PARDI E,MARCOCCI C. Update on parathyroid carcinoma. J Endocrinol Invest,2016,39(6):595-606.

[7] EVANGELISTA L,SORGATO N,TORRESAN F,et al. FDG-PET/CT and parathyroid carcinoma:review of literature and illustrative case series. World J Clin Oncol,2011,2(10):348-354.

[8] ANDERSEN KF,ALBRECHT-BESTE E. Brown tumors due to primary hyperparathyroidism in a patient with parathyroid carcinoma mimicking skeletal metastases on(18)F-FDG PET/CT. Diagnostics(Basel),2015,5(3):290-293.

[9] QUAK E,BLANCHARD D,HOUDU B,et al. F18-choline PET/CT guided surgery in primary hyperparathyroidism when ultrasound and MIBI SPECT/CT are negative or inconclusive the APACH1 study. Eur J Nucl Med Mol Imaging,2018,45(4):658-666.

[10] REP S,HOCEVAR M,VAUPOTIC J,et al. F18-choline PET/CT for parathyroid scintigraphy significantly lower radiation exposure of patients in comparison to conventional nuclear medicine imaging approaches. J Radiol Prot,2018,38(1):343-356.

[11] MOLLER ML,REJNMARK L,ARVESCHOUG AK et al. Clinical value of 11C-methionine positron emission tomography in persistent primary hyper-parathyroidism-a case report with a mediastinal parathyroid adenoma. Int J Surg Case Rep,2018,45:63-66.

[12] YU XUE,WENBO LI,ZHU XIA,et al. The role of 18F-FCH PET/CT in patients with uremic hyperparathyroidism compared with 99mTc-sestaMIBI SPECT/CT and ultrasonography. EJNMMI Res,2019,9(1):118.

[13] 廖二元,曹旭. 湘雅代谢性骨病学. 北京:科学出版社,2013.

[14] 安锐,黄钢. 核医学. 3版. 北京:人民卫生出版社,2015.

[15] 汪太松,赵晋华,邢岩. 99Tcm-MIBI SPECT/CT双时相显像对原发性甲状旁腺功能亢进症的诊断价值. 中国医学影像学杂志,2012,20(11):855-857.

[16] MORLAND D,LALIRE P,DEGUELTE S,et al. Added value of 18F fluorocholine positron emission tomography-computed tomography in presurgical localization of hyperfunctioning parathyroid glands after dual tracer subtraction scintigraphy failure:A retrospective study of 47 patients. Medicine,2020,99(2):e18681.

# 第三篇

## 甲状腺疾病的核医学治疗

# 第一章

# 甲状腺功能亢进症的$^{131}$I治疗

甲状腺毒症(thyrotoxicosis)是指血液循环中甲状腺激素过多,引起以神经、循环、消化等系统兴奋性增高和代谢亢进为主要表现的临床综合征。其中,由于甲状腺腺体本身功能亢进,合成和分泌甲状腺激素增加所导致的甲状腺毒症称为甲状腺功能亢进症(hyperthyroidism,简称甲亢)。

格雷夫斯甲亢或格雷夫斯病(GD)占甲亢的80%以上,是一种自身免疫性疾病,在具有遗传易感的人群(特别是女性)中,其他因素如吸烟、高碘饮食、应激、感染、妊娠等可促使发病,细胞免疫及体液免疫均参与发病过程。

GD的特征性自身抗体是TSH受体抗体(TRAb)。TRAb主要包括TSH受体刺激性抗体(TSAb)和甲状腺刺激阻断性抗体(TSBAb)。TSAb是诱发GD的主要致病抗体。TSAb通过激活TSH受体,促进甲状腺合成和分泌过多的甲状腺激素,导致甲亢。GD患者可检测到TPOAb、TgAb阳性;如同时存在桥本甲状腺炎,则TPOAb、TgAb多呈高滴度阳性。TSBAb可阻断TSH与受体的结合,并与甲状腺功能减退症(甲减)发生有关。

甲亢患病率受调查人群的年龄、性别、种族等因素影响而存在差异。甲亢类型中以GD最为常见,其发病特点是女性患病率高于男性(4:1~6:1),可以发生在任何年龄段,但高发年龄为30~60岁。

美国第三次健康及营养状况调查(1988—1994年)在全美人群中抽样调查了17 353名居民(年龄≥12岁),以TSH<0.39mIU/L为诊断切点值,结果显示甲亢、亚临床甲亢患病率分别为0.5%、0.7%。

2010年中国10个城市甲状腺疾病患病率调查共抽样15 008名居民(年龄≥15岁),以TSH<0.27mIU/L为诊断切点,结果显示甲亢、亚临床甲亢和GD患病率分别为0.89%、0.72%和0.61%。

2018年欧洲调查显示甲亢患病率为1.2%~1.6%(甲亢0.5%~0.6%,亚临床甲亢0.7%~1.0%)。甲亢最常见的类型为GD,其次为毒性多结节性甲状腺肿。GD是碘充足地区甲亢的最常见原因,每年每10万人中会出现20~30名GD患者,大约有3%的女性和0.5%的男性一生中会发生GD。

甲亢的治疗主要有3种方法:①抗甲状腺药物(antithyroid drug,ATD)治疗;②放射性碘(radioactive iodine,RAI)治疗;③甲状腺切除手术治疗。

1942年美国Hamilton和Lawrence最先报道应用$^{131}$I测定甲状腺功能和治疗甲亢。因为碘治疗甲亢具有见效快、疗效好、诊疗过程相对简便、复发率低、不良反应少、适用人群较广等优点,在欧美国家中临床应用比较广泛。随着治疗例数的迅速增多、临床经验的不断丰富。2012年美国核医学和分子影像协会发布了《甲状腺功能亢进症碘治疗临床指南》(第3版),2016年美国甲状腺协会发布了新版的《甲状腺功能亢进症及其他原因所致甲状腺毒症诊治指南》,$^{131}$I作为治疗GD的一种重要方法,规范了碘治疗的应用指征、剂量确定、防护措施等,并强调了在儿童患者中的合理应用等。随后,2018年欧洲甲状腺协会也相继发布了欧洲GD的诊疗指南,涉及GD的诊断、治疗、妊娠和产后患者的管理,老年、儿童以及青少年免疫重建等内容。

中国自1958年首次开展甲亢碘治疗以来,甲亢碘治疗在各不同等级医院逐步开展,特别是2013年《$^{131}$I治疗格雷夫斯甲亢指南》的发布推动了国内甲亢碘治疗的标准化、规范化,使其更具可操作性。据中华医学会核医学分会年度统计,2001年、2013年、2017年和2019年全国甲亢碘治疗分别进行了17.2万、15.2万、14.1万、14.6万人次;2019年全国开展放射性核素治疗的医疗机构770所,已累计超过200万人次接受甲亢碘治疗。

《甲状腺功能亢进症基层诊疗指南》(2019 年)作为国内第一个为基层医师量身定制的指南,对于提高基层医师诊治、管理甲亢的能力,以及开展甲亢分级诊疗发挥了重要作用。

甲亢碘治疗是降低患者血液中的甲状腺激素水平,而非明确地针对病因(如 TgAb、TRAb、TPOAb 的治疗)及甲状腺自身免疫紊乱的纠正,因此为对症性治疗,而非根治性治疗。

碘在多个甲亢诊疗指南中均为甲亢治疗的临床一线药物。

# 第一节　甲状腺功能亢进症$^{131}$I 治疗的原理

碘是甲状腺激素合成的主要原料。甲状腺有很强的摄取碘的功能。碘经过胃肠道吸收,通过血液系统转运到甲状腺滤泡中,所以碘在甲状腺中浓度很高。

$^{131}$I 是碘的同位素,放射性半衰期为 8.4d。$^{131}$I 在衰变为$^{131}$Xe 时,发射出 γ 射线(1%)和 β 射线(99%)。平均能量为 365keV 的 γ 射线和平均能量为 0.192MeV 的 β 射线的平均作用范围为 0.4mm。

$^{131}$I 被甲状腺滤泡特异性吸收后,其放射辐射作用引起甲状腺滤泡组织产生破坏、杀伤和坏死,导致甲状腺激素合成减少,分泌也相应减少,从而达到治疗甲亢的目的,相当于"不开刀的外科手术"或称为"内科甲状腺手术"。

此外,由于$^{131}$I 被特异性吸收到甲状腺滤泡后,β 射线的作用范围仅限于甲状腺内,不影响邻近组织和器官(如甲状旁腺等)。

# 第二节　甲状腺功能亢进症$^{131}$I 治疗的适应证和禁忌证

应用放射性碘治疗甲亢应遵守放射性治疗安全指导原则。

## 一、甲亢$^{131}$I 治疗的适应证

1. 成人 GD 伴甲状腺Ⅱ度以上肿大。
2. ATD 治疗失败或过敏。
3. 甲亢手术后复发。
4. 甲亢性心脏病或甲亢伴其他病因心脏病。
5. 甲亢合并白细胞和/或血小板减少或全血细胞减少。
6. 老年甲亢。
7. 甲亢合并糖尿病。
8. 毒性多结节性甲状腺肿。
9. 自主功能性甲状腺结节合并甲亢。

甲亢碘治疗效果较好的为病程在 2 年左右、服用过少量抗甲状腺药物,伴甲状腺Ⅱ度肿大的成人甲亢;其次对于自主功能性甲状腺结节合并甲亢的疗效也非常好。

## 二、甲亢$^{131}$I 治疗的禁忌证

1. **绝对禁忌证**　①妊娠期女性;②哺乳期女性;③确诊或临床怀疑甲状腺癌者(首选手术治疗)。

妊娠期和哺乳期女性是不能进行碘治疗的,所以对 20~45 岁的生育期女性,给予碘治疗之前需要询问月经和生育史,测定血、尿的 β-HCG 以排除妊娠的可能性,并告知哺乳期女性不能选择碘治疗。

2. **相对禁忌证**　①甲亢伴近期心肌梗死患者;②甲亢合并严重肾、肝功能不全患者;③甲亢伴突眼(静止期)患者。

对于已经有心、肾、肝等多脏器功能不全的患者,仅依靠放射性碘治疗甲亢,整体疗效较差,医师需要与患者、患者家属充分沟通,并告知病情危重程度。

对于甲亢伴突眼的患者,医师需要与患者、患者家属充分沟通,告知碘治疗后突眼有可能会有不同程

度的加重,并积极采取相应的对症治疗。

## 第三节　甲状腺功能亢进症$^{131}$I 治疗的剂量确定

**1. 碘治疗前的患者整体评估**　对甲亢患者进行临床评估的目的主要是为治疗方案的选择和制订提供依据。具体包括:①与其他引起甲状腺毒症的疾病进行鉴别诊断;②评估甲状腺激素(甲状腺激素和甲状腺抗体等)升高、甲状腺肿大的严重程度;③因甲亢是一种可累及血液、心血管、肌肉、消化、生殖、神经和精神、眼睛等多个系统(器官)的临床综合征,需要综合评估患者的全身状态。

**2. 碘治疗前避免影响碘吸收的各种因素**　患者在碘治疗前 1 周内不吃海产品,1~2 周内停止服用抗甲状腺药物,并尽量避免影响甲状腺摄取率(radioactive iodine uptake,RAIU)的各种因素(表 3-1-1)。

表 3-1-1　影响甲状腺摄$^{131}$I 率(RAIU)测定和$^{131}$I治疗的多种因素

| 影响因素 | 建议检查或治疗前停用时间 |
| --- | --- |
| 甲巯咪唑 | >3d |
| 丙硫氧嘧啶 | >2w |
| 含碘复合维生素 | 7~10d |
| 甲状腺激素(动物甲状腺组织提取或人工合成) | $T_3$ 制剂:10~14d;$T_4$ 制剂:3~4w |
| 海带、琼脂、卡拉胶、复方碘溶液、含碘中草药 | 2~3w |
| 外科皮肤消毒用碘(聚维酮碘) | 2~3w |
| 静脉用含碘增强造影剂 | 水溶性造影剂:6~8w;脂溶性造影剂:1~6m |
| 胺碘酮 | 3~6m |
| 核素显像 | $^{99m}$Tc 标记药物显像:>1w;$^{131}$I 及其标记药物显像:>2w |

**3. 碘治疗剂量确定方法**　确定治疗 GD 的 RAI 剂量有 3 种方法:计算剂量法或个体化剂量方案、半固定剂量法和固定剂量法。

(1)计算剂量法或个体化剂量方案:根据甲状腺质量和 RAIU 计算。通常每克甲状腺组织的剂量范围为 2.59~4.44MBq。

$$口服^{131}I 活度(MBq) = \frac{计划量(MBq/g)×甲状腺重量(g)}{甲状腺最高(或 24h)摄^{131}I 率(\%)}×100 \qquad (3-1-1)$$

公式 3-1-1 是基于有效半衰期为 5d 设计的,如果有效半衰期差异较大,应调整计算的 RAI 剂量。

(2)半固定剂量法:基于估算甲状腺质量基础计算。

目前欧洲核医学协会推荐低、中、高 3 种碘量:较小甲状腺(30g 以内)剂量为 185MBq(5mCi),中等大小甲状腺(30~50g)剂量为 370MBq(10mCi),较大甲状腺(50g 以上)剂量为 555MBq(15mCi)。

(3)固定剂量法:给予固定的剂量,即 RAI 370~740MBq。此方法简单,一次缓解率高,但甲状腺功能减退症(甲减)发生率也高。

理想的 RAI 剂量是既能迅速、有效控制甲亢,又尽可能降低甲减的发生率。

目前较常用的方法是计算剂量法。目前,RAI 治疗中的剂量确定更趋于个体化、低剂量治疗。研究显示,这种追求甲状腺功能"正常化"的个体化治疗延缓了甲减的发生、提高了患者的生存质量。但追求甲状腺功能"正常化"的低剂量治疗常导致治疗剂量不足、延误甲亢缓解及复发概率增高等诸多问题也成为人们关注的焦点。

当然,对于一次碘治疗后依然存在甲亢伴甲状腺肿大者,可以选择多次碘治疗。

**4. 碘治疗剂量的调整**　无论采用哪种剂量法,治疗前需要参考下列因素进行剂量调整。

（1）增加 RAI 剂量的因素：①甲状腺较大和质地较硬；②患者年龄大、病程较长、长期抗甲状腺药物治疗效果不佳；③有效半衰期较短；④首次治疗疗效差或无效；⑤有甲亢性心脏病、甲亢性肌病等严重合并症等。

美国核医学会推荐的半固定剂量法低、中、高碘增加量分别为 370MBq（10mCi）、555MBq（15mCi）和 740MBq（20mCi）。

（2）减少 RAI 剂量的因素有：①患者年龄小、病程短、甲状腺较小；②未进行任何治疗或术后复发；③经 1 次 RAI 治疗后疗效明显，但未完全缓解；④有效半衰期较长。

美国核医学会推荐的半固定剂量法低、中、高碘减量为 111MBq（3mCi）、222MBq（6mCi）和 333MBq（9mCi）。

**5. 碘量的放射防护标准**

（1）依据我国《临床核医学辐射安全专家共识》，单次门诊的治疗碘量应小于 1 200MBq（32.43mCi）。

（2）依据我国临床核医学患者防护与质量控制规范和国际原子能机构（IAEA）建议，甲亢患者应在 $^{131}$I 治疗（碘量<800MBq）后避孕 4 个月。

**6. 口服碘的注意事项** 为保证充分吸收，应空腹一次性口服 $^{131}$I，服 $^{131}$I 后可适量饮水，2h 后才可以进食。对于需要在下午治疗者，建议在服用碘 2h 之前进食（进食要求为干食、少食、少水、无碘）。

# 第四节 $^{131}$I 治疗前后的合并症处理

甲亢是一种可累及血液、心血管、肌肉、消化、生殖、眼睛、神经和精神多系统（器官）的临床综合征。核医学科医师应根据患者的实际病情，联合相关学科的专科医师进行对症治疗，以缓解甲状腺相伴疾病的各种病症。

## 一、甲亢合并血液系统异常及其处置

甲亢患者可出现血液系统异常，其机制尚不明确，可能与 ATD 治疗对血液系统的抑制、免疫因素或合并病毒感染有关。该类患者偶尔可发生严重贫血、再生障碍性贫血或脾大和脾功能亢进等。患者主要临床表现是发热、咽痛、全身不适等，严重者出现败血症，病死率较高。

由于 $^{131}$I 大部分被亢进的甲状腺细胞摄取，对造血系统影响很小，不会导致粒细胞或血小板进一步减少。

## 二、甲亢合并肝功能异常及其处置

GD 较其他类型甲亢更易导致或并发肝功能异常。由于全身新陈代谢增强，甲亢患者肝脏的代谢功能也相应增强，有部分患者甲亢初期就已经有肝功能轻度受损；服用抗甲状腺药物也会引起患者的肝功能不同程度受损。

甲亢肝功能损害的机制与甲状腺毒症、自身免疫反应等因素有关：①甲状腺激素对肝脏的直接毒性作用；②甲状腺激素长期过量分泌，引起代谢紊乱，促使肝糖原和蛋白质分解加速，造成肝脏营养不良，肝细胞变性；③在高代谢状态下，各脏器能量消耗大于合成，肝脏负担相对增加，但血流供应未相应增加，导致肝细胞缺氧；④自身免疫机制参与的损伤；⑤甲亢性心脏病合并心力衰竭时，可发生肝淤血及肝细胞坏死；⑥胆红素增加引起胆汁淤积性黄疸，进而引起急性肝衰竭、慢性肝衰竭。

格雷夫斯甲亢合并肝功能损害的治疗原则是及时有效地控制甲亢，辅以保肝治疗的同时，首先考虑 $^{131}$I 治疗。绝大多数格雷夫斯甲亢肝功能损害在甲状腺激素水平恢复正常后可逐渐恢复。

对于甲亢合并肝功能受损，不仅要注意谷丙转氨酶（glutamic-pyruvic transaminase，GPT）、谷氨酸转运蛋白（glutamate transporter，GLT）的增高，也要关注胆红素。胆红素增加易引起胆汁淤积性黄疸，并加重或引起急性肝衰竭、慢性肝衰竭，需高度警惕并采取相应措施。

对于甲亢合并肝功能损害严重者，在加强护肝、保肝（消化内科和/或肝病科医师的协助下）、拮抗应激、抑制免疫反应的同时,可以选用$^{131}$I治疗,但此类患者的预后不佳,碘治疗前需要与患者、患者家属充分沟通。

### 三、甲亢并发/合并心血管系统异常及其处置

过量甲状腺激素可导致心动过速,心脏收缩功能增强、排血量增多,造成心脏负荷加大、心肌氧耗量增加、冠状动脉供血相对不足,引起心脏异常改变。具有潜在缺血性心脏病的患者更容易发生此类情况。

甲亢导致心血管系统异常的机制:①甲状腺激素增加心脏β受体对儿茶酚胺的敏感性;②甲状腺激素直接作用于心肌收缩蛋白,增强心肌的正性肌力作用;③甲状腺激素导致外周血管扩张,阻力下降,心肌负荷加大,心脏输出代偿性增加。

甲亢性心脏病的诊断依据:①心脏增大明显;②心律失常明显;③充血性心力衰竭;④心绞痛或心肌梗死,诊断时需排除同时存在的其他原因所致心脏改变,甲亢控制后上述心脏情况好转或明显改善。

对于甲亢伴有心血管系统异常者,宜尽早采取一次性、高碘量、以诱导甲减为目的的$^{131}$I治疗,以尽快缓解甲亢,为心血管系统异常症状的缓解争取时间。治疗过程中,应及时给予对症处理或请心内科医师会诊,纠正心力衰竭、心房颤动等严重并发症。

随着甲状腺功能恢复正常,心血管系统可恢复正常或部分正常。阵发性心房颤动在甲状腺毒症缓解后,一般不再发生;持续性心房颤动患者中有1/3的人可自动恢复窦性心律。心血管系统异常病程较长、甲状腺肿大明显者症状缓解不佳。

在使用$^{131}$I控制甲亢的过程中,应定期随诊,注意甲减对心血管系统的影响,及时纠正甲减。

### 四、甲亢并发肌肉系统症状及其处置

甲亢并发肌肉系统症状(即甲亢性肌病)包括周期性瘫痪、肌无力和重症肌无力等。

**1. 甲亢并发周期性瘫痪**　与多种因素有关,如遗传、高甲状腺激素水平、骨骼肌钠、钙通道病变等,多伴有低钾血症。

低钾性周期性瘫痪多发生于20~40岁亚洲青年男性,发病率为1.9%~3.8%。常见诱因为过度运动、寒冷、摄入大量糖类食物、酗酒、使用胰岛素等,典型临床表现为反复发作的四肢对称性、弛缓性瘫痪,以下肢瘫痪更为常见。发作可持续数小时至数天,补钾即能缓解症状。严重低钾血症可造成呼吸肌麻痹,引起呼吸困难。

**2. 甲亢性肌无力及重症肌无力**　主要由于甲状腺激素引起肌酸代谢障碍所致,后者以女性常见。

$^{131}$I治疗前,应采取相应措施(如补钾等)或请相关专科医师会诊协助纠正肌肉系统异常;治疗后,加强病情变化监测,特别注意电解质平衡,及时对症处理。多数甲亢性肌病患者在控制甲状腺毒症后,症状可得到改善。在甲亢缓解后,绝大多数周期性瘫痪也随之缓解;对于少数仍发作者,要注意进一步确定是否存在甲亢以外因素所致的周期性瘫痪。

### 五、格雷夫斯眼病及其处置

格雷夫斯眼病(Graves ophthalmopathy,GO)是GD最主要的甲状腺外表现,大部分的格雷夫斯甲亢患者有眼部受累,又称甲亢性突眼、内分泌性突眼、浸润性突眼或甲状腺相关眼病,但在临床上格雷夫斯眼病与格雷夫斯甲亢两者之间的严重程度没有特别相关。

**1. GO眼部表现**　主要分为两种类型。

(1)非浸润性(单纯性)突眼:病因与甲状腺毒症所致交感神经兴奋性增高有关,表现为眼球轻度突出,可见眼裂增宽、瞬目减少等眼征。

(2)浸润性突眼:病因与眶后组织的炎症反应有关。表现为双眼球明显突出,可超过中国人群眼球突出度参考值(女性16.0mm,男性18.6mm)3mm以上,少数患者为单侧突眼。眼部可有异物感、胀痛、畏光、流泪、复视、视力下降等症状,查体可见眼睑肿胀、结膜充血水肿、眼球活动受限,严重者眼球固定、眼睑闭合不全、角膜外露而形成角膜溃疡、全眼炎,甚至失明。

2. **GO 分期**　分为活动期和非活动期。

评分标准为:①自发性眼后疼痛;②凝视或眼球运动时疼痛;③眼睑充血;④结膜充血;⑤结膜水肿;⑥眼部炎性反应;⑦眼睑水肿。以上 7 项各为 1 分,评分≥3 分为活动期,评分越高,活动度越高。

3. **GO 发病机制**　尚不明确,目前认为主要是由 TgAb、TRAb、TPOAb 等引起的自身免疫反应。这些抗体不仅会攻击甲状腺腺体,也会攻击眼球后组织、眼肌等部位,导致相应部位结缔组织增生、炎细胞浸润、肌细胞肿胀、成纤维细胞增生和葡萄糖胺聚糖沉积等,引起 GO。

4. **甲亢伴 GO 的治疗**　要从两方面着手:一方面治疗甲亢,尽快控制甲亢病情,使得滴度较高的自身抗体水平下降;另一方面对眼病采取积极的对症处理。对于非活动期 GO 的甲亢患者,建议选择碘治疗,因碘治疗一般不会引起突眼加重。反之,对于活动期 GO 的甲亢患者,首先选择药物治疗,必要时选择手术治疗。

眼部的局部用药可选用人工泪液、滴眼液、抗生素软膏等。小剂量利尿剂可以减轻眼部水肿。对于活动期突眼患者,以糖皮质激素治疗为主,配合眼眶放射治疗。手术治疗方法包括眼睑挛缩矫正术、眼球矫正术、眼眶减压术等。

吸烟是加重突眼病情,降低疗效的重要因素之一,因此突眼的患者必须戒烟。此外,也要注意避免二手烟、厨房油烟、汽车尾气、雾霾等不利因素的影响。

目前,中度、重度 GO 的治疗依然还是世界性难题。2016 年 3 月欧洲格雷夫斯眼病协作组(European Group on Graves' Orbitopathy,EUGOGO)联合欧洲甲状腺协会发布了《格雷夫斯眼病治疗指南》。

## 六、甲状腺危象及其处置

甲状腺危象也称甲亢危象,是甲状腺毒症急性加重致多系统损伤的一种综合征。甲状腺危象通常发生于未经治疗或治疗不当的 GD 患者,多数患者有一定诱因,如感染、创伤、精神应激、手术、妊娠等。典型症状为高热、大汗、烦躁、面部潮红、心动过速、呕吐、腹泻,部分患者可发生心律失常、肺水肿、充血性心力衰竭、黄疸等,病情进一步加重可出现休克、谵妄、昏迷,甚至危及生命。

在甲状腺危象治疗中,甲状腺激素产生和作用的每个环节都是治疗的靶点,通常需要联合应用多种治疗手段。在 ATD 中,优先选择丙硫氧嘧啶,因为该药可以阻断外周组织中 $T_4$ 向具有生物活性的 $T_3$ 转换。此外,去除诱因、对症和支持治疗(如降温、保证热量摄入、维持血容量和改善心功能等)也是甲状腺危象治疗的重要环节。常规治疗效果不满意时,可选用腹膜透析、血液透析或血浆置换等措施迅速降低血浆甲状腺激素浓度。

随着国内总体医疗水平的提高、患者自我防护意识的不断提高,服用碘治疗后采取在家静养,并对发生的多种合并症(主要是心血管系统)采取积极对症治疗,目前碘治疗后发生甲状腺危象的状况比较罕见。

## 七、甲亢治疗药物引发过敏性皮疹

甲亢治疗药物引发过敏性皮疹的发生率为 1%~5%。若为轻微、散在的皮疹可考虑联用抗组胺药物治疗;若为严重的剥脱性皮炎等,应立即停服抗甲状腺药物,且甲巯咪唑(他巴唑;methymazol,MM)与丙硫氧嘧啶(propylthiouracil,PTU)不能相互替代,可选择 $^{131}I$ 治疗。

## 八、甲亢并发生殖系统症状及处置

全身新陈代谢明显增高的甲亢常影响生殖系统。女性常表现为月经量减少、周期延长,甚至闭经,部分患者会伴有卵巢功能早衰等;男性可出现乳房发育、勃起功能障碍等症状。

建议:女性患者可到妇(产)科就诊;若考虑备孕,应在接受甲亢碘治疗 6 个月之后进行,并至当地医院优生优育科就诊。同理,男性若考虑备育,也宜在碘治疗 6 个月之后,甲状腺功能基本正常的情况下进行,并至当地医院优生优育男性科就诊。

### 九、甲亢并发神经、精神系统症状及处置

碘治疗前、后,甲亢患者会出现易怒、失眠、紧张、焦虑、烦躁、注意力不集中、易与他人争执等,少数重症患者出现抑郁、猜疑,甚至有自残、自伤的想法和举动。因此,医师、家属等相关人员应对患者的心理、神经、精神等方面给予特别关注。对于出现极度亢奋、异常行为和举动的患者,需要进行狂躁症、强迫症等的鉴别。症状自评量表-90(symptom check-list-90,SCL-90)或艾森克人格问卷(Eysenck personality question-naire,EPQ)等可用于心理健康测试。

患者应在进行碘治疗前后在家静养 1~4 周,避免外部不良刺激因素和多种不良情绪(紧张、恐惧、忧虑、愤怒、悲伤等)的伤害,尽量保持情绪平稳、心态平和。

部分患者在进行碘治疗后的 2 个月左右会发生一过性甲减,并由此引起情绪低落、体重增加、下肢水肿、纳差等一系列全身新陈代谢急剧降低的症状和体征。对于一过性甲减患者,不仅需要尽早、尽快补充甲状腺激素,而且需要积极做好相应的心理辅导,可以请家属积极参与,必要时可以让患者到医院的临床心理科等就诊。

### 十、甲亢的高危人群

具有下列任何一项及以上甲亢危险因素者,可视为甲亢高危人群:①既往曾患过甲亢或有甲亢家族史;②有甲状腺结节或甲状腺肿;③有自身免疫性甲状腺疾病;④长期服用含碘药物;⑤长期失眠、焦虑;⑥有不明原因的消瘦、乏力、心动过速、心房颤动、易激惹等症状;⑦反复发作四肢无力。

## 第五节　[131]I 治疗后的早期处理、随访、疗效评估和饮食注意要点

### 一、甲亢[131]I 治疗后的早期反应及处理

[131]I 主要经过泌尿系统排泄,排泄高峰为[131]I 治疗后 24~48h,充分饮水(3~4L/d)有助于[131]I 经泌尿系统排泄;使用缓泻剂促进肠道蠕动,可进一步降低对肠道的辐射。此外,还应注意血液、黏液、汗液、呕吐物等对患者自身、周围陪护人员及环境的污染。

接受常规 RAI 治疗后,大部分患者没有不适感,部分患者在数天内可出现乏力、食欲差、恶心、皮肤瘙痒、甲状腺肿胀等反应。不适症状一般比较轻微,多数在 1~2 周后逐渐减缓或消失,不需要特殊用药,必要时可对症处理。1%的患者可发生放射性甲状腺炎,有疼痛感,持续数周,可采用非甾体抗炎药治疗,部分患者需要糖皮质激素缓解疼痛。

患者忌碘饮食;应戒烟,注意补充足够的热量和营养,包括蛋白质、B 族维生素等;平时不宜喝浓茶、咖啡等刺激性饮料;如出汗多,应保证水分摄入;适当休息,避免情绪激动、感染、过度劳累等,烦躁不安或失眠较重者可给予地西泮类镇静剂。

### 二、[131]I 治疗后的防护和随访

#### (一)患者防护

1. 患者在口服[131]I 后,应适量饮水,2h 后进食;注意休息,防止感染、劳累和精神刺激,以免病情加重。
2. 病情较重者,在[131]I 治疗后 2~7d,可服用抗甲状腺药物,以减轻症状;不要揉压颈部。
3. 患者在服[131]I 后 1 周内,应避免与婴幼儿密切接触、与家人长时间亲密接触、与孕妇近距离接触。
4. 患者应在家静养休息 1~4 周,并建议在单独房间居住,与他人保持一定距离(1~2m)。
5. 患者需要在[131]I 治疗后 1 个月复查血常规、肝功能、甲状腺功能;治疗后 2、3、4、6 个月进行随访。
6. 成年患者在[131]I 治疗后 6 个月之内,应采取避孕措施。

#### (二)医院随访

治疗后随访是[131]I 治疗格雷夫斯甲亢非常重要的环节。

**1. 随访时间** 口服$^{131}$I治疗一般在2~4周后逐渐出现效果,甲状腺体积逐渐缩小。对于轻、中度格雷夫斯甲亢且无严重合并症者,可在治疗后1~3个月内随访,初步评价疗效;对于病情较重者或临床表现发生较大变化者,应视需要密切观察。让患者在治疗后3、6个月常规到医院复诊;如果症状已完全缓解,随访间隔可相应延长,建议每半年随访复查1次。

**2. 随访内容**

(1)患者的症状和体征。

(2)实验室检查:TT$_3$、TT$_4$、FT$_3$、FT$_4$、TSH,必要时可以检测TPOAb、TgAb和TRAb等。

TRAb对诊断、病程演变有重要意义,并且是预测复发的最重要指标。GD患者的TRAb阳性率达80%以上,多为高滴度阳性。GD患者的TPOAb、TgAb也呈阳性;如果同时存在桥本甲状腺炎,TPOAb和TgAb多呈高滴度阳性。

TPOAb、TgAb和TRAb在碘治疗后1~3个月会明显增高,以后会有不同程度下降。在碘治疗后的随访中,3个抗体指标的上下波动各自独立,没有特别的关联性。

(3)对于伴有并发症的甲亢,应注意评价并发症异常指标治疗后的变化,相关疾病症状、体征的控制情况等。

由于个体对放射性碘的灵敏性不同,少数患者会在$^{131}$I治疗后2个月出现早发性甲减,而另外一些患者在$^{131}$I治疗后5~6个月依然处于甲亢状态,随访和随后的治疗也是因人而异。

## 三、甲亢$^{131}$I治疗效果评价标准

甲状腺体积缩小或恢复正常是$^{131}$I治疗有效的指标。

$^{131}$I剂量越大,一次性缓解率越高,早期甲减发生的概率也随之增高;$^{131}$I剂量小,则甲减的发生概率低,但甲亢的复发率会相应增高。

$^{131}$I治疗格雷夫斯甲亢缓解率较高,但甲状腺过大、过硬或伴有结节者,往往需多次治疗才能缓解。

评价格雷夫斯甲亢疗效的参考标准如下:

**1. 完全缓解(临床治愈)** 随访半年以上,患者甲亢症状和体征完全消失,血清TT$_3$、TT$_4$、FT$_3$、FT$_4$恢复正常。

**2. 部分缓解** 甲亢症状减轻,体征部分消失,血清TT$_3$、TT$_4$、FT$_3$、FT$_4$明显降低,但未降至正常水平。

**3. 无效** 患者的症状和体征均无改善或反而加重,血清甲状腺激素水平无明显降低。

**4. 复发** $^{131}$I治疗达完全缓解标准之后,再次出现甲亢症状和体征,血清甲状腺激素水平再次升高。

**5. 甲减** $^{131}$I治疗后出现甲减症状和体征,血清甲状腺激素水平低于正常,TSH高于正常水平。

通常,完全缓解(临床治愈)、部分缓解、甲减均被认为$^{131}$I治疗有效。

相关研究显示,$^{131}$I治疗格雷夫斯甲亢的一次性缓解率为50%~80%,总有效率达95%以上,治疗后复发率为1%~4%,无效率为2%~4%。与其他(药物、手术)治疗方法相比,$^{131}$I治疗格雷夫斯甲亢的整体有效率较高,并且有较高的价格效益比。

$^{131}$I治疗仅为格雷夫斯甲亢的对症治疗方法之一,治疗旨在控制甲状腺毒症而非病因学(如减少TRAb自身抗体)治疗,因此其疗效评估主要针对甲亢的甲状腺毒症缓解与复发,不涉及GD的治愈。

## 四、$^{131}$I治疗后甲减的表现及处理

部分患者的甲亢$^{131}$I治疗效果很好,不仅肿大的甲状腺明显缩小,体内的TT$_3$、TT$_4$合成、分泌明显低于正常水平。临床上最早的甲减发生可以在$^{131}$I治疗之后的2个月。$^{131}$I治疗后出现情绪低落、疲乏、体质量增加、畏寒、怕冷、嗜睡、肌肉酸痛乏力等,中青年女性月经量增加和便秘等,提示早发甲减的可能,应及时复查。

每位患者对放射性碘的敏感性不同,对于不同体质的患者而言,其碘治疗后甲减的发生可以在治疗2个月之后的任何时刻,因此碘治疗后4~7周的随访是需要的。甲状腺激素水平低于正常范围,即使TSH仍处于受抑状态,应考虑早发甲减。出现甲减后可用左甲状腺素钠或甲状腺片尽早进行替代治疗。替代

治疗的时机取决于甲状腺功能检测、临床症状及体格检查结果。在医师指导下调整用量,使甲状腺激素水平维持在正常范围内;在替代治疗期间应坚持定期、间隔(4周、7周或3个月)随访复查。

甲亢$^{131}$I治疗后,患者出现甲减比较常见,目前也被认为是甲亢治愈的标志之一。甲减一般分为早发性甲减和晚发性甲减:①早发性甲减按其转归又分为暂发性甲减和永久性甲减。早发甲减是$^{131}$I射线对甲状腺组织直接破坏的结果,与$^{131}$I剂量呈直线相关,亦取决于个体对射线的敏感性。②晚发性甲减通常是永久性的,格雷夫斯甲亢患者会由于自身免疫因素(如淋巴细胞浸润和甲状腺自身免疫破坏等)而逐渐出现自发性甲减(以每年2%~3%的比例递增,10年后累计可达50%~70%)。国内兰晓莉团队报道,甲亢$^{131}$I治疗后1年内甲减发生率为34.6%,1年后甲减的发生率为10.5%。

## 五、甲亢的$^{131}$I再次治疗及其他方案选择

对于$^{131}$I治疗3~6个月后随访证实未缓解、疗效差的格雷夫斯甲亢患者,根据病情需要可建议再次行$^{131}$I治疗。再次治疗时,对无效或加重以及伴有并发症患者可适当增加$^{131}$I剂量。少数甲状腺体积较大、质地较硬等患者需经多次$^{131}$I治疗才能达到完全缓解。

对于多次应用$^{131}$I治疗无效或复发的少数难治性格雷夫斯甲亢患者,可建议手术治疗。

对于持续性TSH抑制而$TT_3$和$TT_4$正常的患者,则需要定期监测,以防再度出现临床甲亢或甲减。

## 六、甲亢碘治疗后疗效预测及其影响因素

每位患者对放射性碘的敏感性不同。在不同体质的患者中,少部分患者在碘治疗后2个月会出现早发性甲减,而另外部分患者在碘治疗后6个月仍然是甲亢状态。

多篇探讨甲亢碘治疗效果预测及其影响因素的文献显示:

1. **碘治疗后依然呈甲亢状态**　①不同性别之间的疗效差异无统计学意义;②患者年龄大、病程长,甲状腺重量大、质地偏硬,24h摄$^{131}$I率高,甲亢合并突眼者疗效较差;③$^{131}$I治疗前所使用的治疗方法(不同抗甲状腺药物服用)也对疗效有影响。

2. **碘治疗后引起甲减**　①甲减的发生与性别、年龄、病程等因素无关;②24h摄$^{131}$I率较低、甲状腺体积较小者容易发生甲减。

甲亢碘治疗效果预测最主要的影响因素是患者本身甲状腺肿大的程度:甲状腺Ⅱ~Ⅲ肿大(质地硬)和/或伴多发结节者需要多次碘治疗,而甲状腺Ⅰ肿大(质地软、无结节)者一般单次治疗就可以完全缓解。

当然,患者的年龄、甲亢病程、抗甲状腺药物服用时间长短和药量多少、是否突眼等也是疗效评估的重要参数。

甲亢不伴甲状腺肿大的患者在碘治疗后发生甲减的概率明显增高。

## 七、甲亢碘治疗前后的饮食注意要点

1. **限制碘的摄入**　①甲亢患者应严格禁碘:不吃各类海产品,特别是含碘量高的海产品(如海带、海参、海蜇、海苔、海米、紫菜、牡蛎、虾皮、虾米等),使用无碘盐,不服用含碘药物、营养品、保健品等;②亚临床甲亢患者应采用低碘饮食:可少量服用低碘的海产品(如黄鱼、带鱼、鲳鱼、虾等);③复查甲状腺功能正常、甲减的患者,采用均衡饮食(合适的碘量)及饮食控制;④甲状腺肿大患者,应尽量少进食卷心菜、白菜、油菜、木薯、核桃等。

2. 甲亢患者必须戒烟,同时也要注意避免二手烟的影响。

3. 甲亢患者处于高代谢状态,消耗量大,饮食原则是"好又多",即多吃高能量、高蛋白、含丰富维生素和矿物质的饮食。①主食为五谷杂粮,注意多样化、粗细搭配,不偏食;②增加肉类(牛肉、羊肉、猪肉)、河鱼和虾,蛋类和奶类的摄入;③增加新鲜蔬菜、水果的摄入,但建议少食芹菜、菠菜和白菜等;④少吃油炸食物,如油条、春卷等;⑤少吃腌制蔬菜,如酱菜、泡菜等;⑥少用动物油炒菜;⑦少吃零食,如辣条;⑧茶、咖啡因人而异,避免浓茶、浓咖啡。

## 第六节　不同人群甲状腺功能亢进症碘治疗

### 一、儿童及青少年格雷夫斯甲亢$^{131}$I 治疗

GD 是儿童及青少年甲亢最主要原因。有资料显示,约 95% 的儿童和青少年甲亢与 GD 有关。目前,针对这类格雷夫斯甲亢患者的治疗意见不一,服用 ATD 1~2 年是目前首选的治疗方法。但有资料显示,ATD 治疗 1~2 年后,仅有 20%~30% 的患者缓解(停药 1 年后甲状腺激素水平正常),大部分患者最终依然需要$^{131}$I 或手术治疗来控制病情。

如果患者就诊时的临床特点(如甲状腺明显肿大、TRAb 明显增高等)提示缓解概率较小,其初始治疗方案可考虑甲巯咪唑、手术或$^{131}$I 治疗。对经过甲巯咪唑治疗 1 个疗程后仍未缓解的患者,应考虑$^{131}$I 或手术治疗。

恰当的$^{131}$I 治疗对于儿童及青少年格雷夫斯甲亢患者是一种有效的治疗方法。尽管有少量数据提示儿童格雷夫斯甲亢患者在$^{131}$I 治疗后可能罹患甲状腺癌,但颈部外照射诱发甲状腺癌的风险在 <5 岁的儿童中最高,随着年龄增长风险下降。相对而言,目前用于治疗的$^{131}$I 剂量不会增加儿童尤其是 >5 岁患儿罹患甲状腺癌的风险。

对于中、重度或威胁视力的活动期 GO 患儿,$^{131}$I 治疗有加重突眼的风险,故对此类患儿不建议采用$^{131}$I 治疗。

除甲减外,儿童采用$^{131}$I 治疗产生的不良反应不常见。

在临床碘治疗中,建议采用低剂量的碘。诊治医师需要与患儿及其家属充分、有效沟通,告知甲减的可能性,以及即使发生了甲减,尽早持续服用甲状腺素片可使甲状腺激素水平维持在正常范围内,对身高、发育、智力发育没有特别影响。

### 二、生育期女性甲亢碘治疗要点

对于病程较长、近期考虑生育的生育期甲亢患者,建议首选碘治疗(选择增加剂量的碘治疗)。因为碘治疗后的甲减可以通过补充甲状腺激素来纠正,并且甲减患者可以选择低碘饮食;甲亢患者不能备孕(或怀孕),并且应严格控制摄碘量,选择无碘盐,忌含碘饮食。

### 三、更年期女性甲亢碘治疗要点

对于更年期女性甲亢患者,由于其本身生殖系统激素减少(主要是雌激素减少),会引起更年期综合征,应选择减少剂量的碘治疗;对于甲状腺依然肿大、准备再次碘治疗的患者,建议治疗间隔延长为 5~6 个月。在碘治疗期间,应积极对待各种合并症,必要时建议到医院相关科室就诊。

### 四、男性患者甲亢碘治疗要点

甲亢男性患者相对女性患者要少,男女比例为 1∶(4~6)。男性在各年龄段都可发生甲亢。与女性相比,男性甲亢患者的病程较长,碘治疗效果较差,多次碘治疗的概率较高,因此疗程也会较长。

### 五、医师和患者对$^{131}$I 治疗的选择和观点

2011 年,美国内分泌科协会在世界范围内发放了 703 份调查问卷,统计结果显示:在 GD 临床治疗中,53.9% 首选抗甲状腺药物治疗,45% 首选放射性碘治疗,0.7% 首选外科手术治疗;与 1999 年的调查结果相比,首选放射性碘治疗的比例在美国(59.5% vs 69%)和欧洲(13.3% vs 25%)都有不同程度的下降。此外,对于甲亢合并突眼的患者,首选抗甲状腺药物治疗(62.9%),其次为外科手术(18.5%),再次为碘治疗合并激素治疗(16.9%),而单独选碘治疗的最少(仅 1.9%)。EUGOGO 建议,对于青少年甲亢突眼患者,年满 16 岁以上才选择碘治疗。

2013年,中华医学会核医学分会治疗学组向全国的内分泌科医师发出391份调查问卷,统计结果显示:32%的医师首选<sup>131</sup>I治疗甲亢;关于<sup>131</sup>I治疗的主要顾虑中,78%的医师担心<sup>131</sup>I治疗后发生甲减,14%的医师担心<sup>131</sup>I治疗影响生育,8%的医师担心<sup>131</sup>I治疗的致癌问题。数据提示,我国内分泌科医师对<sup>131</sup>I治疗甲亢持相对保守态度。

2013年,中华医学会核医学分会治疗学组还对563名到核医学科进行<sup>131</sup>I治疗咨询的GD甲亢患者进行了问卷调查,结果显示:68%的患者倾向选择<sup>131</sup>I治疗,59%的患者顾虑<sup>131</sup>I治疗后甲减,53%的患者认为甲减是一种终身的带病状态。

我国医师在甲亢治疗中主要秉持相对保守的治疗态度和尽可能追求甲状腺功能正常化的治疗理念,使<sup>131</sup>I治疗更趋于个体化、低剂量治疗。研究显示,个体化、低剂量治疗可延缓甲减发生、改善患者的生存质量,当然,也会出现治疗剂量不足、延误甲亢缓解和甲亢复发率增高等相应的问题。

# 第七节 甲状腺功能亢进症<sup>131</sup>I治疗的辐射防护、辐射安全和告知

## 一、甲亢<sup>131</sup>I治疗的辐射问题

多数格雷夫斯甲亢单次<sup>131</sup>I治疗剂量的辐射量低,可采用门诊式治疗。少数需要大剂量<sup>131</sup>I治疗的格雷夫斯甲亢患者,宜采用住院隔离式治疗。

格雷夫斯甲亢的常用<sup>131</sup>I治疗剂量对受治患者形成的有效辐射剂量有限,不会构成明确的远期辐射危害。口服<sup>131</sup>I后,大部分<sup>131</sup>I很快被患者的甲状腺摄取并滞留在甲状腺组织内。一次治疗剂量的<sup>131</sup>I在体内的存留时间为30~60d(不超过80d)。在此期间,患者可对周围近距离人群构成少量γ辐射,其排泄物可对周围环境造成微量辐射污染。但患者向体外释放的辐射量有限,对周围人群和环境不会造成明确的辐射危害。

依据辐射防护基本原则,甲亢<sup>131</sup>I治疗需遵循电离辐射降低到合理的尽可能低的水平(as low as reasonably achievable,ALARA)原则。为保证患者自身和他人的安全,在格雷夫斯甲亢<sup>131</sup>I治疗过程中,有必要采取相应的医疗辐射安全管理。建议参与实施<sup>131</sup>I治疗的所有相关医务人员和接受<sup>131</sup>I治疗的患者及其家属都应熟悉并遵从相关的法律和法规要求,相互配合,最大限度地避免<sup>131</sup>I治疗造成的潜在辐射危害。

## 二、甲亢<sup>131</sup>I治疗的辐射安全告知

<sup>131</sup>I治疗格雷夫斯甲亢后,患者应遵循下述辐射安全注意事项。这些内容应由医务人员在实施治疗前对患者进行详细告知。建议向患者提供书面指导材料。

1. 有晕车史的患者,服<sup>131</sup>I当天宜加服止吐剂或避免乘用机动车,以防路途中晕车导致呕吐。

2. 患者离院返回居住地时,尽量避免使用公共交通,避免接触孕妇或新生儿,远离高敏感射线监测的场所(包括重要社会活动场馆、机场或其他安检严格的场所等)。

3. <sup>131</sup>I治疗后,2d内,患者宜多饮水、多排尿(排尿后冲洗便池2次);1周内,在固定居所中宜与他人保持2m距离,避免与他人共用餐具。

4. 固定居所内宜配备患者单独使用的卫生间。

5. <sup>131</sup>I治疗后1周~2个月,患者应减少与家人的密切接触,特别注意避免与儿童及孕妇的近距离接触,与他人保持1~2m的距离。

6. <sup>131</sup>I治疗后6个月内,育龄患者应采取避孕措施。鉴于甲状腺激素对母体和胎儿健康的重要作用,建议<sup>131</sup>I治疗后的女性待甲状腺指标(FT$_3$、FT$_4$、TSH、TgAb、TRAb、TPOAb等)正常或基本正常后再考虑备育。

## 三、甲亢<sup>131</sup>I治疗的知情同意告知要点

1. 碘单次治疗缓解率为50%~80%。因个体对碘敏感的差异,少数患者根据病情可能需要多次治疗。

2. 一般,服药后2~6周内患者症状可能加重,个别患者可能发生甲亢危象,一旦出现心动过速、呕吐、腹泻、高热,甚至休克、昏迷等危重情况,应立即就近至医院急诊救治。

3. 部分患者可能在碘治疗的2个月后出现甲状腺功能减退(甲减)。甲减分为暂时性和永久性。对于甲减,需要长期服用甲状腺激素进行替代治疗。

4. 突眼程度与甲亢病情轻重无关,可出现在治疗前或治疗后。少数患者即使经治疗控制甲亢后仍可发生突眼或突眼加重。建议治疗期间戒烟,并至当地医院眼科就诊。

5. 甲亢本身会引起肝功能受损,抗甲状腺药物也会引起肝功能受损。$^{131}$I治疗的原理是甲状腺特异性吸收碘而作用于甲状腺,$^{131}$I在体内的放射性对肝、胆的影响甚微。此外,碘的放射性对人体的造血系统的影响甚微。

6. 少数患者由于病程长、甲亢控制不好或反复发作,可能存在隐性心脏损害等,极少数患者可能出现无法预料和防范的严重突发事件,如心肌梗死、猝死、急性肝衰竭等,建议$^{131}$I治疗期间患者及家属密切注意病情变化,必要时就近至医院尽快就诊。

7. 目前医疗上无法预测的其他不良后果。

## 四、甲亢$^{131}$I诊疗环境和流程管理的辐射安全要求

### 1. 实施$^{131}$I给药场所设计相关法规要求

(1) 分区设计要符合高活性开放式放射性场所要求。$^{131}$I给药室与患者治疗候诊区连接且有足够的屏蔽隔离。区域的辐射防护要符合$^{131}$I日最大操作量的设计要求。

(2) 给药区内应具备$^{131}$I的存储设施和$^{131}$I剂量测量仪或$^{131}$I分装仪。如需在给药室内采取手工分装$^{131}$I,则需要加强相应的辐射防护设施,确保操作人员及环境安全,避免分装和投药过程形成污染。

(3) 给药区内应具备去除放射性污染的设施和放射性污染测量装置。

### 2. 候诊区的设立宜遵守的要求

(1) 治疗候诊区应与$^{131}$I给药区紧密相连。尚未服用$^{131}$I与已服用$^{131}$I(治疗后观察期)的患者之间,宜有适当的距离防护。候诊患者多的场所宜采用屏蔽防护和进出双通道。

(2) 宜在候诊区配备γ辐射剂量仪。必要时测量已服$^{131}$I的患者在固定距离(1m和2m)处的剂量率。

(3) 候诊区内宜配备专用的放射性下水道和污物处理装置。

### 3. 严格控制给药过程,确保口服$^{131}$I安全

(1) 实施$^{131}$I口服治疗前,应预告患者服药流程及相关安全事项。确保患者明确理解治疗流程并有能力配合,方可进入给药流程。建议向患者提供书面指导材料。

(2) 负责给药的医务人员应仔细核对患者信息(包括姓名、性别、年龄和诊疗序号等)和$^{131}$I计划给药量等,确保给药对象和剂量的准确性。

(3) 向患者明示$^{131}$I剂量标签,并在明视状态下(有条件单位可配备监控录像)指导患者当场完成口服$^{131}$I。用过的$^{131}$I药瓶或药杯需现场回收,并立即投入放射性污物桶内。

(4) 服用$^{131}$I后,观察、确认患者有无即刻不良反应。

## 五、甲亢$^{131}$I治疗的生物、生育安全

甲亢放射性碘治疗是安全的。国内外甲亢放射性碘治疗临床实践已开展了约80年,迄今为止没有证据显示甲亢碘治疗会导致恶性肿瘤(如甲状腺癌、白血病、乳腺癌、消化道肿瘤等)发病率的增高,多个国家的众多综合文献显示3种(放射性碘、药物、手术)甲亢治疗方式在恶性肿瘤的发病率、死亡率在统计学上没有差别。

放射性碘被甲状腺组织特异性吸收后,其破坏作用仅限于甲状腺,对人体其他系统和器官的放射性作用非常小,生殖系统(女性卵巢、男性睾丸)各自所受的照射剂量甚微,因此,接受甲亢放射性碘治疗者及其生育的后代是安全的。有资料显示,在碘治疗6个月之后,甲状腺激素指标正常的生育期女性生育的后

代是健康的;同样,在碘治疗 6 个月之后,甲状腺激素指标正常的男性患者所生育的后代也是健康的。

## 第八节　甲状腺功能亢进症[131]I治疗的临床实践

### 一、甲亢伴甲状腺肿大的多次碘治疗

【病例 1】患者,男性,37 岁,有甲亢伴甲状腺肿大病史 10 年以上。患者自述怕热、多汗、消瘦、肌肉无力、容易疲乏、心跳加快、失眠多梦。服用药物:甲巯咪唑 15 片/d,普萘洛尔 12 片/d。体检:甲状腺Ⅲ肿大且质地硬。

患者于 2007 年 6 月—2009 年 2 月共进行了 5 次放射性同位素[131]I治疗,每次治疗间隔 4~5 个月,治疗剂量依次为 351.5MBq、610.5MBq、1 110MBq、1 110MBq 和 610.5MBq(9.5mCi、16.5mCi、30mCi、30mCi 和 16.5mCi),累计总剂量为 3 792.5MBq(102.5mCi)(表 3-1-2)。

表 3-1-2　患者各项检查指标随访结果

| 检查日期 | $FT_3$/(pmol·$L^{-1}$) | $FT_4$/(pmol·$L^{-1}$) | sTSH/(mIU·$L^{-1}$) | HR/(次·$min^{-1}$) | 平均 PSV/(cm·$s^{-1}$) | 甲状腺体积/$cm^3$ | [131]I治疗剂量/mCi | 甲巯咪唑/(片·$d^{-1}$) | 普萘洛尔/(片·$d^{-1}$) |
|---|---|---|---|---|---|---|---|---|---|
| 2007 年 6 月 | 13.5 | 10.1 | 0.001 | 95 | 151 | 148.2 | 9.5 | 15 | 12 |
| 2007 年 7 月 | 15.2 | 10.8 | 0.001 | 106 | 90 | 146.4 | – | 14 | 12 |
| 2007 年 8 月 | 18.4 | 16.1 | 0.001 | 87 | 73 | 127.9 | – | 12 | 10 |
| 2007 年 10 月 | 17.9 | 9.9 | 0.001 | 109 | 83 | 108.9 | 16.5 | 12 | 10 |
| 2007 年 12 月 | 17.9 | 12.8 | 0.001 | 104 | 73 | 116.4 | – | 10 | 8 |
| 2008 年 2 月 | 20.8 | 16.8 | 0.001 | 110 | 78 | 120.7 | 30 | 10 | 8 |
| 2008 年 5 月 | 14.3 | 17.6 | 0.001 | 121 | 75 | 79.8 | – | 8 | 6 |
| 2008 年 8 月 | 18.3 | 11.2 | 0.002 | 111 | 85 | 67.9 | – | 6 | 4 |
| 2008 年 9 月 | 20.3 | 13.8 | 0.002 | 98 | 73 | 85.8 | 30.0 | 4 | 3 |
| 2009 年 2 月 | 17.9 | 21.4 | 0.001 | 100 | 70 | 44.4 | 16.5 | 3 | 2 |
| 2009 年 5 月 | 4.1 | 9.5 | 0.001 | 80 | 51 | 23.8 | – | 1 | 1 |
| 2009 年 9 月 | 3.6 | 7.7 | 2.563 | 66 | 22 | 9.0 | – | 0 | 0 |

2009 年 9 月随访该患者:甲状腺未触及;$FT_3$、$FT_4$、超敏促甲状腺激素(supersensitivity thyroid stimulating hormone,sTSH)分别为 3.6pmol/L、7.7pmol/L 和 2.563mIU/L;心率(heart rate,HR)为 66 次/min;左、右甲状腺上动脉收缩期峰值流速(peak systolic velocity,PSV)分别为 21cm/s、23cm/s;正常饮食,不服用甲巯咪唑和普萘洛尔。

2009 年管樑团队报道,在 391 例甲亢患者中,总治疗 485 人次,其中进行第 2、3、4 次碘治疗分别有 72 人次(18.4%)、19 人次(4.86%)和 3 人次(0.77%)。

管樑团队还回顾分析了 2003—2016 年的 12 658 人次碘治疗,发现:5 217 例患者(女性 3 790 例、男性 1 427 例)进行了多次碘治疗(6 279 人次),其中单次治疗 4 343 人次(83.3%),2 次治疗 874 人次(16.7%),3 次治疗 146 人次(2.8%),4、5、6 次治疗分别为 32 人次、8 人次和 2 例人次。在单次治疗中,碘量最小为 74MBq(2mCi),最大为 555MBq(15mCi)。在多次治疗中,碘量最小为 74MBq(2mCi),最大为 1 110MBq(30mCi);累积碘量最小为 185MBq(5mCi)(2 次治疗),最大为 3 792.5MBq(102.5mCi)(5 次治疗)。

## 二、青少年甲亢碘治疗

【病例2】患者,女性,14岁,进行了两次$^{131}$I治疗。

2015年8月27日,根据FT$_3$ 9.25pmol/L、FT$_4$ 26pmol/L,左、右叶甲状腺大小分别为55mm×18mm×25mm和54mm×18mm×22mm,选择$^{131}$I 148MBq(4mCi)治疗。治疗后,患者依然存在甲亢并伴甲状腺逐渐增大。

2016年2月4日,根据FT$_3$ 9.7pmol/L、FT$_4$ 22pmol/L,左、右叶甲状腺大小分别为73mm×20mm×28mm和66mm×18mm×24mm,选择$^{131}$I(259MBq)治疗。治疗后,患者肿大的甲状腺逐渐缩小。2017年1月19日测得左、右叶甲状腺大小分别为45mm×15mm×17mm和40mm×11mm×14mm,FT$_3$ 6.8pmol/L。持续随访。

对于青少年甲亢患者,诊治医师不仅需要向未成年患者,也需要向直系亲属(如父母)告知多项事宜,如青少年生长发育、ATD治疗和$^{131}$I治疗,以及$^{131}$I治疗之后甲减、再次碘治疗等相关事宜。

对于儿童和青少年甲亢,建议联合儿科、内分泌科医师等进行综合诊治。目前在国内,对于儿童(低于10岁)甲亢,首选抗甲状腺药物治疗;对于青少年甲亢,也首选抗甲状腺药物治疗,只对于治疗>2年依然存在甲亢并伴甲状腺肿大(Ⅱ、Ⅲ)者选择碘治疗,并且应选择低剂量的碘治疗。

## 三、甲亢碘治疗后一过性甲减

【病例3】患者,女性,16岁,有甲亢病史3年。FT$_3$、FT$_4$为正常高限的2倍,左、右叶甲状腺大小分别为60mm×20mm×30mm、65mm×19mm×24mm。服用$^{131}$I 166.5MBq(4.5mCi),3周后复查,依然为甲亢;10周后复查,FT$_3$、FT$_4$均低于正常低限,TSH 7.2mIU/L。就诊后,服用左甲状腺素2片,14周后左甲状腺素调整为1片,18周后复查FT$_3$、FT$_4$、TSH正常,之后停用左甲状腺素,指导均衡饮食。

## 四、甲状腺药物性剥脱性皮炎

【病例4】患者,女性,55岁,甲亢6个月,服用甲巯咪唑片(赛治)和丙硫后引起面部、前胸、双上肢皮肤大面积剥脱,而且皮肤色斑明显广泛增生、色素沉着,皮肤科医师会诊并予对症治疗后,服用$^{131}$I 74MBq(2mCi),治疗后6个月随访,患者FT$_3$、FT$_4$功能正常,面部色斑范围明显缩小(图3-1-1)。

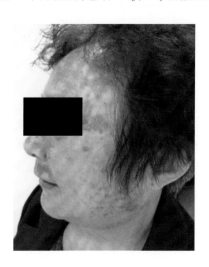

图3-1-1 甲状腺药物性剥脱性皮炎
($^{131}$I治疗后6个月)

## 五、甲亢治疗后生育情况随访分析

蒋宁一团队对育龄期女性格雷夫斯甲状腺功能亢进(简称格雷夫斯甲亢或Graves甲亢)进行$^{131}$I治疗后妊娠以及新生儿生长发育情况进行了随访与分析:回顾性分析2008年1月—2011年1月患格雷夫斯甲亢并于维持治疗期间成功妊娠并分娩者85例,分$^{131}$I治疗组(49例)和非$^{131}$I治疗组(36例),两组间孕期、生育状况、足月情况、体质量等对照指标均无统计学差异;两组新生儿筛查时足跟血、TSH均正常,婴幼儿在生长发育方面与对应各期正常婴幼儿无明显区别。

管樑团队报道了 2008—2013 年生育期女性格雷夫斯甲亢在碘治疗后成功妊娠并分娩者 26 例,其中进行碘治疗 2 次的 3 例,3 次和 4 次的各 1 例;26 例患者成功分娩 29 例新生儿(23 例单胎、2 例双卵双生、1 例二胎),新生儿筛查时足跟血 TSH 正常,婴幼儿在生长发育方面与对应各期正常婴幼儿无明显区别。

管樑团队对 2006—2019 年随访的 116 例在碘治疗后成功妊娠并分娩的生育期格雷夫斯甲亢女性患者进行分析总结,结果显示:成功分娩新生儿 127 例(其中 11 例生育第二胎),127 例新生儿筛查时足跟血 TSH 正常,婴幼儿在生长发育方面与对应各期正常婴幼儿无明显区别。至 2019 年,随访中年龄最大的一位已经 13 岁,另一对双卵双生双胞胎(一男一女)已 11 岁,其身高、生长发育和智力与同年龄人相当。

此外,管樑团队对 2007—2019 年随访的 14 例在碘治疗后、其妻子成功妊娠并分娩的男性甲亢患者进行分析总结,结果显示:14 例患者共生育 19 例新生儿(其中第二胎 5 例),婴幼儿在生长发育方面与对应各期正常婴幼儿无明显区别,随访中最大的男孩 6 岁,其生长、发育和智力与同年龄人相当。

对于格雷夫斯甲亢,<sup>131</sup>I 治疗的安全性好,对女性和男性都不会影响生育能力,也不会导致遗传损害。

综上所述,对于甲亢,特别是格雷夫甲亢,放射性碘治疗有见效快、疗效好、诊疗过程相对简便、复发率低、不良反应少、适用人群较广等优点。放射性碘治疗在欧美国家已被较广泛使用,在我国也在逐渐推广。从 2006 年总结的国内外报道来看,<sup>131</sup>I 的 1 次治愈率为 50%~80%,总有效率在 95% 以上,复发率仅 1%~4%,无效率为 2%~4%。

虽然甲状腺激素水平正常是治疗格雷夫斯甲亢的理想目标,但已有研究表明,对于格雷夫斯甲亢<sup>131</sup>I 治疗,不存在既可以纠正甲亢又不会造成甲减的理想剂量,多种因素会不同程度地影响<sup>131</sup>I 的最终治疗效果,甲减的年发生率为 2%~3%。也有研究显示,无论<sup>131</sup>I 剂量高低,在治疗后 10 年有 50% 以上的患者会出现甲减。

据统计,2017 年我国有 662 个医疗机构开展碘治疗,累计超过 200 百万人次的碘治疗临床病例。随着诊断技术(B 超、抗体检测等)不断提高,临床医师诊治经验不断积累,患者及其家属对于甲亢碘治疗、放射防护逐渐了解,不同类型甲亢患者可获得个性化诊疗服务,甲亢碘治疗发挥着越来越重要的作用。

(管 樑)

## 参考文献

[1] BAHN R,BURCH H,COOPER D,et al. Hyperthyroidism and other causes of thyrotoxicosis:management guidelines of the American Thyroid Association and American Association of Clinical Endocrinologists. Endocrine Practice,2011,17(3):456-520.

[2] SILBERSTEIN E B,ALAVI A,BALON H R,et al. The SNMMI practice guideline for therapy of thyroid disease with 131 I 3.0*. J of Nucl Med,2012,53(10):1633-1651.

[3] ROSS DS,BURCH HB,COOPER DS,et al. 2016 American Thyroid Association guidelines for diagnosis and management of hyperthyroidism and other causes of thyrotoxicosis. Thyroid,2016,26(10):1343-1421.

[4] GEORGE JK,LUIGI BARTALENA,LAZLO HEGEDÜS,et al. 2018 European Thyroid Association guideline for the management of Graves' hyperthyroidism. Eur Thyroid J,2018,7(4):167-186.

[5] 中华医学会核医学分会.<sup>131</sup>I 治疗格雷夫斯甲亢指南(2013 版).中华核医学与分子影像杂志,2013,33(2):83-95.

[6] 中华医学会,中华医学会杂志社,中华医学会全科医学分会,等.甲状腺功能亢进症基层诊疗指南(2019 年).中华全科医师杂志,2019,18(12):1118-1128.

[7] 中华医学会核医学分会.2020 年全国核医学现状普查结果简报.中华核医学与分子影像杂志,2020,40(12):747-749.

[8] BURCH HB,BURMAN KD,COOPER DS. A 2011 survey of clinical practice patterns in the management of Graves' disease. J Clin Endocrinol Metab,2012,97(12):4549-4558.

[9] ROSS DS. Radioiodine therapy for hyperthyroidism. N Engl J Med,2011,364:542-550.

[10] BARTALENA L,BALDESCHI L,BOBORIDIS K,et al. The 2016 European Thyroid Association/European Group on Graves' Orbitopathy guidelines for the management of Graves' orbitopathy. Eur Thyroid J,2016,5(1):9-26.

[11] 中华医学会核医学分会《临床核医学辐射安全专家共识》编写委员会.临床核医学辐射安全专家共识.中华核医学与分子影像杂志,2017,37(4):225-229.

[12] International Atomic Energy Agency. Applying radiation safety standards in nuclear medicine:safety reports series No. 40. Vi-

enna：IAEA,2005.

［13］医学会地方病学分会,中国营养学会,中华医学会内分泌学分会.中国居民补碘指南.北京:人民卫生出版社,2018.

［14］中华医学会核医学分会.2018年全国核医学现状普查结果简报.中华核医学与分子影像杂志,2018,38(12):813-814.

［15］KAGUELIDOU F,CAREL JC,LÉGER J. Graves' disease in childhood:advances in management with antithyroid drug therapy. Horm Res,2009,71(6):310-317.

［16］ANDERSEN SL,LAURBERG P. Managing hyperthyroidism in pregnancy:current perspectives. Int J Womens Health,2016,8:497-504.

# 第二章

# Plummer 病的 $^{131}$I 治疗

甲亢伴甲状腺结节是临床常见病症。毒性结节性甲状腺肿(toxic nodular goiter,TNG)是甲状腺功能亢进症的一种病因,其发病率占甲亢患者的 1%~9%,而且有明显的地域差异(与该地区碘充足与否有关)。甲状腺单发结节引发的毒性结节性甲状腺肿常被称作自主功能性甲状腺结节(autonomous function thyroid nodule,AFTN)或毒性甲状腺腺瘤(toxic adenoma,TA)。甲状腺多结节引发的毒性结节性甲状腺肿被称作毒性多结节性甲状腺肿(toxic multinodular goiter,TMNG)。Reiners 的一篇综述指出,TMNG 的发生率大概是 AFTN 的 2 倍;欧美医师在治疗方式的选择上,针对 TMNG,有 30%~40% 的人选择 $^{131}$I 治疗,针对 AFTN 大约有 15% 的人选择 $^{131}$I 治疗。

## 第一节 Plummer 病的发病机制

1913 年,Henry S. Plummer 根据临床表现和病理改变,首先描述毒性结节性甲状腺肿与格雷夫斯病不同。后来的研究证实 Plummer 的观点是正确的,本病并非甲状腺自身免疫紊乱导致,患者血液中不存在甲状腺刺激性抗体。因此,本病也称为普卢默病(Plummer 病)。Plummer 病在早期主要依靠临床诊断,至 20 世纪 40 年代,随着放射性碘在甲状腺疾病研究和临床中的应用获得成功,核素显像也逐渐被用于临床。核医学影像诊断的发展为 Plummer 病的诊断和疗效监测提供了重要的手段。核医学甲状腺显像可以显示 Plummer 病为"热结节"(hot nodule)表现。

Plummer 病的发病机制目前仍不是完全清楚,促甲状腺激素受体(TSHR)基因突变被认为可能是该病发生的主要原因之一。1993 年 Parma 等在 *Nature* 发表文章,首次指出 TSHR 第三细胞质环的羧基末端突变是 Plummer 病的发病原因之一,该研究的 7 个 Plummer 病腺瘤标本中有 3 个出现 *TSHR* 基因突变。在这 3 个突变病例中,有 2 例患者的 619 位天冬氨酸因突变而成为甘氨酸,有 1 例患者的 623 位丙氨酸因突变而成为异亮氨酸。Parma 等在后续研究中,对 11 个 Plummer 病腺瘤标本做基因分析,发现 9 个病例出现 *TSRH* 基因突变,除了前述突变外,还发现 2 个异亮氨酸残基突变,均属于 TSHR 的第一和第二细胞外环(Ile486 和 Ile568)。随后,其他研究团队也证实了 *TSHR* 基因突变在 Plummer 病发病机制中的重要价值。有学者证实,*TSHR* 基因突变在儿童 Plummer 病的发病机制中也发挥了重要作用。日本学者 Nanba 等分析了 2 例 Plummer 病患者:52 岁的老年女性 TMNG 患者存在 *TSHR* 基因的 I568F 突变,8 岁的女性 AFTN 患者存在 *TSHR* 基因的 S281I 突变。一般认为,*TSHR* 基因突变会引起 cAMP 级联瀑布活化、钠碘转运体过度表达、甲状腺过氧化物酶过度合成,因此会合成和分泌过多的甲状腺激素。

目前已知多数 Plummer 病为 AFTN 伴甲亢,但并非所有 AFTN 均伴有甲亢,这样的结节本身是不受垂体分泌的 TSH 调控的,但是结节周围的正常甲状腺组织会仍保留正常的反馈调节机制,当 AFTN 组织产生过多甲状腺激素的时候,就会引发甲状腺功能亢进的表现。而此时,血液中过度增加的甲状腺激素,会负反馈降低脑垂体内 TSH 的水平,进而导致 AFTN 外的甲状腺组织处于不同程度的抑制状态,有时甚至出现萎缩。从细胞病理和电镜病理的角度看,AFTN 内细胞增生、肥大,线粒体增多,高尔基体肥大,整个腺瘤处于增生、活跃的状态(图 3-2-1);而 AFTN 外正常甲状腺组织的改变与 AFTN 内情况相反。

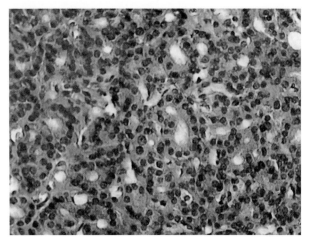

图 3-2-1 电镜下 AFTN 表现

碘缺乏环境也会使 Plummer 病的发病率增高,尤其是与 TMNG 的发生有关,但是其机制尚不明确,推测可能因为碘缺乏是导致甲状腺结节形成的原因之一,而甲状腺结节形成后自主性可能会逐渐建立起来,即在甲状腺腺体内出现功能自主的病灶,随着功能自主性不断增强,结节可以从无毒性(功能正常)发展为毒性(功能亢进)。该转变过程中可以发生 *TSHR* 基因突变。该转变也可能和补碘有关。有学者调查发现,在碘充足地区(如美国),Plummer 病的发病率低于 1%;而在碘不足的欧洲某些地区,Plummer 病的发病率可以达到 9%~10%。

# 第二节 Plummer 病的临床诊断标准和要点

## 一、临床特点

没有甲亢症状的 Plummer 病患者多为结节较小的青少年患者,其甲状腺功能指标均正常,仅$^{99m}TcO_4^-$甲状腺显像表现为"热结节"。有甲亢症状的 Plummer 病较多发生于 40 岁以上患者,女性多于男性(至少为 3:1~4:1)。多数患者出现甲亢高代谢症状前,已经有多年的甲状腺结节病史,结节逐渐增大,可能会有颈部肿块梗阻感或异物感,结节部位可以听不到血管杂音,震颤尤为少见。甲亢症状轻而不典型者主要表现为自主神经功能紊乱、神经衰弱。甲亢症状典型者会出现心悸、乏力、手抖等甲亢高代谢的症状。患者不会出现甲亢突眼或胫前黏液水肿的表现。目前认为,Plummer 病并非自身免疫性甲状腺疾病,而格雷夫斯病的突眼表现是甲状腺自身免疫抗体刺激导致的。Sandrock 对 375 例德国患者样本进行的一项平均随访 52.8 个月的研究显示,Plummer 病甲亢基本以每年递增 4%的新发速度发生。Plummer 病对人体最严重的影响类似格雷夫斯甲亢,主要是导致心律失常和心功能异常,如心房颤动、期前收缩、心力衰竭、心脏扩大、心室壁增厚等,此外,还可能会出现骨质疏松等情况。

## 二、实验室检测

1. Plummer 病患者的甲状腺摄$^{131}$I 率可在正常范围。因为结节外的甲状腺组织多被抑制,所以患者甲状腺整体摄$^{131}$I 率多不会增高。在伴有明显甲亢表现时,甲状腺摄$^{131}$I 率可以增高,而且可以出现高峰提前。

2. 不合并甲亢 Plummer 病患者的血清甲状腺激素水平正常;合并甲亢 Plummer 病的患者会出现 TSH 降低、$FT_3$ 增高、$TT_3$ 增高、$FT_4$ 增高、$TT_4$ 增高;有些患者仅出现 TSH 降低、$FT_3$ 增高、$TT_3$ 增高,呈现 $T_3$ 型甲亢(或者叫作 $T_3$ 毒症)的表现。Hamurger 指出,Plummer 病早期以 $T_3$ 型甲亢为主要表现,随着病情进展,会出现 $T_3$、$FT_4$ 均增高。

3. 甲状腺显像是诊断 Plummer 病的重要依据。临床上,很多 Plummer 病患者的甲状腺功能是正常的,单纯凭借甲状腺功能指标无法诊断,因而甲状腺显像在诊断上有决定性的意义。

(1)$^{99m}TcO_4^-$甲状腺显像:可见单个或多个"热结节",健侧和正常甲状腺组织功能被完全或不完全抑制,表现为"热结节"外的甲状腺组织不显影或显影非常浅淡。

(2)$^{99m}$Tc-MIBI 甲状腺显像:可见受抑制的正常甲状腺组织。$^{99m}$Tc-MIBI 在甲状腺浓聚与甲状腺摄碘能力无关,也不受甲状腺激素水平的影响。$^{99m}$Tc-MIBI 甲状腺显像安全、简便,可以替代 TSH 刺激显像。

(3)甲状腺素($T_4$ 或 $T_3$)抑制显像:在第一次$^{99m}TcO_4^-$甲状腺显像后,连续 2 周每天服用甲状腺素片

40mg,3 次/d,连续 2 周后,重复$^{99m}$TcO$_4^-$甲状腺显像(或者口服 T$_3$ 片 25μg,3 次/d,连续 7d 后,重复$^{99m}$TcO$_4^-$甲状腺显像)。若结节显影不变,而周围正常甲状腺组织仍受抑制不显影,可诊断为 Plummer 病;若结节功能受到抑制,显影变浅淡,考虑为增生结节或单纯结节。

也可以做 T$_4$ 或 T$_3$ 抑制后摄$^{131}$I 率试验:在给予 T$_4$ 或 T$_3$ 后做的第二次摄$^{131}$I 率较第一次摄$^{131}$I 率无明显降低,甚至不降低(或抑制程度很小),表明 T$_4$ 或 T$_3$ 没有产生明显抑制,符合 Plummer 病的表现。若第二次摄$^{131}$I 率较第一次摄$^{131}$I 率明显降低,表明 T$_4$ 或 T$_3$ 可以产生明显抑制作用,不符合 Plummer 病的表现。

目前,甲状腺素抑制显像或摄$^{131}$I 率试验已经很少有医院在开展了。

(4) TSH 刺激显像:肌内注射 TSH 10IU,24h 后重复甲状腺显像,Plummer 病除了显示"热结节"外,受到抑制的正常甲状腺组织也被兴奋而显影;若仍只有"热结节"显影,则为先天单叶甲状腺。目前,TSH 刺激显像已经很少有医院在使用了。

**4. 促甲状腺激素受体抗体(TRAb)** 结果正常。

**5. 促甲状腺激素释放激素(TRH)兴奋试验** Plummer 病患者常呈低反应或无反应。有资料显示,95%以上伴甲亢者和 40%左右不伴甲亢者呈低反应或无反应。Plummer 病垂体分泌的 TSH 功能受到抑制,这与 T$_3$ 或 T$_4$ 抑制试验为阳性的结果是一致的,两个试验之间有明显的相关性。但是,TRH 兴奋试验对于$^{131}$I 治疗或手术治疗的预后判断是无用的。目前,TRH 兴奋试验已经很少有医院使用了。

# 第三节　Plummer 病$^{131}$I 治疗的适应证和禁忌证

Plummer 病$^{131}$I 治疗的主要目的是一次性清除导致甲亢的甲状腺"热结节",恢复正常的甲状腺功能。$^{131}$I 治疗的方案需要根据"热结节"的大小、甲状腺功能水平、合并症、患者个人需求等因素来决定。一般来说,对于甲状腺功能正常、腺瘤体积小、无压迫症状的患者,可以不治疗,监测症状变化就可以。对于甲状腺功能轻度增高、腺瘤体积小、无压迫症状的患者,可以使用抗甲状腺药物对症治疗。对于甲状腺功能升高、腺瘤中等大小的患者,首选$^{131}$I 治疗,也可以选择超声引导下经皮乙醇注射(percutaneous ethanol injection,PEI)治疗或射频消融(radiofrequency ablation,RA)治疗。对于甲状腺功能升高、腺瘤巨大[部分巨大腺瘤内出血、坏死,甲状腺显像为猫头鹰眼征(owl eye sign)]且有压迫症状的患者,首选手术治疗。

## 一、适应证

1. 伴有甲亢的 Plummer 病患者。
2. $^{99m}$TcO$_4^-$甲状腺显像为"热结节",健侧和正常甲状腺组织功能被完全或基本抑制者。
3. 结节重量在 100g 以下者。
4. 传统观点认为,年龄在 40 岁以上的患者。
5. 有手术禁忌或拒绝手术的患者。
6. 有心血管疾病,如心律不齐、心房颤动、心力衰竭者。

## 二、相对适应证

1. 腺瘤重量虽然超过 100g,但患者无法手术,可以考虑做$^{131}$I 治疗。
2. 传统观点认为,年龄较小的患者若要进行$^{131}$I 治疗,也最好在 30 岁以上。
3. "热结节"外甲状腺组织抑制不完全的患者,若只能采取$^{131}$I 治疗,则应该考虑先服用甲状腺素片抑制结节外甲状腺组织,再做$^{131}$I 治疗,以免发生甲减。可以服用甲状腺素片 40mg,3 次/d,连续 2 周(或者口服 T$_3$ 片 25μg,3 次/d,连续 7d)。

## 三、禁忌证

**1. 超大腺瘤(重量超过 100g)** 超大的甲状腺"热结节"内有明显放射性缺损区(为猫头鹰眼征,是巨大的腺瘤内出血、坏死等表现)。这些患者对$^{131}$I的敏感性欠佳,$^{131}$I治疗效果可能不理想,采取手术切除效果更好。

2. **患者$^{131}$I治疗所需剂量较大**    一般会比格雷夫斯病$^{131}$I治疗的剂量高20%~50%。故传统观点认为,年轻患者不适合进行$^{131}$I治疗,尤其对于"热结节"外甲状腺组织没有被完全或基本抑制者,宜慎重考虑。

3. 确诊或高度怀疑甲状腺癌。

4. 处于妊娠、哺乳期的女性。

5. 伴有急性心肌梗死的情况。

6. 有严重肝、肾功能异常的情况。

# 第四节    Plummer病$^{131}$I治疗的剂量计算和注意事项

## 一、$^{131}$I治疗剂量计算

Plummer病$^{131}$I治疗通常采取一次大剂量口服的方法。对于$^{131}$I的剂量,各家的说法和应用情况有较大差别。确定剂量的方法大致可以分为一次标准剂量法和计算剂量法。不同于格雷夫斯甲亢,Plummer病患者的"热结节"外的甲状腺组织被抑制,不会浓聚$^{131}$I,因此治疗中不必过多顾忌正常甲状腺组织的辐射损伤。一般来说,Plummer病患者高功能腺瘤组织对$^{131}$I的敏感性不如格雷夫斯甲亢患者甲状腺组织对$^{131}$I的敏感性,这也是很多学者主张采用一次大剂量口服$^{131}$I的治疗方法的主要原因。

1. **一次标准剂量法**    不同的学者对于一次给予的$^{131}$I剂量的建议是存在差别的。多数学者建议:对于结节直径在3cm以下的患者,$^{131}$I剂量为555~740MBq(15~20mCi);对于结节直径在3cm以上的患者,$^{131}$I剂量为740~1 110MBq(20~30mCi)。摄$^{131}$I率、有效半衰期以及结节大小也是参考的指标,可根据情况酌情增减$^{131}$I剂量。

2. **计算剂量法**    可以按照下面推荐的公式计算得到使Plummer病结节组织实际吸收剂量达到200~300Gy/g的$^{131}$I剂量。

$$^{131}I剂量(Ci) = \frac{每克结节吸收剂量(Gy/g) \times 结节质量(g) \times 6.67}{有效半衰期 \times 摄^{131}I率(\%)} \tag{3-2-1}$$

公式中,甲状腺结节质量(g)=4/3×x×y²,x=1/2结节长度经线,y=1/2结节短径经线。6.67为常数。

3. **计算剂量法**    按照Plummer病结节每克重量吸收剂量(多为100~200Gy/g,较大结节可以增加到340Gy/g)计算。

$$^{131}I剂量(Ci) = \frac{每克结节吸收剂量(Gy/g) \times 结节质量(g)}{24h 摄^{131}I率(\%)} \tag{3-2-2}$$

公式中,甲状腺结节质量(g)=0.523×a×b×c,a=结节短径,b=结节横径,c=结节长径。

## 二、治疗注意事项

1. 对于甲状腺"热结节"外组织仍有摄$^{131}$I表现的患者,若仍想做$^{131}$I治疗,应该口服甲状腺素片40mg,3次/d,连续2周(或者口服T₃片25μg 3次/d,连续7d)后重复$^{99m}$TcO₄⁻甲状腺显像,若结节周围正常甲状腺组织受明显抑制而不显影,则可以行$^{131}$I治疗。治疗后继续服用甲状腺素片1个月,防止$^{131}$I再循环被结节外甲状腺组织摄取。

2. 对于甲亢高代谢症状明显的患者,可以先试用抗甲状腺药物和β受体阻滞剂来控制症状,待病情稳定,建议停用抗甲状腺药物3~7d后再行$^{131}$I治疗。

3. 对于甲亢合并心房颤动和心力衰竭的患者,应该积极控制心率、纠正心功能。

4. 做过TSH刺激显像,结节外甲状腺组织已经被兴奋而具有摄$^{131}$I功能的患者,应该间隔2周或更长

时间,待结节外甲状腺组织无摄$^{131}$I 功能的时候,再行$^{131}$I 治疗。

# 第五节 Plummer 病$^{131}$I 治疗效果观察

## 一、$^{131}$I 治疗效果

Plummer 病$^{131}$I 治疗效果肯定,一般在治疗后 2~3 个月,结节就会逐渐缩小,甲亢的症状逐渐改善,血清 TT$_3$、TT$_4$、FT$_3$、FT$_4$、TSH 水平逐渐恢复,甲状腺显像所见"热结节"逐渐消失,被抑制的结节外组织功能逐渐恢复。若结节缩小但没有消失,结节外组织仍被抑制,可以随访观察。有 10%~20% 的患者会发生持续性甲亢或复发,需要进一步行$^{131}$I 治疗。Plummer 病$^{131}$I 治疗后有一定的甲减发生率。

Plummer 病$^{131}$I 治疗后,出现甲状腺局部或全身反应的情况比较少见。当$^{131}$I 剂量较大时,患者可能出现乏力、心悸症状加重的一过性反应,但多数在数天内可以自行消失。$^{131}$I 治疗后出现甲亢危象的情况罕见。

## 二、$^{131}$I 治疗随访

对于有明显甲亢的患者,$^{131}$I 治疗后应该进行多次、长期的随访。随访内容主要包括:观察患者的症状、体征变化,检查甲状腺功能变化,监测甲状腺腺瘤大小变化;在$^{131}$I 治疗后半年左右复查$^{99m}$TcO$_4^-$甲状腺显像,对治疗效果做更加充分的评估,并决定是否再次行$^{131}$I 治疗。Reiners 的一篇汇总综述显示,一般$^{131}$I 治疗后治愈率为 85%~100%,甲减发生率为 10%~20%,$^{131}$I 治疗的效果优于手术治疗的效果。Reiners 汇总分析了 417 例 Plummer 病患者$^{131}$I 治疗后 1 年腺瘤体积缩小的程度,发现有 40% AFTN 患者的致病腺瘤体积缩小,有 36% 的 TMNG 患者的致病腺瘤体积缩小。

1. **治愈** 如果"热结节"已经消失、周围正常甲状腺组织功能恢复正常,血清甲状腺激素水平正常,甲亢症状消失,则评价为治愈。

2. **病情缓解** 如果结节缩小,但仍有"热结节"表现,周围甲状腺组织也未完全恢复正常,同时血清甲状腺激素水平改善,甲亢症状缓解,评价为病情缓解,可以继续观察病情变化。

3. **病情持续** 如果结节没有消退,或者出现新的"热结节",血清甲状腺激素仍高,甲亢症状仍存在,则评价为病情持续,可以考虑再次$^{131}$I 治疗。

4. **结节消退,出现甲减** $^{131}$I 治疗后甲减的发生率,很大程度上取决于$^{131}$I 的剂量。有的患者正常甲状腺组织长期受抑制而萎缩,$^{131}$I 治疗后抑制虽然被解除,但是功能不能恢复。对于暂时性甲减,一般不必用甲状腺激素替代治疗,3~6 个月后甲状腺功能可以自行恢复。对于结节外甲状腺组织受到大剂量$^{131}$I 照射引发的永久性甲减,应该给予甲状腺激素替代治疗。

## 三、不同治疗方案疗效文献回顾

Erdogan 等按上述计算剂量法对 39 位土耳其 Plummer 病患者进行$^{131}$I 治疗(其中 2 例患者接受 2 次$^{131}$I 治疗,3 例患者接受 3~5 次$^{131}$I 治疗)并随访,结果显示:随访 1 年时,腺瘤病灶缩小患者的比例为 54%;治疗 1 年后,甲状腺功能正常者的比例为 76.9%,甲亢缓解、病情持续者的比例为 12.8%,发生甲减者的比例为 10.3%。

Nygaard 按照上述计算剂量法对 62 位丹麦 Plummer 病患者进行$^{131}$I 治疗(其中 6 例患者接受 2 次$^{131}$I 治疗,3 例患者接受 3~5 次$^{131}$I 治疗)并随访,结果显示:随访 2 年时,腺瘤病灶缩小患者的比例为 45%;治疗 3 个月后,甲状腺功能正常者的比例为 75%;治疗 2 年后,发生甲减者的比例为 8%。

意大利 Ceccarelli 的一项研究,对 1975—1995 年的 364 位接受$^{131}$I 治疗(按照上述计算剂量法给予$^{131}$I 剂量)的 Plummer 病患者做了随访调研,发现随着随访时间的延长,患者甲减的发生率逐渐增高,1 年、5 年、10 年和 20 年的甲减发生率分别为 7.6%、28%、46% 和 60%。作者分析影响甲减发生的因素有年龄、摄$^{131}$I 率、治疗前抗甲状腺药物使用情况。

Bolusani 报道了一个来自英国的研究:研究者给予 Plummer 病患者 15mCi 固定剂量$^{131}$I 治疗,经过多年的随访,发现甲减的发生率呈逐渐增高的趋势,1年、5年和10年的超甲减发生率分别为11%、33%和49%。作者分析影响甲减发生的因素有甲状腺过氧化物酶抗体阳性、治疗前抗甲状腺药物使用情况。

Wiener 等研究了88例接受[131]I治疗的荷兰 Plummer 病患者,随访时间为1~17年。在这项研究中,给每位患者的[131]I剂量是150~200Ci/g甲状腺腺瘤组织。监测治疗效果显示,有75例 Plummer 病患者甲状腺功能恢复正常;其他13位 Plummer 病患者中,1例发生甲减,7例处于轻度甲亢状态未服抗甲状腺药,5例处于甲亢状态并服抗甲状腺药。

Vidal-Trecan 的文章汇总了1965—2001年发表的相关研究,主要比较手术、低剂量[131]I治疗(<15mCi)和高剂量[131]I治疗(>15mCi)的疗效、并发症和卫生经济学。疗效由高到低的排序依次是:手术、高剂量[131]I治疗和低剂量[131]I治疗。手术并发症和疗效转归情况是:血肿或出血发生率为2.1%,声音受损发生率为6.1%,甲减发生率为2.3%。低剂量[131]I治疗疗效转归情况是:甲亢持续状态发生率为14.3%,甲减发生率为7.7%,甲亢复发发生率为5.5%。高剂量[131]I治疗疗效转归情况是:甲亢持续状态发生率为7.7%、甲减发生率为19.5%、甲亢复发发生率为3.0%。作者指出,若手术的死亡率超过0.9%,则[131]I治疗更有价值。从卫生经济学角度看,低剂量[131]I治疗更为便宜。

Zakavi 的一项在伊朗开展的研究按照两种固定剂量和两种计算剂量的方式,比较[131]I治疗疗效。低剂量和高剂量固定剂量分别为13mCi和22.5mCi,低剂量和高剂量计算剂量分别为90~100Ci/g结节组织重量和180~200Ci/g结节组织重量。有97位患者入组研究,最长随访时间达到72个月。研究显示,按高剂量固定剂量和高剂量计算剂量给药多会降低甲亢复发概率,但是甲减的发生率增加;固定剂量和计算剂量的疗效无明显差异,但是按固定剂量给予的[131]I剂量要少,因此,更推荐计算剂量。

Cervelli 的一项在意大利开展的研究比较了[131]I固定剂量治疗(15mCi)和 RA 治疗对 Plummer 病 AFTN 患者的疗效。随访1年后发现:[131]I固定剂量治疗后72%的患者甲状腺功能正常,而 RA 治疗后90.9%的患者甲状腺功能正常;[131]I固定剂量治疗后甲减的发生率为20%,而 RA 治疗后没有甲减情况的发生。

Ronga 在自意大利进行的另一项研究,回顾了1958—2005年的数据库,对1 402例随访材料齐全的 Plummer 病患者做分析,参考上述计算剂量法给予[131]I剂量(175~225Ci/g)。研究显示,对于直径<3cm的 Plummer 病腺瘤,[131]I剂量为10mCi可以获得很好的疗效;对于直径>5cm的 Plummer 病腺瘤,手术切除是最佳选择。

Zingrillo 的研究把来自意大利的 Plummer 病患者分为2组,第一组(11位患者)参考上述计算剂量法给予[131]I剂量(340Ci/g),第二组是[131]I联合 PEI 治疗给予患者。结果显示,[131]I联合 PEI 治疗可以获得更好的疗效。

Yano 团队在日本进行的研究,对205位 Plummer 病患者(159例 TA、46例 TMNG)分别使用了3种治疗方法(99例手术切除,50例给予500MBq[131]I治疗,56例给予 PEI 治疗)。治疗后,三组患者病情缓解的比例不同:手术组有66例甲状腺功能正常(67%),33例发生甲减(33%);[131]I治疗组有34例甲状腺功能正常(68%),7例甲亢持续(14%),9例发生甲减(18%);PEI 治疗组有29例甲状腺功能正常(52%),25例甲亢持续(45%)、2例发生甲减(4%)。

## 第六节 Plummer 病临床实践和病例分析

【病例1】患者,男性,56岁,主诉多发性骨痛1年余,伴有食欲下降,全身不适,体重减轻15kg。体格检查:双眼无外突,左侧第11后肋处可触及肿块,有压痛;甲状腺触及肿大。血清学检查:血钙4.12mM(2.15~2.55mM),碱性磷酸酶556U/L(40~150U/L)。[18]F-FDG PET/CT 示:在多处骨骼和胃区呈现[18]F-FDG摄取阳性(图3-2-2A、B)。组织病理学检查提示胃炎(图3-2-2C)和肋骨棕色肿瘤(图3-2-2D)。血清学检查:甲状腺旁素>263.0pM(1.1~7.3pM),甲状腺激素水平处于正常上限,TSH<0.01mIU/L,TRAb(−),提示重度原发性甲旁亢和亚临床甲亢。核医学甲状旁腺显像(图3-2-3):[99m]TcO$_4^-$甲状腺平面显像示甲状腺右叶有一"热结节"(图3-2-3A);[99m]Tc-MIBI 图像显示 MIBI 摄取部位与甲状腺"热结节"部位相似(图3-2-3B);[99m]TcO$_4^-$甲状腺 SPECT[冠状面(图3-2-3C)和矢状面(图3-2-3E)]和[99m]Tc-MIBI SPECT[冠状

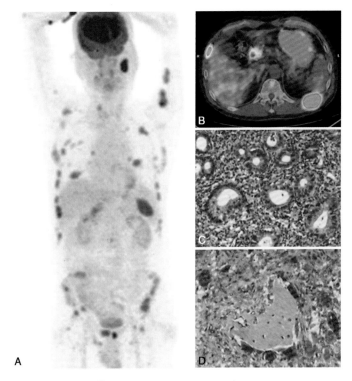

图 3-2-2　[18]F-FDG PET/CT 显像及组织病理学检查

面(图 3-2-3D)和矢状面(图 3-2-3F)]示 Plummer 病腺瘤和甲状旁腺腺瘤的解剖位置邻近、相互遮挡。诊断明确后,行手术切除两个病灶。在肉眼及镜下病理结果显示:Plummer 病腺瘤(图 3-2-4A、B)和甲状旁腺腺瘤病灶(图 3-2-4C、D)。这个病例说明,在原发性甲状旁腺功能亢进的术前定位诊断上,SPECT 检查发

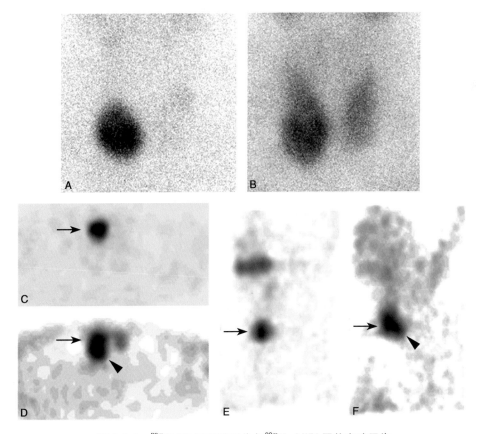

图 3-2-3　[99m]TcO$_4^-$ 甲状腺显像与[99m]Tc-MIBI 甲状旁腺显像

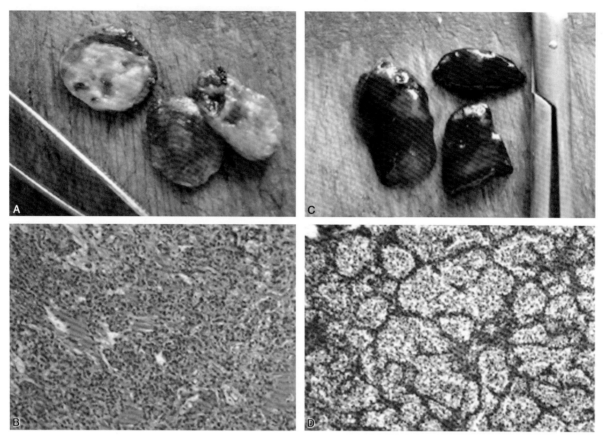

图 3-2-4　Plummer 病腺瘤与甲状旁腺腺瘤

挥了重要作用。当原发性甲状旁腺功能亢进症合并 Plummer 病腺瘤时,尤其是两个病灶解剖位置邻近时,常会给诊断带来一定困难。这时候就需要结合核医学平面显像和 SPECT,进行全面评估。

【病例 2】患者,女性,58 岁,体检发现甲状腺右叶结节 7 个月余,伴消瘦 4 个月余,心悸、憋气 1 周。体格检查:双眼无外突;甲状腺右叶下极可扪及约 2.5cm×2.0cm 的结节,质中、无压痛、表面光滑、可随吞咽上下活动;心率为 105 次/min,律齐;手颤(+)。血清学检查:甲状腺激素明显升高,TSH<0.01mIU/L;TRAb(-)。甲状腺彩超示甲状腺右叶中下部囊实性结节,TI-RADS 3 类。$^{99m}TcO_4^-$ 甲状腺显像示甲状腺右叶中下部"热结节"(图 3-2-5),符合 Plummer 病腺瘤。给予空腹一次口服 $^{131}I$ 治疗(剂量

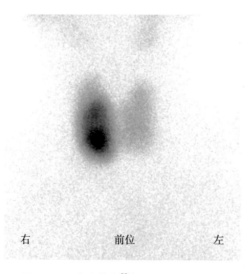

右　　　　　前位　　　　　左

图 3-2-5　治疗前查 $^{99m}TcO_4^-$ 甲状腺显像

555MBq)。服 $^{131}$I 后 3 个月复查,TRAb(+)。 $^{99m}$TcO$_4^-$ 甲状腺显像示原甲状腺右叶中下部"热结节"转变为"冷结节",受抑制的甲状腺腺体摄取能力恢复。服 $^{131}$I 后 6 个月复查, $^{99m}$TcO$_4^-$ 甲状腺显像示甲状腺组织摄取能力增强,原甲状腺右叶中下部"热结节"经 $^{131}$I 治疗后转变为"冷结节",而甲状腺其余部位摄取能力增强(图 3-2-6)。上述改变表明, $^{131}$I 治疗高功能腺瘤后诱发自身免疫反应,产生 TRAb 并造成甲亢。再次给予小剂量 $^{131}$I 治疗后,甲亢治愈。该病例为 Plummer 病合并甲亢格雷夫斯病(称作 Marine-Lenhart 综合征)。

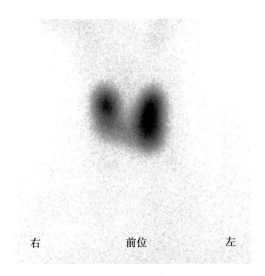

右　　　　　　前位　　　　　　左

图 3-2-6　治疗后 6 个月复查 $^{99m}$TcO$_4^-$ 甲状腺显像

【病例 3】患者,男性,33 岁,主诉怕热、多汗、心悸、消瘦 1 年。体格检查:双眼无外突;甲状腺Ⅲ度肿大,右叶为著,质中,活动度好,无压痛。血清学检查:甲状腺激素明显升高,TSH < 0.01mIU/L; TRAb(-)。 $^{99m}$TcO$_4^-$ 甲状腺显像示甲状腺右叶明显肿大,双叶均有 Plummer 病腺瘤病灶(右叶为著),其中甲状腺右叶的"热结节"内还可见示踪剂缺损区(图 3-2-7)。SPECT 及 CT 融合图像显示,右侧甲状腺区域异常浓集区位于甲状腺组织内,相应 CT 图像可见甲状腺内较大软组织肿块,密度不均匀,大小约 7.1cm× 5.4cm×4.3cm;左侧甲状腺区域示踪剂浓集区相应 CT 图像可见不均匀密度结节影,直径在 1cm 左右(图 3-2-8)。行外科手术治疗后,病理证实甲状腺双叶均为 Plummer 病腺瘤。

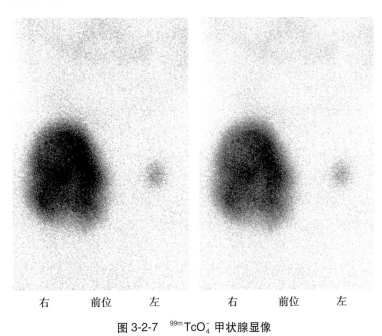

右　　　前位　　　左　　　　　　右　　　前位　　　左

图 3-2-7　 $^{99m}$TcO$_4^-$ 甲状腺显像

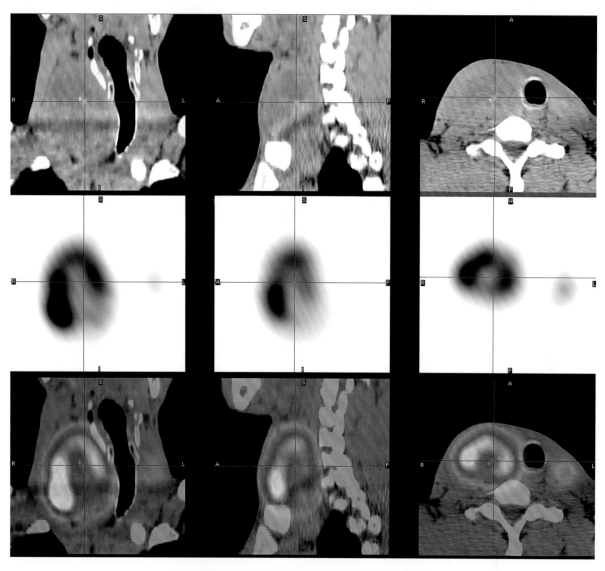

图 3-2-8 $^{99m}TcO_4^-$ 甲状腺 SPECT 及 CT 融合图像

【病例4】患者,女性,55 岁,主诉心悸、消瘦 1 年余,近 3 个月体重下降约 8kg。体格检查:双眼无外突;甲状腺Ⅱ度肿大,质中,双叶可触及多个结节,较大者位于峡部偏左侧。血清学检查:甲状腺激素明显升高,TSH<0.01mIU/L;TRAb(-)。甲状腺超声示甲状腺双叶肿大伴多发结节(左叶为著),TI-RADS 3 类。$^{99m}TcO_4^-$ 甲状腺显像示,左叶中下部及右叶上部分别可见一"热结节"(图 3-2-9),符合 Plummer 病腺瘤。SPECT 及 CT 融合图像显示,左叶中下部异常示踪剂浓集区相应部位 CT 图像可见一较大混杂密度结节影,其内密度不均,大小约 3.4cm×2.1cm×1.9cm,其下极达胸廓入口水平(图 3-2-10);右叶上部异常示踪剂浓集区相应部位 CT 图像可见结节影,其内密度不均,大小约 1.7cm×1.6cm×0.8cm(图 3-2-11)。24h 摄$^{131}$I 率为 42.8%,最高摄$^{131}$I 率为 47%,有效半衰期为 5.6d,给予 20mCi 的$^{131}$I 治疗。$^{131}$I 治后 3 个月复查,甲状腺功能恢复正常。

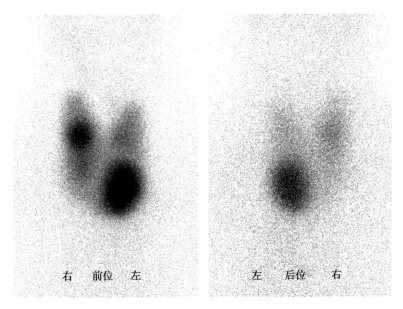

图 3-2-9 $^{99m}TcO_4^-$ 甲状腺显像

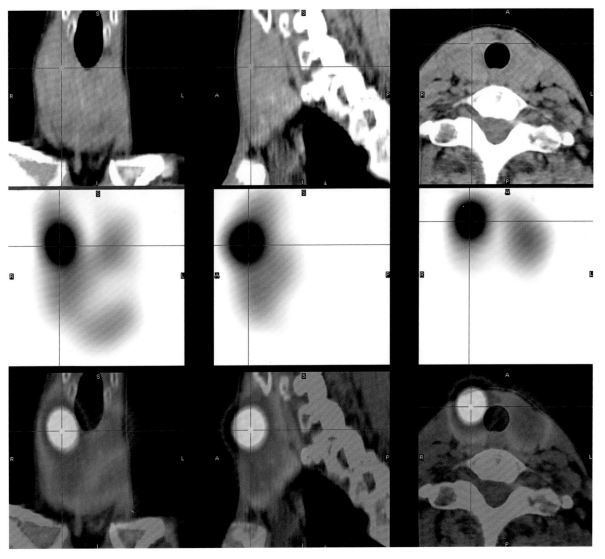

图 3-2-10 $^{99m}TcO_4^-$ 甲状腺 SPECT 及 CT 融合图像

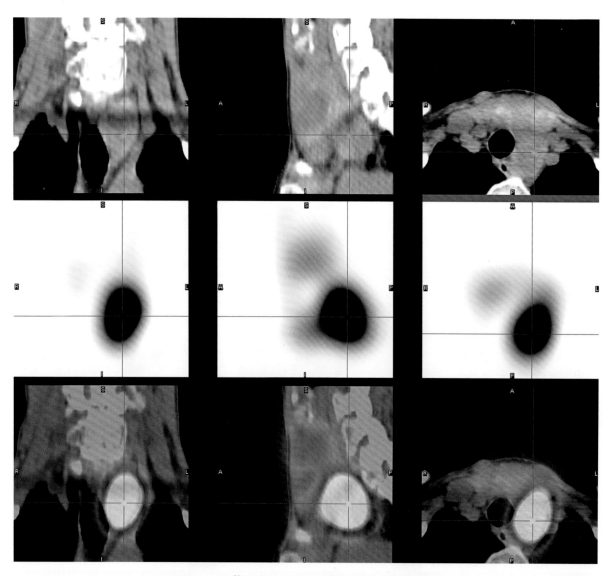

图 3-2-11 $^{99m}TcO_4^-$ 甲状腺 SPECT 及 CT 融合图像

【病例 5】患者,男性,61 岁,发现甲状腺肿物伴甲状腺功能升高 1 个月。体格检查:双眼无外突;甲状腺 Ⅱ 度肿大,质中,右叶可触及一直径约 5cm 质韧结节,随吞咽上下移动。血清学检查:甲状腺激素明显升高,TSH<0.01mIU/L,TRAb(-)。$^{99m}$TcO$_4^-$ 甲状腺显像示,甲状腺右叶中下部可见"热结节"(图 3-2-12),符合 Plummer 病腺瘤。24h 摄$^{131}$I 率为 35%。给予 25mCi 的$^{131}$I 治疗后 3 个月复查,甲状腺功能恢复正常。

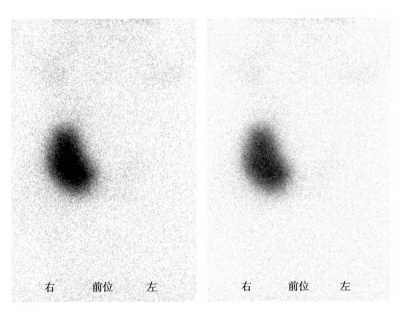

图 3-2-12　$^{99m}$TcO$_4^-$ 甲状腺显像

(孟召伟)

## 参考文献

[1] SIEGEL RD,LEE SL. Toxic nodular goiter. Toxic adenoma and toxic multinodular goiter. Endocrinol Metab Clin North Am, 1998,27(1):151-168.

[2] REINERS C,SCHNEIDER P. Radioiodine therapy of thyroid autonomy. European Journal of Nuclear Medicine and Molecular Imaging,2002,29(Suppl 2):S471-478.

[3] PLUMMER HS. The clinical and pathologic relationships of hyperplastic and nonhyperplastic goiter. JAMA,1913,61(9):650-651.

[4] PARMA J,DUPREZ L,VAN SANDE J,et al. Somatic mutations in the thyrotropin receptor gene cause hyperfunctioning thyroid adenomas. Nature,1993,365(6447):649-651.

[5] PARMA J,VAN SANDE J,SWILLENS S,et al. Somatic mutations causing constitutive activity of the thyrotropin receptor are the major cause of hyperfunctioning thyroid adenomas:identification of additional mutations activating both the cyclic adenosine 3′,5′-monophosphate and inositol phosphate-Ca$^{2+}$ cascades. Molecular Endocrinology,1995,9(6):725-733.

[6] GROB F,DELADOEY J,LEGAULT L,et al. Autonomous adenomas caused by somatic mutations of the thyroid-stimulating hormone receptor in children. Hormone Research in Paediatrics,2014,81(2):73-79.

[7] NANBA K,USUI T,MINAMIGUCHI S,et al. Two rare TSH receptor amino acid substitutions in toxic thyroid adenomas. Endocrine Journal,2012,59(1):13-19.

[8] DELEU S,ALLORY Y,RADULESCU A,et al. Characterization of autonomous thyroid adenoma:metabolism,gene expression, and pathology. Thyroid,2000,10(2):131-140.

[9] 张承刚. 甲状腺疾病核素治疗学. 北京:原子能出版社,2003.

[10] 卢倜章,秦明秀. 放射性核素治疗学. 天津:天津科学技术出版社,1993.

[11] TONACCHERA M,CHIOVATO L,PINCHERA A,et al. Hyperfunctioning thyroid nodules in toxic multinodular goiter share activating thyrotropin receptor mutations with solitary toxic adenoma. The Journal of Clinical Endocrinology and Metabolism, 1998,83(2):492-498.

［12］ REINWEIN D,BENKER G,KONIG MP,et al. The different types of hyperthyroidism in Europe. Results of a prospective survey of 924 patients. J Endocrinol Invest,1988,11(3):193-200.

［13］ SANDROCK D,OLBRICHT T,EMRICH D,et al. Long-term follow-up in patients with autonomous thyroid adenoma. Acta Endocrinologica,1993,128(1):51-55.

［14］ HAMBURGER J. The autonomously functioning thyroid adenoma:clinical consideration. The New England Journal of Medicine,1983,309(24):1512-1513.

［15］ CECCARELLI C,BENCIVELLI W,VITTI P,et al. Outcome of radioiodine-131 therapy in hyperfunctioning thyroid nodules:a 20 years' retrospective study. Clinical Endocrinology,2005,62(3):331-335.

［16］ ERDOGAN MF,KUCUK NO,ANIL C,et al. Effect of radioiodine therapy on thyroid nodule size and function in patients with toxic adenomas. Nuclear Medicine Communications,2004,25(11):1083-1087.

［17］ NYGAARD B,HEGEDUS L,NIELSEN KG,et al. Long-term effect of radioactive iodine on thyroid function and size in patients with solitary autonomously functioning toxic thyroid nodules. Clinical Endocrinology,1999,50(2):197-202.

［18］ ZINGRILLO M,MODONI S,CONTE M,et al. Percutaneous ethanol injection plus radioiodine versus radioiodine alone in the treatment of large toxic thyroid nodules. Journal of Nuclear Medicine,2003,44(2):207-210.

［19］ BOLUSANI H,OKOSIEME OE,VELAGAPUDI M,et al. Determinants of long-term outcome after radioiodine therapy for solitary autonomous thyroid nodules. Endocrine Practice,2008,14(5):543-549.

# 第三章

# 非毒性甲状腺肿的<sup>131</sup>I治疗

非毒性甲状腺肿(NTG)指由于非炎症和非肿瘤原因导致甲状腺弥漫性或结节性肿大,且无临床甲状腺功能异常亢进或减退表现的疾病,又称单纯性甲状腺肿(simple goiter)。伴有多发结节的NTG随病程发展可逐渐出现功能自主性,表现为亚临床或临床甲状腺功能亢进症(甲亢)。

## 第一节　非毒性甲状腺肿的临床概述

### 一、流行病学情况

非毒性甲状腺肿(NTG)是临床上最常见甲状腺疾病之一,发病率为1%~31%,不同报道之间差距较大。碘是甲状腺激素合成的原材料。碘可存在于土壤中,动植物可从土壤中吸收碘,人通过进食此类动植物摄取碘。在土壤中缺碘的地区,居民从饮食中摄入碘的量低,因此患NTG风险大。补碘可以降低此类人群NTG发病率。有资料显示,国际上有22亿人不同程度缺碘,其中大多数来自缺碘地区。甲状腺肿的发病率与缺碘严重程度相关。轻度缺碘地区的NTG发病率为5%~20%;中度缺碘地区的NTG发病率为20%~30%;严重缺碘地区的NTG发病率上升到30%以上。

NTG的女性发病率高于男性,女性与男性发病率比为(4~5):1。发病率与年龄有关。一般女性在绝经期前发病率达高峰。70岁以后男性、女性发病率均明显降低。60岁以上人群可触及结节发生率为5%~6%。但是,50%的60岁以上人群尸检可发现未扪及结节。社会经济地位低是NTG危险因素之一,可能与低碘摄入有关。先天畸形的散发甲状腺肿和地方性甲状腺肿多发生在儿童时期,并且甲状腺体积随年龄增长而增大。NTG发病率与种族无关。

### 二、组织病理学改变

在弥漫性甲状腺肿期,甲状腺滤泡细胞增生。持续TSH刺激慢性过程中,一些甲状腺滤泡功能自主,分泌激素抑制周围甲状腺组织,导致多结节性甲状腺肿伴局灶性增生、退化和纤维化。

单纯性甲状腺肿病理变化一般分为3期:

1. **增生期**　肉眼下呈弥漫性肿大,镜下可见甲状腺滤泡上皮增生、胶质减少、间质充血。
2. **胶质贮存期**　滤泡腔内大量胶质。
3. **结节期**　镜下可见小滤泡形成,腔内有胶质,并且有结节状病灶形成。

### 三、分类

非毒性甲状腺肿可根据是否存在结节和结节数量分为4种类型:非毒性弥漫性甲状腺肿(nontoxic diffuse goiter, NTDG)(图3-3-1)、非毒性孤立性结节性甲状腺肿(nontoxic solitary nodular goiter, NTSNG)(图3-3-2)、非毒性多结节性甲状腺肿(nontoxic multinodular goiter, NTMNG)(图3-3-3)以及甲状腺囊肿(thyroid cyst)。伴有结节的非毒性甲状腺肿患者的甲状腺癌发生率<5%。

非毒性甲状腺肿也可根据是否地区性聚集性发病分为地方性甲状腺肿和散发性甲状腺肿。地方性甲状腺是指生活环境中碘缺乏引起的甲状腺肿,一般发病有明显地区性。如果一个地区儿童甲状腺肿发病

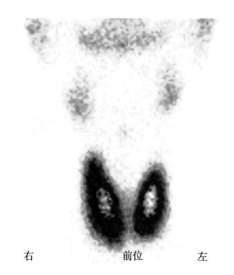

**图 3-3-1　非毒性弥漫性甲状腺肿甲状腺核素显像**

可见甲状腺体积增大,放射性分布均匀,未见明显异常灶性放射性稀疏、缺损和浓聚区;可以测量甲状腺重量和相对唾液腺摄取功能。

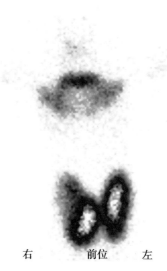

**图 3-3-2　非毒性孤立性甲状腺肿甲状腺核素显像**

可见甲状腺右叶上级放射性稀疏区,这是孤立性非毒性甲状腺肿一种核素显像类型,为凉结节,提示该结节功能降低。

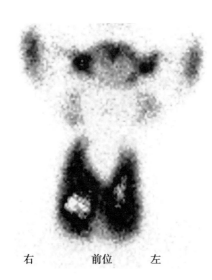

**图 3-3-3　非毒性多结节性甲状腺肿甲状腺核素显像**

可见甲状腺右叶上级、左叶下级放射性稀疏区,提示结节功能降低;右叶中部偏下结节局部放射性浓聚灶,提示该结节功能增强。

率超过 10%,可称为地方性甲状腺肿。散发性甲状腺是发生在地方性甲状腺肿非流行区的甲状腺肿。

## 四、病因

非毒性甲状腺肿存在多种致病因素,如环境因素、遗传基因因素、性别等。

**1. 血清促甲状腺激素(TSH)**　在地方性甲状腺肿发病机制上的作用,一直存在争议。过去认为,TSH 代偿性分泌增加,刺激甲状腺组织增生肥大,形成甲状腺肿。即由于各种原因导致甲状腺素合成、分泌减少,下丘脑-垂体-甲状腺轴反馈机制使 TSH 分泌增加,刺激甲状腺滤泡上皮细胞增生,形成甲状腺肿。

单纯性甲状腺肿患者甲状腺功能正常,血清 TSH 水平不高,发生甲状腺肿的可能原因解释如下:①甲状腺内缺碘,甲状腺激素合成障碍,甲状腺组织对 TSH 反应增强,所以虽然 TSH 不增高,仍可刺激甲状腺细胞增生肥大;②部分单纯性甲状腺肿患者血清中存在一种能刺激甲状腺细胞增生但不引起甲状腺腺苷环化酶活化的甲状腺生长免疫球蛋白,因此,单纯性甲状腺肿可能也是自身免疫相关疾病;③存在碘以外致甲状腺肿物质,如酪氨酸、维生素与微量元素等。

流行病学资料显示,重度地方性甲状腺肿人群血清 TSH 水平升高,提示血清 TSH 和甲状腺肿患病率之间关系密切;但一些中度缺碘地区甲状腺肿发病率较高,血清 TSH 却在正常范围内;轻度缺碘地区甲状腺肿发生与 TSH 刺激无直接关系。另外,还有甲状腺肿伴 TSH 偏低,可能原因是甲状腺肿大和结节形成过程中,某些甲状腺滤泡自主分泌甲状腺激素,反馈抑制降低 TSH。

**2. 环境因素**　主要是碘营养失衡。目前普遍认为:不管是地方性还是散发性单纯性甲状腺肿,碘缺乏是主要环境因素。不同程度缺碘地区的发病率不一致,甲状腺大小与尿碘排泄量呈负相关。长期缺碘引起非毒性甲状腺肿甲状腺体积平均年增长率为 10%～20%。另外,一项覆盖中国 14 个省份的 1985—2014 年非毒性甲状腺肿发病率荟萃分析显示:甲状腺肿发病率在碘缺乏地区为 23.2%,碘过量地区为

14.5%,碘充足地区为4.3%(最低),提示碘过量和碘缺乏均可使甲状腺肿发生风险增加。硒缺乏也可能通过不同机制导致弥漫性和结节性甲状腺肿。其他致甲状腺肿因素包括吸烟、情绪紧张、某些药物(如碘化物、氟化物、锂盐、胺碘酮、磺胺丁脲、甲巯咪唑、丙硫氧嘧啶等)、化学物质(如硝酸盐、高氯酸盐)、辐射暴露、肉芽肿病和感染等。有趣的是,乙醇似乎有相反作用,与甲状腺体积缩小相关,可能与乙醇直接毒性作用有关。

**3. 遗传因素** 主要是甲状腺激素合成过程中某些酶先天性缺陷或获得性缺陷,如碘化钠转运体缺陷、过氧化物酶缺陷。目前已有多项研究证实存在家族聚集性单纯性甲状腺肿发病现象,但不能区分病因是家族成员基因还是环境相同所致。单卵双生女性单纯性甲状腺肿发病率较双卵双生女性高,这为单纯性甲状腺肿病因中基因因素提供了证据。其他遗传因素包括染色体14的多发结节性甲状腺肿1(multinodular goiter 1,MNG-1)基因位点、染色体8的甲状腺球蛋白(Tg)基因点突变、促甲状腺激素受体基因和碘化钠转运体基因等。但是,关于遗传因素在甲状腺肿发病中的作用,研究结果存在争议,有待进一步研究证实,一般更倾向于基因易感性与环境共同作用结果。

**4. 性别因素** 也与甲状腺肿发病有关,女性发病率高于男性。

**5. 代谢综合征** 最近研究显示,代谢综合征通过一种或多种不影响血清TSH的病理生理机制显著影响甲状腺细胞生长。实验数据表明,胰岛素途径可能是联系代谢综合征和非毒性甲状腺肿两种疾病关系的病理生理机制之一。胰岛素在代谢综合征发病机制中起着关键作用,也是甲状腺细胞功能和生长的重要调节因子。实验研究为促甲状腺激素和胰岛素在调节正常人甲状腺细胞功能和生长的交叉作用提供了体外证据。这种相互作用由胰岛素受体和胰岛素样生长因子1受体介导。临床数据进一步证实了相关性:与健康人群相比,糖尿病患者,特别是胰岛素抵抗患者的结节性甲状腺肿发病率更高。代谢综合征可能与多结节性非毒性甲状腺肿发病相关的另一个特征是腹部肥胖。绝经前甲状腺功能正常的肥胖女性中,甲状腺体积与各种人体肥胖指标(包括腰围)之间存在直接联系。体表面积是不同碘摄入量地区健康成人甲状腺体积变化的主要原因,这似乎与血清TSH无关,至少在临界碘缺乏地区是如此。还有研究显示,健康女性垂体-甲状腺轴、甲状腺体积和血清瘦素浓度之间相互作用,提示瘦素和甲状腺体积受人体测量和身体成分相关变量平行调控,而与血清TSH水平无关。代谢综合征最常见的临床后果是因心血管疾病住院。该类患者的多结节性非毒性甲状腺肿发病率更高。

## 五、临床表现

非毒性甲状腺肿的临床表现主要为不同程度甲状腺肿大,严重者影响容貌。患者通常甲状腺功能正常,无心悸、消瘦、多食、易饥、怕热、多汗等甲状腺毒症全身性症状。部分患者存在亚临床甲状腺功能亢进症,有文献报道发病率为17%,提示甲状腺结节数量而非甲状腺总体积是发展成亚临床甲状腺功能亢进的重要因素。

甲状腺邻近颈部和胸腔内的重要结构,如气管、食管、神经和血管,部分巨大甲状腺肿或胸骨后甲状腺肿患者可有颈部及上胸部重要组织结构压迫症状。长期甲状腺肿老年患者的压迫症状发展隐匿。随着甲状腺肿体积和结节逐渐增大,可能导致潜在的严重临床表现(罕见)。

**1. 甲状腺肿大对呼吸系统的影响**

(1) 甲状腺肿相关气管损害:最常见的临床表现是气管偏移,可发生于69%~73%进行手术治疗的甲状腺肿患者。颈部和胸骨后甲状腺肿患者的气管偏移发生比例没有显著差异。两项研究报道,仅34%~37%甲状腺肿患者发现气管偏移,主要原因可能是研究人群甲状腺肿大程度不高。气管压迫较气管偏移少见,但胸骨后甲状腺肿相对颈部甲状腺肿发生率高。在临床上,气管偏移似乎没有气管压迫那么严重,因为后者与气管插管困难有关。直观分析,甲状腺体积和气管压迫严重程度应该相关。根据电子计算机断层成像/磁共振成像(CT/MRI)评估,甲状腺体积>100mL患者的气管最小横截面积为78~110mm$^2$,而甲状腺体积<100mL患者的气管最小横截面积为140~198mm$^2$。气管压迫症状包括呼吸困难、喘鸣、咳嗽、窒息感等。伴随着气管狭窄,可出现呼吸困难和喘鸣,发病初期仅见于用力时,随着病情进展,休息时亦出现。上呼吸道阻塞急性加重的可能原因是结节或囊肿出血或上呼吸道感染引起气管肿胀。严重或急性气

道窄迫患者通常需要急性插管。20%~50%的急性气道窄迫可能由甲状腺恶性肿瘤引起,疼痛罕见,结节出血时疼痛可能会加重。

（2）甲状腺肿相关性呼吸障碍:4项观察研究和8项干预研究使用流量-容积循环评估了甲状腺肿对气管气流的影响。大多数研究报道,相当一部分甲状腺肿患者患有上呼吸道阻塞(upper airway obstruction,UAO),其中部分患者没有呼吸道症状。只有3项研究使用客观标准来检测UAO,如用第1秒用力呼气量/峰值呼气流量比>8mL/(L·min)和50%肺活量时用力呼气流量(forced expiratory flow at 50% of forced vital capacity,$FEF_{50\%}$)/50%肺活量时用力吸气流量(forced inspiratory flow at 50% of forced vital capacity,$FIF_{50\%}$)>1.1。第一个标准具有较高敏感性和特异性,而第二个标准保持较高敏感性但特异性较差。值得注意的是,UAO主要影响呼吸的吸气成分,因此不包括吸气参数的研究可能忽略UAO。

**2. 甲状腺肿相关食管压迫和吞咽功能障碍** 食管压迫较少见,且一般常见于巨大和部分胸内甲状腺肿患者;但也有研究显示甲状腺肿影响食管较常见。一项含198名患者的研究发现,食管压迫、偏移或两者同时存在分别占8%和14%。另一项仅包括23名研究对象的研究甚至发现了更高患病率(27%)。5项研究使用问卷调查方法研究干预前患者对吞咽的感知。以"吞咽障碍评分"衡量,行手术的甲状腺肿患者中47%~83%存在吞咽困难。使用"吞咽相关生活质量问卷"评估吞咽影响的程度,在116名和224名研究者中,11个吞咽相关指标分别有8个和9个受到影响。还有一项小型研究发现,约90%甲状腺肿患者舌骨异常抬高、会厌倾斜或咽内滞留。

**3. 神经压迫** 压迫喉神经引起声音改变,罕见声带麻痹,可以是暂时性或永久性,由一个或两个喉返神经拉伸或压迫引起;压迫颈交感神经链可致膈神经麻痹和霍纳综合征,但极为罕见,出现时需怀疑存在恶性肿瘤。

**4. 血管压迫** 甲状腺肿向胸腔内生长到一定程度,通常进入前纵隔,胸腔入口可能会变得闭塞,这就是甲状腺软木塞现象。患者尽可能抬高手臂并超过头部(Pemberton手法)会使甲状腺肿突入胸腔,造成Pemberton征,即静脉流出道阻塞,颈静脉、锁骨下静脉、上腔静脉等受压迫,导致呼吸急促、喘鸣、颈静脉扩张或面部潮红等症状。

## 六、检查手段

非毒性甲状腺肿检查手段有触诊、血清甲状腺功能检测、尿碘检测、甲状腺彩超、CT/MRI、甲状腺摄$^{131}$I率和甲状腺核素显像。

**1. 触诊**

（1）优点:简单易行,可进行甲状腺大小分级,同时检查甲状腺是否有结节。正常人甲状腺是外观未见,触诊不及。甲状腺肿大一般可以分为3度:外观未见肿大,触诊能及者为Ⅰ度;外观可见到,触诊能及,未超过胸锁乳突肌外缘者为Ⅱ度;甲状腺肿大超过胸锁乳突肌外缘者为Ⅲ度。另外。触诊还可以了解甲状腺的质地、是否有触痛、是否有甲状腺结节,以及结节大小、质地、与周围甲状腺组织关系等。

（2）不足:触诊结果存在经验差异,在甲状腺形态和大小测定方面精确度欠佳。

**2. 血清甲状腺功能检查** 是鉴别非毒性甲状腺肿和毒性甲状腺肿的重要依据,前者甲状腺功能指标一般正常。

**3. 尿碘检测** 尿碘降低提示缺碘;尿碘增高提示碘过量。

优点:由于缺碘和碘过量均与甲状腺肿相关,可以根据尿碘结果先进行碘营养干预,利于非毒性甲状腺肿病情控制;检测方便,只需1次尿液标本。

**4. 甲状腺彩超** 广泛使用于非毒性甲状腺肿。

（1）优点:有效、低成本、患者不适度有限以及无辐射。彩超可以测量甲状腺体积从而了解甲状腺大小。测量方法是椭球体法:假设甲状腺为椭球体,甲状腺体积=(长度×宽度×深度×π/6)。以该方法观察者间变异系数为10%,检查结果与死后标本的测量误差为10%~16%。甲状腺彩超更重要的作用是判断甲状腺内是否存在结节,可了解结节大小、数量及性质等。超声可敏感检测到甲状腺结节,甚至包括数毫米大小的结节,且观察者造成的差异比较小。超声检出此类结节是甲状腺触诊检出的5倍,直径>2cm的结节超声检出率是触诊检出的2倍。超声还可以用于引导甲状腺结节细针穿刺活检。

（2）不足：部分甲状腺结节性质判断与医师水平相关。

5. CT/MRI

（1）优点：可以实现甲状腺高分辨率三维可视化；可以协助了解颈部肿大甲状腺、胸骨后甲状腺肿与周围组织关系，特别适合怀疑胸骨后甲状腺肿的患者；可以估计甲状腺平面体积，特别是不规则肿大甲状腺肿（图3-3-4）。

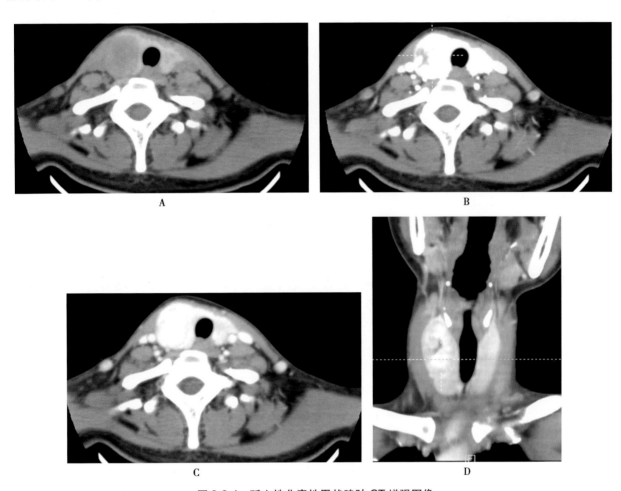

图 3-3-4 孤立性非毒性甲状腺肿 CT 增强图像

A. 横断面，平扫；B. 横断面，动脉期；C. 横断面，静脉期；D. 冠状面。

甲状腺右叶可见低密度影，明显强化，可以清楚看到结节与周围组织关系，气管受压、稍移位。

（2）不足：甲状腺结节定性不如超声，且价格相对较贵，CT检查有辐射而MRI费时较长。

6. 甲状腺摄$^{131}$I率和甲状腺核素显像

（1）优点：可以获得甲状腺摄碘功能和甲状腺大小，从而协助指导后续$^{131}$I治疗剂量制订。甲状腺摄$^{131}$I率直接影响非毒性甲状腺肿患者放射性碘治疗效果（详见后文）。甲状腺核素显像还可以判断结节是否具有摄碘功能。

（2）不足：直径在10mm以内结节的敏感性欠佳。通过结合断层扫描可以将分辨率提高到6~7mm，但仍远低于超声，且断层显像费时。

7. 正电子发射计算机断层成像（PET/CT）

（1）优点：可以提供"功能性甲状腺体积"。利用$^{124}$I-NaI PET/CT测定甲状腺体积，反映甲状腺浓聚碘的生理过程，可以更准确地估算$^{131}$I治疗剂量。

（2）不足：费用较高，国内无常规供应$^{124}$I-NaI，一般不作为常规检查项目。

### 七、诊断和鉴别诊断

**1. 非毒性甲状腺肿诊断依据**　主要依靠目测或触诊甲状腺肿大、甲状腺功能检查排除甲状腺功能异常。可疑存在甲状腺结节者可进一步行彩超检查,协助分类、鉴定结节性质。其他检查手段可根据医院项目开展情况以及临床需求选择使用。

**2. 非毒性甲状腺肿鉴别诊断**　非毒性甲状腺肿必须与其他甲状腺肿病因鉴别。首要问题是排除甲状腺恶性肿瘤:主要鉴别人群是多结节性非毒性甲状腺肿和单结节性非毒性甲状腺肿患者;主要靠超声检查,必要时进行穿刺活检。其次必须鉴别炎症性甲状腺肿:非毒性甲状腺肿需与桥本甲状腺炎、亚急性甲状腺炎和慢性纤维性甲状腺炎等炎症性甲状腺肿鉴别;一般来说,甲状腺功能检查和动态变化过程是主要鉴别依据。

## 第二节　非毒性甲状腺肿的治疗方式

### 一、治疗目的

非毒性甲状腺肿治疗首要目标是减少甲状腺体积,达到减轻压迫症状及患者心理负担,获得较好的美容效果,防止甲状腺继续肿大,控制治疗后甲状腺激素水平紊乱的目的。

### 二、治疗方式

经典处理方式包括调整碘营养、观察、甲状腺激素抑制血清促甲状腺激素(TSH)、放射性碘($^{131}$I)疗法、甲状腺切除术。此外,针对合并结节的非毒性甲状腺肿,目前已发展出局部治疗方法,如乙醇注射法、激光或射频疗法等。碘营养可根据患者实际情况决定。观察、甲状腺激素抑制血清 TSH、放射性碘($^{131}$I)疗法和甲状腺切除术各有优缺点。

#### (一) 碘营养调整

甲状腺肿的发展与碘缺乏密切相关。碘缺乏或甲状腺激素需求增加,刺激脑垂体,增加 TSH 分泌,TSH 刺激甲状腺滤泡细胞,长期持续刺激可导致甲状腺滤泡增生和甲状腺肿大。当补充碘或纠正甲状腺激素缺乏时,由于 TSH 水平下降和甲状腺未受到更多刺激,甲状腺可能会变小。因此,碘补充似乎是适当的治疗方法。一项在德国缺碘地区进行的对照试验中,在 8 个月中每天服用 400μg 碘与 150μg 左甲状腺素钠对减少弥漫性甲状腺肿患者的甲状腺体积同样有效。补碘的主要障碍是碘摄入量突然增加可能会导致易感人群发生甲状腺毒症。另外,一项长达 31 年的追踪研究发现,高碘饮食可能与甲状腺乳头状癌和甲状腺炎高发病率有关。因此,在欧洲大部分地区和北美,单纯性甲状腺肿的碘补充治疗都被忽视了。

碘过量也与甲状腺肿的发病率有关。因此,甲状腺肿患者需通过尿碘检查明确是否存在碘缺乏和碘过量。患者需要保持碘营养适量。尿碘水平降低,提示碘缺乏,需补充碘(原则上尽量采取饮食调整),并采用尿碘检查监测碘营养状态;若饮食上难以满足碘营养需求,可考虑复方碘溶液(又称鲁氏碘液)稀释口服。如碘营养过量,则要适当限制碘摄入,并采用尿碘检查监测碘营养状态。

#### (二) 观察

是否选择观察作为非毒性甲状腺肿处理方式,取决于甲状腺肿程度、接诊医师观点、患者症状感觉和患者的美容要求。该处理方式存在一定争议。一方面,疾病自然过程以腺体不断生长为特征,可进展为甲状腺功能亢进(大约 10% 散发非毒性甲状腺肿在发病后平均 10 年内出现甲状腺功能亢进);同时,伴有结节患者存在恶性转化风险。因此,仅观察是否合适值得商榷。另一方面,若患者病情稳定、无局部症状或激素异常情况,积极治疗似乎不合理。

甲状腺肿患者的甲状腺大小与症状相关性很小,无法设定绝对需要进行干预的具体甲状腺体积阈值。非毒性甲状腺肿引发的症状多数不明显,所以对于多数非毒性甲状腺肿患者倾向观察随诊。对于甲状腺Ⅰ度肿大、尿碘正常患者,建议采用观察处理方式;对于甲状腺Ⅱ度、Ⅲ度患者,需要结合临床症状、实验室检查,并与患者沟通,了解患者需求,解释观察和其他处理方式优缺点,医患共同决策是否采用观察方式作为处理方式。关于观察手段是否仅采用触诊,定期超声检查和实验室检查是否必要,如有必要,合理检查间隔时间是多久,仍没有确切结论。一般来讲,对于除甲状腺弥漫性肿大外,无其他特殊临床表现且尿碘正常的患者,建议每年随诊 1 次(内容包含触诊,尿碘、超声检查以及血清 TSH 检测),需向患者介绍可能发生的情况,并告知患者出现相关临床表现及时就诊,不必等够 1 年。

### (三) 甲状腺素抑制治疗

TSH 直接调节甲状腺滤泡上皮细胞生长分泌甲状腺激素,甲状腺素可反馈抑制垂体释放 TSH,从而减少对甲状腺滤泡上皮细胞刺激,引起甲状腺缩小。因此,通过补充外源性甲状腺素(左甲状腺素钠)可反馈抑制垂体释放 TSH,从而导致肿大甲状腺缩小或至少保持稳定状态。数个研究报道,左甲状腺素钠抑制治疗可减少甲状腺体积达 25%~30%,有效率在 1/2 左右,但是停止左甲状腺素钠片治疗可导致甲状腺大小恢复治疗前状态。一般需要持续服用左甲状腺素钠片数年,将 TSH 水平抑制在正常下限,直至停止用药不会使甲状腺在 3 个月内恢复到治疗前体积。长期左甲状腺素钠片抑制治疗可造成医源性甲状腺功能亢进。左甲状腺素钠片治疗与 60 岁以上患者发生阵发性心房颤动风险显著相关,而且会增加患者骨质疏松风险,特别是绝经后女性。因此,在临床实践中,由于疗效欠佳以及潜在不良反应,左甲状腺激素钠抑制疗法已经不再受欢迎。对于年轻、对美容要求高的患者,可视甲状腺大小和体重,给予左甲状腺素 25μg 或 50μg,4 周后复查甲状腺功能,根据复查结果调整用药,控制血清 FT₃ 和 FT₄ 正常,TSH 在参考值下限,但疗效有待大样本研究。

另外,部分非毒性甲状腺肿患者可能伴有自发性亚临床甲状腺功能亢进,对于该类患者,不可采用左甲状腺素钠抑制治疗。但也有研究认为,抗甲状腺药物治疗对此类患者可能有益。临床中一般不需要采用抗甲状腺药物治疗此类患者,但需增加甲状腺功能检查随访频率,从而及时发现病情是否进展为临床型甲状腺功能亢进。

### (四) 手术处理

**1. 手术治疗的优缺点** 手术被认为是治疗非毒性甲状腺肿的标准方法。

(1) 手术治疗非毒性甲状腺肿的优点:①起效迅速,术后立即达到缩小甲状腺体积、消除压迫症状的效果;②可以去除非毒性甲状腺肿结节,避免将来恶变;③对于合并恶性可能的结节性非毒性甲状腺肿可以去除结节,达到根治作用。

(2) 手术治疗非毒性甲状腺肿的缺点

1) 创伤性大,复发率高:资料显示,非毒性甲状腺肿术后 10 年复发率为 10%~20%,30 年复发率可达 45%。复发率取决于手术范围,切除甲状腺组织越多,甲状腺肿复发风险越小(从全甲状腺切除术的 0% 到半叶切除术的 60% 不等),但手术并发症风险也越大。复发率不取决于术后是否服用左甲状腺素钠。

2) 存在手术并发症:包括麻醉意外、喉返神经损伤及永久性甲状旁腺功能减退和术后甲状腺功能减退。并发症风险与甲状腺肿大程度、手术次数、切除范围和手术医师经验有关。并发症随着甲状腺肿大程度和手术次数增加而增加。再次手术死亡率增加,应尽量避免。经验丰富的外科医师对喉返神经和甲状旁腺永久性损伤风险不超过 1%。

3) 颈部存在手术瘢痕。

**2. 手术治疗的适应证和禁忌证**

(1) 适应证:①怀疑甲状腺恶性肿瘤;②严重气管压迫导致呼吸急促(声带明显麻痹,强烈提示甲状腺癌);③需要迅速缓解压迫症状;④巨大甲状腺肿年轻患者(<40 岁)和/或头颈部畸形;⑤妊娠期甲状腺肿(治疗通常推迟到产后);⑥先前<sup>131</sup>I治疗不足。

(2) 禁忌证:巨大甲状腺肿伴压迫症状老年患者,存在心肺疾病等手术禁忌证。

### (五) 放射性<sup>131</sup>I治疗

非毒性甲状腺肿放射性<sup>131</sup>I治疗首次报道于 1960 年,至今已有 60 多年历史。非毒性甲状腺肿<sup>131</sup>I治疗疗效确切、方法简便,可有效减小患者甲状腺体积,减轻压迫症状,且住院时间短(如果是分次剂量,甚至不需要住院),无恢复期和潜在围手术期并发症。在一些欧洲国家,<sup>131</sup>I疗法已经取代手术成为大多数非毒性多发性结节性甲状腺肿的首选治疗方法。可能原因如下：①大多数患者喜欢非手术治疗方式；②在大多数国家，$^{131}$I 治疗是门诊治疗，成本效益方面优于手术；③有些患者不愿动手术，或存在手术禁忌证，特别是具有合并症老年人。但是非毒性甲状腺肿$^{131}$I 治疗并不仅局限于老年患者或高手术风险患者，对于特殊职业患者（歌手、教师、演讲者）或希望采用非侵入性治疗方式患者，$^{131}$I 治疗亦是较有吸引力的选择。与巨大甲状腺肿手术治疗相比，$^{131}$I 治疗不良反应小，耐受性好，特别是适用于非毒性甲状腺肿术后复发患者。综合上述优势，近年来，越来越多学者主张采用$^{131}$I 治疗非毒性甲状腺肿。虽然患者对$^{131}$I 治疗反应有所不同，但通常症状会改善，患者满意度高。本章后面主要介绍非毒性甲状腺$^{131}$I 治疗相关内容。

### （六）其他治疗方法

对于合并结节或囊肿的非毒性甲状腺肿，目前已有一些局部治疗方法，如乙醇注射、激光或射频疗法等，主要目的是去除甲状腺结节或囊肿。

**1. 经皮注射乙醇消融**　已被证明治疗甲状腺囊性病变有效。用超声引导下经皮穿刺，吸干囊液后，注入无水乙醇，囊内注射治愈率可达 80%。乙醇起硬化剂作用。也可采用 2%~3% 碘酊或四环素等其他硬化剂，原理类似。该方法治疗甲状腺囊肿，操作简单，不良反应少，成本低，适合门诊治疗。但该方法治疗实性结节时，经常发生结节外乙醇渗漏，导致局部疼痛，产生颈部粘连，效益-风险比低。

**2. 激光热消融**　在单结节和多结节性甲状腺肿体积缩小方面，激光热消融比乙醇注射消融更有效。但是，对于较大结节，需要 1~3 个疗程或者插入多条纤维，增加了局部不良事件风险。

**3. 射频消融**　多项研究已经证明，射频消融通常只需要 1 个疗程即可治疗大结节。有研究表明，射频消融对非毒性甲状腺肿伴随结节效果好于毒性或亚毒性甲状腺肿内结节。但是直径>60mL 的大甲状腺结节对射频消融反应不佳，需要进一步研究。

## 三、治疗方式选择影响因素

非毒性甲状腺肿目前存在多种治疗方式。选择适合的治疗方式需遵循以下原则。

**1.** 各种处理方式各有优缺点，没有最优的单一处理方式。不同地区、医院和专业医师的处理方法选择存在显著差异。对每位患者均需进行个体化评估。

**2. 影响决策因素**　包括患者的年龄和合并症，患者疾病主观感觉、症状感知、治疗意愿，结节增长速度，结节大小和压迫症状，是否存在恶性结节可能，是否具有令人信服的检查仔细、经验丰富的甲状腺外科医师，医疗单位是否具有放射性核素治疗条件，患者是否存在相关治疗方式禁忌证和特定并发症估计风险，是否同意并接受所建议的治疗策略。

**3.** 决策需建立在与患者沟通对话、了解患者需求基础上。医院是否具备核医学设备条件和经验丰富的甲状腺外科医师是治疗决策最后选择的决定性因素。

# 第三节　非毒性甲状腺肿$^{131}$I 治疗的适应证和禁忌证

## 一、适应证

### （一）绝对适应证

1. 存在手术禁忌证、术后复发、担心术后皮肤瘢痕影响美观或不愿手术者。
2. 要解除甲状腺肿大所致压迫症状者。
3. 年龄较大患者及手术风险较高者。
4. TSH 下降，怀疑存在自主功能甲状腺组织者。

### （二）相对适应证

1. 患者年龄较小。
2. 合并肝功能损害。
3. 白细胞或血小板过低。

4. 甲状腺摄<sup>131</sup>I率较低(20%～30%)。

5. 有效半衰期<3d。

6. **胸骨后甲状腺肿**　巨大甲状腺肿中5%～17%合并胸骨后甲状腺肿,推荐首选手术治疗方式。但是,胸骨后甲状腺肿手术治疗涉及胸骨切开术或开胸术,并发症风险很高,而且有研究发现<sup>131</sup>I治疗胸骨后甲状腺肿与颈部甲状腺肿一样可以缩小甲状腺体积,因此,放射性<sup>131</sup>I治疗也可以作为胸骨后甲状腺肿手术高风险患者替代方法。但是,胸骨后甲状腺肿患者发生甲状腺癌的概率更高(7%～17%),因此,给予<sup>131</sup>I治疗之前,应该通过结节细针抽吸活检明确排除甲状腺癌。

## 二、禁忌证

1. 妊娠及哺乳期女性。
2. 严重肾功能不全者。
3. 怀疑甲状腺恶性病变者。

# 第四节　非毒性甲状腺肿<sup>131</sup>I治疗的方法

## 一、治疗原理

与甲亢<sup>131</sup>I治疗机制类似。甲状腺滤泡上皮细胞表达钠碘转运体,具有强摄碘功能,口服摄入碘后,通过胃肠道吸收,由血液系统转运到甲状腺滤泡中,故碘在甲状腺中浓度很高。<sup>131</sup>I是碘同位素,同样可被甲状腺高摄取。<sup>131</sup>I衰变时释放γ射线(1%)和β射线(99%)两种射线。其中,β射线照射增生甲状腺组织起破坏作用,从而减少甲状腺滤泡细胞数量,达到治疗目的,可以形象地说,非毒性甲状腺肿<sup>131</sup>I治疗是一种"不开刀的手术"。

<sup>131</sup>I物理半衰期长(8.02d),能保证甲状腺滤泡细胞吞噬<sup>131</sup>I后效应。<sup>131</sup>I发射的中能β粒子,平均射程为0.5mm,最大射程为2mm,辐射能量能被距离<sup>131</sup>I放射源2mm范围内组织吸收,因此,辐射作用仅限于甲状腺组织,对邻近组织和器官影响不大。

辐射导致甲状腺组织破坏机制主要是电离辐射生物学效应。

## 二、治疗流程

### (一) 治疗前准备

1. **采集治疗**　采集完整病史、家族史、生活环境及详细体格检查等资料。

2. **交代治疗前注意事项**　按甲亢<sup>131</sup>I治疗前常规准备:患者治疗前1个月内忌用影响甲状腺摄碘功能的食物(如海带、黄鱼、墨鱼、带鱼等海产品)和药物;预约治疗当天应空腹;因检验、检查和门诊安排流程等安排下午治疗时,建议在服用<sup>131</sup>I 2h之前进食(干食、少食、少水、无碘)。

3. **交代治疗后注意事项**　治疗流程、疗效、可能发生的近/远期并发症、不良反应以及治疗后辐射防护、复查等注意事项。相关文件可采用网站、软件和纸质文件形式宣传。

### (二) 治疗前检查

尿碘、甲状腺功能(血清TT<sub>3</sub>、TT<sub>4</sub>、FT<sub>3</sub>、FT<sub>4</sub>和TSH)、血常规、肝功能、简单生化等实验室检查,必要时可增加尿常规、心电图,育龄期女性加尿液或血清促绒毛膜性腺激素测试排除妊娠;甲状腺摄<sup>131</sup>I率,甲状腺核素显像进行甲状腺重量估计,必要时行超声检查了解是否有结节。

### (三) <sup>131</sup>I治疗剂量确定

1. **测定甲状腺摄<sup>131</sup>I率**　可根据各单位实际工作情况测量多个时间点的摄<sup>131</sup>I率,一般非毒性甲状腺肿患者摄碘高峰在24h。

2. **甲状腺估重**　与甲亢<sup>131</sup>I治疗一样,甲状腺重量对于非毒性甲状腺肿放射性核素治疗的剂量制订非常重要,可为患者<sup>131</sup>I治疗个性化方案制订提供依据。临床估测甲状腺重量的常用方法有触摸法、超声法、甲状腺核素显像法以及 CT 或 MRI 测定法等。

（1）触诊法：简单方便，但受检查者经验影响较大，缺乏客观指标，其测量准确性难以估计。

（2）超声法：原理是假定甲状腺是椭球体，采用椭球体公式计算甲状腺体积。该方法一般来说较精确，测量误差主要由操作者按压轻重、峡部体积忽略及甲状腺体积不规则性影响等因素导致，误差范围在 5.7%～8.6%。

（3）螺旋 CT 法：测定甲状腺体积准确性明显较高，扫描速度较快，重复性较高，但有辐射，且文献报道尚不多，临床应用有待进一步探讨。

（4）MRI 法：具有无辐射、多曲面成像、结果可重复性较高等优点，但费用较高，检查时间长。

超声、CT 和 MRI 均可以探测甲状腺内是否有结节，但都不能直观反映腺体摄取功能状态，其中超声对甲状腺结节性质鉴定价值最高。

（5）甲状腺核素显像：是临床测量甲状腺重量的常见方法，可以同时直观显示甲状腺功能。测量方法是通过勾画感兴趣区、利用系统自带公式计算。甲状腺核素显像测量甲状腺体积的误差来源主要有三部分：①计算公式系数选择；甲状腺腺体边界确定和本底扣除（勾画面积对结果影响最大）；②甲状腺峡部影响（峡部大者所得面积相应较大，峡部一般较薄，易致结果偏大）。甲状腺核素显像测量甲状腺重量的详细方法可参考甲亢 $^{131}$I 治疗相关内容。甲状腺核素显像可以测量甲状腺重量、直观反映甲状腺摄碘功能和判断甲状腺内结节功能并评估 $^{131}$I 对结节治疗效果。若怀疑甲状腺结节恶性可能需要采用甲状腺彩超协助诊断。

3. $^{131}$I 剂量计算　剂量制订方法有分次小剂量法、单次大剂量法和计算剂量法。

（1）分次小剂量法：通常每次给予甲状腺组织 1.85MBq/g（50μCi/g）治疗，观察 6 个月疗效后可重复给药，一般重复给药不超过 3 次。

（2）单次大剂量法：一次性给予患者口服 740～3 700MBq。该方法建议用量范围较广，个体具体用量存在明显主观性，一般很少用。

（3）计算剂量法：根据甲状腺重量和放射性摄 $^{131}$I 率进行计算，每克甲状腺组织需 $^{131}$I 量会根据患者实际情况给予加减。

临床上常根据甲状腺摄碘功能和甲状腺重量采用计算剂量法确定用药，即按公式计算，结合甲状腺质地、病程长短、患者年龄、临床症状及既往治疗情况等调整。通常，每克甲状腺组织所需 $^{131}$I 治疗剂量为 3.70～5.55MBq（100～150μCi）。一般，病程较长、年龄大、甲状腺质地较硬、合并甲状腺结节者，$^{131}$I 给药剂量较大，反之则较小。可一次给药，疗效不佳者，可重复治疗（一般重复治疗不超过 3 次）。当计算治疗剂量超过最大允许门诊治疗剂量限值（依据我国《临床核医学辐射安全专家共识》，单次门诊治疗碘量应 <1 200MBq，即 32.43mCi），可使用分次小剂量给药法。使用分次小剂量给药法的优点在于可避免精确剂量的计算问题，因为实际上精确剂量目标并不容易达到（甲状腺重量测量可能存在误差，并且无法准确预测患者甲状腺滤泡上皮细胞辐射敏感性）；缺点是需要考虑甲状腺顿抑可能性，分次治疗应至少间隔 1 个月以防止甲状腺顿抑影响疗效（甲状腺顿抑是指甲状腺组织功能暂时受损，先前服用放射性碘会抑制甲状腺细胞摄取 $^{131}$I，从而影响疗效）。目前的资料显示，分次剂量和单次剂量放射性碘治疗（60～150mCi $^{131}$I）在疗效方面不存在显著差异。

有研究探讨不同计算方法制订 $^{131}$I 剂量对甲状腺良性疾病 $^{131}$I 治疗获得预期目标剂量的影响，最终认为 Marinelli 公式所得出的剂量与预期目标剂量偏差最小，因此建议采用 Marinelli 公式计算 $^{131}$I 治疗剂量。

$$^{131}\text{I 治疗剂量（MBq）} = \frac{\text{结节质量（g）} \times \text{每克甲状腺组织需}^{131}\text{I 剂量（MBq/g）}}{\text{甲状腺最高（或 24h）摄}^{131}\text{I 率（\%）}} \tag{3-3-1}$$

有学者建议，对于非毒性弥漫性甲状腺肿，$^{131}$I 治疗剂量应偏小（3.7MBq/g）；对于非毒性孤立结节甲状腺肿，可用中等剂量（4.63MBq/g）；对于非毒性多发结节甲状腺肿，剂量应偏大（5.55MBq/g）。也有文献报道 $^{131}$I 最高用量 14MBq/g。具体用量还需更大样本量临床研究。考虑到国内门诊治疗剂量最高限值以及放射性防护实践正当化原则，推荐 $^{131}$I 用量范围为 3.7～5.55MBq/g，合并结节情况调整用量。

**（四）服药前手续及治疗后注意事项**

**1. 签署知情同意书**　治疗前签订$^{131}$I治疗知情同意书，书面告知疗效和不良反应风险、注意事项等。

**2. 再次交代治疗后注意事项**　有条件者建议住院治疗。门诊治疗应遵守国家法律法规，治疗剂量不要超过国家最高允许门诊剂量限值。主要注意事项如下：

（1）口服$^{131}$I后尿液处理：收集治疗后1~2d尿液，按规定储存或稀释排放。

（2）嘱患者口服$^{131}$I后应适量饮水，避免揉压颈部，2h以后方可进食。

（3）嘱患者注意休息，防止劳累和感染（冬天注意预防感冒，夏天注意急性胃肠炎、痢疾等）、劳累和精神刺激，以免病情加重。

（4）嘱患者服$^{131}$I后1周内避免与婴幼儿密切接触，避免与家人长时间亲密接触，避免与孕妇近距离接触。

（5）建议患者居家静养1~4周，并注意单独房间居住，与他人间隔一定距离（1~2m）；工作强度不大者，可在保证与周围人群维持一定距离情况下工作。

（6）嘱患者碘治疗后6个月之内采取避孕措施。

（7）交代复诊时间：若无特殊情况，1个月后复查。

**（五）服药方法及辅助用药**

**1. $^{131}$I服药方法**　$^{131}$I有水剂和胶囊两种，可一次性口服。水剂给药时建议用饮用水冲洗杯子3次，减少杯子黏附引起药量损失。目前已有可食用杯子，服药后食用药杯。

**2. 常规辅助用药**

（1）维生素$B_6$：每次10mg，3次/d，服用1周，主要作用为预防服用$^{131}$I引起呕吐。

（2）谷维素：每次10mg，3次/d，服用1周，主要作用为安神，调节自主神经功能失调。

（3）肌苷片：每次200mg，3次/d，服用2周，主要作用为护肝。

（4）普萘洛尔：每次10~20mg，3次/d，服用2周后视患者情况决定是否继续用药，主要作用为预防治疗后甲状腺素释放引起甲状腺毒症症状。注意，哮喘患者改用$\beta_1$肾上腺素受体阻滞药。

（5）泼尼松：非毒性甲状腺肿$^{131}$I治疗患者一般甲状腺较大，建议口服泼尼松（强的松）30mg/d，分3次口服或顿服，同时给予护胃药，用药1周。

**3. 个体化用药**　其他辅助用药可根据患者具体情况增加，如肝功能损害者可加强护肝用药，白细胞降低者加强升高白细胞水平用药，有其他基础疾病者按原疾病方案治疗。

# 第五节　非毒性甲状腺肿$^{131}$I治疗的效果观察

## 一、复诊时间

嘱患者服$^{131}$I后1个月随访复查，了解相关症状及体征，行血清$FT_3$、$FT_4$、TSH测定以及心电图、血常规、肝肾功能检查，结合触诊，必要时行甲状腺核素显像确定甲状腺质量。若有结节，增加超声检查，了解结节情况，根据检查结果决定再次复查时间。若无特殊情况，可以于服用$^{131}$I后1个月、3个月、6个月、1年复查，达到治愈标准后可改为每2~3年随访1次（若客观条件允许，鼓励每年复查1次），内容至少包括甲状腺功能、甲状腺触诊和甲状腺彩超。

## 二、疗效评价

多数文献将甲状腺重量较治疗前缩小≥13%定义为治疗有效。而参照1992年全国甲状腺疾病研讨会制订的标准，治疗效果可分为痊愈、显效、有效和无效。

**1. 痊愈**　甲状腺全部消失，无并发症，超声检查示双侧甲状腺未见占位病变。

**2. 显效**　甲状腺明显缩小，超声检查示甲状腺较服碘前缩小50%以上，临床症状减轻，无并发症。

3. **有效**　甲状腺缩小,超声检查示甲状腺较服药前缩小30%以上,临床症状减轻,无并发症。

4. **无效**　治疗3个月,肿块无变化或继续增大,临床症状存在,B超检查示无明显变化或肿块逐渐增大。

目前未见统一的评价标准发布,临床实践中应进行患者个体化疗效评价。可通过询问患者主观感觉是否具有变化:颈部是否较前增大或缩小、颈部压迫症状是否改善、消失、新出现或加重;触诊分度是否改变;甲状腺核素显像或甲状腺彩超计算甲状腺体积缩小率。尽管患者的感觉具有一定主观性,却是非毒性甲状腺肿患者就医的主要原因,因此,其作用不容忽略;甲状腺重量变化是疗效判断的主要客观依据,采用同种影像检查手段计算的甲状腺重量方具可比性。临床实践中,可结合主观感觉和客观数据综合判断。

### 三、治疗效果

非毒性甲状腺肿$^{131}$I治疗效果主要取决于甲状腺内$^{131}$I量(由甲状腺摄$^{131}$I率和所给$^{131}$I剂量决定),两者呈正相关。大部分研究(并非所有研究)表明,治疗效果与治疗前甲状腺体积呈负相关。是否合并结节也与疗效相关,弥漫性甲状腺肿疗效优于结节性甲状腺肿。

多数文献报道,以甲状腺体积较治疗前缩小13%及以上为有效,总体有效率各文献报道不一致:最高报道有效率高达90%以上,甚至有报道称有效率达100%;也有个别报道单次治疗14%无效,3~5年后8%患者甲状腺体积继续恶化。治疗无效的主要原因是存在结节以及$^{131}$I用量明显低于目标值。

非毒性甲状腺肿$^{131}$I治疗后甲状腺平均体积缩小率为30%~70%。一般,治疗1年后甲状腺体积减小40%左右,治疗2~5年甲状腺体积减小50%~60%,甚至有治疗后3年时甲状腺体积减小75%的报道。如果治疗后体积缩小不满意,可考虑再次$^{131}$I治疗。

### 四、影响疗效的因素

目前有许多研究评估非毒性甲状腺肿$^{131}$I治疗效果,结果差异较大,甚至相互矛盾。主要原因是研究设计方案、样本量、患者自身情况和剂量计算等方面存在差异,如研究方案设计不合理或存在回顾性、缺乏对照组等局限性,或者样本量过低统计误差大,或者患者选择存在偏倚等情况。

多种因素影响非毒性甲状腺肿$^{131}$I治疗效果,没有单一因素可以准确预测疗效。放射性药物剂量是直接影响疗效的主要因素。剂量过大,可增加不良反应,造成甲状腺功能减退概率增加、辐射防护需求增大和医疗资源浪费;剂量过小会直接降低疗效。因此,剂量的确定需要个体化,这也是临床倾向使用计算剂量法而不是固定剂量的原因之一。确定剂量的原则是在保证疗效情况下,使用剂量越低越好。但是,$^{131}$I生物动力学难以精确测量,甲状腺重量和甲状腺摄$^{131}$I率是决定计算剂量的两大因素。其中,甲状腺重量实际上难以完全精准测量,而甲状腺摄$^{131}$I率虽然相对定量,但实际上受人体正常碘摄入动态影响,更何况细胞周期、细胞内保护系统和恢复能力不同,细胞、器官和整个生物体对电离辐射敏感性不同,且个体辐射敏感性无法预测和量化,因此,实际上是无法绝对准确计算出患者个体剂量,计算剂量法只能是保证治疗方案的相对个体化。

不管甲状腺重量和甲状腺摄$^{131}$I率是否精准,在每个机构,每位患者的计算结果相对定量,但每克甲状腺组织所需$^{131}$I剂量需要医师根据影响疗效因素进行个体化评估和调整,具有一定经验影响因素。因此,需要了解影响疗效因素,从而使医师能够结合患者具体因素,综合判断,估算相对准确的每克甲状腺组织$^{131}$I用量。建议每位医师、每个机构进行较大数据前瞻性随机对照研究,做好随访,总结经验,不断修正,建立机构内相对准确的剂量制订标准。下面讨论影响非毒性甲状腺肿$^{131}$I治疗效果的可能因素。

1. **$^{131}$I治疗剂量**　所用$^{131}$I治疗剂量与$^{131}$I治疗后甲状腺肿缩小效果相关,但两者并不是线性相关。实际关系其实并没有得到足够研究。目前少数研究得出的结果并不一致。若给予$^{131}$I剂量明显小于计算剂量,基本无效果。本章第三节介绍了主要剂量制订方法,但实际上,如何选择合适剂量,从而能达到治疗目的又不对全身其他脏器造成没必要的较多辐射,需要大样本前瞻性随机对照试验进一步研究。

2. **甲状腺大小**　目前,治疗前甲状腺大小是否影响非毒性甲状腺肿$^{131}$I治疗效果仍然不明确,部分研究结果互相矛盾。造成该问题的主要原因是甲状腺大小并不是决定非毒性甲状腺肿$^{131}$I治疗效果的唯一因素,非毒性甲状腺肿$^{131}$I治疗效果是多种因素共同作用的结果,而且临床中多采用计算剂量法,该方法中甲状腺重量影响会因计算公式得到相应校正。目前大多数研究显示,治疗前甲状腺体积与非毒性甲状腺肿$^{131}$I治疗后甲状腺体积缩小程度呈负相关关系,即治疗前甲状腺体积越大,给予$^{131}$I治疗后甲状腺体积缩小程度越少。该研究结果符合逻辑分析:治疗前甲状腺越大,对辐射无反应的甲状腺纤维成分和冬眠甲状腺细胞成分可能越多,治疗效果越差。这种甲状腺纤维组织对非毒性甲状腺肿$^{131}$I治疗后甲状腺体积缩小的影响仍需将来定量研究明确。临床中,治疗前甲状腺体积越大,制订治疗剂量时可以考虑增加每克甲状腺组织计划用量。

3. **甲状腺摄$^{131}$I率**　甲亢$^{131}$I治疗相关研究结果显示,甲状腺最高摄$^{131}$I率和摄$^{131}$I率高峰时间与疗效相关,最高摄$^{131}$I率越高,治疗后未愈率越高,痊愈率越低;而摄$^{131}$I率高峰时间越早,治疗后未愈率越高,痊愈率也越低。但非毒性甲状腺肿$^{131}$I治疗不同,非毒性甲状腺肿患者一般甲状腺功能无异常,摄$^{131}$I率多数处于正常范围。部分患者由于甲状腺或甲状腺结节较大且摄$^{131}$I率相对较低,使得$^{131}$I治疗效果并不十分明显。显然,非毒性甲状腺肿$^{131}$I治疗效果很大程度上取决于甲状腺是否能够充分摄取和滞留$^{131}$I。所以,目前非毒性甲状腺肿放射性碘治疗的挑战是如何增加甲状腺$^{131}$I吸收剂量。可采取一系列措施:如低碘饮食、碳酸锂、利尿剂和重组人促甲状腺激素(recombinant human thyroid stimulating hormone,rhTSH)。目前为止,rhTSH被认为是提高甲状腺摄$^{131}$I率最有效的药物。rhTSH使甲状腺24h摄$^{131}$I率增加100%,甚至更多,且不影响$^{131}$I半衰期。在碘负荷受试者,如胺碘酮治疗患者中,效果相同,但存在较大个体间差异,部分原因是摄$^{131}$I率增加与甲状腺基线摄$^{131}$I率呈负相关。这意味着由于甲状腺摄$^{131}$I率低、常规$^{131}$I治疗效果不佳的非毒性甲状腺肿患者,可以从rhTSH刺激$^{131}$I治疗等提高甲状腺摄$^{131}$I率措施中获益。

4. **年龄和性别**　年龄因素对甲状腺疾病$^{131}$I治疗效果的影响存在争议。许多研究(主要包括针对格雷夫斯病患者的研究)发现,年龄不影响$^{131}$I疗效。但对$^{131}$I治疗后甲状腺缩小问题,年龄与结节性/甲状腺肿甲状腺大小之间呈强相关性,而甲状腺大小是决定多结节性甲状腺肿$^{131}$I治疗效果的主要因素之一,这使年龄是否影响$^{131}$I治疗后甲状腺缩小的问题变得模糊。关于性别对非毒性甲状腺肿$^{131}$I治疗效果的影响,文献报道结果比较一致,多数研究(主要是对格雷夫斯病患者的研究)发现两者没有关系。来自英国和希腊的两个大样本研究提示,男性患者$^{131}$I治疗效果较差,而女性与治疗后甲状腺功能减退相关。但从生物学角度分析,没有理由相信男性和女性细胞辐射敏感性不同,临床研究结果差异可能是与性别关联的其他因素(如甲状腺大小)所造成的。因此,目前没有充分理由认为临床治疗方案制订中应考虑性别差异。

5. **甲状腺自身抗体**　血清TRAb是格雷夫斯病的敏感和特异性指标,其水平反映了机体对甲状腺免疫攻击程度,可以推测该免疫反应对$^{131}$I治疗的反应。但血清TRAb水平对非毒性甲状腺肿$^{131}$I治疗效果预测价值尚不清楚。非毒性甲状腺肿患者TPOAb阳性与$^{131}$I治疗后发展为永久性甲状腺功能减退高风险相关,反映非毒性甲状腺肿与自身免疫性甲状腺炎可能共存。因此,对于TPOAb抗体阳性患者,确定$^{131}$I治疗剂量时可适当减少用量,治疗后应更密切地监测甲状腺功能,以早期发现甲状腺功能减退。

6. **甲状腺顿抑**　指由于先前$^{131}$I的电离辐射导致甲状腺细胞再次摄取$^{131}$I减弱的现象。许多专家一直在激烈争论甲状腺顿抑究竟是真正临床问题还是仅为理论事件。甲状腺顿抑在良性甲状腺疾病中研究较少。一般是研究甲状腺癌诊断性$^{131}$I扫描是否影响甲状腺癌$^{131}$I治疗效果。相比较而言,甲状腺肿患者甲状腺核素显像和甲状腺摄$^{131}$I率检测仅需少量$^{131}$I。但是考虑到小剂量$^{131}$I也可以引起顿抑,因此,甲状腺顿抑可能对良性甲状腺疾病也有影响,但问题严重程度尚不确定。在非毒性甲状腺肿患者中,间隔4周进行2次甲状腺摄$^{131}$I率检测的结果相似,表明间隔1个月顿抑现象消失,提示为了减少可能的顿抑现象对临床疗效的影响,两次$^{131}$I治疗间隔至少要1个月。

7. **吸烟**　与某些甲状腺疾病相关已被广泛接受,但其潜在生物学机制尚不完全清楚。硫氰酸盐是烟草烟雾中的成分之一,具有抗甲状腺功能,可能导致甲状腺肿发生。流行病学和双生子研究表明,在缺碘边缘地区,吸烟是甲状腺肿发生危险因素,而在加碘地区,这种相关性似乎不存在,甚至相反。目前没有研究观察吸烟是否影响非毒性甲状腺肿$^{131}$I治疗后甲状腺体积缩小,这有待将来进一步研究。

# 第六节　非毒性甲状腺肿$^{131}$I治疗的反应

## 一、治疗反应

### （一）早期一般反应

非毒性甲状腺肿患者由于无甲状腺功能异常临床症状,通常$^{131}$I治疗早期反应较轻微。早期反应一般发生在治疗后2周内,仅有少数人出现乏力、头晕、恶心、呕吐、食欲不佳、皮肤瘙痒及皮疹等全身反应和颈部轻度压痛、发痒等局部症状。除对症处理外,不需要特殊治疗,个别局部情况较重者可予皮质激素及镇痛剂对症治疗。

### （二）放射性甲状腺炎

非毒性甲状腺肿$^{131}$I治疗的并发症之一是放射性甲状腺炎。其主要表现为发热、颈部疼痛或不适、吞咽不畅和治疗后甲状腺毒症。治疗后放射性甲状腺炎的发生风险约为3%。据报道,非毒性甲状腺肿$^{131}$I治疗后,患者FT$_3$指数、FT$_4$指数水平在第7天及第14天时增加最多,分别为20%和13%,TSH水平逐渐下降,第21天降至最低点,提示治疗后早期患者存在轻度甲状腺毒症。轻度甲状腺毒症患者可无明显临床症状;个别$^{131}$I用量较大者,治疗后可能出现心悸、消瘦、怕热、多汗、手抖等高代谢症状。血液中TSH受体抗体(TRAb)是鉴别放射性甲状腺炎与$^{131}$I治疗后格雷夫斯病的主要依据。放射性甲状腺炎患者血液中检测不出TRAb,格雷夫斯病患者血液中则可检测到TRAb。症状短暂、自限,持续时间不超过数周。非甾体抗炎药对发热、颈部疼痛不适治疗有效;对于甲状腺毒症一般采取对症处理,不需要使用抗甲状腺药物。

### （三）甲状腺肿大

非毒性甲状腺肿$^{131}$I治疗相关报道日益增多,但并未在临床获得大力推广,特别是胸骨后甲状腺肿患者,主要原因之一是担心治疗后放射性甲状腺炎导致甲状腺急性肿大压迫气道。有学者曾利用彩超检查20例非毒性甲状腺肿患者在$^{131}$I治疗后不同时间的甲状腺大小,结果提示:治疗后第7天,甲状腺体积平均增大4%,其中1例体积增大最多,达25%,但差异无统计学意义,所有患者无任何临床症状;7d以后,甲状腺体积逐渐缩小,治疗后第28天,甲状腺体积缩小率差异具有显著统计学意义。另外几项研究测量了非毒性甲状腺肿$^{131}$I治疗后甲状腺体积的急性变化,结果发现:$^{131}$I治疗后早期甲状腺体积平均变化不大,少数患者甲状腺体积增大15%~25%。这些研究数据可靠,但病例规模相对较小,有待将来进一步研究。对巨大非毒性甲状腺肿行$^{131}$I治疗时,出现甲状腺严重肿大的可能性始终存在。糖皮质激素可预防$^{131}$I治疗后放射性甲状腺炎所致甲状腺急性肿大,因此,采用$^{131}$I治疗巨大非毒性甲状腺肿时,应预防性使用糖皮质激素。但一般情况下,多数患者可耐受$^{131}$I治疗非毒性甲状腺肿。

### （四）$^{131}$I治疗非毒性甲状腺肿对气管和食管功能影响

甲状腺肿压迫气管引起上呼吸道阻塞对吸气的影响大于呼气。在吸气过程中,气流通过狭窄通道会形成穿过气管壁的负跨壁压力梯度,可能导致气管软骨部分塌陷。在呼气过程中,跨壁压力下降相对不重要,因为胸腔内气压高于大气压力。甲状腺肿经$^{131}$I治疗后,甲状腺体积缩小,可改善气管内气流通畅性。早期研究说明,巨大甲状腺肿经大剂量$^{131}$I治疗后,患者气管最小横截面积增加18%~36%,气管偏移减少20%。但理论上,由于$^{131}$I治疗后早期可能发生甲状腺肿胀,所以早期气管最小横截面积可能会减少,这一点确实有过报道。由于多数非毒性甲状腺肿患者经$^{131}$I治疗后早期甲状腺体积增大差异无统计学意义。因此,这种理论推测可能存在于个别患者。

对于非毒性甲状腺肿患者,给予rhTSH刺激后再行$^{131}$I治疗,对改善呼吸功能有益。有研究将巨大甲状腺肿患者随机分成两组,分别接受安慰剂和rhTSH刺激后再进行$^{131}$I治疗,两组治疗后急性期均未见气管进一步受压。rhTSH刺激组在治疗后1周肺活量略有下降。但治疗后12个月时,rhTSH刺激组气管最小横截面积增加了31%,而安慰剂组数值没有变化。两者呼气参数没有明显变化,但是rhTSH刺激组FEF$_{50\%}$/FIF$_{50\%}$中位数增加25%,安慰剂组仅增加了9%。因此,与常规$^{131}$I治疗相比,予rhTSH刺激后再行非毒性甲状腺肿$^{131}$I治疗可使甲状腺肿甲状腺体积缩小更明显,从而起到气管减压和呼吸功能改善的作用。

迄今为止,没有研究探讨$^{131}$I治疗后甲状腺体积缩小是否对食管有影响,有待将来进一步研究。

## 二、不良反应

对于非毒性甲状腺肿$^{131}$I治疗,患者通常具有良好耐受性,不良反应可能与甲状腺大小和功能、机体免疫反应、甲状腺外器官辐射后果有关。非毒性甲状腺肿$^{131}$I治疗主要不良反应如下。

1. **甲状腺功能亢进**　非毒性甲状腺肿$^{131}$I治疗1~3个月以后可能发生格雷夫斯病,需要进行相应治疗。有学者对191例非毒性甲状腺肿$^{131}$I治疗患者进行回顾性调查,发现5%(9例)患者出现了甲亢症状。这些患者治疗前及治疗后1个月时血中TSH受体抗体(TRAb)正常;治疗后3个月血液中TRAb水平明显增高,甲状腺激素水平升高,并出现甲亢相关症状。患者血中甲状腺过氧化物酶抗体(TPOAb)水平也有类似变化。另外,治疗前TPOAb升高的非毒性甲状腺肿患者,$^{131}$I治疗后格雷夫斯病发病率明显高于TPOAb正常患者。推测继发格雷夫斯病可能原因是:$^{131}$I导致甲状腺滤泡上皮细胞破坏,其特异性抗原物质包括甲状腺球蛋白(Tg)、TSH受体(TSHR)、甲状腺过氧化物酶等释放入血并长期(1~3个月)存在,引发或加剧了甲状腺自身免疫过程,产生TRAb,引发甲亢。上述9例患者治疗前TRAb值虽在正常范围,但明显高于对照组。因此,治疗前TRAb、TPOAb水平高可能是非毒性甲状腺肿$^{131}$I治疗后发生格雷夫斯病的危险因素。

2. **甲状腺功能减退**　$^{131}$I治疗最常见不良反应是导致甲状腺细胞损伤,引起甲状腺功能减退。大鼠实验证明,$^{131}$I剂量越大,甲状腺功能减退发生越早;经过若干有效半衰期后,$^{131}$I直接作用消失后仍有可能发生甲状腺功能减退,但在一定$^{131}$I剂量范围内(每克甲状腺组织$^{131}$I剂量≤60μCi),可以达到既破坏大鼠部分甲状腺细胞又维持甲状腺功能正常,避免早发甲状腺功能减退的目的。由于甲状腺自然老化,甲状腺功能减退风险随时间推移而增加。$^{131}$I治疗后甲状腺功能减退发生率在治疗后5~8年内是22%~58%。TPOAb阳性、有甲状腺疾病家族史和治疗前甲状腺体积较小患者$^{131}$I治疗后甲状腺功能减退风险增加。甲状腺明显增大的甲状腺肿患者在$^{131}$I治疗后甲状腺功能减退发生概率低于甲状腺较小患者。但也有研究显示,$^{131}$I剂量与甲状腺功能减退风险没有相关性。甲状腺功能减退症不应被视为一种并发症,而应被视为不是最理想的治疗效果,因其可简单利用左甲状腺素钠控制。非毒性甲状腺肿$^{131}$I治疗的最主要目的是减容,非毒性甲状腺肿治疗前甲状腺功能正常,因此,$^{131}$I治疗后出现而甲状腺功能减退应是可接受的不良反应。由于几乎所有巨大甲状腺肿(>80mL)都并发多结节,手术治疗通常是采用甲状腺全切除,以避免甲状腺肿复发,因此,手术也会导致甲状腺功能减退。甲状腺功能减退症的标准治疗方法是采用左甲状腺素钠药物替代治疗,具体药量需要个体化调整。

3. **致癌性**　关于非毒性甲状腺肿$^{131}$I治疗后继发癌症的风险,目前尚无长期数据。甲状腺疾病$^{131}$I治疗已有50余年历史。有研究对格雷夫斯病$^{131}$I治疗患者连续跟踪随访35年,未发现人群总体恶性肿瘤发生率及肿瘤死亡率增高,甲状腺癌发生率也未见升高。可能原因是:甲状腺中高吸收剂量射线直接杀死甲状腺细胞或使细胞失去增殖能力,并非产生可致癌基因突变。虽然用于治疗巨大非毒性甲状腺肿的$^{131}$I总量有时高于治疗格雷夫斯病用量,但两者甲状腺吸收剂量相近。因此,推测非毒性甲状腺肿$^{131}$I治疗引发甲状腺癌可能性不大。与格雷夫斯病治疗不同的是,非毒性甲状腺肿摄$^{131}$I率较低,因而$^{131}$I治疗可造成身体其他部位辐射剂量增加,是否会因此引起甲状腺外肿瘤发病率增高尚需进一步研究。

值得一提的是,选择$^{131}$I而不是手术治疗非毒性甲状腺肿,首先应该排除甲状腺恶性肿瘤(主要是通过对显性和/或可疑甲状腺结节进行活检),这点至关重要。65岁以上患者的甲状腺外癌症理论终身风险估计为0.5%~1.6%。尽管这些风险估计是基于理论计算获取的。但放射性治疗剂量制订应该能达到在适当缩小甲状腺肿的情况下应尽可能低。虽然研究观察了数十万患者,但很难断定癌症风险增加是由于$^{131}$I治疗还是疾病本身。

4. **其他不良反应**　甲状腺外其他能摄取$^{131}$I的细胞在$^{131}$I治疗期间都可能遭到计划外辐射引起的不良反应。例如,唾液腺会受到计划外照射造成唾液腺炎,其中腮腺似乎比下颌下腺更易发生,尽管两者吸收剂量相似;生育方面,$^{131}$I治疗后18个月,性腺功能可完全恢复,虽然重复或高累积剂量可能导致持久性腺功能损害。目前，$^{131}$I治疗后患者不孕、流产、后代先天畸形发生率并未提高，但结论基于小规模研究数据，有待将来大样本进一步研究。建议患者在$^{131}$I治疗后半年内避孕，最好间隔1年后生育。

**5. 动脉粥样硬化**　当动脉暴露于电离辐射时，无论暴露早期或晚期，均可导致或加速动脉粥样硬化。$^{131}$I治疗甲状腺良性疾病时，颈动脉接受4~50Gy辐射暴露，可能增加动脉粥样硬化风险。据报道，甲状腺功能亢进和甲状腺功能正常的甲状腺疾病患者在$^{131}$I治疗后脑血管事件发生风险似乎增加，支持该可能性。也有研究探讨甲状腺良性疾病$^{131}$I治疗后早期和晚期发生动脉粥样硬化情况，结果未在良性甲状腺疾病$^{131}$I治疗后早期发现动脉粥样硬化，随访10年未发现$^{131}$I对动脉粥样硬化或斑块有远期影响。该研究说明，甲状腺良性疾病$^{131}$I治疗造成颈动脉辐射对颈动脉粥样硬化一般没有影响或影响不大。但现有研究结果不能解释流行病学数据显示的甲状腺良性疾病$^{131}$I治疗后脑血管事件风险增加的原因。因此，需要进一步研究辐射是否导致动脉硬化，以及动脉硬化是否是甲状腺良性疾病$^{131}$I治疗后脑血管事件发生风险增加机制之一。

# 第七节　提高非毒性甲状腺肿$^{131}$I治疗效果的策略

非毒性甲状腺肿$^{131}$I治疗效果依赖于甲状腺组织是否能够大量摄取和有机化$^{131}$I。对于非毒性甲状腺肿患者，若由于巨大甲状腺肿或存在"冷结节"，甲状腺摄取$^{131}$I不均匀且相对较低，则$^{131}$I治疗不是最理想的治疗方法。非毒性甲状腺肿患者是否选择$^{131}$I治疗的重要参数之一是甲状腺摄$^{131}$I率。影响非毒性甲状腺肿$^{131}$I治疗效果的因素还有放射性碘的甲状腺滞留时间以及甲状腺辐射敏感性。努力提高甲状腺摄$^{131}$I率和甲状腺$^{131}$I有效半衰期，有望提高非毒性甲状腺肿$^{131}$I治疗效果和/或在达到甲状腺目标剂量的同时尽量降低$^{131}$I使用剂量。提高甲状腺$^{131}$I滞留时间可能会造成全身其他部位辐射增加。因此，摄$^{131}$I率是影响非毒性甲状腺肿$^{131}$I治疗效果的主要因素。下面讨论提高甲状腺摄$^{131}$I率方法。

## 一、低碘饮食

正常人的甲状腺摄$^{131}$I率并不固定，与膳食中碘含量平行变化。在加碘盐地区，可以观察到非毒性甲状腺肿患者的甲状腺摄$^{131}$I率随时间推移而下降。膳食碘摄入量难以量化，尿碘排泄量可作为间接估计手段。尿碘检查只需检测1次尿样品，不需要收集24h总尿液量，检测方法简单。一个基于8项研究的综述得出结论，低碘饮食可以提高甲状腺摄$^{131}$I率并增强甲状腺癌$^{131}$I治疗的效果，但对长期复发率影响尚不清楚。另外，限碘有代价：碘清除率降低会导致血液中$^{131}$I浓度升高，全身辐射升高；患者可能达不到严格低碘饮食要求从而难以达到目标摄$^{131}$I率。大多数限碘研究在碘充足或加碘地区进行，所得结果不能完全推广到缺碘地区。事实上，非毒性甲状腺是碘缺乏相关疾病，因此限碘是否与非毒性甲状腺肿$^{131}$I治疗效果相关需要进一步研究。但是，多年来一直推荐限碘以提高甲状腺摄$^{131}$I率、优化$^{131}$I治疗效果，现行指南也明确提出这点。

## 二、锂

锂对甲状腺有短期和长期影响。长期锂治疗可能导致易感人群甲状腺功能减退和甲状腺肿。提高甲状腺内$^{131}$I含量是提高非毒性甲状腺肿$^{131}$I治疗效果的直接手段，虽然可通过简单增加$^{131}$I剂量实现，但会导致甲状腺外器官辐射剂量增大，可采用锂辅助治疗取而代之。锂不仅可增加甲状腺内碘浓度，亦可通过阻止甲状腺激素释放来增加甲状腺中碘滞留时间。这种效应可能是由于抑制腺苷酸环化酶活性和环磷酸腺苷（cAMP）介导甲状腺素脱离。该方法已成功用于提高放射性碘治疗分化型甲状腺癌转移灶的疗效，理论上推测锂辅助$^{131}$I治疗非毒性甲状腺肿的效果与之类似。一项随机对照试验研究了锂影响非毒性甲状腺肿$^{131}$I治疗的效果，结果发现：锂辅助$^{131}$I治疗组患者血中甲状腺激素水平明显低于$^{131}$I单独治疗对照组，2年后两组人员甲状腺体积缩小情况相似。该研究未测量甲状腺$^{131}$I滞留时间和采用的$^{131}$I剂量，尽管该研究没有报道锂对$^{131}$I治疗的甲状腺体积缩小的增益效果，但至少表明联合锂辅助治疗可以预防放射性碘所致短暂性甲状腺毒症，特别适用于老年人或心血管疾病人群。锂对非毒性甲状腺肿$^{131}$I治疗的甲状腺缩小增益效果仍需进一步大样本研究。

## 三、利尿剂

利尿剂通过消耗体内碘池增加甲状腺摄<sup>131</sup>I率。40多年前,有研究表明,渗透性利尿剂促进体内碘急性排泄从而增加甲状腺24h摄<sup>131</sup>I率。但随后研究表明,长期服用噻嗪对甲状腺功能正常患者的甲状腺摄<sup>131</sup>I率无影响。有研究者研究了不同利尿剂,如甘露醇、乙基丙烯酸、噻嗪和呋塞米的相关作用,并将研究结果应用于甲状腺癌和良性甲状腺疾病患者。一项在缺碘地区进行的研究调查了连续使用5d 40mg呋塞米对40名非毒性甲状腺肿患者摄<sup>131</sup>I率的影响,发现呋塞米使甲状腺肿患者摄<sup>131</sup>I率增加了58%,明显高于仅给予低碘饮食对照组(该组只增加了17%)。<sup>131</sup>I治疗前使用利尿剂也有缺点:如前所述,通过采用利尿剂消耗碘池,碘清除率降低,也会导致<sup>131</sup>I治疗期间全身辐射更高。也有学者反对甲状腺癌患者<sup>131</sup>I治疗前使用利尿剂,因为事先低碘饮食已经消耗碘,而且利尿剂会导致一些潜在风险。不良反应问题可能是<sup>131</sup>I治疗前使用利尿剂促进碘排泄未得到广泛应用的主要原因。

## 四、重组人促甲状腺激素

使用重组人促甲状腺激素(rhTSH)可以克服许多常规<sup>131</sup>I治疗的相关障碍。

**1. 重组人促甲状腺激素的演变和进展**　TSH首先用于甲状腺癌辅助治疗。分化型甲状腺癌患者在切除甲状腺后服用大剂量<sup>131</sup>I辅助治疗,使用TSH刺激可以提高甲状腺肿瘤细胞摄<sup>131</sup>I率以提高<sup>131</sup>I治疗效果。开始是使用外源性TSH(牛或人体提取),但由于可能发生过敏反应、无效、产生TSH抗体和发生克罗伊茨费尔特-雅各布病(Creutzfeldt-Jakob disease,CJD;简称克-雅病),最后放弃使用,继而使用甲状腺激素停药方案,然而,停用甲状腺素致内源性TSH增加,代价是发生甲状腺功能减退,导致患者生活质量下降。由于20世纪80年代末人TSHα、β亚单位鉴定和人TSHβ基因克隆完成,利用中国仓鼠卵巢细胞可产生高纯度rhTSH,使外源性TSH广泛应用成为可能。rhTSH具有与天然TSH相同的氨基酸结构,但其糖基化不同,唾液酸含量较高。因此,rhTSH体外生物活性低于天然TSH,但由于rhTSH代谢清除率明显低于天然TSH,rhTSH体内活性可能等同于或高于天然TSH。以天然TSH的第二种国际参考制剂为标准,用免疫分析法测得rhTSH比活力为5.51~7.63IU/mg。rhTSH试剂新进展之一是改良释放重组人促甲状腺激素(modified-release recombinant human TSH,MRrhTSH),注射后血清峰值延迟,可减少甲状腺刺激引起相关不良反应。其Ⅱ期试验显示,使用安慰剂或0.01mg MRrhTSH预刺激后<sup>131</sup>I治疗非毒性甲状腺肿,6个月后患者甲状腺体积减小23%,而使用0.03mg MRrhTSH预刺激患者甲状腺体积减小33%,说明MRrhTSH效果具有一定剂量相关性,临床效应有待将来进一步研究。新进展之二是研究出新rhTSH,名称为类人唾液酸化重组促甲状腺激素(human-like sialylated recombinant thyrotropin),通过引入大鼠α2,6-唾液酸转移酶互补脱氧核糖核酸(complementary deoxyribonucleic acid,cDNA)进行基因修饰后获得,具有更类似天然TSH的唾液酸化作用。新进展之三是合成TSH类似物,比rhTSH更能刺激大鼠甲状腺细胞(Fischer rat thyroid cell line-5,FRTL-5)和小鼠甲状腺的能力。后两者临床效果有待进一步研究。

**2. 重组人促甲状腺激素对甲状腺摄<sup>131</sup>I率的影响**　尽管rhTSH最先是用于甲状腺癌患者,但在过去10余年中,已经积累了rhTSH应用于完整甲状腺患者相关经验。核心问题是rhTSH对甲状腺摄<sup>131</sup>I率的影响。0.9mg rhTSH可使健康受试人员6h和24h甲状腺摄<sup>131</sup>I率分别从基线12.5%和23%增加到27%和41%。使用<sup>131</sup>I前32h给予碘负荷健康受试者0.9mg rhTSH,其甲状腺绝对摄<sup>131</sup>I率从仅3%增加到6%,但仍远低于正常甲状腺摄<sup>131</sup>I率。另一项研究发现,0.1mg rhTSH可使接收碘造影剂患者4h甲状腺摄<sup>131</sup>I率从7%增加到19%;给予2次0.1mg rhTSH,甲状腺24h摄<sup>131</sup>I率可从6%左右增加到30%,随后可以进行<sup>131</sup>I治疗。许多研究表明,rhTSH对非毒性甲状腺肿患者有显著作用,可使其甲状腺摄<sup>131</sup>I率增加2~4倍,但个体间反应变异较大,这个特点亦存在于健康受试者。已有研究显示rhTSH可使甲状腺摄<sup>131</sup>I率从基线3%增加到39%。基础甲状腺摄<sup>131</sup>I率差异是个体反应差异性的主要原因,因为rhTSH效果与甲状腺摄<sup>131</sup>I率基础值呈明显负相关。这意味着,原来因摄<sup>131</sup>I率低而采取手术治疗的非毒性甲状腺肿患者,结合rhTSH预刺激,可以采用<sup>131</sup>I治疗。血清TSH水平似乎很重要,因为甲状腺24h摄<sup>131</sup>I率增加与基线血清TSH呈负相关。可能原因是原来对 TSH 反应正常的甲状腺细胞功能下调,在 rhTSH 刺激下,重新激活后可摄取[131]I。非毒性甲状腺肿患者经 rhTSH 刺激后[131]I 分布更均匀,可能也是该类似机制所致。

**3. 重组人促甲状腺激素对非毒性甲状腺肿[131]I 治疗的作用**    有几项对比研究评估 rhTSH 和安慰剂刺激后非毒性甲状腺肿[131]I 治疗后甲状腺体积缩小情况,证明 rhTSH 刺激后非毒性甲状腺肿[131]I 治疗具有临床应用价值。对于甲状腺体积在 100mL 以下的甲状腺肿患者,使用 0.3mg rhTSH 刺激后进行[131]I 治疗,12个月时甲状腺体积缩小率从 46% 提高到 62%,相对增加 34%;而甲状腺体积在 100mL 以上的甲状腺肿患者,使用 rhTSH 刺激后进行[131]I 治疗,甲状腺体积缩小率从 34% 增加到 53%,相对增加 56%,效果更明显。因此,通常认为在单纯甲状腺肿[131]I 治疗中,甲状腺体积缩小率与初始甲状腺肿体积负相关,此关系并不适用于 rhTSH 刺激后非毒性甲状腺肿[131]I 治疗效果。另外,Bonnema 等人的研究发现,rhTSH 刺激后[131]I 治疗使患者气管最小横截面积和吸气流量均有所增加,而安慰剂预刺激后[131]I 治疗组两个参数均未见变化。这意味着 rhTSH 刺激后非毒性甲状腺肿[131]I 治疗可以提高甲状腺体积缩小效果,同时有助于缓解气管压迫、改善患者呼吸。

**4. rhTSH 预注射治疗非毒性甲状腺肿相关技术问题**

(1)[131]I 给药前注射 rhTSH 的最佳时间间隔:对照试验强烈提示,[131]I 给药前 24h 优于 2h、48h 或 72h,可以最大限度地增加甲状腺摄[131]I 率。

(2)rhTSH 用量:大多数研究使用 0.1~0.3mg,但研究范围从 0.005mg 至 0.9mg。对于甲状腺癌患者,推荐剂量更高(0.9mg,给予 2 次)。大多数研究使用固定 rhTSH 剂量,结果因甲状腺摄[131]I 率和甲状腺大小不同而使甲状腺肿受辐射程度不同。如前文所述,无 rhTSH 刺激时,甲状腺肿[131]I 治疗后甲状腺体积缩小率与甲状腺内[131]I 剂量之间可能存在正相关性。然而,一些研究表明在 rhTSH 刺激下,这种关系不明确,甚至没有(并非所有研究都表明了这一点)。这意味着 rhTSH 可能会放大[131]I 治疗效果,即 rhTSH 可能是通过增加甲状腺细胞辐射敏感性来提高[131]I 治疗效果。事实上,一项随机双盲研究证明,使用 rhTSH 预刺激情况下,相比较高的[131]I 剂量,使用相对低的[131]I 剂量可以达到治疗甲状腺肿相同的效果,强烈支持 rhTSH 预处理提高[131]I 治疗效果的观点。综合各研究结果,平衡益处(长期甲状腺肿减轻和全身辐射减少)和不良反应(甲状腺肿胀、暂时性甲状腺毒症或永久性甲状腺功能减退),建议 rhTSH 辅助非毒性甲状腺肿[131]I 治疗剂量范围是 0.03~0.1mg。

**5. 重组人促甲状腺激素预处理非毒性甲状腺肿[131]I 治疗潜在问题**

(1)与 rhTSH 预处理增强[131]I 治疗后甲状腺体积缩小密切相关的是甲状腺功能减退,风险最高增加 5倍,这已被 3 个随机研究所证实。然而,这不应成为阻止临床医师使用该疗法的理由,因为手术同样会导致多数患者甲状腺功能减退。

(2)关于 rhTSH 预处理潜在早期不良反应,焦点是急性甲状腺肿胀和暂时性甲状腺毒症。如前所述,传统巨大甲状腺肿[131]I 治疗偶尔会导致气管压迫。此外,rhTSH 本身也会导致暂时性甲状腺肿胀,这种不良反应无法预测,个体差异大,但效应明确存在剂量依赖性。研究表明,采用 0.3mg 和 0.9mg rhTSH 使甲状腺体积在第 1 天和第 4 天最大增加了 30%~45%,随后在第 7 天恢复到初始大小,而采用 0.1mg rhTSH 引起甲状腺体积变化不明显。根据现有知识,0.03~0.1mg rhTSH 预处理是强化[131]I 治疗效果的最佳剂量,可以提高甲状腺摄[131]I 率,达到提高[131]I 治疗的效果,同时将[131]I 治疗后甲状腺肿大和暂时性甲状腺毒症发生风险降至最低。建议对于巨大甲状腺肿患者,常规使用糖皮质激素,可以最小化甚至消除[131]I 治疗后严重的甲状腺肿胀。

(3)rhTSH 预刺激后非毒性甲状腺肿[131]I 治疗对呼吸功能的早期影响:给予 0.03~0.3mg rhTSH 预刺激,对较小非毒性甲状腺肿(中位甲状腺体积为 20mL)患者的肺功能(采用流量-容积循环评估)影响不大。如前文所述,呼吸功能早期一般是没有影响或影响较小。使用 0.3mg rhTSH 和安慰剂的对照研究结果发现,在 rhTSH 预刺激后[131]I 治疗后平均 1 周时间内,甲状腺体积和最小横截气管面积没有变化,虽然与基础值比较,实验组变异性较安慰剂组大。

(4)rhTSH 预处理非毒性甲状腺肿[131]I 治疗后甲状腺激素和甲状腺球蛋白水平变化:健康受试者个体反应差异大,与 rhTSH 用量有关,具有明显剂量-效应关系。一项采用 0.45mg rhTSH 预刺激的对比研究显示,与常规<sup>131</sup>I治疗相比,rhTSH组在治疗后24~72h,血清$T_3$和$T_4$水平比对照组高出约2.5倍。也有研究证明,给予0.3mg或0.9mg rhTSH时,血清$T_4$、$T_3$和甲状腺球蛋白水平反应比低剂量rhTSH更为明显。其他使用0.01mg和0.03mg rhTSH的研究中,大多数患者的甲状腺激素水平都维持在正常范围内。一般规律是注射rhTSH后4~8h,血清$T_4$和$T_3$水平升高,24~48h达到峰值,3~4周内恢复正常。rhTSH预处理非毒性甲状腺肿<sup>131</sup>I治疗后血清甲状腺球蛋白有轻微缓慢升高,在rhTSH刺激后48h达到峰值。

(5) rhTSH预处理非毒性甲状腺肿<sup>131</sup>I治疗致肿瘤问题:有些患者可能因为担心辐射诱发癌症而不愿意接受<sup>131</sup>I治疗,甚至一些医师也持一样观点。不管是否给予rhTSH预刺激,目前没有关于非毒性甲状腺肿<sup>131</sup>I治疗诱发恶性肿瘤风险的研究。rhTSH预处理可提高甲状腺摄<sup>131</sup>I率,从而降低<sup>131</sup>I治疗剂量,使全身辐射剂量明显降低。因此,理论上,rhTSH预处理具有潜在减少非毒性甲状腺肿<sup>131</sup>I治疗诱发恶性肿瘤的风险。

(黄文山　许杰华)

## 参考文献

[1] ALKABBAN FM,PATEL BC. Nontoxic Goiter. Treasure Island (FL):StatPearls Publishing,2020.

[2] BONNEMA SJ,FAST S,HEGEDUS L. The role of radioiodine therapy in benign nodular goitre. Best Pract Res Clin Endocrinol Metab,2014,28(4):619-631.

[3] BONNEMA SJ,HEGEDÜS L. A 30-year perspective on radioiodine therapy of benign nontoxic multinodular goiter. Curr Opin Endocrinol Diabetes Obes,2009,16(5):379-384.

[4] JOOP BS,LASZLO H. Radioiodine therapy in benign thyroid diseases:effects,side effects,and factors affecting therapeutic outcome. Endocr Rev,2012,33(6):920-980.

[5] KANIUKA S,LASS P,SWORCZAK K. Radioiodine-an attractive alternative to surgery in large non-toxic multinodular goitres. Nucl Med Rev Cent East Eur,2009,12(1):23-29.

[6] HEGEDUS L,BONNEMA SJ,BENNEDBAEK FN. Management of simple nodular goiter:current status and future perspectives. Endocr Rev,2003,24(1):102-132.

[7] RENDINA D,DE FILIPPO G,MOSSETTI G,et al. Relationship between metabolic syndrome and multinodular non-toxic goiter in an inpatient population from a geographic area with moderate iodine deficiency. J Endocrinol Invest,2012,35(4):407-412.

[8] SORENSEN JR,HEGEDUS L,KRUSE-ANDERSEN S,et al. The impact of goitre and its treatment on the trachea, airflow, oesophagus and swallowing function. A systematic review. Best Pract Res Clin Endocrinol Metab,2014,28(4):481-494.

[9] 胡凤楠,金迎,滕卫平,等.非毒性甲状腺肿人群血清甲状腺球蛋白和促甲状腺素水平相关性研究.中华医学杂志,2003(11):44-47.

[10] STEFANO S,ROBERTO G,FRANCESCO M,et al. Thyroid nodules and related symptoms are stably controlled two years after radiofrequency thermal ablation. Thyroid,2009,19(3):219-225.

[11] 潘中允.放射性核素治疗学.北京:人民卫生出版社,2006.

[12] SILBERSTEIN EB,ALAVI A,BALON HR,et al. The SNMMI practice guideline for therapy of thyroid disease with <sup>131</sup>I 3.0. J Nucl Med,2012,53(10):1633-1651.

[13] 陈跃,邱陵,张春银,等.<sup>131</sup>I治疗非毒性甲状腺肿的疗效观察.中华核医学杂志,2005(4):239-241.

[14] 耿建.<sup>131</sup>I治疗非毒性甲状腺肿临床分析.中国地方病学杂志,2005(3):329-330.

[15] 柳卫,刘超.<sup>131</sup>I治疗非毒性甲状腺肿的新认识.国外医学·内分泌学分册,2004,24:65-68.

[16] KANIUKA-JAKUBOWSKA S,LEWCZUK A,MIZAN-GROSS K,et al. Large multinodular goiter--outpatient radioiodine treatment. Endokrynol Pol,2015,66(4):301-307.

[17] LA COUR JL,ANDERSEN UB,SORENSEN CH,et al. Radioiodine therapy does not change the atherosclerotic burden of the carotid arteries. Thyroid,2016,26(7):965-971.

[18] GRAF H,FAST S,PACINI F,et al. Modified-release recombinant human TSH(MRrhTSH) augments the effect of(131)I therapy in benign multinodular goiter:results from a multicenter international,randomized,placebo-controlled study. J Clin Endocrinol Metab,2011,96(5):1368-1376.

[19] VANNUCCHI G,CHITI A,MANNAVOLA D,et al. Radioiodine treatment of non-toxic multinodular goiter:effects of combination with lithium. Eur J Nucl Med Mol Imaging,2005,32(9):1081-1088.

# 第四章

# 分化型甲状腺癌的放射性核素治疗

## 第一节　分化型甲状腺癌的临床概述

### 一、甲状腺癌的流行病学特征

甲状腺癌是内分泌系统和头颈部最常见的恶性肿瘤,约占全身恶性肿瘤的 1.1%,其发病率已位居恶性肿瘤前 10。甲状腺癌发病率在世界范围内呈逐年上升趋势,2018 年全球新发甲状腺癌病例数约为567 233 例,发病率在所有癌症中位居第 9 位。2015 年我国肿瘤登记中心数据显示我国甲状腺癌以每年20%的速度持续增长。2019 年国家癌症中心根据 2015 年全国肿瘤流行情况测算出我国甲状腺癌发病数为 20.1 万,发病率为 14.6/10 万,在所有恶性肿瘤中位居第 7 位,在女性恶性肿瘤中位居第 4 位。这种增高趋势更多是影像学技术的进步及广泛应用、医疗资源的普及及公众防癌意识的提高等因素所致。

甲状腺癌的发病率与性别、年龄和地域相关,女性甲状腺癌发病率高于男性,约是男性的 3 倍。其发病年龄相对较低,发病率随年龄的增长而上升。虽然近年来甲状腺癌发病率明显上升,但死亡率低且呈下降趋势,约占所有肿瘤死亡的 0.2%,这表明大多数甲状腺癌预后较好。甲状腺癌 5 年相对生存率可达98%以上,这与甲状腺癌的早期诊断和治疗水平的不断提高有关。

### 二、甲状腺癌的危险因素

#### (一) 家族史

约 10%的非髓性甲状腺癌患者有同种类型甲状腺癌家族史。家族性非髓性甲状腺癌以乳头状癌最为常见,占乳头状癌的 6.2%~10.5%。甲状腺癌也可见于某些基因存在缺陷者,如乳头状癌可见于多发性内分泌腺瘤 2 型及家族性腺瘤性息肉病患者中。家族性甲状腺癌通常比散在发生的甲状腺癌预后差。

#### (二) 辐射

辐射是目前唯一确定的导致甲状腺癌的危险因素,如儿童时期接受放射治疗、X 线检查等颈部辐射暴露、核爆炸及核事故后放射性污染(尤其是放射性碘污染)等。其中,儿童时期接触放射性检查与成年后甲状腺癌发病、既往头颈部放射线接触史与甲状腺癌的发病呈正相关。

#### (三) 碘摄入过量或不足

目前很多研究认为,甲状腺癌(尤其是乳头状甲状腺癌)发病率的增高与碘营养状况关系密切。长期缺碘和居住在地方性甲状腺肿流行病区的人群患甲状腺滤泡状癌的风险较高,而长期碘摄入过多的人群则患甲状腺乳头状癌的风险增加。

#### (四) 其他

肥胖者或代谢性疾病患者体内的高胰岛素血症或胰岛素抵抗有可能诱发甲状腺癌的发生。饮食因素与甲状腺癌发病相关性研究也有报道,过量摄取烟熏或腌制食品、奶酪、油脂、淀粉等均有可能增加甲状腺癌的发生风险。

### 三、分化型甲状腺癌的组织学分类

分化型甲状腺癌(DTC)占甲状腺癌的95%以上,主要包括甲状腺乳头状癌(PTC)和甲状腺滤泡状癌(FTC)。

318

DTC 起源于甲状腺滤泡上皮细胞,在一定程度上保留了甲状腺滤泡上皮细胞的功能,如钠碘同向转运体(NIS)表达及摄碘能力、分泌甲状腺球蛋白(Tg)能力、依赖促甲状腺激素(TSH)生长方式等。大部分DTC 进展缓慢,近似良性病变,10 年生存率高。但某些组织学亚型,如 PTC 的高细胞型、柱状细胞型、弥漫硬化型、实体亚型和 FTC 的广泛浸润型等易发生甲状腺腺外侵犯、血管侵袭和远处转移,复发率高,预后相对较差。

### (一) 甲状腺乳头状癌

甲状腺乳头状癌(PTC)是甲状腺癌最常见的病理类型,占甲状腺癌的 85%~90%,多发生于 20~50 岁的成年人,女性发病率明显高于男性(约 4∶1)。其恶性程度较低,早期易发生淋巴结转移,但经过规范的系统治疗,多数患者预后较好。PTC 可进一步细分为十余种亚型,如经典型、滤泡型乳头状癌等,其中需要特别注意的是高细胞亚型、实性亚型及柱状细胞亚型预后较差。最近,一种称为"鞋钉"亚型的 PTC 被病理医师揭示,这种亚型亦有明显的侵袭行为。另外,直径<1cm 的 PTC 被称为甲状腺微小乳头状癌(papillary thyroid microcarcinoma,PTMC),以往临床认为微小癌较少出现淋巴结转移,但近几年随着其检出率明显增加,越来越多的研究表明甲状腺微小乳头状癌淋巴结转移率并不低,可高达35%,并且原发灶为多发病灶者转移率明显高于单发病灶者。这提醒临床医师对于甲状腺微小乳头状癌的处置也不可掉以轻心。

### (二) 甲状腺滤泡状癌

甲状腺滤泡状癌(FTC)占甲状腺癌的 5%~10%,近 1/2 发生于 40~60 岁患者,女性发病率明显高于男性。FTC 在碘缺乏地区发病率较高,近年来由于食盐加碘政策的实施,我国 FTC 的发病比例较前明显下降。该型肿瘤生长较快,属于中度恶性,有血管侵犯倾向,易发生肺、骨等远处转移,预后较 PTC 差。根据侵袭程度,FTC 主要分为微小侵袭性滤泡状癌和广泛浸润性滤泡状癌两种类型。微小侵袭性滤泡状癌具有有限的包膜或血管侵犯,而广泛浸润性滤泡状癌可广泛浸润邻近甲状腺组织或血管。这两种病理亚型预后明显不同,前者死亡率很低,为 3%~5%,而后者预后明显较差,死亡率接近 50%。

## 四、分化型甲状腺癌的诊断和治疗方法

规范的 DTC 治疗包括手术、选择性 $^{131}$I 治疗及 TSH 抑制治疗。其中,手术治疗是 DTC 首选的治疗方式。DTC 的诊断和治疗需要超声医学科、病理科、外科、核医学科、内分泌科、肿瘤科、放射科等多个学科协同。

### (一) 甲状腺结节及其评估

甲状腺结节是指影像学检查发现的、与周围正常甲状腺组织呈不同表现的独立病变,可单发或多发。甲状腺结节很常见,一般人群中通过触诊的检出率为 3%~7%,依据分辨率不同超声检出率可达 20%~76%。其中,5%~15% 的甲状腺结节为恶性病变,即甲状腺癌。

良恶性甲状腺结节的临床处理不同,对患者生存质量的影响和涉及的医疗费用也有明显差异。因此,甲状腺结节的良恶性鉴别是临床评估的要点。甲状腺癌家族史,颈部受照射史,年龄<15 岁,男性,结节生长迅速,排除声带病变(如炎性反应或息肉等)的持续性声音嘶哑、发音困难,结节形状不规则,与周围组织固定等临床特征常提示结节可能为恶性。

### (二) 分化型甲状腺癌的诊断

**1. 超声检查在甲状腺结节评估中的作用**　高分辨率超声检查是评估甲状腺结节的首选方法,但其诊断能力与超声医师的临床经验相关。对具有恶性相关特征、触诊怀疑,或在 X 线、CT、MRI、甲状腺 SPECT、氟-18 脱氧葡萄糖正电子发射断层成像(($^{18}$flurodeoxyglucose positron emission tomography-computed tomography,$^{18}$F-FDG-PET)中提示"甲状腺结节"者,均应行颈部超声检查。

颈部超声检查可确定甲状腺结节的大小、数量、位置、质地(实性或囊性)、形状、边界、包膜、钙化、血供和其与周围组织的关系等,同时可评估颈部区域有无淋巴结以及淋巴结的大小、形态和结构特点。以下

超声征象有助于甲状腺结节的良恶性鉴别,并提示甲状腺癌的可能性大:实性低回声结节;结节内血供丰富(TSH 正常情况下);结节形态和边缘不规则、晕圈缺如;微小钙化、针尖样弥散分布或簇状分布的钙化灶;伴有颈部淋巴结超声影像异常,如淋巴结呈圆形、边界不规则或模糊、内部回声不均、内部出现钙化、皮髓质分界不清、淋巴门消失或囊性变等。如果伴有以上多项征象,提示结节恶性的可能性高。

近年来,弹性超声和甲状腺超声造影技术在评估甲状腺结节中的应用日益增多,其临床价值尚有待进一步研究。

2. **其他影像学检查在甲状腺结节评估中的作用**　受显像仪(SPECT)分辨率的限制,甲状腺核素显像适用于评估直径>1cm 的甲状腺结节碘代谢(如对碘或锝的摄取)功能的判断。在单个(或多个)结节伴有血清 TSH 降低时,甲状腺 $^{131}$I 或 $^{99m}$Tc 核素显像可判断结节是否为具有自主摄取功能的“热结节”。“热结节”绝大部分为甲状腺功能自主性腺瘤等良性病变,一般不需要细针穿刺抽吸活组织检查(fine needle aspiration biopsy,FNAB)。

在评估甲状腺结节良恶性方面,超声检查优于 CT 和 MRI。对于拟行手术治疗的甲状腺结节,术前行颈部 CT 或 MRI 有助于显示结节与周围解剖结构的关系,寻找可疑淋巴结,协助制订手术方案,但应尽量避免在检查过程中使用含碘造影剂。CT 和 MRI 对判断患者是否存在肺、骨、脑转移病灶有重要作用。

$^{18}$F-FDG-PET 显像能够反映甲状腺结节的葡萄糖代谢状态,高 $^{18}$F-FDG 摄取的甲状腺结节中有 33% 为恶性,但某些良性结节也会摄取 $^{18}$F-FDG,因此 $^{18}$F-FDG-PET 显像不能准确鉴别甲状腺结节的良恶性,但其对失分化的转移病灶检出率较高。

3. **FNAB 在 DTC 甲状腺结节评估中的作用**　术前通过 FNAB 诊断甲状腺癌的灵敏度为 79.0% ~ 87.2%,特异性为 90.9% ~ 98.5%,准确性为 87.0% ~ 89.7%。

对于直径>1cm 的甲状腺结节,均可考虑行 FNAB;对于直径<1cm 的甲状腺结节,不推荐常规行 FNAB,但如存在提示结节恶性的征象,可考虑行超声引导下 FNAB。

对经甲状腺核素显像证实为有自主摄取功能的“热结节”以及超声检查提示为纯囊性的结节,因极少合并恶性病变,不推荐行 FNAB。滤泡性病变无法通过 FNAB 评价包膜侵犯或血管浸润,不推荐行 FNAB。超声影像已高度怀疑为恶性的结节,无进一步行 FNAB 的必要,可直接考虑手术。

对经 FNAB 仍不能确定良恶性的甲状腺结节,可取穿刺标本进行某些甲状腺癌分子标志物检测,如检测基因 $BRAF^{V600E}$ 有助于提高确诊率。检测穿刺标本的 $BRAF^{V600E}$ 突变状况,还有助于 PTC 的诊断和临床预后预测,便于制订个体化诊治方案。

**(三) 分化型甲状腺癌的手术方式**

甲状腺癌手术包括甲状腺腺体的切除和相应部位淋巴结的清扫。依据术前评估,目前切除腺体的主要手术方式包括甲状腺腺叶+峡部切除术、全甲状腺切除术/次全甲状腺切除术。淋巴结清扫主要包括腺体周围(中央区)淋巴结清扫、颈总动脉和颈内静脉旁(侧方)淋巴结清扫。不同手术方式各有利弊,医师可根据患者的具体病情,进行综合评估后,制订恰当的手术方案。

全甲状腺/次全甲状腺切除术的优点为:①一次性治疗多灶性病变;②有利于术后监控肿瘤的复发和转移;③有利于术后 $^{131}$I 治疗;④减少肿瘤复发和再次手术的概率,从而避免因再次手术而导致严重并发症的风险;⑤有利于对患者进行准确的术后分期和复发风险度分层。但与甲状腺腺叶+峡部切除术相比,全甲状腺/次全甲状腺切除术后出现甲状旁腺功能受损和/或喉返神经损伤的概率增大。甲状腺腺叶+峡部切除术有利于保护甲状旁腺功能,避免对侧喉返神经损伤,但可能遗漏对侧甲状腺内的微小病灶,不利于术后通过血清 Tg 水平和 $^{131}$I 全身显像监控病情,如果术后经评估需进行 $^{131}$I 治疗,则需再次手术切除残留的甲状腺组织。对于单个小癌灶(直径<1cm)且没有淋巴结或远处转移、复发风险低的患者,一般可以行甲状腺腺叶+峡部切除术,否则应考虑行全甲状腺/次全甲状腺切除术。

颈部淋巴结转移是 DTC(尤其是>45 岁的患者)复发率增高和生存率降低的危险因素。20% ~ 90% 的

DTC 患者在确诊时已存在颈部淋巴结转移,多发生于颈中央区;28%~33%的颈部淋巴结转移在术前影像学和术中检查时未被发现,而是在预防性中央区淋巴结清扫后获得诊断,这会改变 DTC 的分期和术后处理方案。

我国中华医学会《甲状腺结节和分化型甲状腺癌诊治指南》(2012 版)推荐,所有 DTC 患者应在有效保护甲状旁腺及喉返神经的情况下行中央区淋巴结清扫术,临床提示侧颈区淋巴结转移的患者需进行侧颈区淋巴结清扫术。

# 第二节　分化型甲状腺癌$^{131}$I 治疗前的评估

分化型甲状腺癌(DTC)的术后分期、复发风险度分层及动态评估有助于预测患者的预后,指导术后制订$^{131}$I 治疗和 TSH 抑制治疗等个体化治疗方案,以期降低复发率和病亡率,指导制订个体化的随访方案,便于医师间针对同一患者的会诊交流,以及对同类患者不同临床治疗策略疗效的比较。2019 年,中国临床肿瘤学会(Chinese Society of Clinical Oncology,CSCO)甲状腺癌专家委员会推出我国分化型甲状腺癌$^{131}$I 治疗前评估专家共识,倡导$^{131}$I 治疗前的规范化评估及基于评估结果的循证治疗模式。

## 一、DTC 术后 TNM 分期

目前最常使用的 DTC 术后分期系统是美国癌症联合委员会(American Joint Committee on Cancer, AJCC)与国际抗癌联盟(Union for International Cancer Control,UICC)联合制订的 TNM 分期。第 8 版 TNM 分期(表 3-4-1、表 3-4-2)依据最新科学研究成果,在第 7 版的基础上进行了更加合理的补充和调整:将 DTC 分期的诊断年龄切点值从 45 岁放宽至 55 岁;重新定义了 T3 分期;将Ⅶ区淋巴结转移从侧方淋巴结转移(N1b)更改为中央区淋巴结转移(N1a)。第 8 版 TNM 分期为临床决策和预后判断(尤其是死亡风险)提供了更为精准的参考依据。

表 3-4-1　AJCC 第 8 版 TNM 分期标准

**T:原发肿瘤**
Tx:原发肿瘤无法评估
T0:无原发肿瘤证据
T1:肿瘤最大直径≤2cm,局限于甲状腺内
　T1a:肿瘤最大直径≤1cm,局限于甲状腺内
　T1b:肿瘤最大直径>1cm 但≤2cm,局限于甲状腺内
T2:肿瘤最大直径>2cm 但≤4cm,局限于甲状腺内
T3:肿瘤最大直径>4cm 且局限于甲状腺内,或肉眼可见甲状腺外侵犯仅累及带状肌
　T3a:肿瘤最大直径>4cm,局限在甲状腺内
　T3b:任何大小肿瘤,伴肉眼可见甲状腺外侵犯仅累及带状肌(包括胸骨舌骨肌、胸骨甲状肌、甲状舌骨肌、肩胛舌骨肌)
T4:肉眼可见甲状腺外侵犯超出带状肌
　T4a:任何大小的肿瘤,伴肉眼可见甲状腺外侵犯累及皮下软组织、喉、气管、食管或喉返神经
　T4b:任何大小的肿瘤,伴肉眼可见甲状腺外侵犯累及椎前筋膜,或包绕颈动脉或纵隔血管

**N:区域淋巴结**
Nx:区域淋巴结无法评估
N0:无淋巴结转移证据
　N0a:一个或更多细胞学或组织学确诊的良性淋巴结
　N0b:无区域淋巴结转移的放射学或临床证据
N1:区域淋巴结转移
　N1a:Ⅵ和Ⅶ区淋巴结转移(气管前、气管旁、喉旁/Delphian、上纵隔淋巴结),可为单侧或双侧病变
　N1b:转移至单侧、双侧,或对侧侧颈淋巴结(Ⅰ、Ⅱ、Ⅲ、Ⅳ、Ⅴ区)或咽后淋巴结

**M:远处转移**
M0:无远处转移
M1:远处转移

表 3-4-2  AJCC 第 8 版 TNM 分期系统

| 分期 | 原发肿瘤(T) | 区域淋巴结(N) | 远处转移(M) |
|---|---|---|---|
| 年龄<55 岁 | | | |
| Ⅰ期 | 任何 T | 任何 N | M0 |
| Ⅱ期 | 任何 T | 任何 N | M1 |
| 年龄≥55 岁 | | | |
| Ⅰ期 | T1 | N0/Nx | M0 |
| | T2 | N0 | M0 |
| Ⅱ期 | T1 | N1 | M0 |
| | T2 | N1 | M0 |
| | T3a/3b | 任何 N | M0 |
| Ⅲ期 | T4a | 任何 N | M0 |
| Ⅳa 期 | T4b | 任何 N | M0 |
| Ⅳb 期 | 任何 T | 任何 N | M1 |

## 二、DTC 术后复发风险度分层

绝大多数 DTC 患者可长期生存,但其复发率最高可达 60% 以上。因此,DTC 术后风险评估的意义更侧重于对复发风险的评估。2009 年 ATA 指南首次提出了 DTC 的复发风险分层系统,该系统主要纳入了病灶大小、病理亚型、包膜及血管侵犯程度、淋巴结转移、远处转移、$^{131}$I 治疗后全身显像等权重因素,将 DTC 复发风险分为低危、中危、高危。研究显示低危、中危、高危患者的复发率分别约为 3%、18% 和 66%,这为后续的临床决策起到了重要的指导意义。我国 2014 版《$^{131}$I 治疗分化型甲状腺癌指南》的术后复发风险分层在 2009 版 ATA 指南基础上,将 *BRAF*$^{V600E}$ 突变纳入中危分层的权重因素,并在高危分层中对 $^{131}$I 治疗前刺激性 Tg 可疑增高做了进一步界定。ATA 指南 2015 版在前版的基础上做了进一步更新(表 3-4-3)。

表 3-4-3  分化型甲状腺癌复发风险分层

| 复发风险 | 符合条件 |
|---|---|
| 低危(1%~5%) | 符合以下全部条件者: <br>• 无局部或远处转移 <br>• 所有肉眼可见的肿瘤均被彻底清除 <br>• 肿瘤没有侵犯周围组织 <br>• 肿瘤不是侵袭性组织学亚型(如高细胞型、柱状细胞型、实性亚型、弥漫硬化型、低分化型等),并且无血管侵犯 <br>• 如果该患者在清甲治疗后行 $^{131}$I 全身显像,甲状腺床外没有发现异常放射性碘摄取 <br>• 临床未发现有淋巴结转移,或病理检查发现≤5 个淋巴结微转移(最大径<0.2cm) <br>• 局限于甲状腺内的 FVPTC <br>• 局限于甲状腺内、单灶或多灶的 PTMC(包括伴有 *BRAF*$^{V600E}$ 基因突变者) <br>• 局限于甲状腺内、伴有包膜侵犯的高分化 FTC,伴或不伴微血管侵犯(<4 个病灶) |
| 中危(5%~20%) | 符合以下任何条件之一者: <br>• 初次手术病理检查可在镜下发现肿瘤有甲状腺周围软组织侵犯 <br>• 有颈部淋巴结转移或清甲治疗后行 $^{131}$I 全身显像发现甲状腺床外异常放射性碘摄取 <br>• 肿瘤为侵袭性组织学亚型(如高细胞型、柱状细胞型、实性亚型、弥漫硬化型、低分化型等)或有血管侵犯 <br>• 临床发现淋巴结转移或病理检查发现>5 个淋巴结转移,所有转移淋巴结最大径<3cm <br>• 局限于甲状腺内的 PTC,原发肿瘤直径为 1~4cm,*BRAF*$^{V600E}$ 突变 <br>• 多发的 PTMC 伴甲状腺外侵犯和 *BRAF*$^{V600E}$ 突变 |

| 复发风险 | 符合条件 |
|---|---|
| 高危(>20%) | 符合以下任何条件之一者：<br>• 肉眼可见肿瘤侵犯周围组织或器官<br>• 肿瘤未能完全切除，术中有残留<br>• 伴有远处转移<br>• 全甲状腺切除术后，血清 Tg 水平仍较高<br>• 病理检查发现淋巴结转移，且任一转移淋巴结最大径≥3cm<br>• FTC 伴有广泛血管侵犯(>4 个病灶) |

## 三、DTC 术后动态评估

[131]I 治疗决策中，TNM 分期及术后复发风险分层是主要基于围手术期获得临床资料进行的单点静态评估，不能充分反映手术等治疗干预对患者预后的影响，因此[131]I 治疗前还需完善相关血清学（如 Tg、TgAb、TSH 等）及影像学（颈部超声、Dx-WBS 等）检查，旨在评价手术等治疗干预对患者预后的影响，实时动态评估患者的复发风险及预后，明确[131]I 治疗指征、目标及患者的可能获益。

### （一）血清学检查

1. **血清 Tg 水平** 术后血清 Tg 水平可作为评估残余甲状腺组织及疾病状态的有效指标。血清 Tg 水平一般在术后 3~4 周达到最低值。术后 Tg 呈稳定较高水平，提示较多残余甲状腺组织或可疑病灶的可能；若呈上升趋势，则提示疾病持续或复发。20~30ng/mL 的刺激性 Tg 水平可作为预测复发或疾病持续的界值点；术后刺激性 Tg≥47.1ng/mL 可预测远处转移。以 29.5ng/mL 为界值时可区分中危/高危复发风险患者。同时应指出，Tg 用于预测远处转移时会受术式、残余甲状腺及前期治疗等因素的影响，连续动态监测更有助于鉴别残余甲状腺及可疑远处转移。

2. **血清 TgAb 水平** TgAb 阳性时，Tg 水平检测受 TgAb 干扰而出现较大偏差。有研究表明，若 TgAb 呈持续高水平或上升趋势，往往提示疾病持续或较高复发风险，但有关 TgAb 预测复发的界值点仍存争议。目前临床认为 TgAb≥40U/mL 且呈持续升高趋势时应警惕疾病持续或复发的可能性。

### （二）影像学检查

1. **颈部超声** 作为一项简便易行的检查手段，对残余甲状腺及可疑淋巴结有很好的探查功能。有前瞻性研究发现，相对于单独行血清 Tg 检测，颈部超声联合血清 Tg 检查可使中危和高危 DTC 患者的阴性预测值比分别提高 3.1% 和 50.0%。

2. **Dx-WBS** 有助于在[131]I 治疗前探查术后甲状腺的残留及可疑转移灶的摄碘能力，有助于后续[131]I 治疗的决策。目前，NCCN、ATA 等国际组织发布的指南均指出，Dx-WBS 可直接探查并显示残余甲状腺组织及残存或转移病灶，同时进行 SPECT/CT 对摄碘病灶的识别和定位具有增益作用。研究显示，基于 Dx-WBS、刺激性 Tg 水平及术后病理学因素指导并调整相应[131]I 治疗策略后，88%中危患者及 42%远处转移患者经[131]I 治疗后可达到完全缓解的状态。这提示，[131]I 治疗前 Dx-WBS 有助于为客观的病情评估提供实时功能影像学依据，为[131]I 治疗及个体化治疗剂量实施提供决策依据。

3. **CT 或 MRI 检查** 可用于评估颈部复发灶、转移淋巴结及肺等远处转移灶的部位、大小、数量、与周围结构及器官的相对关系等。其中，颈部增强 CT 或 MRI 检查有助于评估超声可能无法完全探及的部位，可用于 Tg 阳性而超声检查阴性的情况。CT 常用于动态评估 DTC 患者转移病灶的变化；MRI 则对探查脑脊髓转移具有独特优势。

4. **[18]F-FDG PET/CT** 不常规应用于[131]I 治疗前评估，但在血清 Tg/TgAb 水平持续增高（如抑制性 Tg >1ng/mL，或刺激性 Tg>10ng/mL，或 TgAb≥40U/mL 且呈持续上升趋势）而 Dx-WBS 阴性时可辅助寻找和定位病灶。同时，由于甲状腺癌 FDG 和[131]I 摄取存在一定的反比关系，即"反转（flip-flop）"现象，提示 DTC 细胞在失去摄碘能力的同时对葡萄糖的需求增加。因此，[18]F-FDG 摄取可成为[131]I 治疗反应的主要阴性预测因子。

## 第三节　分化型甲状腺癌[131]I治疗

### 一、分化型甲状腺癌[131]I治疗的生理机制

甲状腺激素的合成离不开碘和酪氨酸,甲状腺细胞上装备了独特的摄碘工具——NIS,使甲状腺可以聚集高浓度的碘来合成甲状腺激素。绝大部分 DTC 表达 NIS 并具备摄碘能力。[131]I 作为碘的同位素,与碘一样可以高选择性地被甲状腺组织或 DTC 肿瘤细胞摄取,并通过放射性衰变释放 β 射线引起靶细胞水肿、变性、坏死,从而将残余甲状腺及癌灶消灭,达到减少肿瘤复发及转移的目的。[131]I 衰变发射的 β 射线在组织内平均射程不足 1mm,所以 β 射线的能量几乎全部释放在残余甲状腺组织或转移病灶内,对周围正常组织和器官的影响极小。[131]I 治疗的方法是:患者口服[131]I 溶液或胶囊,[131]I 经消化系统吸收进入血液循环,进而靶向定位并被吸收进入残余甲状腺细胞及甲状腺肿瘤细胞中,发挥治疗目的。

### 二、分化型甲状腺癌[131]I治疗的目标

[131]I 治疗作为 DTC 重要的术后治疗手段,主要在以下方面发挥作用,进而达到减少复发、降低肿瘤相关死亡率、改善患者预后的目的。

1. **清甲治疗(remnant ablation)**　清除甲状腺全切或次全切手术残留的甲状腺组织,以便于在随访过程中通过血清 Tg 水平或 Rx-WBS 监测病情进展,有利于对 DTC 进行再分期,并为清灶治疗打好基础。

2. **辅助治疗(adjuvant therapy)**　清除术后可能残存的癌细胞,包括隐匿于术后残余甲状腺组织的微小癌病灶、已侵袭到甲状腺外的隐匿转移灶,以降低复发及肿瘤相关死亡风险。

3. **清灶治疗(therapy of persistent disease)**　治疗无法手术切除的局部或远处转移病灶,以延缓疾病进展,改善疾病相关生存,提高生活质量。

### 三、初次[131]I治疗

#### （一）适应证

[131]I 治疗可显著降低 DTC 患者的复发及死亡风险,但并非所有 DTC 患者均可从中获益。初次[131]I 治疗前应将前期治疗(如手术等)对患者预后的影响纳入考虑内容,结合患者的临床病理特征、死亡及复发风险及实时动态评估结果判断[131]I 治疗目标,明确清甲治疗、辅助治疗及清灶治疗目标及其相关获益(表 3-4-4);同时,应权衡患者的治疗获益及潜在不良反应,并应充分考虑患者个人意愿及治疗期望值。临床病理特征、死亡及复发风险与实时动态评估结果不一致时,基于已知的动态评估与临床转归的关系及相应循证医学证据,建议依实时动态评估结果决定后续治疗。

对于[131]I 治疗前评估认为有再次手术指征者,推荐先行手术治疗。对于外科评估认为存在手术禁忌、再次手术难以获益或拒绝手术者,可考虑直接行[131]I 治疗。对于评估提示无疾病残存/复发及转移且 Tg 无可疑增高者,[131]I 治疗旨在清除残余甲状腺组织,而在改善患者的肿瘤特异性生存期或无病生存期、降低复发率方面无明显益处。因此,对这类患者不常规推荐[131]I 治疗,若为便于随访,可考虑给予清甲治疗(推荐剂量:1.11~3.7GBq)。对于存在侵袭性病理亚型、镜下见甲状腺外侵犯结合血清 Tg 水平可疑增高等危险因素的患者,应警惕可能存在目前影像学无法探测或显示的微小癌灶或隐匿癌灶,[131]I 辅助治疗(推荐剂量为 3.7~5.55GBq)有助于降低复发及肿瘤相关死亡风险。对于存在手术无法切除的局部或远处转移病灶的患者,在清甲治疗的同时应兼顾清灶治疗,推荐剂量为 3.7~7.4GBq。对于青少年患者、高龄患者和肾脏功能受损患者,可酌情减少[131]I 剂量。

表 3-4-4　不同复发风险分层患者的$^{131}$I 治疗获益

| 治疗目标 | ATA 复发风险分层 | 患者获益 |
| --- | --- | --- |
| 清甲治疗:清除甲状腺全切/次全切手术残留的甲状腺组织 | 低中危 | 对于肿瘤最大径≤1cm、淋巴结转移≤5 个(无结外侵犯、最大径<0.2cm)、无其他高危因素存在的患者,$^{131}$I 治疗在提高其肿瘤特异性生存期或无病生存期、降低复发率方面无明显益处,因此对这类患者不常规推荐$^{131}$I 治疗。若为便于监测病情发展,可行清甲治疗 |
| 辅助治疗:清除术后可能残存的癌细胞,包括隐匿于术后残余甲状腺组织的微小癌病灶、已侵袭到甲状腺外的隐匿转移灶 | 中高危 | 对于存在侵袭性病理亚型、镜下见甲状腺外侵犯、侧颈区淋巴结转移和年龄增加等危险因素的患者,$^{131}$I 治疗可降低复发及肿瘤相关死亡风险 |
| 清灶治疗:治疗无法手术切除的局部或远处转移病灶 | 高危 | $^{131}$I 治疗可降低高危患者的复发率,延缓疾病进展,改善肿瘤特异性生存期及无病生存期,提高患者的生活质量 |

### (二) 禁忌证

妊娠期、哺乳期女性,计划 6 个月内妊娠者,无法遵从放射防护要求者禁忌$^{131}$I 治疗。

## 四、$^{131}$I 治疗前准备

### (一) TSH 准备

DTC 保留了甲状腺滤泡细胞依赖 TSH 的生长方式,因此升高 TSH 可显著增加残余甲状腺滤泡上皮细胞或 DTC 细胞 NIS 的表达和功能,增加对$^{131}$I 的摄取。$^{131}$I 治疗前,需要升高血清 TSH 水平至 30mU/L 以上。确定行清甲治疗的患者可选择停服 L-T$_4$ 或给予外源性重组人 TSH(rhTSH)来升高 TSH。

### (二) 低碘准备

$^{131}$I 治疗的效果取决于进入残留甲状腺组织和 DTC 内的$^{131}$I 活度。为了减少体内稳定碘对$^{131}$I 的竞争性抑制作用,提高$^{131}$I 治疗效果,在$^{131}$I 治疗前应保持低碘饮食(碘摄入量<50μg/d);治疗前 1~2 个月内避免应用含碘增强造影剂,如增强 CT 检查、冠状动脉造影;避免服用胺碘酮等影响碘摄取或代谢的药物。因服用食物及药物差异、个人体质、代谢等不同,临床医师还应结合患者的尿碘、尿碘肌酐比值或血碘检测结果来选择$^{131}$I 治疗时机。

### (三) 育龄女性相关注意事项

$^{131}$I 可经过胎盘及乳汁对胎儿和婴幼儿产生辐射,因此实施$^{131}$I 治疗前,对育龄女性需排除妊娠状态,对妊娠及哺乳女性禁行$^{131}$I 治疗。

### (四) 患者一般状态评估

行$^{131}$I 治疗前应常规行血常规、肝肾功能等检查,评估患者的一般状态。对于伴有基础疾病等可能无法耐受撤甲状腺激素所致甲减,以及无法耐受$^{131}$I 治疗的患者,建议多学科会诊,控制基础疾病稳定后再行$^{131}$I 治疗;对于无法遵从放射防护要求者,应在告知患者及其家属相关利弊后,慎重考虑$^{131}$I 治疗。

### (五) 辐射防护宣教

实施$^{131}$I 治疗前,应进行辐射安全防护指导,向患者介绍治疗目的、实施过程、治疗后可能出现的不良反应及应对措施等,并告知治疗期间及治疗后的注意事项。

$^{131}$I 治疗后患者应注意:①$^{131}$I 治疗后第 3 天开始,遵医嘱剂量口服甲状腺激素片,开始 TSH 抑制治疗,并尽快缓解甲减症状;②$^{131}$I 治疗后 2~4 周内,患者仍应保持低碘饮食,以确保$^{131}$I 更加顺利地被摄取进入残余甲状腺或转移病灶并发挥作用;③多饮水,勤排尿、排便,保持大便通畅,如厕后冲洗马桶多次,便后勤洗手,使得体内多余的$^{131}$I 尽快排出体外并排入污水系统,以减少对自身及周围人群的辐射损害;④$^{131}$I 治疗后 2 周内,与周围人群保持 1m 以上的距离,,以减少对周围人群的辐射(若要接触孕妇和儿童,须至少持续 4 周);⑤$^{131}$I 治疗后,女性患者在 6~12 个月内避免妊娠,男性患者在 6 个月内避育;⑥$^{131}$I 治

疗后,遵医嘱定期随诊,进行血清学 TSH、Tg、TgAb 水平检测及颈部超声等影像学检查,以监测病情进展,从而及时应对病情变化,及时调节甲状腺素剂量。

## 五、清甲治疗

中低危患者的$^{131}$I 清甲治疗剂量一般为 1.11~3.7GBq。对于远处转移者或伴有可疑或已证实的镜下残存病灶或高侵袭性组织学亚型(高细胞型、柱状细胞型等)但无远处转移的中高危患者,在行清甲治疗的同时应兼顾清灶,推荐$^{131}$I 辅助治疗剂量为 5.55~7.4GBq。

关于中低危 DTC 患者清甲治疗的剂量,一直存在争议。多中心研究提示,对于低中危 DTC 患者,剂量为 1.11GBq 与 3.7GBq 的$^{131}$I 清甲治疗疗效无明显差异。同时,部分研究提示,3.7GBq 的$^{131}$I 清甲治疗后,患者出现颈部肿胀、放射性唾液腺炎等短期不良反应的概率有所增高。因此,为了减少不必要的辐射损伤,避免过度治疗问题,更加倾向对该部分患者行剂量为 1.11GBq 的清甲治疗。

## 六、清灶治疗

$^{131}$I 清灶治疗即采用$^{131}$I 清除 DTC 来源的无法手术切除的局部淋巴结转移灶或肺、骨、脑等远处转移灶。这些病灶可以是首次$^{131}$I 治疗前已确诊的转移病灶,也可以是$^{131}$I 治疗后随访过程中发现的新发病灶。$^{131}$I 清灶治疗效果受到多重因素的影响,其中病灶的摄碘能力是关键因素。$^{131}$I 发出的 β 射线可以杀伤或摧毁具有摄$^{131}$I 能力的 DTC 复发或转移病灶,从而使患者的病情得到缓解,甚至清除病灶。首次治疗病灶不摄碘或治疗过程中逐渐出现不摄碘特征的复发或转移性 DTC 患者则不能从$^{131}$I 治疗中获益,应采取手术、靶向治疗或放化疗等治疗手段以缓解疾病进展。

### (一) 局部复发或颈部淋巴结转移的$^{131}$I 治疗

对于$^{131}$I 治疗前评估中发现有可疑局部复发或转移病灶的患者,应首先建议进行外科评估。对于可手术切除的局部病灶,应手术后再考虑$^{131}$I 治疗;对于无法手术切除的局部病灶,如果 Dx-WBS 提示其具有摄碘能力,可选择$^{131}$I 治疗。针对局部复发或颈部淋巴结转移者,$^{131}$I 治疗剂量一般为 3.7~5.55GBq。

### (二) 远处转移病灶的$^{131}$I 治疗

DTC 的常见远处转移部位为肺、骨、脑。有关远处转移的$^{131}$I 治疗原则因病灶部位、摄碘能力等的不同而存在差异。

1. 肺部转移病灶对$^{131}$I 治疗的摄取及反应较好,病灶能摄取$^{131}$I 是治疗的指征。肺转移的首次$^{131}$I 治疗剂量为 5.55~7.4GBq。对于病灶逐渐缩小或减少的患者,每隔 6~12 个月再次施行治疗。经验性治疗剂量推荐为 3.7~7.4GBq;对于 70 岁以上患者,推荐剂量为 3.7~5.55GBq。DTC 肺转移$^{131}$I 治疗后,应注意观察疗效,推荐胸部 CT 结合血清 Tg 变化作为主要监测手段,并综合各种因素做出疗效评估,根据评估结果制订治疗方案。

2. 针对孤立、有症状的骨转移灶,建议首选手术治疗。对于多发性摄碘性转移灶,可采用$^{131}$I 治疗稳定病情(其疗效不如肺转移灶$^{131}$I 治疗的效果),达到缓解症状、改善生活质量、延长生存期的目的,但很少有通过$^{131}$I 治疗达到完全缓解的病例。推荐骨转移灶$^{131}$I 治疗的剂量为 3.7~7.4GBq。无症状、不摄碘、对邻近关键组织结构无威胁的稳定期骨转移灶,目前无充分证据支持进行$^{131}$I 治疗。

3. 脑转移多见于 DTC 进展期老年患者,预后很差。外科手术切除和外照射是主要治疗手段。不管中枢神经系统转移灶是否摄碘,都应当首先考虑外科手术。对于不适合外科手术的中枢神经系统转移灶,应考虑精确外放疗;对于多灶性转移,可考虑全脑和全脊髓放疗。$^{131}$I 是治疗 DTC 脑转移的方法之一,但$^{131}$I 治疗后可引起肿瘤周围组织水肿,特别是脑内多发转移或肿瘤体积较大时,脑水肿症状明显,严重者可出现脑疝,威胁生命。因此,在给予$^{131}$I 治疗的同时,应给予糖皮质激素,并密切观察脑水肿病情变化,给予相应对症治疗。

## 七、$^{131}$I 治疗后随访及动态评估

### （一）$^{131}$I 治疗后随访

对于 DTC 患者，手术及 $^{131}$I 治疗后的终身随访具有重要意义。大多数 DTC 患者预后良好、死亡率较低，但仍有约 30% 的患者会出现复发或转移（其中约 2/3 发生于手术后的 10 年内）。

对 DTC 患者进行长期随访的目的在于：①对临床完全缓解者进行监控，以便早期发现复发肿瘤和转移；②对复发或带瘤生存者，动态观察病情的进展和治疗效果，以便及时调整治疗方案；③监控 TSH 水平，以保证抑制治疗效果，同时对某些伴发疾病（如心脏疾病、其他恶性肿瘤等）病情进行动态观察。

$^{131}$I 治疗后，应于第 3 天恢复甲状腺激素治疗，以达到 TSH 抑制治疗目的。通过定期检测血清学指标（如 TSH、Tg、TgAb 水平）变化及做影像学检查（如颈部超声、Dx-WBS、胸部 CT 甚至 PET/CT 等），动态观察患者，及时评估疾病进展，以便进行 DTC 再分期，及时修订治疗及随诊方案。

### （二）$^{131}$I 治疗后动态评估

DTC 患者由于个体治疗反应的不同及病情的自然变化，复发及死亡风险不断改变。因此，连续动态风险度评估有助于实时监测评估疾病风险及转归，从而及时调整患者的 DTC 分期及复发风险度分层，修订后续的随访和治疗方案，并对治疗反应不同的患者进行个体化治疗。2015 年 ATA 指南将初始治疗后的动态临床转归总结为 4 种治疗反应（response to therapy），即疗效满意（excellent response，ER）、疗效不确切（indeterminate response，IDR）、生化疗效不佳（biochemical incomplete response，BIR）、结构性疗效不佳（structural incomplete response，SIR）。其中，ER 是指无疾病存在的临床、血清学及影像学证据；IDR 是指血清学或影像学存在非特异性改变，但不能明确其良恶性；BIR 是指异常的血清 Tg 水平或 TgAb 水平呈上升趋势，但无明确病灶存在；SIR 则是指影像学检查可见明确的局部或远处转移癌灶存在（表 3-4-5）。

表 3-4-5　2015 年 ATA 指南 $^{131}$I 治疗反应评估体系

| 治疗反应 | 定义 |
| --- | --- |
| 疗效满意（ER） | 抑制性 Tg<0.2ng/mL 或刺激性 Tg<1ng/mL，且影像学检查结果阴性 |
| 疗效不确切（IDR） | 抑制性 Tg 可测但 ≤1ng/mL 或刺激性 Tg≤10ng/mL，TgAb 稳定或下降，且影像学检查未见特异性病变，或治疗后诊断性 $^{131}$I 全身显像示甲状腺床区微弱显影 |
| 生化疗效不佳（BIR） | 抑制性 Tg>1ng/mL 或刺激性 Tg>10ng/mL 或 TgAb 呈上升趋势，且影像学检查结果阴性 |
| 结构性疗效不佳（SIR） | 血清 Tg 或 TgAb 呈任何水平，且具备影像学证实的或功能性疾病存在证据 |

$^{131}$I 治疗反应不同的患者，疾病复发及死亡风险亦存在差异，应根据不同情况选择个体化的治疗及随诊方案，具体原则如下。

1. ER 患者的复发率仅 1%～4%，肿瘤相关死亡风险<1%，应及时终止对其不必要的 $^{131}$I 治疗，放宽 TSH 抑制治疗目标，相应降低随访强度及频率。

2. IDR 患者在随访过程中出现结构性病变的概率为 15%～20%，但死亡风险<1%，应定期监测血清 Tg 水平，对可疑恶变的非特异性病灶可行结构或功能性显像，甚至病理活检。

3. BIR 患者出现结构性病变的概率为 20%，死亡风险<1%。甲状腺已完全清除的患者多表现为 Tg(+)、$^{131}$I(-)。Tg(+)、$^{131}$I(-) 患者的刺激性 Tg（stimulated thyroglobulin，sTg）可疑升高或呈升高趋势，但 Dx-WBS 未发现转移病灶，提示疾病存在复发或转移的可能。2015 版 ATA 指南根据 sTg 升高的水平将此类患者分为两类，并提出了相关建议：①对于停服 L-T$_4$ 致 sTg<10ng/mL 或应用 rhTSH 致 sTg<5ng/mL 的患者，仍建议继续 TSH 抑制治疗，并密切随访；②对于停服 L-T$_4$ 致 sTg>10ng/mL 或应用 rhTSH 致 sTg>5ng/mL 或 Tg/TgAb 水平持续升高的患者，推荐行 $^{18}$F-FDG PET/CT 进一步明确病灶或直接行 100～200mCi 的经验性 $^{131}$I 治疗。治疗后 WBS（Rx-WBS）仍为阴性者归为碘难治性分化型甲状腺癌（radioactive iodine refractory differentiated thyroid carcinoma，RAIR-DTC）的范畴，不建议再次行 $^{131}$I 治疗，可根据病情选择 TSH 抑制治疗或 RAIR-DTC 相关其他治疗方案。

4. SIR 患者中 50%~85% 呈疾病持续状态,局部转移者死亡风险为 11%,远处转移者死亡率高达 50%。针对摄碘性病灶可考虑再次$^{131}$I 治疗,如间隔 6~12 个月的后续评估提示$^{131}$I 有效(影像学检查提示病灶缩小,以及 Tg 等血清学指标呈降低趋势),可考虑重复$^{131}$I 治疗。如经$^{131}$I 治疗后病情稳定,可行 TSH 抑制治疗并密切随诊;如病情进展,则考虑为 RAIR-DTC,应终止$^{131}$I 治疗,选择放疗、化疗、靶向治疗或其他治疗方法。

## 八、再次$^{131}$I 治疗

应指出,手术后及初次$^{131}$I 治疗前评估仅为针对当时状况的实时评估,不可作为再次$^{131}$I 治疗的依据。再次$^{131}$I 治疗前,建议结合基于血清及影像学检查结果,实时动态评估前期$^{131}$I 治疗反应,权衡再次$^{131}$I 治疗的获益及风险。尤其对于初次$^{131}$I 治疗后存在疾病持续、复发及转移的患者,评估前期$^{131}$I 治疗反应的同时还应采用 Dx-WBS 实时评价病灶的摄碘功能,作为决定再次$^{131}$I 治疗的依据。

$^{131}$I 治疗后再次动态评估更能实时反映前序治疗的效果以及疾病状态,以决定后续$^{131}$I 治疗。若评估提示患者已达 ER,则不需要再次施行$^{131}$I 治疗;若评估提示无可疑复发及转移灶存在而仅残存少量甲状腺组织(目前尚无证据表明再次清甲治疗的进一步临床获益),可直接进行 TSH 抑制治疗;若再次评估提示仍有摄碘性病灶,在无法手术根治且前次$^{131}$I 治疗有效(血清 Tg 水平明显下降,影像学检查显示病灶缩小)时,可行再次$^{131}$I 治疗(关于再次治疗施行时机的选择,目前仍存争议);针对摄碘功能较好的肺部微小转移病灶(micro-metastases),因有望通过$^{131}$I 治疗达到 ER 状态,可考虑在 6~12 个月后再次施行$^{131}$I 治疗;对于$^{131}$I 治疗后 Tg/TgAb 呈持续下降的大转移灶(macro-metastases),可考虑密切随诊$^{131}$I 治疗疗效,直至 Tg/TgAb 不再下降时进行评估,若病灶摄碘且前期$^{131}$I 治疗有效可考虑再次$^{131}$I 治疗;若$^{131}$I 治疗后血清学及影像学检查结果未见明显改善,慎重决定是否再次施行$^{131}$I 治疗。

针对血清 Tg 水平异常增高而 Dx-WBS 显像阴性(thyroglobulin elevation/negative iodine scintigraphy,TENIS)的患者,是否应进行$^{131}$I 复治仍极富争议。有研究表明,对于 25%~80% Dx-WBS 显像阴性者,Rx-WBS 可探测到摄碘病灶。然而,对于 Dx-WBS 显像阴性,但存在结构性疾病的患者,大剂量$^{131}$I 治疗虽可能通过 Rx-WBS 提供定位摄碘灶的诊断信息,但难以给患者带来疾病稳定、缓解或治愈的获益,这主要与病灶吸收剂量不足、难以达到控制病灶的作用有关。此时,可进行其他影像学检查(如$^{18}$F-FDG PET/CT 等)进行病灶的定位及治疗反应的评估。对于其他影像学检查阳性尤其 FDG 阳性患者,因病灶的生长速度与死亡风险相关,若血清学稳定,影像学检查未观察到病灶明显进展,可继续 TSH 抑制治疗,密切随访,监测病情变化;若病情进展迅速,建议根据情况归为碘难治性 DTC(RAIR-DTC),由多学科处理(multi-disciplinary treatment,MDT)协作管理,在权衡患者获益与风险后选择最优治疗措施。

**【典型病例 1】清甲治疗**

1. **病史摘要** 患者,女,48 岁。患者行双侧甲状腺全切术,术后病理示双侧甲状腺乳头状癌,最大径为 0.7cm,侵及甲状腺被膜及周围软组织。淋巴结转移癌 4/12。$^{131}$I 治疗前甲状腺功能:TSH 43.997mIU/L,Tg 3.54ng/mL,TgAb 15.15IU/mL。Dx-WBS 示颈部残余甲状腺。行$^{131}$I 治疗(剂量为 30mCi)后,Rx-WBS 示颈部残余甲状腺(图 3-4-1)。

10 个月后停服左甲状腺素钠片 2 周,行$^{131}$I 治疗后动态评估。①甲状腺功能:TSH 73.107mIU/L,Tg 0.97ng/mL,TgAb 10.41IU/mL。②颈部超声检查:甲状腺切除术后,甲状腺床未见明显异常。③Dx-WBS:未见异常摄取增高灶(图 3-4-2)。

2. **诊治要点**

(1)$^{131}$I 治疗前评估:患者年龄<55 岁,TNM 分期为 T1aN1M0,Ⅰ期,病灶侵及甲状腺被膜及周围软组织,复发风险为中危。综合治疗前血清学及影像学评估提示患者有残存甲状腺组织,但未明确残存、复发及转移病灶存在证据,结合无 TgAb 干扰的低刺激性 Tg 水平,考虑给予清甲治疗。

(2)疗效评估:清甲治疗后复查,并根据 2015 年 ATA 指南的复发风险分层。此患者$^{131}$I 治疗后刺激性 Tg<1ng/mL,影像学检查为阴性结果,疗效反应为 ER。

(3)远期随访方案:ER 患者复发率仅为 1%~4%,肿瘤相关死亡风险不足 1%,故此患者可继续 TSH

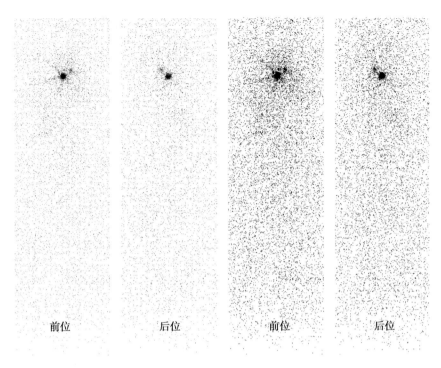

图 3-4-1　Rx-WBS 示颈部残余甲状腺

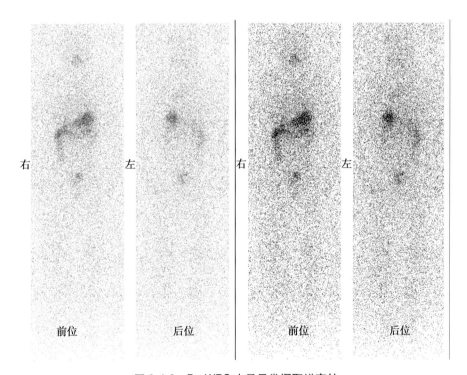

图 3-4-2　Dx-WBS 未见异常摄取增高灶

抑制治疗,定期监测血清学(TSH、Tg、TgAb)及影像学(颈部超声、胸部 CT 等)情况。

【典型病例 2】清灶治疗及 RAIR-DTC 的判别

1. **病史摘要**　患者,男,56 岁。5 年前行"甲状腺癌根治术+淋巴结清扫术"。术后病理:双侧甲状腺乳头状癌,最大径为 2.3cm,侵及甲状腺被膜;淋巴结转移癌。

(1) 第 1 次[131]I 治疗:[131]I 治疗前,查甲状腺功能,TSH 100.0mIU/L,Tg 9.66ng/mL,TgAb 10IU/mL;颈部超声检查示少量残余甲状腺,转移淋巴结可能。于当地医院行第 1 次[131]I 治疗,剂量为 100mCi。Rx-WBS示颈部摄碘结节,少量残余甲状腺可能性大,不排除转移淋巴结可能(图 3-4-3)。

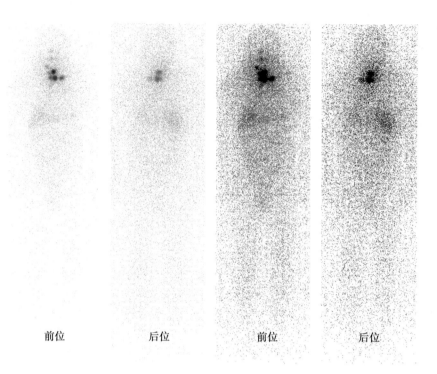

前位              后位              前位              后位

图 3-4-3    Rx-WBS 示少量残余甲状腺及转移淋巴结可能

半年后,停服左甲状腺素钠片 2 周,予低碘饮食,行$^{131}$I 治疗后动态评估。①甲状腺功能:TSH 97. 760mIU/L,Tg 8. 30ng/mL,TgAb 10IU/mL;②Dx-WBS:颈部未见残余甲状腺,未见明确甲状腺癌转移征象(图 3-4-4)。

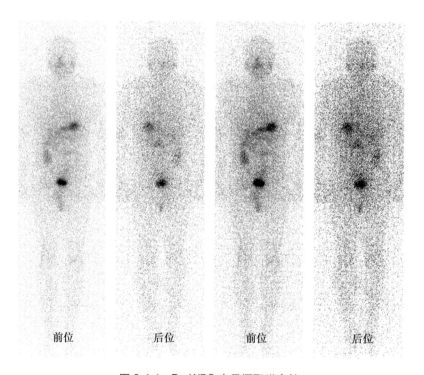

前位              后位              前位              后位

图 3-4-4    Dx-WBS 未见摄取增高灶

2 年后随诊:①颈部超声检查示甲状腺床未见异常,左颈根部淋巴结肿大,考虑转移;②胸部 CT 平扫示双肺多发小结节影(图 3-4-5)。

停左甲状腺素钠片,予低碘饮食,行$^{131}$I 治疗后动态评估。甲状腺功能:TSH 99. 565mIU/L, Tg

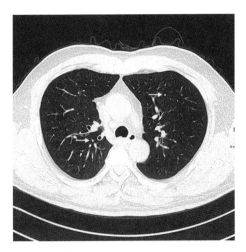

图 3-4-5　胸部 CT 平扫示双肺多发小结节影(箭头)

208.50ng/mL，TgAb<10IU/mL。

（2）第 2 次 $^{131}$I 治疗：剂量为 150mCi。Rx-WBS 未见残余甲状腺及转移灶(图 3-4-6)。治疗后 8 个月，停服左甲状腺素钠片 2 周，行 $^{131}$I 治疗后评估。①甲状腺功能：TSH 110.927mIU/L，Tg 306ng/mL，TgAb 11.55IU/mL；②颈部超声检查：甲状腺床未见明显异常，左颈部淋巴结结构异常，不排除转移可能；③胸部 CT 平扫：双肺结节较前增多、增大(图 3-4-7)；④$^{18}$F-FDG PET/CT：双肺转移，右肺门淋巴结转移(图 3-4-8)。

2. 诊治要点

（1）$^{131}$I 治疗前评估：患者为 56 岁男性，术后 TNM 分期为 T2N1M0，Ⅱ 期，复发风险分层属于中危。综合影像学及血清学结果评估，提示残余甲状腺及淋巴结转移可能，进行 100mCi 清甲治疗及辅助清灶治疗；随访过程中发现淋巴结转移及肺转移，分期转变为 T2N1M1，ⅣB 期，高危，遂行第 2 次 $^{131}$I 治疗(清灶治疗)。

（2）疗效评估：患者第 2 次 $^{131}$I 治疗后 Rx-WBS 未见病灶摄碘，复查刺激性 Tg 水平仍高，超声检查提示颈部淋巴结转移可能，胸部 CT 发现双肺结节较前增多、增大，$^{18}$F-FDG PET/CT 提示肺转移及肺门淋巴结转移灶糖代谢水平增高，因此评为 SIR。

3. **后期方案**　患者刺激性 Tg 水平增高，Rx-WBS 阴性提示病灶不摄碘，考虑为 RAIR-DTC。依据指南，该患者已无法从再次 $^{131}$I 治疗中获益，因此，应及时终止不必要的 $^{131}$I 重复治疗。目前胸部 CT 提示病情进展，应选择靶向治疗、化疗、放疗等其他治疗方案。

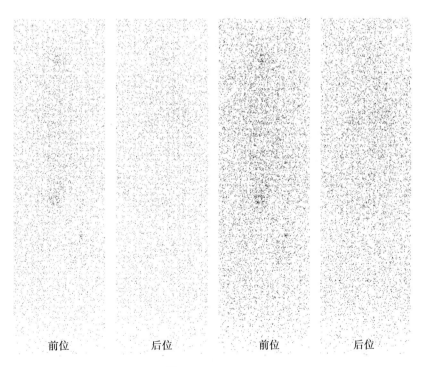

前位　　　　　后位　　　　　前位　　　　　后位

图 3-4-6　第 2 次 $^{131}$I 治疗后 Rx-WBS 未见摄取增高灶

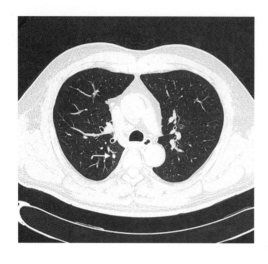

**图 3-4-7　胸部 CT 平扫示双肺结节较前增多、增大**

箭头示右肺新见结节。

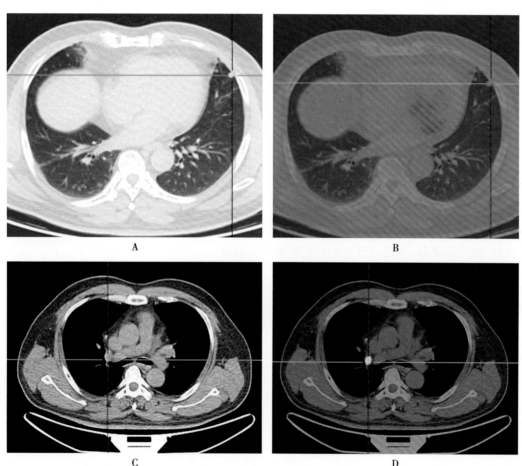

**图 3-4-8　$^{18}$F-FDG PET/CT 表现**

A、B. 左肺结节代谢未见增高；C、D. 右肺门淋巴结肿大伴代谢增高。

## 第四节　碘难治性分化型甲状腺癌的治疗

　　大多数 DTC 患者经规范化治疗后预后良好,但仍有约 23% 的患者发生远处转移。约 1/3 远处转移患者在自然病程或治疗过程中,肿瘤细胞形态和功能发生退行性改变,浓聚碘的能力丧失,最终发展为碘难治性 DTC(RAIR-DTC)。RAIR-DTC 患者的生存期较摄碘良好的 DTC 患者显著缩短,平均生存期仅为 3~5 年,10 年生存率约为 10%。

### 一、碘难治性分化型甲状腺癌的界定

RAIR-DTC 的界定需结合核医学、影像医学、肿瘤学、内分泌学等多学科进行综合判断。通常，在无外源性碘负荷干扰的情况下，TSH 刺激状态（>30mIU/L）时，出现下列情形之一即可界定为 RAIR-DTC。

1. 转移灶在清甲成功后的首次 $^{131}$I 治疗后全身显像中即表现为不摄碘，致其无法从后续 $^{131}$I 治疗中获益。对于其他影像学检查提示转移而诊断性 $^{131}$I 全身显像证实不摄碘（需排除患者准备不充分以及技术因素影响等）的患者，即使在后续 $^{131}$I 治疗后全身显像中出现摄碘，也可能因肿瘤吸收剂量不能达到控制病灶所需而难以从 $^{131}$I 治疗中充分获益，故此种情况也可考虑为 RAIR-DTC。

2. 原本摄碘的功能性转移灶经 $^{131}$I 治疗后逐渐丧失摄碘能力。在 $^{131}$I 治疗前就可能存在不同分化程度的肿瘤细胞，$^{131}$I 选择性清除病灶中分化较好的肿瘤细胞，而分化较差的肿瘤细胞则从 $^{131}$I 治疗中"幸存"，从而逐渐呈现失分化特征，导致转移灶最终不摄碘，并可能反复被 $^{131}$I 治疗前停用甲状腺激素后的高水平 TSH 所刺激而造成病情进展。

3. 部分转移灶摄碘，部分转移灶不摄碘，且可被 $^{18}$F-FDG PET/CT、CT 或 MRI 等其他影像学检查手段所证实。这些非摄碘性转移灶（尤其是 $^{18}$F-FDG 阳性摄取病灶）更易因每一次 $^{131}$I 治疗前停用甲状腺激素后的高水平 TSH 所激发而出现病情进展，因此，反复 $^{131}$I 治疗并未给患者带来明确获益。

4. 摄碘转移灶在经过多次 $^{131}$I 治疗后虽然保持摄碘能力但仍在 1 年内出现病情进展，包括病灶逐渐增长、出现新发病灶、Tg 持续上升等。研究发现，经规范 $^{131}$I 治疗后，如病情仍出现进展，则后续 $^{131}$I 治疗常无效，且可能增加远期不良反应（如白血病、继发性恶性肿瘤等）的风险，故应考虑终止 $^{131}$I 治疗。

### 二、碘难治性分化型甲状腺癌的判断

患者病史、Tg 等血清学变化、$^{131}$I 全身显像所见的病灶摄碘特征及其变化、影像学表现进展等是判断 RAIR-DTC 的重要依据。诊断影像（颈部超声、CT、MRI 检查等）或功能影像检查（$^{18}$F-FDG PET/CT、$^{99m}$Tc-MIBI 亲肿瘤显像、整联蛋白受体显像及生长抑素受体显像等）均有助于进一步明确 RAIR-DTC 病灶的部位、大小、数量、侵犯程度等，为制订适宜的治疗策略提供依据。

此外，对于 DTC 患者在 $^{131}$I 治疗后动态监测 Tg 变化，在辅助判断 $^{131}$I 治疗效果的同时，对预测 RAIR-DTC 的发生也有一定价值。有研究发现，对于远处转移性 DTC 患者，如两次 $^{131}$I 治疗前刺激性 Tg 下降不明显，则预示其可能进展为 RAIR-DTC。

### 三、碘难治性分化型甲状腺癌的治疗和随诊管理

对于判断为 RAIR-DTC 的患者，尤其病灶不摄碘或虽摄碘但病情仍进展的患者，可考虑终止 $^{131}$I 治疗。在对 RAIR-DTC 患者的随诊管理中，要定期进行综合临床评估（图 3-4-9），根据病情制订适宜的个体化后续处置方案（表 3-4-6）。RAIR-DTC 进展的自然病程各异，可从数个月到数年不等。对于病情进展迅速的患者，可考虑给予分子靶向治疗。

表 3-4-6　RAIR-DTC 处置策略选择

| 处置策略 | 适用指征 | 处置方法 |
| --- | --- | --- |
| TSH 抑制治疗下随诊检测 | 惰性临床进程；无症状且病灶无法手术切除；低肿瘤负荷；疾病稳定或最低限度进展 | 定期随访血清及影像学变化 |
| 局部治疗 | 复发、转移灶侵犯呼吸道、消化道或压迫中枢神经；单发远处转移灶；伴有局部疼痛等明显临床症状 | 手术切除、外照射、消融治疗等 |
| 全身治疗 | 病情进展迅速；症状明显，甚至危及生命；无法采取适宜的局部治疗方案 | 靶向药物、诱导分化、化疗药物等 |

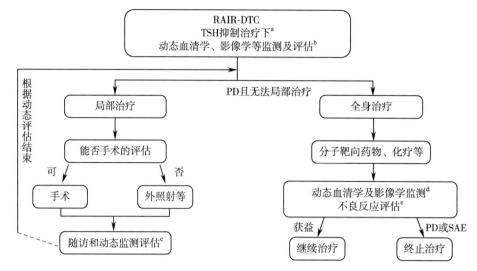

图 3-4-9　RAIR-DTC 诊治管理路径

[a]:基于双风险评估的 TSH 抑制治疗应贯穿 RAIR-DTC 处置及随访的始终。[b]:①症状及体征的变化;②每间隔 3~6 个月的血清 Tg、TgAb 测定及颈部超声检查;③每年至少 1 次做 CT 或 MRI 等诊断影像检查,对病灶变化进行评估,随访中若发现 Tg 或 TgAb 上升明显或呈持续上升趋势,应及时进行诊断影像检查以评估疾病状态;④必要时行[18]F-FDG PET/CT 定量评估肿瘤的葡萄糖代谢变化。[c]:①3 个月后测定血清 Tg、TgAb 进行评估,并每间隔 3~6 个月随访;②4~6 周后复查颈部超声,并在 3~6 个月后随访;③3 个月后复查 CT 或 MRI 等影像检查,以后每年至少随访 1 次,进行 RECIST 疗效评估;④必要时行[18]F-FDG PET/CT 定量评估肿瘤的葡萄糖代谢变化。[d]:每间隔 3~6 个月,测定血清 Tg、TgAb,复查 CT 或 MRI 等影像检查,进行 RECIST 疗效评估。[e]:密切监测不良反应发生情况,间隔时间 2 周~3 个月,并应采取个体化管理。

### (一) TSH 抑制治疗下随诊监测

TSH 抑制治疗下随诊监测主要适用于如下情况:惰性临床进程、患者无症状且病灶无法手术切除、低肿瘤负荷、疾病稳定或最低限度进展、肿瘤病灶未对患者造成明显不良影响等。对 RAIR-DTC 患者,考虑到疾病高危风险,应达到 TSH<0.1mU/L 的目标(尤其是对于体内尚存在摄碘病灶的患者,可能从严格的 TSH 抑制治疗中获益),但也应结合 TSH 抑制治疗不良反应的风险评估予以适当调整。

TSH 抑制治疗下应对患者进行定期随诊监测,并建议多学科团队综合评估其疾病状态。监测内容包括:患者症状及体征的变化;每间隔 3~6 个月行血清 Tg、甲状腺球蛋白抗体(TgAb)测定及颈部超声检查;每年至少进行 1 次 CT 或 MRI 等影像学检查,并基于检查结果对病灶变化进行评估;必要时可行[18]F-FDG PET/CT 定量评估肿瘤的葡萄糖代谢变化。有研究证实,[18]F-FDG 糖代谢与转移性 RAIR-DTC 患者的预后密切相关。如多次随诊监测患者血清学及影像学检查结果提示病灶持续稳定,则可考虑适当延长随访间隔。如果随访中发现 Tg 或 TgAb 上升明显,或呈持续上升趋势,则应及时进行影像学检查。如综合评估结果证实疾病进展(progressive disease,PD),则应调整治疗策略。

### (二) 局部治疗

局部治疗的适应证包括:①复发、转移灶侵犯呼吸道、消化道或压迫中枢神经;②单发远处转移灶;③伴有局部疼痛等明显临床症状等。局部治疗的策略主要包括手术切除、外照射、消融治疗等。有手术指征者,应优先选择手术治疗,同时可根据患者个体化病情单一或联合应用上述治疗疗法。在采取相应局部治疗的同时,应维持 TSH 抑制治疗。

对 RAIR-DTC 患者采取局部治疗后,应定期随访以评估疗效,随访间隔因治疗方法及评估手段不同而有所差异。血清学检查可在 3 个月后进行,每间隔 3~6 个月进行随访;超声评估可在手术治疗后 4 周、外照射治疗后 4~6 周及消融治疗后立即进行,并在 3~6 个月后随访;CT、MRI 检查等可在 3 个月后进行,以后每年至少随访 1 次,并按照实体瘤疗效评价标准(response evaluation criteria in solid tumors,RECIST)评估疗效;必要时可行[18]F-FDG PET/CT 定量评估肿瘤的葡萄糖代谢变化。如果在随访中发现 PD,则应考虑全身治疗。

### （三）全身治疗

全身治疗的适应证主要为：①RAIR-DTC 患者病情进展迅速；②临床症状明显，甚至危及患者生命（但预期生存时间>3 个月）；③无法采取适宜的局部治疗方案等。全身治疗的策略主要包括抑制肿瘤生长和/或抗血管生成靶向药物治疗、诱导分化治疗、化疗等，其中靶向药物在进展期 RAIR-DTC 的治疗中正得到越来越广泛的应用。在采取全身治疗的同时应维持 TSH 抑制治疗。

行靶向药物治疗前，应综合评估患者既往治疗史及反应、当前一般状况、合并基础疾病、血清及影像学进展等，积极控制合并症，了解是否存在可能导致靶向治疗不良反应发生风险升高的危险因素，在权衡患者获益及风险的基础上做出决策。同时，应通过患者教育实现治疗后不良反应的患者自我管理，及时复诊并接受规范处理。

RAIR-DTC 患者开始接受靶向药物治疗后，应定期复查血清学及影像学变化，随访间隔为 3~6 个月，并进行疗效评估。由于靶向药物的不良反应比较常见，故 RAIR-DTC 患者接受靶向治疗后，应密切监测不良反应发生情况。随访间隔 2 周~3 个月，并应采取个体化管理，对不良反应及时对症处理，关注病情变化。如果病灶不同程度缓解或维持稳定，且不良反应耐受较好，则可持续接受靶向药物治疗；如果疗效评估结果为 PD，或患者出现严重不良事件（serious adverse event，SAE）而难以耐受，则应终止靶向治疗。

（刘延晴　刘杰瑞　林岩松）

## 参考文献

[1] FERLAY J,COLOMBET M,SOERJOMATARAM I,et al. Estimating the global cancer incidence and mortality in 2018:GLOBOCAN sources and methods. Int J Cancer,2019,144(8):1941-1953.

[2] HOWLADER N,NOONE A,KRAPCHO M,et al. SEER cancer statistics review,1975-2014,based on Novermber 2016 SEER data submission,postered to the SEER web site,2017. Bethesda,MD:National Cancer Institute,2017.

[3] NIXON IJ,SUAREZ C,SIMO R,et al. The impact of family history on non-medullary thyroid cancer. Eur J Surg Oncol,2016,42(10):1455-1463.

[4] JUNG SK,KIM K,TAE K,et al. The effect of raw vegetable and fruit intake on thyroid cancer risk among women:a case-control study in South Korea. Br J Nutr,2013,109(1):118-128.

[5] 中华医学会核医学分会. $^{131}$I 治疗分化型甲状腺癌指南(2021 版). 中华核医学与分子影像杂志,2021,41(4):218-241.

[6] 林岩松,黄慧强,郭晔,等. 中国临床肿瘤学会(CSCO)持续/复发及转移性甲状腺癌诊疗指南(2019 版). 北京:人民卫生出版社,2019.

[7] 中华医学会内分泌学分会,中华医学会外科学分会,中国抗癌协会头颈肿瘤专业委员会,等.甲状腺结节及分化型甲状腺癌诊治指南(2012 版). 中华内分泌代谢杂志,2012,28:779-797.

[8] 中国临床肿瘤学会甲状腺癌专业委员会,中国研究型医院学会分子诊断专业委员会甲状腺癌学组,医促会甲状腺疾病专业委员会核医学组,等. 分化型甲状腺癌术后$^{131}$I 治疗前评估专家共识. 中国癌症杂志,2019,29(10):832-840.

[9] DAVID S C,GERARD M D,BRYAN R H,et al. Revised American Thyroid Association management guidelines for patients with thyroid nodules and differentiated thyroid cancer. Thyroid,2009,19(11):1167-1214.

[10] TUTTLE RM,TALA H,SHAH J,et al. Estimating risk of recurrence in differentiated thyroid cancer after total thyroidectomy and radioactive iodine remnant ablation:using response to therapy variables to modify the initial risk estimates predicted by the new American Thyroid Association staging system. Thyroid,2010,20(12):1341-1349.

[11] SCHLUMBERGER M,CATARGI B,BORGET I,et al. Strategies of radioiodine ablation in patients with low-risk thyroid cancer. N Engl J Med,2012,366(18):1663-1673.

[12] FALLAHI B,BEIKI D,TAKAVAR A,et al. Low versus high radioiodine dose in postoperative ablation of residual thyroid tissue in patients with differentiated thyroid carcinoma:a large randomized clinical trial. Nucl Med Commun,2012,33(3):275-282.

[13] KUKULSKA A,KRAJEWSKA J,GAWKOWSKA-SUWINSKA M,et al. Radioiodine thyroid remnant ablation in patients with differentiated thyroid carcinoma(DTC):prospective comparison of long-term outcomes of treatment with 30,60 and 100 mCi. Thyroid Res,2010,3(1):9.

［14］ HAUGEN BR,ALEXANDER EK,BIBLE KC,et al. 2015 American Thyroid Association management guidelines for adult patients with thyroid nodules and differentiated thyroid cancer:the American Thyroid Association Guidelines task force on thyroid nodules and differentiated thyroid cancer. Thyroid,2016,26(1):1-133.

［15］ YANG X,LIANG J,LI TJ,et al. Postoperative stimulated thyroglobulin level and recurrence risk stratification in differentiated thyroid cancer. Chin Med J,2015,128(8):1058-1064.

［16］ ZHAO T,LIANG J,LI T,et al. Serial stimulated thyroglobulin measurements are more specific for detecting distant metastatic differentiated thyroid cancer before radioiodine therapy. Chin J Cancer Res,2017,29(3):213-222.

［17］ 中国临床肿瘤学会(CSCO)甲状腺癌专家委员会,中国研究型医院学会甲状腺疾病专业委员会,中国医师协会外科医师分会甲状腺外科医师委员会,等.碘难治性分化型甲状腺癌的诊治管理共识(2019年版).中国癌症杂志,2019,29(6):476-480.

［18］ BROWN AP,CHEN J,HITCHCOCK YJ,et al. The risk of second primary malignancies up to three decades after the treatment of differentiated thyroid cancer. J Clin Endocrinol Metab,2008,93(2):504-515.

［19］ WANG C,ZHANG X,LI H,et al. Quantitative thyroglobulin response to radioactive iodine treatment in predicting radioactive iodine-refractory thyroid cancer with pulmonary metastasis. PLoS One,2017,12(7):e0179664.

［20］ WANG C,ZHANG X,YANG X et al. PET response assessment in apatinib-treated radioactive iodine-refractory thyroid cancer. Endocr Relat Cancer,2018,25(6):653-663.

# 第五章

# 未分化和低分化甲状腺癌的放射性核素治疗

甲状腺癌的主要病理学类型包括乳头状癌、滤泡状癌、低分化癌、未分化/间变性癌和髓样癌。其中，乳头状癌和滤泡状癌属于高分化甲状腺癌（well-differentiated thyroid carcinoma，WDTC）。未分化甲状腺癌（anaplastic thyroid carcinoma，ATC）又称肉瘤样癌或间变性癌，是一种罕见的具有高度侵袭性的恶性上皮性肿瘤。低分化甲状腺癌（poorly differentiated thyroid carcinoma，PDTC）曾被称为"岛状癌"，其形态学及生物学介于 WDTC 和未分化癌之间，5 年生存率约为 50%，显著低于高分化癌，若不治疗，可去分化为未分化癌。

## 第一节　未分化和低分化甲状腺癌的临床概述

### 一、流行病学

ATC 和 PDTC 均是女性发病多于男性。ATC 主要见于老年人，PDTC 主要见于 50 岁以上中老年人。ATC 占甲状腺恶性肿瘤的 1.3%~9.8%；PDTC 占甲状腺恶性肿瘤的比例具有地域性，如日本<1%，波兰约为 1.75%，北美为 2%~3%，北意大利为 6.7%~15%，可能因为致病因素或判断标准存在差异。

### 二、病因

ATC 和 PDTC 的发病原因不清。部分由已存在的乳头状癌或滤泡状癌发展而来：7%~89%的 ATC 患者伴发 WDTC，59%的 PDTC 患者伴 WDTC；其余 ATC 和 PDTC 病例可能为直接发生。

### 三、病理

ATC 由梭形细胞、多核巨细胞和上皮样细胞的一种或多种混合构成，可伴出血及坏死，常见核分裂象。ATC 失去了甲状腺滤泡上皮细胞的特点，不表达甲状腺球蛋白（Tg），罕见表达甲状腺转录因子 1（thyroid transcription factor 1，TTF-1）、甲状腺过氧化物酶、促甲状腺激素受体以及钠碘转运体等。ATC 细胞中，40%~100%表达细胞角蛋白（cytokeratin，CK），30%~50%表达上皮膜抗原（epithelial membrane antigen，EMA），一般强表达 p53，PAX-8（paired box gene8）在部分 ATC 表达，可用于鉴别头颈部及肺部鳞状细胞癌。Ki-67 增殖指数越高（>30%）提示预后越差。另外，约 23%的 ATC 患者表达程序性细胞死亡蛋白 1（programmed cell death protein 1，PD-1）配体。

PDTC 诊断标准在提出伊始即存在争议，2004 年世界卫生组织（WHO）首次将其列为一种独立的肿瘤类型，2006 年都灵会议将诊断标准进一步细化。2017 年版 WHO 甲状腺肿瘤新分类对 PDTC 重新诠释并采用都灵提议。根据都灵会议共识，低分化癌是起源于甲状腺滤泡细胞的恶性肿瘤，梁状、岛状和/或实性（trabecular-insular-solid，TIS）生长方式是诊断的必要条件，同时肿瘤细胞应缺乏经典乳头状癌细胞核的特征，并至少具有以下特征之一：核扭曲、核分裂象≥3/10 高倍镜视野、肿瘤性坏死。PDTC 表达 Tg、TTF-1 和广谱 CK，其中 Tg 呈特征性的核旁点状阳性。Ki-67 增殖指数的平均值分布于 4%~13%。胞质胰岛素样生长因子 Ⅱ mRNA 结合蛋白 3（insulin-1ike growth factor Ⅱ mRNA-binding protein 3，IMP3）的表达为 PDTC 预后不良因子。Ahn 等的研究显示，PDTC 不表达或低表达程序性细胞死亡蛋白 1 配体（programmed cell death protein 1 ligands，PD-L1）。

PDTC 与 ATC 病理鉴别点在于：①PDTC 为细胞缺乏显著核多形性，ATC 常见核分裂象；②PDTC 的坏死不明显，多数仅为小范围，ATC 则常伴坏死；③PDTC 显示 CK 弥漫性强阳性，Tg 和 TTF-1 呈局灶性阳性或弱阳性，而 ATC 中 Tg 和 TTF-1 通常无表达，CK 仅为灶状阳性。

## 四、分子遗传学

ATC 和 PDTC 的体细胞突变可能分为两组。

1. **同时可见于高分化肿瘤成分中的突变**　属于 ATC 和 PDTC 发生中的早期事件，起始发生高分化肿瘤，并诱发可能导致肿瘤分化进一步丢失的其后添加的分子事件，包括 *BRAF*、*RAS* 突变和 *β-catenin* 突变等。*BRAF* 突变在 PDTC 的发生率为 10%~20%，在 ATC 的发生率为 10%~50%。*BRAF^{V600E}* 基因突变与 PDTC 患者复发率、死亡率高相关，并可引起病灶摄碘能力降低，导致复发病灶$^{131}$I 治疗失败。*RAS* 基因突变在 PTC 的发生率为 10%~20%，在 ATC 的发生率为 20%~53%。*β-catenin* 基因是原癌基因，其编码的 *β-catenin* 蛋白与胞膜上的钙黏蛋白 E（E-cadherin）相结合，共同调节细胞之间的同质性黏附。近期研究提示，*β-catenin* 突变在甲状腺癌发生率明显增高，在高、中分化甲状腺癌中 66.7%~81.5% 表达，在 ATC 和 PDTC 中突变率为 61%~100%（该病例数较少，结果仅作为参考）。Rocha 等研究发现，PDTC 肿瘤细胞的 E-cadherin 膜表达不同程度丢失，被认为是决定甲状腺癌分化的关键事件，而不是 *β-catenin* 突变。

2. **主要见于未分化和低分化肿瘤成分的突变**　属于 ATC 和 PDTC 肿瘤发生的晚期事件，直接使肿瘤发生去分化，如 *TP53*、*PIK3CA*、*PTEN* 基因突变等。*TP53* 突变在分化良好的甲状腺癌中通常不出现，而在 PDTC 中发生率为 17%~38%，在 ATC 中发生率为 20%~88%，提示 *TP53* 基因突变可能在诱发肿瘤失分化进展为 ATC 和 PDTC 的关键事件。40% 的 ATC 病例中发现 *PIK3CA* 基因的 3q26.3 位点扩增，被认为与肿瘤的复发相关。4%~16% 的 ATC 病例有 *PTEN* 抑癌基因的缺失。ATC 和 PDTC 患者中约 40% 携带端粒酶逆转录酶（telomerase reverse transcriptase，TERT）启动子突变。一项研究曾报道，12.9% 的 PDTC 存在 *RET/PTC* 基因重排，但并未提示与 PDTC 的预后有相关性。基因融合在 ATC 更为少见，多数研究显示 ATC 肿瘤细胞 *RET/PTC* 基因重排为阴性，*RET/PTC* 基因重排在 ATC 中发生率相对低，提示 *RET/PTC* 基因重排可能对促进甲状腺癌去分化的作用较小。

## 五、临床表现

大多数 ATC 患者有迅速增大的颈部包块。常见体征包括声嘶、吞咽困难、声带麻痹、颈部疼痛和呼吸困难。肿瘤可侵犯周围肌肉、气管、食管、喉神经和喉部其他组织引起前述体征，约 40% 患者伴颈部淋巴结转移。15%~50% 患者在诊断时已有远处转移。肺是最常见转移部位，5%~15% 发生骨转移，5% 发生脑转移，少数可累及皮肤、肝脏、肾脏、心脏和肾上腺。

大多数 PDTC 表现为实性成分为主的甲状腺肿块，偶然可有迅速生长的肿块。49%~85% 病例伴淋巴结转移。肺（13.6%~53.8%）和骨转移（18.2%~33.0%）在诊断时也常见到。

## 六、诊断

颈部超声、CT、MRI 及 PET/CT 等检查有助于分期，观察肿瘤周围浸润、胸骨后受累或远处转移，行喉镜和支气管镜检查可观察声带和气道浸润情况，从而辅助手术方案的制订。

PDTC 可能本身是放射碘难治性肿瘤，也有可能于治疗过程中转化为放射碘难治性肿瘤，故无论是否行$^{131}$I 治疗，都应进行 $^{18}$F-FDG PET/CT 显像来准确分期，为后续治疗及随访提供参考。失分化的甲状腺癌病灶在 $^{18}$F-FDG PET 上表现为高代谢（图 3-5-1）。研究显示，放射性$^{131}$I 显像阴性伴 Tg 升高的患者，$^{18}$F-FDG PET 显像的阳性预测值为 92%，对于放射性$^{131}$I 显像阴性伴低 Tg 值的患者，$^{18}$F-FDG PET 显像的阴性预测值为 93%。Meta 分析结果显示，$^{131}$I 显像阴性且甲状腺球蛋白抗体（TgAb）升高的甲状腺癌患者，$^{18}$F-FDG PET 显像阳性总敏感性为 84%，总特异性为 78%。另外，$^{68}$Ga 标记的前列腺特异性膜抗原（prostate-specific membrane antigen，PSMA）能准确定位 ATC 病灶，$^{68}$Ga-DOTA-TATE 和 $^{68}$Ga-PMSA 可清晰

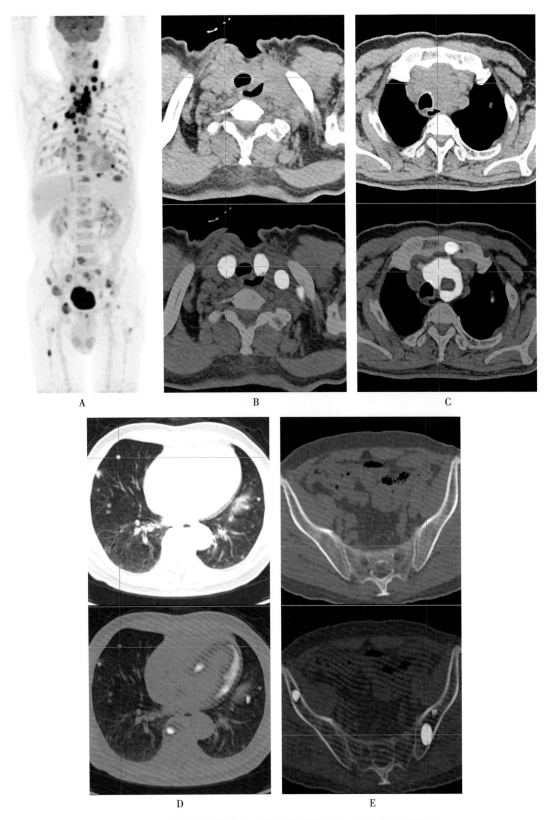

**图 3-5-1　甲状腺未分化癌术区残留伴淋巴结、双肺、骨多发转移**

A. $^{18}$F-FDG PET/CT MIP 显示颈部甲状腺未分化癌术区、颈胸部淋巴结、双肺、全身骨多发 FDG 摄取增高病灶；B. 甲状腺术区残留病灶；C. 纵隔肿大融合淋巴结；D. 双肺多发结节，FDG 摄取增高；E. 髂骨 FDG 摄取增高灶，局部骨质无明确异常。

显示难治性 DTC 转移灶,为 ATC 的新治疗方法提供可能。

ATC 和 PDTC 诊断金标准为肿瘤切除术后病理。临床上常用细针穿刺活检(FNAB),但因其取到的组织有限、检测标准尚未达成统一、受病理医师诊断水平影响,仅为 ATC 和 PDTC 的诊断提供参考。

## 七、分期

根据国际抗癌联盟(International Union Against Cancer,UICC)和美国癌症联合委员会(American Joint Committee on Cancer,AJCC)2017 年发布的第 8 版甲状腺癌分期系统修订的 TNM 分期标准(表 3-5-1),ATC 病例不再均属于Ⅳ期,ATC 的 T 分期可以应用于临床少量 T1、T2、T3 期,其中局限于甲状腺腺体内定义为Ⅳ A 期;具有明显的腺外侵袭或颈部淋巴结转移的为Ⅳ B 期;伴有远处转移者定义为Ⅳ C 期。但 2019 年美国国家综合癌症网络(NCCN)指南第 2 版仍使用 AJCC 第 7 版甲状腺癌分期系统,将所有 ATC 的 T 分期均定义为Ⅳ期,分为Ⅳ A 期(T4a,任何 N,M0)、Ⅳ B 期(T4b,任何 N,M0)、Ⅳ C 期(任何 T,任何 N,M1)。PDTC 与分化型甲状腺癌一致。

**表 3-5-1　分化型甲状腺癌 TNM 分期(第 8 版)**

**T:原发肿瘤**
Tx:原发肿瘤无法评估
T0:无原发肿瘤证据
T1:肿瘤最大直径≤2cm,局限于甲状腺内
 T1a:肿瘤最大直径≤1cm,局限于甲状腺内
 T1b:1cm<肿瘤最大直径≤2cm,局限于甲状腺内
T2:2cm<肿瘤最大直径≤4cm,局限于甲状腺内
T3:肿瘤最大直径>4cm 且局限于甲状腺内,或肉眼可见甲状腺侵犯仅累及带状肌
 T3a:肿瘤最大直径>4cm,局限于甲状腺内
 T3b:任何大小肿瘤,伴肉眼可见甲状腺外侵犯仅累及带状肌(包括胸骨舌骨肌、胸骨甲状肌、甲状舌骨肌、肩胛舌骨肌)
T4:肉眼可见甲状腺外侵犯超出带状肌
 T4a:任何大小的肿瘤,伴肉眼可见甲状腺外侵犯累及皮下软组织、喉、气管、食管或喉返神经
 T4b:任何大小的肿瘤,伴肉眼可见甲状腺外侵犯累及椎前筋膜,或包绕颈动脉或纵隔血管

**N:区域淋巴结**
Nx:区域淋巴结无法评估
N0:无淋巴转移证据
 N0a:一个或更多细胞学或组织学确诊的良性淋巴结
 N0b:无区域淋巴结转移的放射学或临床证据
N1:区域淋巴结转移
N1a:Ⅵ和Ⅶ区淋巴结转移(气管前、气管旁、喉旁/Delphian、上纵隔淋巴结),可为单侧或双侧病变
N1b:转移至单侧、双侧,或对侧侧颈淋巴结(Ⅰ、Ⅱ、Ⅲ、Ⅳ、Ⅴ区)或咽后淋巴结

**M:远处转移**
M0:无远处转移
M1:远处转移

## 八、治疗

ACT 和 PDTC 首选手术治疗。ATC 术后联合外照射治疗(external radiation therapy,ERT)和化疗能有效延长 ATC 患者的生存期。PDTC 的其他治疗方法如$^{131}$I 治疗、ERT、化疗的适应证和有效性仍存在争议。

1. **外照射治疗**　对于无法行手术切除患者,ERT 可明显延长 ACT 患者的生存期,但不能延长 PDTC 患者总生存时间。ERT 可作 ATC 和 PDTC 无法行手术切除或手术切除不完全、病灶局部复发患者的备选治疗方式。

2. **$^{131}$I 治疗**　PDTC 起源于滤泡上皮细胞,故具有一定摄碘能力。但 PDTC 肿瘤组织分化程度不同,

PDTC 摄碘能力不确定,Hiltzik 等报道了 70% 的 PDTC 转移灶摄碘,62.7%~85.8% 的 PDTC 患者会使用[131]I 治疗作为辅助治疗方法。多数 ATC 不摄碘,但部分 ATC 内会包含分化型甲状腺癌(DTC)成分。单纯 ATC、ATC 伴 DTC 成分、DTC 之后复发 ATC 这 3 种 ATC 类型的生存期无明显差异。[131]I 治疗可延长 DTC 伴未分化灶(ATC 成分<10%)患者的生存期。

3. **内科治疗**　美国甲状腺协会 ATC 诊疗指南(2012 版)建议,将紫杉醇加卡铂、紫杉醇加多柔比星(阿霉素)、紫杉醇及多柔比星单药等多种化疗方案用于 ATC 的化疗。PDTC 对多数化疗药不敏感。当 ACT 和 PDTC 的放化疗及[131]I 治疗效果不佳时,可尝试靶向治疗及免疫治疗临床试验。甲状腺癌靶向药物根据作用基因突变靶点不同,分为酪氨酸激酶抑制剂(如索拉非尼、乐伐替尼)、BRAF 抑制剂(如维罗非尼、达拉非尼)以及 MEK 抑制剂(如曲美替尼、司美替尼)等。PD-1/PD-L1 抑制剂的应用仍局限于 ATC。

索拉非尼是一种口服的多靶点酪氨酸激酶抑制剂,可以针对血管内皮生长因子受体(vascular endothelial growth factor,VEGFR)、血小板衍生生长因子受体(platelet-derived growth factor receptors,PDGFR)、c-KIT、BRAF 和 *RET/PTC*。索拉非尼、乐伐替尼应用于 ATC 治疗的病例数较少,研究显示中位无进展生存(progression free survival,PFS)时间为 1.9~7.4 个月,中位总生存(overall survival,OS)时间为 3.9~10.6 个月,疾病控制率为 40%~94.1%。Iyer 等利用达拉非尼联合曲美替尼治疗 6 例 *BRAF^V600E* 突变的 ATC 患者,疾病控制率为 83.3%,中位 PFS 为 6.3 个月,中位 OS 为 9.3 个月。Subbiah 等利用达拉非尼联合曲美替尼治疗 *BRAF^V600E* 突变的 ATC 患者(所有患者都已完善过手术、放疗或全身治疗),总缓解率为 68.8%,12 个月的持续缓解率、PFS 率和 OS 率分别为 90%、79%、和 80%。以上靶向治疗的不良反应均在可控范围内。Cabanillas 等报道 1 例 *BRAF^V600E* 和 *TP53^R175H* 突变的 ATC,患者起病时肿块生长迅速,包绕左侧颈总动脉,给予达拉非尼联合抗 PP-1 单克隆抗体帕博利珠单抗(pembrolizumab)、达拉非尼联合曲美替尼、手术、放化疗综合治疗,病灶经手术完整切除,治疗后 11 个月随访患者情况良好。

部分靶向药还可用于 ATC 和 PDTC 的诱导再分化治疗。但靶向药治疗的相关不良反应非常普遍,如皮肤毒性、高血压、胃肠道毒性、疲乏、蛋白尿等,这可能导致药物减量甚至停药,个别病例甚至发生药物毒性相关性死亡,临床治疗中需密切关注。

## 九、预后

ATC 死亡率很高,诊断后平均生存期为 2.5~8 个月,据报道 5 年生存率 14.3%,肿瘤不可切除性、气管侵犯、术后病理淋巴管浸润等提示预后不良。PDTC 治疗后预后好于 ATD,PDTC 患者的 5 年、10 年、15 年生存率分别为 50%~72.8%、34%~65%、0%,年龄>45 岁、肿瘤>4cm、瘤周侵犯、瘤内坏死、原发肿瘤分期 T4a、远处转移、每高倍镜视野有丝分裂数>3 个等提示预后不良。

# 第二节　[131]I 清除低分化型甲状腺癌术后<br>残留甲状腺组织及转移灶

## 一、适应证

[131]I 治疗能否延长 PDTC 患者生存期仍存在争议。基于[131]I 治疗不良反应较小和潜在获益,建议所有行全甲状腺切除术或次全甲状腺切除术的 PDTC 患者行[131]I 治疗。[131]I 清除残留甲状腺组织的目的是去除术后残留甲状腺组织的全部,以降低复发风险,也可进一步消融术后残余甲状腺组织之中难以探测的微小甲状腺癌病灶,而且当甲状腺组织被清除,便于通过全身[131]I 显像及时发现转移病灶。

## 二、禁忌证

[131]I 治疗的禁忌证主要包括:①妊娠期和哺乳期女性;②伴肝、肾功能严重受损和白细胞降低水平者。

## 三、患者准备

1. 甲状腺癌全切(或次全切)术后 3~4 周或停服甲状腺素片 2~4 周,或给予重组人促甲状腺激素,使

TSH 升高 30mIU/L。

2. 保持低碘饮食(碘摄入量<50μg/d)2~4 周;治疗前 1~2 个月内避免应用碘增强剂(如行增强 CT 检查)等;避免服用胺碘酮等影响碘摄取或代谢的药物。

3. 完善血清 Tg、TgAb 检测,$^{131}$I 治疗前高刺激性 Tg 水平对术后 $^{131}$I 治疗前 DTC 的远处转移具有重要的预测价值,TgAb 是针对 Tg 产生的抑制性自身免疫抗体,高浓度 TgAb 可干扰 Tg 检测,影响其准确性。

4. 因服用食物及药物差异、个人体质及代谢等不同,具体还可结合患者的尿碘、尿碘肌酐比值检测结果来选择 $^{131}$I 治疗时机。

5. $^{131}$I 治疗前应常规行血常规、肝肾功能、心电图检查等评估患者一般状态。

6. 完善 $^{131}$I 全身显像,评估残留甲状腺情况。

7. 对于伴有基础疾病等可能无法耐受撤甲状腺激素所致甲减,以及无法耐受 $^{131}$I 治疗的患者,建议多学科会诊,控制基础疾病后再行 $^{131}$I 治疗。

## 四、治疗剂量

清甲治疗单次剂量一般为 1.11~3.7GBq。如果颈部残留手术未切除的 PDTC 组织、伴发颈部淋巴结或远处转移,但无法手术或患者拒绝手术的、全甲状腺切除术后不明原因血清 Tg(尤其是刺激性 Tg)水平升高时,清甲治疗同时应兼顾清灶治疗,$^{131}$I 剂量为 3.7~7.4GBq。

以下情况可考虑酌情减少 $^{131}$I 剂量:①对于青少年、育龄女性、高龄患者和肾脏功能轻度、中度受损的患者;②肺转移患者只要病灶能摄取 $^{131}$I,就具有治疗的指征,但双肺弥漫性转移者经过多次治疗后,由于肺组织受到弥漫性照射,可能导致肺纤维化,应注意减少 $^{131}$I 给予剂量。

## 五、注意事项

部分患者在服用 $^{131}$I 后有颈部不适,一般为轻度胀痛或轻微烧灼感,为减轻局部症状可口服醋酸泼尼松(强的松),持续 1 周左右可缓解。嘱患者服用 $^{131}$I 后,多饮水、多排尿,以减轻腹腔、盆腔的照射;口含维生素 C 或酸性水果,以促进唾液腺分泌、减轻唾液腺损伤。清甲治疗后女性 1 年内、男性半年内避孕。如果出现唾液腺肿痛、上腹部不适甚至恶心、泌尿道损伤等,应给予对症治疗。大剂量 $^{131}$I 治疗对白细胞、血小板可产生一过性影响,应注意密切随诊,必要时予利可君治疗。极少数患者出现呼吸困难,可能与手术切除部分下颌骨及邻近关节、术中气管切开有关。

## 六、疗效判断与随访

### (一) 疗效判定(参照 $^{131}$I 治疗分化型甲状腺癌指南)

清甲治疗成功的判断标准:$^{131}$I 显像甲状腺床无放射性浓聚或停用 T$_4$ 后刺激性 Tg<1μg/L。

DTC 完全缓解的标准:①没有肿瘤存在的临床证据;②没有肿瘤存在的影像学证据;③清甲治疗后诊断性 $^{131}$I 显像没有发现甲状腺床和床外组织 $^{131}$I 摄取;④在无 TgAb 干扰时,甲状腺激素抑制治疗情况下测不到血清 Tg,TSH 刺激情况下 Tg<1μg/L。

### (二) 随访

清甲治疗 1~3 个月应常规随诊,进行甲状腺激素、TSH、Tg、TgAb 水平监测,及时了解 Tg 变化,调整甲状腺素剂量,将 TSH 控制在正常水平。必要时加做颈部超声检查,监测可疑转移淋巴结经 $^{131}$I 治疗后的变化。$^{131}$I 治疗 6 个月左右,可进行清甲是否成功的评估。随访前,应停用甲状腺素片 3~4 周或停用 T$_3$ 2 周。

如清甲治疗成功且未发现转移,每年随访 1 次;若发生转移,应尽早安排治疗。PDTC 具有复发和转移倾向,应定期复查。动态监测 Tg 水平可能有助于监测复发。诊断性 $^{131}$I 显像、超声和 CT、MRI 对检测疾病和评估其严重程度具有重要意义。在 PDTC 中,甲状腺肿瘤不断去分化导致钠碘转运体表达降低、聚碘能力下降,从而造成 RAI 扫描假阴性。对于 RAI 扫描阴性和 Tg 水平升高的 PDTC 患者,$^{18}$F-FDG PET/CT 能帮助较好地定位和预后评估。

# 第三节　甲状腺未分化癌及碘难治性低分化癌放射性核素治疗

ATC 和聚碘能力丧失或 TSH 受体表达降低的分化型甲状腺癌都属于广义的碘难治性分化型甲状腺癌(RAIR-DTC)。RAIR-DTC 指综合血清学检测结果并经影像学检查证实的病灶,在清甲治疗成功后的清灶治疗后,病情仍进展,具体可表现为以下特征:①病灶初始即不摄碘;②病灶逐渐失去摄碘功能;③部分病灶摄碘,部分不摄碘;④病灶摄碘但仍进展。RAIR-DTC 对放射性[131]I、TSH 抑制剂治疗及放化疗均不敏感,成为临床诊治的难点。对于 ATC 和难治性低分化癌(radioactive iodine-refractory poorly differentiated thyroid carcinoma,RAIR-PDTC),还有多种放射性核素治疗方法可以应用。

## 一、[131]I 治疗

ATC 细胞不表达 Tg、TSH 受体及钠碘同向转运体(NIS)等,故[131]I 治疗对 ATC 病灶治疗无效,但[131]I 治疗可延长 DTC 伴未分化灶(ATC 成分<10%)患者的生存。美国甲状腺协会发布的《ATC 诊疗指南(2012版)》第 63 号建议提出,ATC 患者随访 6~12 个月后没有复发进展,且 ATC 原发灶存在分化较好的甲状腺癌成分,应当完善[131]I 治疗。17%~50% 的 PDTC 会转化成碘难治性,无法再利用[131]I 治疗清除病灶。如果能诱导 ATC 和 RAIR-PDTC 细胞再分化,重新摄碘,便可进行[131]I 治疗。再分化治疗主要就是为了诱导RAIR-DTC 细胞再分化,使病灶恢复或提高摄碘能力,再进一步完善[131]I 治疗,避免长期使用各类靶向药物带来的较大不良反应。

再分化治疗药物主要包括 3 种类型:①上调甲状腺碘代谢基因表达,如 TSHR 基因转染、NIS 基因转染、维 A 酸类药物等;②干预异常激活信号传导通路,如 RET/PTC-RAS-RAF-MEK-MAPK/ERK 通路中的BRAF 抑制剂、MEK/ERK 抑制剂、热休克蛋白抑制剂;③抑制表观遗传改变,如 DNA 甲基化酶抑制剂、组蛋白脱乙酰酶抑制剂、MiRNA,但多数处于细胞水平的研究。此外,也有报道称低浓度他汀类药物能诱导ATC 细胞再分化。

### (一) 上调甲状腺碘代谢基因表达

**1. 维 A 酸治疗**　视黄酸(维 A 酸)是维生素 A 的生物活性代谢物,对多种实体肿瘤具有调节有丝分裂进程、影响 DNA 合成、增强免疫细胞杀伤效力等诸多作用,能够有效抑制肿瘤增殖、诱导凋亡,并改善化疗敏感性。维 A 酸有多重同分异构体,如全反式维 A 酸、13-顺式-维 A 酸和 9-顺维 A 酸,可通过作用于维A 酸受体和视黄酸受体等核受体提高 NIS 的表达水平,从而提高 ATC 细胞的摄[131]I 率,诱导未分化和失分化甲状腺癌再分化,而后进行[131]I 治疗。维 A 酸诱导有效的表现为血清 Tg 值升高且诊断性[131]I 显像阳性/弱阳性;维 A 酸诱导无效的表现为血清 Tg 值无变化或诊断性[131]I 显像阴性。

兰玲等从细胞和动物实验中观察到,全反式维 A 酸能增高 NIS 表达水平,提高 ATC 对[131]I 敏感性。范群等对 234 例 RAIR-DTC 患者进行研究,发现 13-顺式-维 A 酸和全反式维 A 酸诱导有效率分别为 59.7%和 52.9%,[131]I 治疗有效率分别为 70.8% 和 64.3%,明显高于对照组 28.2%。另一项研究显示,全反式维 A酸应用于 RAIR-DTC 和/ATC 患者时,43.8% 患者的病灶[131]I 摄取增高,另外 29.6% 患者诱导后转移灶缩小,其诱导有效率略低于范群等研究报道的 52.9%。目前,国内维 A 酸诱导碘难治性甲状腺再分化后[131]I摄取增高的有效率为 43.8%~59.7%,维 A 酸诱导联合[131]I 治疗的有效率为 62.5%~70.8%。国外报道的维 A 酸治疗有效率明显低于国内,可能与不同地区人群的药物敏感性存在差异有关。Handkiewicz-Junak等对 53 例 DTC+PDTC 患者进行维 A 酸联合[131]I 治疗,治疗有效率仅为 17.0%。Oh 等对 47 例的 RAIR-PDTC 患者进行维 A 酸联合[131]I 治疗,总缓解率为 21.3%,疾病控制率(40.4%)与靶向药物治疗类似,但不良反应明显少于靶向药物。

全反式维 A 酸给药剂量为 1.0~1.5mg/(kg·d),部分患者采用小剂量逐步递增方案,疗程为 6~8 周,1~3 次/d。13-顺式-维 A 酸的给药剂量类似。

关于不良反应的发生率,多项研究报道差距较大(17.9%~100%)。国内研究显示,维 A 酸诱导再分化过程中不良反应发生率达到 100%,全反式维 A 酸的不良反应主要为神经系统症状,包括头晕(100%)、头痛(66.7%),仅小部分为皮肤黏膜改变;13-顺式-维A酸治疗的主要不良反应为皮肤黏膜损害(100%脱皮,皮肤、嘴唇干燥;82.05%皮肤瘙痒;83.3%眼干燥),38.5%出现神经系统症状,肝功能受损、肌痛及胃肠道反应发生率分别为25.6%、4.5%、7.1%。少有患者因不良反应无法耐受而退出治疗。

**2. TSHR 基因转染**　重组真核表达质粒pcDNA3.1/人TSH受体(human TSH receptor,hTSHR)体外转染低分化甲状腺癌细胞株后可提高碘的摄取。

**3. NIS 基因转染**　基于线性聚乙烯亚胺(linear polyethylenimine,LPEI)和聚乙二醇(polyethylene glycol,PEG)的纳米粒载体并耦合GE11合成肽作为表皮生长因子(endothelial growth factors,EGFR)特异性配体,合成NIS基因表达质粒LPEI-PEG-GE11/NIS后将NIS基因导入小鼠ATC肿瘤细胞,进一步完善$^{131}$I治疗有效。

### (二) 干预异常激活信号传导通路

**1. MAPK 激酶抑制剂**　Ho等人对20例碘难治性DTC患者进行4周司美替尼治疗后,评估病灶$^{131}$I碘摄取情况,再进一步行$^{131}$I治疗,结果显示40%患者治疗后有明显$^{131}$I摄取,其中3例患者部分缓解,5例患者为疾病稳定状态。司美替尼的不良反应大多为轻度,包括疲劳、皮疹和转氨酶上升等。

**2. BRAF 突变抑制剂**　在一项小样本研究中,10例伴$BRAF^{V600E}$突变的碘难治性DTC患者接受达拉非尼治疗后,$^{131}$I扫描显示碘摄取显著增加,随后给予$^{131}$I治疗,结果显示6例患者(60%)治疗后获得明显$^{131}$I摄取,其中2例患者获得部分缓解,4例患者为疾病稳定状态。Ullmann等利用达拉非尼和曲美替尼双靶向药处理BRAF和RAS突变PTC患者肿瘤细胞后,NIS表达上调,提示双靶向药治疗可能提高肿瘤的摄碘能力。

**3. 多靶点酪氨酸激酶抑制剂**　舒尼替尼可抑制包括集落刺激因子、RET、血管内皮生长因子、血小板衍生生长因子受体、集落刺激因子1受体等。研究结果显示,舒尼替尼可以抑制RET的酪氨酸激酶,使具有RET/PTC基因重排甲状腺癌细胞NIS的表达升高,从而可应用于PDTC和ATC患者中。

## 二、$^{89}$Sr 治疗

$^{89}$Sr是第一个用于转移性骨肿瘤治疗放射性药物,物理半衰期为50.5d,β射线最高能量为1.46MeV,平均能量为0.58MeV,骨组织中的射程约为3mm。$^{89}$Sr治疗骨转移属于骨转移灶姑息治疗,目的是缓解骨痛,提高患者生存质量。对于ATC和难治性PDTC骨转移的患者,若存在骨痛症状且骨显像为浓聚灶,可评估后给予$^{89}$Sr等放射性药物治疗。

**1. 适应证**　①诊断明确的多发性骨转移肿瘤,$^{99m}$Tc-MDP骨显像证实骨转移病灶处有浓聚。即使X线检查为溶骨性病灶,只要骨显像该病灶浓聚$^{99m}$Tc-MDP,$^{89}$Sr治疗就可能获得疗效。②治疗前1周内,血红蛋白>90g/L,白细胞≥3.5×10$^9$/L,血小板≥80×10$^9$/L。

**2. 治疗方案**

(1) 治疗前准备:不需要特殊准备。患者应于注射$^{89}$Sr前后适量饮水,正常饮食;治疗前8周行全身骨显像;1周内完成血常规和生化检查;双磷酸盐对$^{89}$Sr疗效无影响,可同时应用。

(2) $^{89}$Sr的剂量:常用剂量为1.48~2.22MBq/kg,成人一般为148MBq/次。应先建立静脉通道,避免$^{89}$Sr注射液渗漏,而后一次静脉缓慢注射给药(1~2min)。

## 三、$^{125}$I 粒子源植入治疗

头颈部重要器官集中,解剖关系复杂,对于无法手术治疗、术后和/或放化疗后失败的患者,$^{125}$I粒子植入对于延缓肿瘤发展和缓解症状有一定作用。放射性粒子植入治疗优势:①可在局部长期持续释放低剂量率的γ射线,相对外照射治疗来说是低剂量率照射,但肿瘤靶区累积剂量很好;②放射性粒子近距离治疗时,对氧的依赖性减少,因低剂量率射线连续不间断的损伤效应累积,使处于敏感期的细胞因辐射效应遭到最大限度毁灭性杀伤,增加了乏氧细胞对射线的敏感性。

多项研究提示,$^{125}$I粒子植入治疗难治性甲状腺分化型癌和髓样癌及其转移灶有效;联合5-氟尿嘧啶治疗复发性甲状腺癌,能有效控制病情进展,改善预后。$^{125}$I粒子植入治疗ATC的有效性有待临床研究

确认。

$^{125}$I 粒子(半衰期为 59.4d)是最常用的植入放射性粒子,仅发射能量 27.4~31.5keV 特征 X 射线和 35.5keV γ 射线,80% 被 1cm 内组织吸收,易防护。国内专家共识推荐$^{125}$I 粒子植入治疗头颈部肿瘤处方剂量为 110~150Gy,活度为 18.5~25.9MBq。

放射性粒子植入治疗适应证:①手术或放疗后复发,或拒绝手术、放疗患者,肿瘤直径≤7cm;②病理学诊断明确;③有合适的穿刺路径;④无出血倾向或高凝状态;⑤身体一般情况(Karnofsky performance status,KPS)>70 分;⑥可耐受放射性粒子植入术;⑦预期生存时间>3 个月。

## 四、其他放射性核素治疗方法及进展

多肽受体靶向放射性核素治疗(peptide receptor radionuclide therapy,PRRT)指放射性标记多肽类似物与相应肿瘤受体结合,利用治疗性核素发射射线杀死肿瘤细胞,发挥治疗作用。对于手术无法切除或转移性肿瘤患者来说,PRRT 是一种较新的和很有希望的治疗方法。放射性标记的多肽类似物包括生长抑素、铃蟾素(又称铃蟾肽、蛙皮素)、神经降压素和胃泌素类似物等,最常用的受体靶向制剂是各种生长抑素(somatostatin,SST)的类似物,如$^{177}$Lu-DOTA-TATE(lutathera)。

Pisarek 等研究发现,71.4% 的 PDTC 表达生长抑素受体(somatostatin receptor,SSTR)-1 和 SSTR-5,ATC 均表达 SSTR-1、SSTR-2B 和 SSTR-5,故可应用 PRRT 法进行 ATC 及 PDTC 的治疗。$^{177}$Lu-DOTA-TATE 在甲状腺癌的应用发展并不成熟。Roll 等对 5 例 RAIR-DTC 完善$^{177}$Lu-DOTA-TATE,其中 1 例部分缓解,3 例继续进展,1 例显像学检查提示疾病稳定但 Tg 水平升高。$^{90}$Y 和$^{177}$Lu 标记的生长抑素类似物应用于 11 例疾病进展但$^{131}$I 显像阴性的 DTC 患者,7 例得到了控制,表现为疾病稳定或部分缓解,中位生存期为 4.2 年,中位无进展生存期为 25 个月。$^{177}$Lu-DOTA-TATE 的常见不良反应包括淋巴细胞减少、某些器官功能酶升高、呕吐、恶心、高血糖和低钾血症。

PSMA 多表达于前列腺癌上皮组织和非前列腺癌的新生血管系统,血供丰富的 ATC 也能表达 PMSA。因此,$^{68}$Ga-PSMA PET/CT 能清晰显示 ACT 病灶,有学者曾尝试应用$^{177}$Lu-DOTA-TATE 和$^{177}$Lu-PSMA 治疗 RAIR-DTC 患者。该名患者$^{177}$Lu-DOTA-TATE 治疗不佳,随后行 7.4GBq $^{177}$Lu-PSMA 治疗,但患者在第 2 次放射性核素治疗 2 周后死于心搏骤停,无法评估其治疗效果。

血管内皮生长因子(vascular endothelial growth factor,VEGF)在 ATC 中呈过表达状态,纳米粒子$^{131}$I-牛血清白蛋白(bovine serum albumin,BSA)-介孔二氧化硅纳米粒(mesoporous silica nanoparticles,MSNs)-抗血管内皮生长因子受体 2(anti-VEGFR2)能有效抑制 ATC 肿瘤生长,延长荷瘤鼠的生存期。Zhou 等报道了一种能将光热治疗与放射治疗结合 PEG-$^{64}$Cu-CuS 纳米粒子用于 ATC 荷瘤鼠的治疗,与单项治疗对比,该治疗方法有效延长了荷瘤鼠的生存时间。

(袁婷婷　王雪鹃)

## 参考文献

[1] AHN S,KIM TH,KIM SW,et al. Comprehensive screening for PD-L1 expression in thyroid cancer. Endocr Relat Cancer,2017,24(2):97-106.

[2] ROCHA AS,SOARES P,FONSECA E,et al. E-cadherin loss rather than beta-catenin alterations is a common feature of poorly differentiated thyroid carcinomas. Histopathology,2003,42(6):580-587.

[3] WANG W,MACAPINLAC H,LARSON SM,et al. [18F]-2-fluoro-2-deoxy-D-glucose positron emission tomography localizes residual thyroid cancer in patients with negative diagnostic(131)I whole body scans and elevated serum thyroglobulin levels. J Clin Endocrinol Metab,1999,84(7):2291-2302.

[4] KIM SJ,LEE SW,PAK K,et al. Diagnostic performance of PET in thyroid cancer with elevated anti-Tg Ab. Endocr Relat Cancer,2018,25(6):643-652.

[5] IYER PC,DADU R,FERRAROTTO R,et al. Real-World experience with targeted therapy for the treatment of anaplastic thyroid carcinoma. Thyroid,2018,28(1):79-87.

[6] SUBBIAH V,KREITMAN RJ,WAINBERG ZA,et al. Dabrafenib and trametinib treatment in patients with locally advanced or

metastatic BRAF V600-mutant anaplastic thyroid cancer. Journal of Clinical Oncology,2018,36(1):7-13.

［7］CABANILLAS ME,FERRAROTTO R,GARDEN AS,et al. Neoadjuvant BRAF- and immune-directed therapy for anaplastic thyroid carcinoma. Thyroid,2018,28(7):945-951.

［8］中华医学会核医学分会. $^{131}$I 治疗分化型甲状腺癌指南(2021 版). 中华核医学与分子影像杂志,2021,41(4):218-241.

［9］白亮亮,饶冰玉,余济春,等. $^{131}$I 难治性分化型甲状腺癌再分化的研究进展. 中华核医学与分子影像杂志,2017,37(9):579-583.

［10］范群,匡安仁,袁耿彪,等. 13-顺式-维甲酸和全反式维甲酸诱导再分化治疗低分化甲状腺癌的疗效和安全性研究. 中华内分泌代谢杂志,2017,33(4):285-290.

［11］HANDKIEWICZ-JUNAK D,ROSKOSZ J,HASSE-LAZAR K,et al. 13-cis-retinoic acid re-differentiation therapy and recombinant human thyrotropin-aided radioiodine treatment of non-functional metastatic thyroid cancer:a single-center,53-patient phase 2 study. Thyroid Res,2009,2(1):8.

［12］OH SW,MOON SH,PARK DJ,et al. Combined therapy with $^{131}$I and retinoic acid in Korean patients with radioiodine-refractory papillary thyroid cancer. Eur J Nucl Med Mol Imaging,2011,38(10):1798-1805.

［13］HO AL,GREWAL RK,LEBOEUF R,et al. Selumetinib-enhanced radioiodine uptake in advanced thyroid cancer. The New England Journal of Medicine,2013,368(7):623-632.

［14］ULLMANN TM,LIANG H,MOORE MD,et al. Dual inhibition of BRAF and MEK increases expression of sodium iodide symporter in patient-derived papillary thyroid cancer cells in vitro. Surgery,2020,167(1):56-63.

［15］中华医学会核医学分会转移性骨肿瘤治疗工作委员会. 氯化锶[$^{89}$Sr]治疗转移性骨肿瘤专家共识(2017 年版). 中华核医学与分子影像杂志,2018,38(6):412-415.

［16］中华医学会放射肿瘤学分会,中国医师学会放射治疗专业委员会,中国抗癌协会肿瘤微创治疗分会粒子治疗学组,等. CT 引导放射性$^{125}$I 粒子组织间永久植入治疗肿瘤专家共识. 中华医学杂志,2017,97(15):1132-1139.

［17］PISAREK H,PAWLIKOWSKI M,MARCHLEWSKA M,et al. An immunohistochemical investigation of the expression of somatostatin receptor subtypes-should therapeutic trials be performed to determine the efficacy of somatostatin analogs in treating advanced thyroid malignances? Exp Clin Endocrinol Diabetes,2015,123(6):342-346.

［18］ROLL W,RIEMANN B,SCHÄFERS M,et al. 177Lu-DOTATATE therapy in radioiodine-refractory differentiated thyroid cancer:a single center experience. Clin Nucl Med,2018,43(10):e346-e351.

［19］ASSADI M,AHMADZADEHFAR H. (177)Lu-DOTATATE and (177)Lu-prostate-specific membrane antigen therapy in a patient with advanced metastatic radioiodine-refractory differentiated thyroid cancer after failure of tyrosine kinase inhibitors treatment. World J Nucl Med,2019,18(4):406-408.

［20］ZHOU M,CHEN Y,ADACHI M,et al. Single agent nanoparticle for radiotherapy and radio-photothermal therapy in anaplastic thyroid cancer. Biomaterials,2015,57:41-49.

# 第六章

# 甲状腺髓样癌的放射性核素治疗

## 第一节 甲状腺髓样癌的临床概述

甲状腺髓样癌(medullary thyroid carcinoma,MTC)是源于甲状腺滤泡旁细胞(parafollicular cell,又称C细胞)的神经内分泌肿瘤,占甲状腺癌的5%~10%。C细胞主要位于两侧甲状腺中上部,不存在峡部,因此,甲状腺髓样癌大多位于侧叶中上部。髓样癌好发年龄为40~60岁,女性稍多;家族性甲状腺髓样癌(familial medullary thyroid carcinoma,FMTC)则好发于20~30岁,无性别差异,肿瘤常呈现多中心性,累及双侧甲状腺髓样癌。典型的甲状腺髓样癌具有特征性的组织学和细胞学改变(图3-6-1),诊断较容易,但同时髓样癌也有许多变形,可导致误诊为其他肿瘤,如乳头状变形可有假乳头,而导致误诊为乳头状癌。

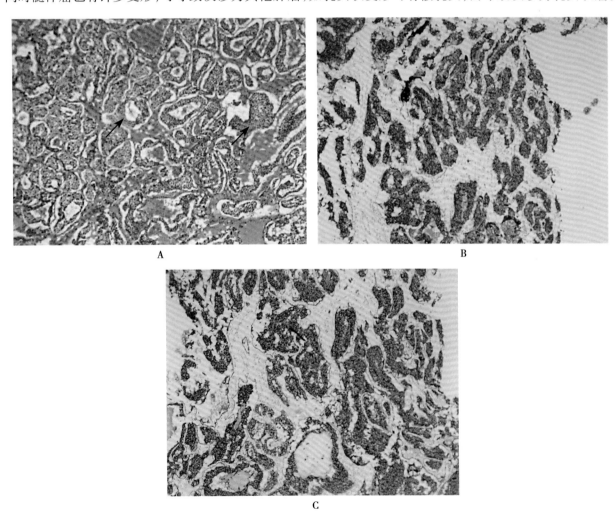

图 3-6-1 典型的甲状腺癌病理诊断
A.HE 染色,甲状腺髓样癌肿瘤组织(箭头)呈梁状、滤泡状排列;B.免疫组化降钙素阳性;C.免疫组化 CgA 阳性。

近年来,随着甲状腺乳头状癌相对发病率的显著上升,甲状腺癌中 MTC 比例逐渐下降,但其病死率占甲状腺癌总病死率的 8%～13%。

## 一、临床分类及表现

甲状腺髓样癌中 75%～80% 为散发性,20%～25% 为家族性(遗传性)。家族性 MTC 通常是多发内分泌肿瘤 2 型(multiple endocrine neoplasia,MEN2)综合征的组成部分或是家族性 MTC。

MEN2 综合征可分为多发内分泌肿瘤 2A 型(MEN2A)和多发内分泌肿瘤 2B 型(MEN2B),由 RET 原癌基因不同突变所致,均为常染色体显性遗传且与 MTC 有关,特定的 RET 突变决定着 MTC 的临床表现和预后。其中,MEN2A 约占 95%,MEN2B 约占 5%。典型 MEN2A 与 MTC、嗜铬细胞(pheochromocytoma,PHEO)及原发性甲状旁腺功能亢进(hyperparathyroidism,HPTH)有关,MTC 外显率接近 100%;MEN2B 同样具有 MTC 和 PHEO 遗传易感性,但无 HPTH 易感性,常伴有马方综合征体形、黏膜神经瘤和肠道节细胞神经瘤,几乎所有 MEN2B 都存在 MTC;FMTC 则仅存在 MTC 而无 HPTH 和 PHEO 的遗传性,曾被视为单独疾病,2015 年美国甲状腺学会(ATA)指南将其归于 MEN2A 变异型。MEN2B 比 MEN2A 发病更早,侵袭性更强。

甲状腺髓样癌起源于甲状腺 C 细胞,绝大多数由位于 10 号染色体 q11.2 的原癌基因 RET 突变所致,极少数家族性髓样癌由 NTRK1 基因突变引起。RET 主要表达在脑神经节、脊神经节、心脏和肾脏细胞。几乎所有多发性内分泌肿瘤 2A 型和 2B 型以及家族性髓样癌患者均具有 RET 种系突变,散发性甲状腺髓样癌中约 50% 有体细胞 RET 突变。

散发性甲状腺髓样癌的发现年龄在 50～60 岁。家族性甲状腺髓样癌通常表现时间提前。Ⅰ～Ⅲ期甲状腺髓样癌的 5 年相关生存率大约为 93%,而Ⅳ期疾病的 5 年生存率为 28%。由于 C 细胞主要位于每一侧甲状腺叶的上部,散发性患者通常表现为甲状腺上极的结节。当初始发现甲状腺结节并经过检查考虑为髓样癌患者,其中 50% 以上的患者已经有颈部淋巴结转移。5%～10% 的患者已有远处转移。年龄和诊断时的肿瘤分期是预后的独立影响因素。由于初始临床表现不明显,近几十年来,肿瘤诊断时的分期并没有显著提早的趋势,因此,患者生存率也无显著改变。

多发性内分泌肿瘤 2B 型预后最差,发病年龄小,甲状腺髓样癌表现往往出现在婴儿期,并呈高度侵袭性、早期区域及远处淋巴结转移。大约 50% 的多发性内分泌肿瘤 2B 型发展为嗜铬细胞瘤,呈现独特的病理外观,如眼部异常(婴儿期无泪,视物模糊,眼睑外翻,轻度上睑下垂)、骨骼畸形(马方综合征体形,窄长面目,漏斗胸,脊柱侧弯)和遍布整个呼吸消化道的广泛神经节瘤病。大多数多发性内分泌肿瘤 2B 型患者都有腹部症状,如腹胀、间断便秘、腹泻、肠梗阻。

用于临床病理肿瘤分期的 TNM 标准(表 3-6-1、表 3-6-2)是基于肿瘤大小、甲状腺外侵犯存在与否、局域淋巴结转移和远处转移等确定的。但是,TNM 分期标准缺少其他重要预后因素,如诊断时的年龄。诊断时年龄<40 岁患者的 5 年和 10 年疾病特异性生存率分别为 95% 和 75%,与之相比,诊断时年龄>40 岁患者的 5 年和 10 年疾病特异性生存率分别为 65% 和 50%。

表 3-6-1　甲状腺髓样癌 TNM 分期标准(2017 年 AJCC 第 8 版)

| |
| --- |
| **T:原发肿瘤** |
| Tx:原发肿瘤无法评估 |
| T0:无原发肿瘤证据 |
| T1:肿瘤局限于甲状腺,最大径≤2cm |
| 　T1a:肿瘤局限于甲状腺,最大径≤1cm |
| 　T1b:肿瘤局限于甲状腺,1cm<最大径≤2cm |
| T2:肿瘤局限于甲状腺,2cm<肿瘤直径<4cm |
| T3:肿瘤局限于甲状腺,肿瘤直径≥4cm,或者甲状腺外浸润 |
| 　T3a:肿瘤局限于甲状腺,肿瘤直径≥4cm |
| 　T3b:任何大小肿瘤,有甲状腺外浸润,仅累及带状肌群(胸骨舌骨肌、甲状舌骨肌、肩胛舌骨肌) |
| T4:肿瘤进展期 |
| 　T4a:中度进展期,任何大小的肿瘤,有甲状腺外浸润至颈部邻近组织,包括皮下组织、喉、器官、食管或喉返神经 |
| 　T4b:高度进展期,任何大小肿瘤甲状腺外浸润,包括椎前筋膜、包绕颈动脉或纵隔血管 |

**N:区域淋巴结**

Nx:区域淋巴结无法评估

N0:无区域淋巴结转移证据

　N0a:细胞学或者组织学证实的良性淋巴结

　N0b:无影像学或者临床检查发现淋巴结转移

N1:区域淋巴结转移

　N1a:单侧或者双侧Ⅵ区或Ⅶ区淋巴结转移

　N1b:单侧、双侧或对侧Ⅰ、Ⅱ、Ⅲ、Ⅳ、Ⅴ区或咽后壁淋巴结转移

**M:远处转移**

M0:无远处转移

M1:有远处转移

表 3-6-2　甲状腺髓样癌 TNM 分期(2017 年 AJCC 第 8 版)

| 分期 | 原发肿瘤(T) | 区域淋巴结(N) | 远处转移(M) |
|---|---|---|---|
| Ⅰ 期 | T1 | N0 | M0 |
| Ⅱ 期 | T2 | N0 | M0 |
| Ⅲ 期 | T3 | N0 | M0 |
| | T1～3 | N1a | M0 |
| Ⅳa 期 | T4a | AnyN | M0 |
| | T1～3 | N1b | M0 |
| Ⅳb 期 | T4b | AnyN | M0 |
| Ⅳc 期 | AnyT | AnyN | M1 |

　　能够引发更加不良预后的其他重要因素包括:①肿瘤的降钙素免疫染色结果的异质性和缺乏;②癌胚抗原(carcinoembryonic antigen,CEA)水平快速上升,尤其是在降钙素(calcitonin,CT)水平稳定的情况下;③术后残留降钙素血症。

## 二、辅助检查

### (一) 降钙素和癌胚抗原

　　血清降钙素(CT)和癌胚抗原(CEA)是甲状腺髓样癌有价值的肿瘤标志物,其血清浓度与 C 细胞数量直接相关。

　　血清降钙素水平在以下疾病中可能升高,如慢性肾衰竭、甲状旁腺增生、自身免疫性甲状腺炎、小细胞和大细胞肺癌、前列腺癌、肥大细胞增多症以及各种肠和肺的神经内分泌肿瘤。传统的通过使用五肽胃泌素或输入钙质刺激降钙素分泌以发现 MTC 患者的方法已不再推荐,因为降钙素水平升高并不能特异性或敏感地反映 MTC 病变存在与否。血清降钙素和 CEA 检测用于治疗后随访更具有意义。基础血清降钙素和 CEA 的测定应于术后 2 或 3 个月时进行。基础血清降钙素水平超过 1 000ng/L 的患者,如果未见颈部或纵隔有明显的 MTC 病灶,则可能存在远处转移,最可能的转移部位为肝脏。如果血清 CEA 和降钙素水平同时增加,表明其病情恶化。部分患者病情恶化时血清 CEA 水平不断升高,但血清降钙素水平保持不变或者降低,这通常被认为是甲状腺髓样癌低分化的表现。降钙素原与降钙素比值的升高与疾病进展风险的升高及无进展生存期的缩短相关,其可以用于预测甲状腺髓样癌患者的预后。

　　在随访阶段,对于基础降钙素可测得或 CEA 水平升高的患者,建议行颈部超声检查。降钙素水平无

法测得且 CEA 水平正常的患者随后可通过每年测定血清标志物的方法予以随访。对于降钙素和 CEA 水平明显升高的患者,可进行其他检查或增加检查频次。

### (二) 超声及细针穿刺活检

超声检查作为甲状腺疾病的常规检查项目,可以早期发现甲状腺结节,对于存在恶性影像学表现的甲状腺结节,可以提供后续治疗意见以及诊断的一定参考。同时,超声引导下的细针穿刺活检(FNAB)可以明确 MTC 诊断。FNAB 是目前诊断甲状腺结节良恶性最可靠、安全、经济的检查方法,根据甲状腺结节的临床特点和超声征象判断是否进行 FNAB 检查(表 3-6-3)。当穿刺结果不确定或疑似甲状腺髓样癌者,可通过测量标本的降钙素及进行免疫组织化学染色检测,如降钙素、嗜铬粒蛋白、CEA 以及甲状腺球蛋白的缺失。对于 FNAB 确诊 MTC 的患者,甲状腺及颈部(包括中央区及侧颈区)超声检查可以对病灶大小进行测量,同时发现是否存在异常的淋巴结,为手术范围提供一定依据。对于存在声音异常的患者,超声检查可以提供声带活动度评估。

表 3-6-3 根据甲状腺结节临床特点和超声征象判断是否行 FNAB

| 超声表现或临床特点 | 结节大小 | FNA 推荐级别 |
| --- | --- | --- |
| 伴有临床高危因素 | | |
| 结节具有异常超声表现 | >5mm | 强烈推荐 |
| 结节无异常超声表现 | >5mm | 不推荐也不反对 |
| 颈部淋巴结异常 | 所有 | 强烈推荐 |
| 结节内微小钙化灶 | ≥1cm | 推荐 |
| 实性结节 | | |
| 低回声 | >1cm | 推荐 |
| 等或高回声 | ≥1~1.5cm | 推荐 |
| 混合回声结节 | | |
| 伴有异常超声征象 | ≥1.5~2cm | 推荐 |
| 无异常超声征象 | ≥2cm | 推荐 |
| 海绵样结节 | ≥2cm | 推荐 |
| 单纯囊性结节 | | 不推荐 |

### (三) CT、MRI 及 PET/CT 检查

对于确诊甲状腺髓样癌的患者,胸部增强 CT、肝脏 MRI 以及 PET/CT 检查可以用于了解全身情况,以早期发现远处转移。对于怀疑家族性甲状腺髓样癌的患者,通过以上检查,可以早期发现甲状旁腺及肾上腺病变。

### (四) 基因筛查

家族性甲状腺髓样癌患者的一级亲属、父母在婴幼儿期存在 MEN2B 型典型表现的患儿、苔藓样皮肤淀粉样变的患者、先天性巨结肠病患者、*RET* 外显子 10 基因突变的婴幼儿、多发性内分泌肿瘤 2A 型合并先天性巨结肠病症状的外显子 10 突变的成人应进行基因检测,以明确 *RET* 基因突变。对于 MEN 2 型患者,如与预期基因型相矛盾或没有检测出 *RET* 基因突变,应考虑进行整个编码区测序。多发性内分泌肿瘤 2A 型最初推荐检测外显子 10(密码子 609、611、618、620)、外显子 11(密码子 630 和 634)和外显子 8、13、14、15 和 16。多发性内分泌肿瘤 2B 型的患者应检测 RET 密码子 *M918T* 突变(外显子 16),若为阴性,还应检测 RET 密码子 *A883F* 突变(外显子 15),若没有检测出这两个外显子突变,推荐进行整个 RET 编码区测序。

散发性甲状腺髓样癌患者不常规检测体细胞 *H-RAS*、*K-RAS*、*N-RAS* 突变或 *RET M918T* 突变。

## 三、常规治疗

### （一）手术治疗

家族性甲状腺髓样癌患者具有典型的疾病进展过程，从 C 细胞增生到甲状腺髓样癌、局部淋巴结转移、最终发生远处转移，该过程可经历数个月到数年，多数取决于 RET 突变。在这种背景下，在肿瘤发生前或肿瘤局限于腺体内时切除甲状腺是可行的。对于已经确诊甲状腺髓样癌的多发性内分泌肿瘤 2A 型或 2B 型患者，无论年龄和症状，计划怀孕或已经怀孕患者必须在实施任何治疗前排除嗜铬细胞瘤。原则上均先处理嗜铬细胞瘤。

2015 版 ATA 指南推荐：甲状腺髓样癌患者经超声检查，如果没有颈部淋巴结转移迹象及无远处转移迹象，应进行甲状腺全切除+中央区（Ⅵ区）淋巴结清扫，还可以基于血清降钙素水平考虑是否进行侧颈区（Ⅱ~Ⅴ区）淋巴结清扫［ATA 指南没有对这项建议达成共识（Ⅰ级建议）］；若肿瘤局限于颈部或颈部淋巴结的甲状腺髓样癌患者则应行甲状腺全切除+中央区（Ⅵ区）淋巴结清扫+患侧区（Ⅱ~Ⅴ区）淋巴结清扫。术前影像学显示单侧侧颈区阳性但对侧阴性且降钙素>200ng/L 时，应考虑同时行对侧侧颈区清扫。

### （二）辅助放疗

外照射治疗（external beam radiotherapy，EBRT）和调强放疗（intensity modulater radiotherapy，IMRT）作为辅助治疗手段，在部分甲状腺外侵犯或广泛性局域淋巴结受累的患者中，取得了轻微改善的疗效。EBRT 和 IMRT 也可以用于疼痛或进展的骨转移灶患者的姑息治疗。常规使用 EBRT 难以在满足周边重要结构安全剂量的前提下，使得甲状腺区域照射剂量达到较高水平。随着 IMRT 的出现，可适当提高靶区剂量。低风险临床靶区（clinical target volume，CTV）治疗剂量为 54Gy；高风险 CTV 治疗剂量为 60Gy；大体残余或不可切除的肿瘤治疗剂量为 66~70Gy。

### （三）激酶抑制剂

大部分 MTC 患者存在 RET 基因突变。有资料显示，超过 95% 的家族性和 30%~50% 的散发性病例具有 RET 基因突变。RET 基因特异位点突变可以增加 RET 蛋白转化能力，激发酪氨酸激酶自动磷酸化，从而激活多条信号通路。这些通路的活化使得细胞存活、增殖、分化，改变了细胞与细胞间的相互作用，从而引发甲状腺癌。目前研究使用的多种激酶抑制剂能有效阻断突变的 RET 激酶活性，达到靶向治疗甲状腺髓样癌的目的。激酶抑制剂可适用于部分无法切除的复发或持续性 MTC 患者。如凡德他尼和卡博替尼是口服型受体激酶抑制剂，能够使转移性 MTC 患者的无进展生存时间（PFS）增加。

# 第二节　放射性核素在甲状腺髓样癌诊断中的应用

目前，对于术后降钙素增高者，尤其是疑似淋巴结转移者，主要采用的影像学检查为 CT、超声、MRI 等。以上检查主要从病灶形态和大小等方面分析淋巴结或全身多处病变的良恶性，对于一些小病灶及隐匿性病灶诊断力不足。核医学显像通过将不同放射性核素及其标记的化合物引入体内，这些化合物可以参与到肿瘤细胞的代谢中，或可与肿瘤细胞的特异性受体相结合。通过核医学影像采集设备，可以直观反映该化合物在体内的代谢、结合等过程，从而反映机体或肿瘤组织的代谢过程，可以在分子水平提供相关组织、疾病的功能性信息，具有灵敏度高、特异性强等特点。

## 一、亲肿瘤显像剂 $^{99m}$Tc（Ⅴ）-DMSA

### （一）显像原理

亲肿瘤显像剂五价锝标记的亚锡二巯丁二钠［$^{99m}$Tc（Ⅴ）-DMSA，以下简称 DMSA］显像主要针对术后降钙素或癌胚抗原升高而常规影像（如 CT、超声等）检查未发现病灶的患者。该显像方法诊断 MTC 术后复发或转移灶的灵敏度为 68%~90%。显像药物通过静脉注射的方式引入体内后，随血液循环可直接进入肿瘤细胞，并在肿瘤细胞内呈现较高的浓集，应用 SPECT 进行扫描成像，可显示肿瘤部位 DMSA 药物的浓聚。其确切浓集机制有待阐明，可能的原理为 $^{99m}$Tc（Ⅴ）-DMSA 中五价锝能与 2 个 DMSA 配体中的 4 个巯基形成较为稳定的结构,因此能稳定存在于血浆环境中,可通过细胞膜进入肿瘤细胞内。进入肿瘤细胞内的$^{99m}$Tc(Ⅴ)-DMSA 由于水解作用形成锝酸根而滞留在肿瘤细胞中,$^{99m}$Tc(Ⅴ)-DMSA 在甲状腺癌和一些软组织肿瘤中可表现为明显浓集。

**(二)适应证**

**1. 甲状腺肿瘤良恶性病变的鉴别** DMSA 不被正常甲状腺组织浓聚,因此本方法具有较高的特异性。

**2. 探测和定位甲状腺髓样癌转移灶** 使用 SPECT-CT 显像设备可以同时获得肿瘤的解剖定位和功能定位,通过融合技术可以明确病灶的解剖位置,提高检查能力及准确性。

3. 甲状腺髓样癌治疗后随访、疗效评估。

**(三)检查方法**

**1. 显像剂** $^{99m}$Tc(Ⅴ)-DMSA,740~925MBq(20~25mCi)。

**2. 给药方法** 静脉注射。

**3. 显像方法** 使用 SPECT,采用低能通用型或低能高分辨型平行孔准直器,分别于注射药物 10min 和 2h 后行平面显像。患者采取仰卧位。对于定位不明的病灶,可行断层融合扫描。

**4. 判读方法** 对采集图像进行判读,熟悉、了解各器官生理性摄取,病灶组织放射性浓聚一般高于正常组织,或晚期相较早期相明显核素浓聚。

## 二、甲基异腈类化合物$^{99m}$Tc-MIBI

**(一)显像原理**

$^{99m}$Tc-MIBI 是脂溶性一价阳离子化合物,由肿瘤细胞膜及线粒体膜的负膜电位所驱动,通过被动输送进入肿瘤细胞,并与低分子蛋白质结合,最终在肿瘤细胞内的线粒体中浓集。该显像剂可以用于广谱的肿瘤定性和定位辅助诊断。另外,FMTC 通常是多发内分泌肿瘤 2B 型(MEN2B),常伴发原发性甲状旁腺功能亢进(HPTH),$^{99m}$Tc-MIBI 可被正常的甲状腺组织和甲状旁腺摄取,但甲状旁腺腺瘤血供增加,其嗜酸性细胞富含线粒体,腺瘤摄取$^{99m}$Tc-MIBI 更多,通过$^{99m}$Tc-MIBI 显像,可以为甲状腺髓样癌并发原发性甲状旁腺功能亢进的患者进行术前定位,术中有选择地摘除甲状旁腺腺瘤。

**(二)检查方法**

**1. 显像剂** $^{99m}$Tc-MIBI,740~1 110MBq(20~30mCi)。

**2. 给药方法** 静脉注射。

**3. 显像方法** 使用 SPECT,采用低能通用型或低能高分辨型平行孔准直器。早期相和延迟相分别于静脉注射后 10~20min、2~3h 采集。

**4. 判读方法** 对采集图像进行判读,熟悉、了解各器官生理性摄取,心脏、肝脏可见核素浓聚。病灶组织放射性浓聚一般高于正常组织,或晚期相较早期相明显核素浓聚。

## 三、$^{131}$I 或$^{123}$I 标记的间位碘代苄胍

**(一)显像原理**

FMTC 患者经常伴发嗜铬细胞瘤,碘代苄胍类化合物是胍乙啶的芳烷衍生物,结构与去甲肾上腺素相似,可与肾上腺素能神经元受体结合,其中以间位碘代苄胍对肾上腺髓质的趋向能力最强。用$^{131}$I 或$^{123}$I 标记的间位碘代苄胍($^{131}$I-MIBG 或$^{123}$I-MIBG)进行显像时,嗜铬细胞瘤病灶区可出现明显显像剂浓聚,可对病灶进行定位。同时,由于嗜铬细胞瘤能选择性摄取$^{131}$I-MIBG,可以利用$^{131}$I 所发射的 β 射线进行内照射治疗(见本章第三节)。甲状腺髓样癌原发灶及转移灶也具有摄取$^{131}$I-MIBG 的功能,其摄取途径与嗜铬细胞瘤相近,因此甲状腺髓样癌可使用$^{131}$I-MIBG 进行显像及治疗。$^{123}$I-MIBG 发射的 γ 射线能量适中(159keV),可以一次给予较大剂量以提高图像质量,但由于其半衰期相对较短,且需回旋加速器生产,价格昂贵,限制了临床应用。

**(二)检查方法**

**1. 显像剂** $^{131}$I-MIBG,放射性活度 37~74MBq(1~2mCi);$^{123}$I-MIBG,放射性活度 185MBq(5mCi)。

2. **给药方法** 经静脉注射。

3. **显像方法**

（1）检查前准备：检查前 3d 开始口服复方碘溶液，3 次/d，每次 10 滴至检查结束，以封闭甲状腺。停用酚苄明、利血平、可卡因、生物碱、6-羟基多巴胺、胰岛素及三环抗抑郁剂等药物。显像剂注射时间应 >30s，以防止血压升高，注射显像剂时密切观察患者情况。

（2）$^{131}$I-MIBG 显像：注射显像剂后 24h、48h 及 72h 应用 SPECT 行后位和前位显像，使用高能准直器，显像范围应包含胸部、腹部和膀胱区域，或进行全身扫描。

（3）$^{123}$I-MIBG 显像：$^{123}$I 具有合适的物理特性，其 159keV 单能 γ 射线更适合 SPECT 显像，显像质量优于 $^{131}$I-MIBG，但是由于其半衰期短、价格较贵、生产过程复杂，临床使用不如 $^{131}$I-MIBG 广泛。静脉注射 $^{123}$I-MIBG 后分别于 24h 和 48h 行前位和后位显像，或进行全身扫描。

显像过程中，可在肩峰、肋缘、骨盆边缘或大转子等部位放置放射性标志，以在平面显像中帮助解剖定位，或进行 SPECT-CT 断层融合显像，以对异常病灶进行定位分析。

4. **结果判读**

（1）正常图像：肾上腺髓质绝大多数不显影，极少数在延迟显像中可较淡显像，两侧大致对称；腮腺、肝脏、脾脏、心肌和膀胱正常显影。

（2）异常图像：为了便于判断和比较病灶显影程度，根据肾上腺髓质或病灶区的放射性分布情况，将显像图分为 5 级：0 级不显影；Ⅰ级稀疏显影；Ⅱ级较清晰显影；Ⅲ级清晰显影；Ⅳ级显著显影。

单侧肾上腺髓质明显显影，特别是 24h 显像即可见较清晰的影像，多提示为嗜铬细胞瘤，不显示侧为正常肾上腺。甲状腺区、肺部或其余异常部位出现核素浓聚，可能提示甲状腺髓样癌病灶或转移灶摄取。

## 四、放射性核素标记生长抑素类似物显像

### （一）显像原理

许多神经内分泌肿瘤含有丰富的生长抑素（somatostatin，SST）受体（SST receptor，SSTR），如 SSTR1、2、3、4、5 等。应用与这些受体具有亲和力的 SST 类似物奥曲肽（octreotide），与合适的放射性核素加以标记，则可作为诊断和治疗相关肿瘤的药物。早期放射性核素与二乙基三胺五乙酸（diethylenetriaminepentaacetic acid，DTPA）螯合再标记奥曲肽，但其稳定性较差；目前采用 1,4,7,10-四氮杂环十二烷-1,4,7,10-四羧酸（1,4,7,10-tetraazacyclododecane-1,4,7,10-tetraacetic acid，DOTA）标记奥曲肽，成为 DOTATOC，它对 SSTR2 表现高亲和性。甲状腺髓样癌明显表达 SSTR，尤其是 SSTR2。$^{111}$In-DOTATOC 使用 SPECT 进行显像，$^{68}$Ga-DOTATOC 使用 PET/CT 显像。

### （二）检查方法

1. **显像剂** $^{111}$In-DOTATOC，150MBq。

2. **显像方法** 经静脉注射 $^{111}$In-DOTATOC，使用 SPECT 设备，使用中能准直器、脉冲高度分析窗中心对准 $^{111}$In 的 2 个能峰（172keV 和 245keV），分别于 4h、24h、48h 行头颈部、胸部及腹部平面显像，或行全身扫描或局部断层显像。

### （三）结果判读

正常 $^{111}$In-DOTATOC 显像中，甲状腺、脾脏、肝、肾和部分受检者的垂体可以探测到核素浓聚。甲状腺髓样癌病灶及其转移灶可见核素浓聚显影，其定位诊断敏感性为 50%～70%。

## 五、$^{18}$F-FDG PET/CT 显像

### （一）显像原理

葡萄糖是人体主要的能量底物。$^{18}$F-FDG 为脱氧葡萄糖的第二位碳原子相连的 OH 基脱氧后剩下的 H

用$^{18}$F取代所形成的。$^{18}$F-FDG与葡萄糖一样,注入静脉后,可由细胞膜外的葡萄糖转运蛋白转运进入细胞内,在己糖激酶作用下磷酸化,形成6-磷酸-$^{18}$F-FDG,由于其结构不同,不能进一步进入糖酵解过程,使得其以6-磷酸-$^{18}$F-FDG的形式沉积在细胞内。医学基础研究证明,生理状态下,甲状腺组织的能量底物以脂肪酸为主,因此正常甲状腺组织仅有轻度$^{18}$F-FDG摄取。甲状腺肿瘤性病变的葡萄糖代谢增高,但并不是所有"高代谢"甲状腺组织均是"甲状腺肿瘤",如单纯性甲状腺肿、甲状腺炎、格雷夫斯病、滤泡型腺瘤或结节性甲状腺肿等,因此$^{18}$F-FDG PET/CT不作为诊断"甲状腺髓样癌"的常规检查项目。$^{18}$F-FDG PET/CT检查更多应用于甲状腺髓样癌的临床分期和治疗后随访。相较于常规检查项目(如B超、CT、MRI等),$^{18}$F-FDG PET/CT具有相对灵敏度高和扫描范围大等特点。

**(二)检查方法**

1. **显像剂** $^{18}$F-FDG,按5.55MBq/kg给药。

2. **检查前准备** 患者空腹6~8h后进行检查,检查前检测血糖,控制血糖低于11mmol/L。

3. **显像方法** 患者注射药物后于安静、暗光条件下休息1h后采集图像。一般为全身扫描(颅底至大腿中断),如有需要,可在120~150min时行局部延迟显像。

4. **结果判读** $^{18}$F-FDG PET/CT可分别得出$^{18}$F-FDG代谢显像、CT以及两者融合显像。$^{18}$F-FDG代谢显像可提示高代谢区域,通过CT组织定位,可明确其确切的组织结构。脑组织、肝脏、心脏、胃肠道及膀胱可见生理性摄取增高。一些器官的良性病变有时也表现为高代谢,如腺瘤、炎性病变或肉芽肿性病变等,因此在判读时应当注意区分。甲状腺髓样癌病灶及转移灶在$^{18}$F-FDG PET/CT显像中多表现为高代谢,可见相应区域核素浓聚表现,其灵敏度及特异性均高于传统检查手段,尤其是淋巴结转移灶的探查效果较为理想。甲状腺髓样癌治疗后,行$^{18}$F-FDG PET/CT显像,通过对比治疗前后同一病灶的大小及代谢程度,可以观察肿瘤疗效或受抑制程度,并发现较早期的新增病灶。

随着更多正电子标记药物的发现及使用,通过引入不同类型的放射性药物进入人体,反映肿瘤组织的各种物质代谢、受体数量等,以达到肿瘤定位及活性判断的功能,使得甲状腺癌的诊断准确性及灵敏性得到提升。如6-[$^{18}$F]氟-L-多巴($^{18}$F-DOPA)是左旋多巴(levodopa,L-DOPA)类似物,在体内代谢过程与L-DOPA相似,经多巴脱羧酶转化为6-[$^{18}$F]氟-L-多巴,能反映组织或细胞的多巴胺合成情况。过往,$^{18}$F-DOPA PET/CT检查主要用于精神分裂症、帕金森、阿尔茨海默病等神经系统疾病的诊断。近年来,研究发现$^{18}$F-DOPA PET/CT检查可用于神经内分泌肿瘤的诊断中,对胃肠道高分化神经内分泌肿瘤、成神经细胞瘤、甲状腺髓样癌、嗜铬细胞瘤、副神经节瘤以及中枢神经系统恶性肿瘤具有良好的显像效果,其对于甲状腺髓样癌的检出率及准确性均高于$^{18}$F-FDG。

# 第三节 放射性核素在甲状腺髓样癌治疗中的应用

甲状腺髓样癌的治疗以手术治疗方式为主。由于甲状腺髓样癌普遍预后较差,并且受到诊断时期、病灶大小、淋巴结侵犯程度及肿瘤遗传特征等多种因素影响,选择合适的治疗时机和治疗方法对于患者的生存质量和预后有重要意义。

放射性核素治疗是指通过各种手段,将放射性同位素直接或与某些化合物相结合,通过静脉注射、口服或插植的方式,引入人体内,进入肿瘤细胞或植入肿瘤组织内,对肿瘤组织进行放射性治疗。一般,用于治疗的放射性核素可按照其发出射线的射程分为5类(表3-6-4)。α发射体发射出的α射线,射程较短(50~90μm),能穿过10个细胞,能够在较短距离内释放很高的能量。β发射体是目前临床应用最多的核素类型,如$^{131}$I、$^{32}$P、$^{89}$Sr、$^{90}$Y等。电子俘获和内转换类的放射性核素通过衰变会在电子层产生一系列空位,导致发射一串低能量俄歇电子内转换电子,这些电子都很短,当接近细胞DNA时,可以产生强烈的放射性损伤。选择放射性核素需要考虑放射性药物的实用性和价格。加速器生产的放射性核素价格高,核素发生器生产的放射性核素方便临床制备与使用。

表 3-6-4　治疗用放射性核素按射线射程分类

| α 发射体 | β 发射体<br>（射程<200μm） | β 发射体<br>（200μm<射程<1mm） | β 发射体<br>（射程>1mm） | 电子俘获/内转换 |
|---|---|---|---|---|
| $^{211}$At | $^{33}$P | $^{131}$I | $^{32}$P | $^{125}$I |
| $^{212}$Bi | $^{177}$Lu | $^{153}$Sm | $^{89}$Sr | $^{123}$I |
|  | $^{131}$Os | $^{186}$Re | $^{90}$Y | $^{67}$Ga |
|  | $^{199}$Au | $^{67}$Cu | $^{177}$Re | $^{77}$Br |
|  | $^{191}$Os | $^{77}$As | $^{114}$mIn | $^{131}$Cs |
|  |  | $^{111}$Ag |  | $^{197}$Hg |
|  |  | $^{161}$Te |  | $^{119}$Sb |

## 一、放射性核素标记的生长抑素类似物治疗甲状腺髓样癌

多种神经内分泌肿瘤中均含有丰富的生长抑素（SST）受体（SSTR），包括 SSTR1、2、3、4、5 等。应用与这些受体具有亲和力的 SST 类似物奥曲肽，并以合适的放射性核素加以标记，则可通过奥曲肽将放射性核素"带领"至肿瘤细胞，通过放射性核素发射出的射线，达到诊断和治疗相关肿瘤作用。

以肽为基质的放射性药物用于临床已十余年。奥曲肽是其中最为成功的 SST 类似物，其具有 8 个氨基酸，在体内相对稳定，应用放射性核素标记后可作为有价值的显像剂和治疗药物。这种肽螯合化合物进入人体后，通过靶细胞的特异受体（SSTR）进入细胞内，经过细胞内溶酶体内化作用（internalisation）将肽降解并使之离开靶细胞进入血液循环内，而与螯合剂（DOTA、DTPA）结合的放射性金属螯合物仍留在靶细胞内，使靶细胞内的放射性远高于周围正常组织。这就是诊断显像和治疗的原理。

$^{90}$Y 标记的奥曲肽（$^{90}$Y-DOTATOC）是此类核素靶向治疗药物中的代表药物。高再荣等人的研究发现，$^{90}$Y-DOTATOC 治疗安全，无明显毒副作用，可作为改善转移性 MTC 患者预后的一种有效方法。$^{90}$Y 是较理想的治疗用放射性核素，其半衰期为 64h，辐射类型为纯 β 辐射（2.288MeV）。同时，$^{90}$Y 制备方便，可由 $^{90}$Sr-$^{90}$Y 发生器得到。

1. **治疗前准备**　评估患者的基本情况，如血常规、肝肾功能、心功能等。通过其他影像学检查确定转移灶情况。对于基础情况较差、有高危转移灶或预期生存期不满 3 个月的患者，应当慎行治疗。

2. **治疗方法**　经静脉注射 $^{90}$Y-DOTATOC，常规使用放射性药物活度为 3.33GBq。在注射放射性药物前 30min，经静脉滴注含有精氨酸和赖氨酸的复合氨基酸溶液 500mL。静脉注射 $^{90}$Y-DOTATOC 后，继续滴注复合氨基酸溶液 2 000mL，并持续 4h 以上。使用复合氨基酸溶液是为了阻止肾小管对 $^{90}$Y-DOTATOC 的重吸收，以减少肾毒性。多次放射性核素治疗不宜过于频繁，建议在治疗前评估患者基本情况并保证治疗间隔在 6 周以上。

3. **毒副作用**　使用 $^{90}$Y-DOTATOC 治疗甲状腺髓样癌，正常组织会受到不同程度的额外照射，因此需要严格控制治疗剂量以及间隔时间。相较于其他放射性核素治疗，放射性核素标记奥曲肽治疗甲状腺髓样癌的患者，要更多地考虑肾脏接受较高辐射而限制治疗剂量。因为当肽的相对分子量<60 000 时，其能被肾小球滤过，并被近端肾小管重吸收而使得放射性核素浓聚在肾皮质内。应用过量 $^{90}$Y-DOTATOC 治疗，会导致患者肾小球、毛细血管和小动脉发生血栓性微血管病。

4. **疗效评估**　采用 $^{90}$Y-DOTATOC 治疗前，可以使用 $^{111}$In-DOTATOC 对患者进行显像检查。$^{111}$In-DOTATOC 显像不仅对于甲状腺髓样癌具有较好的灵敏度（29%~77%），同时可以预估 $^{90}$Y-DOTATOC 在病灶内的分布情况，帮助选择合适的核素进行治疗；通过治疗前后的 $^{111}$In-DOTATOC 显像对比，还可以很好地显示病灶"活性"的改变。

DOTA 作为优秀的螯合剂，可以使用多种不同的金属放射性核素进行奥曲肽的标记。新近的研究表明，镧系元素标记的奥曲肽类似物，如 $^{177}$Lu-DOTA-Tyr3-octreotate，是迄今为止在神经内分泌肿瘤组织中摄

取率最高的奥曲肽类似物。$^{177}$Lu 是一种核性质更为理想,可用于肿瘤放射性治疗的放射性核素。其半衰期为 6.7d,相较于 $^{111}$In 可以获得更长的治疗时间。$^{177}$Lu 发射的 β$^-$粒子的平均能量为 133keV,在组织中平均射程为 670μm,适合进行放射性治疗。$^{177}$Lu 还发射能量为 113keV 和 208keV 的 γ 射线,可用于放射性核素显像,实现诊疗一体化。由于其粒子能量相对较低,在对病灶发生辐射作用时对骨髓抑制较轻,可以应用于多种肿瘤治疗并且有着优秀的肿瘤治疗效果,肿瘤部分缓解率达 39%。

## 二、$^{131}$I 标记的间位碘代苄胍治疗 MTC

$^{131}$I 作为核医学最常使用、最经典的治疗用放射性核素,广泛应用于分化型甲状腺癌、格雷夫斯甲亢等疾病的放射性核素治疗中,在治疗方式、放射防护、疗效评估等方面均有成熟的理论基础。$^{131}$I 是 β 衰变核素,发射 β 射线(99%)和 γ 射线(1%)。β 射线最大能量为 0.606 5MeV,主要 γ 射线能量为 0.364MeV。$^{131}$I 的半衰期为 8.02d。

FMTC 经常伴发嗜铬细胞瘤。碘代苄胍类化合物是胍乙啶的芳烷衍生物,结构与去甲肾上腺素相似,可与肾上腺素能神经元受体结合,其中以间位碘代苄胍对肾上腺髓质的趋向能力最强。$^{131}$I 标记的间位碘代苄胍($^{131}$I-MIBG)通过静脉注射的方式被引入人体内,嗜铬细胞瘤选择性摄取 $^{131}$I-MIBG,利用 $^{131}$I 发射的 β 射线进行内照射治疗。研究表明,甲状腺髓样癌原发灶及转移灶也能通过与嗜铬细胞瘤相似的途径摄取并浓集 $^{131}$I-MIBG,可同时对病灶进行治疗及显像定位。

### (一)治疗前准备

为保护甲状腺功能,治疗前 24h 给予患者口服复方碘溶液以封闭甲状腺,并持续 7d,以减少制剂中的游离碘或体内脱碘对甲状腺的照射(后者为主)。停服影响 MIBG 摄取的药物,如酚苄明、利血平、可卡因、生物碱、6-羟基多巴胺、胰岛素及三环抗抑郁剂等药物。

治疗前,可通过 $^{131}$I-MIBG 或 $^{123}$I-MIBG 对患者进行显像,以了解病灶摄取药物的位置、摄取核素的能力以及浓聚时间。显像提示病灶明显浓聚 $^{131}$I-MIBG 或 $^{123}$I-MIBG 的患者往往能获得比较理想的治疗效果。

### (二)治疗方式

将总活度为 7 400MBq(200mCi)的 $^{131}$I-MIBG(溶于 200mL 生理盐水)通过静脉滴注方式输入患者体内。注入速度不宜过快,在 90min 以上完成滴注。部分研究根据治疗前的 $^{131}$I-MIBG 显像,计算肿瘤实际辐射吸收剂量,并据此给药,一般要求总剂量>200Gy。对于弥漫性骨髓转移者,肿瘤体积难以确定,因此肿瘤吸收剂量估计困难;肿瘤发生骨髓转移时可能增加骨髓吸收剂量,因此应当密切关注骨髓抑制表现。给药期间,每 5min 监测脉搏、血压、心电图等;给药后 24h 内每小时监测 1 次。可多次治疗,重复治疗建议间隔 3~5 个月。

### (三)毒副作用

治疗后短期内(1~3d)患者可能出现恶心、呕吐等症状,部分患者出现全白细胞、血小板减少,最低点常出现在治疗后 4~6 周,一般随后能逐渐恢复或接近治疗前水平。儿童患者骨髓抑制可能较明显,特别是血小板,有的甚至难以恢复,先前接受化疗、骨髓移植或有骨髓转移者更为显著。急性血流动力学、心电图、甲状腺功能、肝功能、肾上腺皮质激素分泌和自主神经系统功能的改变和异常较少见。当累积使用剂量超过 22 200~33 300MBq(600~900mCi)时,患者可能出现骨髓毒副作用。

### (四)疗效评估

通过影像学检查(如 CT、超声或 MRI 等)评估肿瘤大小;对于肿瘤活性的评估,可通过 $^{131}$I-MIBG 显像、$^{18}$F-FDG PET/CT 等进行。相关标志物水平(血清 CEA、血清降钙素、24h 尿儿茶酚胺量)可用于动态评估疗效。同时,$^{131}$I-MIBG 可能导致骨髓抑制,治疗后需要检查、评估患者的骨髓抑制情况,检测指标为白细胞、红细胞及血小板总计数。

### (五)放射防护

$^{131}$I-MIBG 治疗因使用的药物辐射剂量通常较高,治疗需要在核医学科具有相应条件的场所进行。治疗时可用具有防护功能的铅套等防护用品,对放射性药物进行防护。操作人员需穿铅衣、铅围领、铅眼镜

等防护用品实施治疗,有条件的情况下,可以隔室操作。患者在接受治疗后,需在核医学治疗病房进行隔离,医护人员通过中心控制系统对患者进行护理和监护。患者粪便、尿液含有放射性物质,需排入衰变池统一管理。患者通常需要在隔离病房隔离5~7d,至患者体内$^{131}$I剂量<370MBq时解除隔离。

$^{131}$I-MIBG已广泛用于嗜铬细胞瘤的治疗,并取得了满意的效果。研究表明,MTC细胞能通过与嗜铬细胞瘤相同的方式摄取药物。治疗前$^{131}$I-MIBG显像提示为强阳性的病灶往往能取得比较好的治疗效果,而且治疗后毒副作用较轻微。治疗后同样可以使用$^{131}$I-MIBG显像,通过治疗前后显像对比,直观展示病灶的活性变化,评估患者的治疗疗效。

## 三、$^{188}$Re(V)-DMSA

前文提及亲肿瘤显像剂五价锝标记的亚锡二巯丁二钠[$^{99m}$Tc(V)-DMSA,以下简称DMSA]用于甲状腺髓样癌的显像。而$^{188}$Re与$^{99m}$Tc同属于ⅦB族元素,两种核素在理化性质上非常相似。$^{188}$Re的半衰期为16.9h,可以放射出能量为155keV的γ射线以及2.12MeV的β射线。孙逊等人的研究发现,$^{188}$Re(V)-DMSA与$^{99m}$Tc(V)-DMSA在动物体内的分布情况基本一致。$^{188}$Re(V)-DMSA释放的射线中有较高能量的β射线,因此其可能在甲状腺髓样癌的治疗中具有一定的应用前景。目前主要的研究方向为如何提高$^{188}$Re(V)-DMSA在甲状腺髓样癌组织中的摄取率,同时减少对肾脏等正常组织的额外照射。

## 四、放射性粒子植入治疗

放射性粒子种植治疗肿瘤具有100多年的历史,其原理是将具有放射性核素的颗粒种植到肿瘤内,放射性核素持续不断释放射线达到杀死肿瘤细胞治疗肿瘤的目的。1981年,Holm等采用经直肠超声引导下经会阴前列腺穿刺,将$^{125}$I粒子植入治疗前列腺癌,取得优秀的疗效,为之后$^{125}$I粒子植入治疗其他恶性肿瘤打下了一定的基础。早期使用的放射性核素为钴-60($^{60}$Co)、铱-192($^{192}$Ir)和镭-226($^{226}$Ra),这些核素释放高能γ射线,临床应用防护困难。20世纪80年代后,新型核素金-198($^{198}$Au)、碘-125($^{125}$I)和钯-103($^{103}$Pd)相继研制成功,超声、CT和计算机三维治疗计划系统(treatment planing system,TPS)的出现,使放射性粒子组织间种植治疗肿瘤具有创伤小、定位精确、并发症少等优点,在颅内肿瘤、头颈部肿瘤、胰腺癌、早期前列腺癌、肝癌、肺癌、难治性甲状腺癌等的治疗方面显出显著的疗效。同时,随着一批新型医用器材的应用,如放射性粒子管道支架、粒子链等,放射性粒子的应用前景更加广阔,规范性、安全性更强。

外科手术是MTC最基本的治疗方法,但临床分期较晚的患者即使接受了积极的手术治疗,局部复发风险仍很高。以往通常采用外照射放疗进行辅助治疗,但受限于外放疗技术对于周边组织辐射剂量较大,正常结构包括双侧腮腺、喉、咽、食管、双侧肺和脊髓等的耐受剂量较低,因此,外放疗对于临床靶区的照射量往往只能达到20~75Gy,肿瘤往往得不到致死剂量照射从而导致治疗失败。而$^{125}$I粒子因其独特的物理及生物学特征广泛用于各种恶性肿瘤的治疗,取得了较为理想的治疗效果(图3-6-2、表3-6-5)。

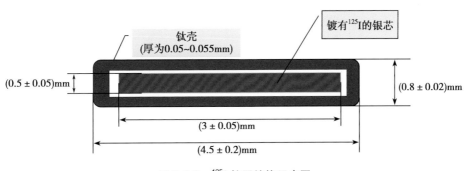

图 3-6-2　$^{125}$I粒子结构示意图

表 3-6-5 $^{125}$I 粒子(6711 型)参数

| 参数 | 数值 | 参数 | 数值 |
|---|---|---|---|
| 长度/mm | 4.5 | 半衰期/d | 60.2 |
| 直径/mm | 0.8 | 铅半价层/mm | 0.025 |
| 特征性 X 射线能量/keV | 27.4、31.4 | 初始剂量率/(Gy·h) | 0.08~0.1 |
| 特征性 γ 射线能量/keV | 35.5 | | |

**（一）治疗原理**

$^{125}$I 粒子植入瘤体后,因其半衰期长达 59.6d,可持续不断地发射射线并作用于细胞分裂全周期,同时由于射线能量低,在组织内射程短,对周围正常组织损伤小,因而可以让肿瘤接受致死剂量照射。$^{125}$I 粒子作用于肿瘤细胞,目前认为主要通过以下 3 种方式:

1. **直接作用** 射线作用于机体组织的蛋白质、核蛋白、染色体及酶等生物大分子,可引起碱基破坏或脱落、单链或双链断裂,氢键破坏、空间结构改变,使这些生物大分子的正常生理功能遭到破坏,致代谢障碍而发生生理效应。

2. **间接作用** 主要是由于射线冲击机体内的水分子,使水分子电离和激发所产生的 H、OH 自由基,化学性质极活泼,上述分解产物具有很强的氧化活性,对生物组织有高度毒性的物质,可导致生物大分子损伤和一系列生理及生化紊乱,从而致组织生化损伤、细胞凋亡。

3. $^{125}$I 粒子辐射肿瘤细胞诱导机体免疫反应可能导致外周血粒细胞增加,B 淋巴细胞明显下降,激活 CD4+和 CD8+T 细胞亚群,有助于维持缓解和降低复发率。

**（二）适应证**

1. 病理或细胞学确诊的甲状腺髓样癌。

2. 无法耐受再次手术者。

3. 无法完整切除的原发、复发、转移病灶。

4. 拒绝外照射放疗或预防性外照射放疗者。

5. 外照射及其他治疗失败者。

**（三）禁忌证**

1. 恶病质,一般情况差,不能耐受粒子治疗的患者。

2. 无法配合治疗者。

3. 严重凝血功能障碍者。

4. 严重肝肾功能受损者。

5. 孕妇及哺乳期女性。

**（四）治疗方式**

1. **CT 引导** CT 作为放射性粒子治疗的最佳影像引导手段,优势在于具有较高的密度分辨率及空间分辨率,可通过调节窗宽、窗位,能较清晰分辨肿瘤及周边组织,显示心脏大血管、脑组织、骨骼肌肉组织以及其他器官。同时,CT 扫描能为 TPS 提供资料,使得术前、术中及术后的检查显示方式具有一致性,通过对比的方式,可以很好地观察植入位置是否合适。扫描层厚一般选取 5mm,提倡使用低剂量扫描以减少辐射。肿瘤周围解剖结构复杂病例应避免相应不良反应的发生,可使用 2mm 薄层扫描并分步进针。对于胸腹部等活动度较大部位,不建议行屏气扫描,可在穿刺前对患者进行训练,以让患者在扫描及穿刺时保持同一呼吸频率及深度。

2. **超声引导** 1983 年 Holm 等首创了超声(ultrasound,US)引导下 $^{125}$I 粒子植入治疗前列腺癌技术。由于超声可实时显像,并且通过多普勒成像,可以有效识别血管。通过超声引导穿刺针,可以在穿刺过程中实时指导穿刺路径,避开血管及邻近重要脏器。由于超声技术固有特性的限制,超声应用场景会受到骨骼、气体的限制,另外超声的分辨率不及 CT 或 MRI,对于深部肿瘤有时显示不清,因此超声引导多应用于颈部、皮下软组织内或腹腔内的病灶引导。

**3. 磁共振引导**　磁共振引导介入技术是指在磁共振成像引导下进行的微创治疗或诊断手术操作。随着科学技术发展，特殊的操作设备可以在不干扰 MRI 成像的前提下，进行实时引导，尤其是开放式 MRI 的出现，使得手术更便捷。磁共振引导技术多采用快速成像技术，可以取得比 CT、US 等方式更好的软组织对比度，明确显示和分辨病变与周边血管、组织甚至神经，同时无放射性损伤。磁共振穿刺针必须是磁场兼容性材料制成（由镍、铬、钼、钶、铁和碳等按比例组成的合金），在磁共振图像中表现为一种线形信号缺失。通过提高 MRI 设备性能，缩短成像时间，如 SENSE 技术、快速成像技术，可以实现实时成像和 MRI 透视。MRI 引导多应用于脑转移瘤、肿瘤与周边血管、神经较难分辨的患者。虽然 MRI 引导技术具有诸多优势，但是其开展受限于医院及人员资质，目前开展范围有待提高。

**4. 平面模板引导下粒子植入治疗**　优点是操作方便、治疗时间明显缩短，治疗后剂量与 TPS 吻合程度高；缺点是无法改变穿刺针角度，因骨骼、血管或其他重要脏器的影响会出现剂量"冷区"，另外需配置导航支架，患者要承担相应的模板费用。

**5. 3D 打印模板引导下粒子植入治疗**　优点是可以根据三维图像 360° 无死角制订 TPS，只要定位精准，可在较短时间内高质量完成粒子治疗，治疗前后剂量高度一致，对没有熟练穿刺经验的医师也能较快掌握粒子治疗技术，容易达到同质化要求；缺点是制模及治疗时患者体位需保持高度一致，受呼吸运动、肿瘤质地及深度等因素影响，往往难以完全按照要求完成粒子治疗，并且 3D 打印模板费用较高，目前难以大范围推广。

**（五）粒子治疗的优点及不足**

**1. 优点**

（1）配合外照射治疗，补充外照射剂量的不足。

（2）由于持续性作用于细胞分裂全周期、靶区剂量高，可用于外照射治疗失败病例的治疗。

（3）不受呼吸运动影响，高度适形。

（4）微创、不良反应及风险小、患者住院时间短。

（5）可以反复多次进行治疗。

**2. 不足**

（1）甲状腺髓样癌对放射治疗敏感性相对较差，肿瘤致死剂量高，而复发转移病灶大多与周围神经血管粘连，为确保危及器官安全剂量势必导致相邻靶区剂量不足，肿瘤组织难以得到致死剂量照射。

（2）处方剂量尤其是已进行过外照射放疗后的剂量较难把控，并且处方剂量仅是治疗前的理想剂量，而粒子植入后剂量会随瘤体大小、粒子位置、时间改变而改变，是一个动态变化过程，而这一动态变化导致难以进行准确的剂量验证。

（3）目前仅 $^{125}I$ 粒子具有资质，而 $^{125}I$ 的初始剂量率偏低，对部分增殖较快的髓样癌疗效欠佳。

（4）$^{125}I$ 粒子治疗属永久性植入治疗，如遇严重不良反应，不易取出。

**（六）粒子植入治疗流程**

粒子植入治疗流程如图 3-6-3 所示。

**（七）计算机三维治疗计划系统**

计算机三维治疗计划系统（TPS）对于治疗的准确性及安全性至关重要，分为术前计划（preplanning）、术中预计划（intraoperative preplanning）、术中实时计划（interactive planning）及术后剂量验证（post planning）。

**1. 术前计划要求**　D90≥100%PD，D100≥90%PD，V100≥95%，V90=100%，V150<60%，V200<40%；适形指数（conformity index，CI）>50%（CI=100% 为最佳）；靶区外体积指数（external volume index，EI）<100%，均匀性指数（homogeneity index，HI）>50%，越接近 100% 肿瘤靶区（gross tumor volume，GTV）剂量分布越均匀；周边危及器官接受的剂量不超过耐受剂量。

建议使用不同活度粒子进行治疗，靠近皮肤、黏膜等器官使用低活度粒子。粒子活度为（1.48~3.33）×10MBq/颗。

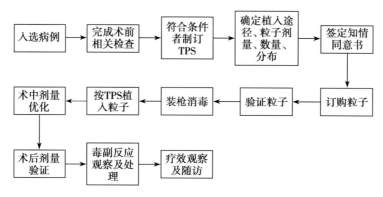

图 3-6-3　粒子植入治疗流程

结合甲状腺髓样癌对射线的敏感性及$^{125}$I粒子的物理生物学特性,处方剂量相对较高,建议:对无外照射放疗史者,给予120~160Gy;有外照射放疗史者,依据外照射剂量及间隔时间酌情分析,给予60~100Gy。

**2. 术中优化**　因肿瘤质地和深度、医师操作水平、患者配合程度等因素影响,穿刺针实际位置与TPS不一致,经剂量验证,出现相应的"冷区"或"热区",从而对穿刺针进行相应调整,确保剂量符合TPS要求后再植入粒子。

**3. 术后验证**　即使经过术中优化,术中出血、操作误差等因素可导致粒子实际植入位置与术中优化后TPS不一致,出现相应的"冷区"或"热区",此时对"热区"已难改变,但对剂量"冷区"应该补种粒子,降低肿瘤因剂量不足复发的概率。

目前,有研究发现,使用SPECT可以对$^{125}$I粒子发出的γ射线进行成像,不仅能直观发现移位的粒子,还能直观体现粒子的射线分布,尤其针对分次或术后补种的患者,可以显示不同活度的$^{125}$I粒子所形成的剂量分布。

**（八）粒子治疗常见并发症的预防和处理**

**1. 气胸**　对于肺部及邻近位置(如胸部、纵隔等部位)转移瘤,在进行粒子植入治疗时可能发生气胸。对于少量气胸(肺部萎陷程度≤10%),大多不需要处理,1~2周后通常可自行吸收;对于中量气胸(肺压缩10%~30%),需要暂停操作,可使用穿刺针穿入胸膜腔进行抽气,持续关注血氧饱和度,待气胸稳定后继续进行,粒子植入完成后密切观察患者症状与体征及气胸变化情况,酌情对症处理。如果出现大量气胸(肺压缩大于30%),立即停止操作并行胸腔闭式引流。

**2. 出血**

（1）肺出血:发生率为10%~20%。CT显示为针道周围肺组织内片状稍高密度影。对于肺出血,一般仅需静脉滴注止血药1~2d。部分患者可伴发咯血。

（2）胸腔内出血:多因穿刺损伤肋间血管或肺内、纵隔血管等,血液沿针道进入胸膜腔,CT表现多为肺底液性区域,当合并气胸时可出现液平。少量、稳定出血,可不需要处理;当出血量较大,达到500~800mL时,常为肋间动脉受损导致,出血迅速,应当停止操作,缓慢退出穿刺针,使患者平卧,同时给予止血药,经静脉通路快速补充液体。

（3）皮下或软组织内出血:对于表浅的皮下出血,可以采用局部加压方式止血,由于甲状腺癌及其转移灶血流相对比较丰富,压迫时间应适当延长;由于颈部血管周边软组织间隙较疏松,可能发生较大量出血在软组织间隙内而没被发现,因此及早发现并对症治疗是关键,必要时行手术干预。

**3. 放射性损伤或坏死**　肿瘤及周围组织接受射线照射后可能发生放射性水肿、炎症,如果剂量过高甚至会引起坏死,因此应严格根据肿瘤组织、治疗情况、危及器官等情况制订TPS。术中严格按照TPS要求进行粒子植入,避免出现过高剂量点、确保危及器官剂量在安全剂量范围内,一旦发现剂量过高,有可能造成严重后果时,应尽量取出多植入的粒子,必要时可行外科手术。对于放射性损伤,应根据不同损伤部位、损伤程度给予相应处理。一般来说,对于轻微的放射性炎症只需要进行相应的对症处理。对于一些较严重的放射性损伤,如急性放射性肺炎一般需要给予大量激素、吸氧和抗生素治疗;急性放射性肠炎一般给予黏膜保护剂、药物灌肠治疗,并适当使用激素,有便血者使用止血药等处理方式;一旦形成溃疡或瘘管,应按照外科要求及时换药,避免感染。

**4. 粒子移位**　因粒子体积小,部分患者因人体肌肉组织或器官运动、肿瘤缩小、植入时粒子穿破血管进入血液循环系统,导致粒子迁徙。常见的移位方式为周边间隙、胸膜腔内、脑内、肺内,甚至心脏冠脉内。SPECT-CT 能捕捉[125]I 粒子发射出的射线,通过全身扫描并结合断层融合显像,一次扫描就能发现全身有无粒子移位,并给予精准定位,是目前判断粒子是否移位的最佳检查方法。

**（九）登记和随访**

**1. 登记**　包括患者姓名、性别、住院号、诊断,粒子植入时间、部位、数量及活度。

**2. 随访**　粒子植入后半年内每 2 个月 1 次,半年~2 年内每 3 个月 1 次,2~5 年内每半年 1 次,5 年后每年 1 次对疗效及不良反应进行随访。疗效随访内容包括血清肿瘤标志物 CEA、血清降钙素;SPECT/CT 全身及局部融合显像;血常规、肝肾功能;粒子治疗部位 CT 或磁共振,有条件者进行 PET/CT 等。

疗效随访评价指标建议采用 RECIST 和 PERCIST 双重标准。统计分析不良反应发生情况、无进展生存期(PFS)、疾病控制率(disease control rate,DCR)、客观缓解率(objective response rate,ORR)、缓解持续时间(duration of response,DOR)等肿瘤疗效评价指标。

**（十）粒子治疗在甲状腺髓样癌中的应用**

**1. 粒子治疗甲状腺髓样癌局部复发及颈淋巴结转移**　植入前常规完成增强 CT 或 MRI 检查,对肿瘤大小、性状(如质地、密度)、是否合并坏死等及与周边组织毗邻情况进行综合评估,完成 TPS。具备条件者,可以考虑 3D 打印模板引导下粒子植入治疗。采用 3D 打印模板时,要确保治疗时体位与定位时一致,先选择 2 根安全并可固定模板的针道进行模板复位,确保模板与计划基本一致,依次完成布针并进行剂量优化,对不符合要求的穿刺针进行适当调整,按照优化完成后的 TPS 进行粒子植入,最后进行剂量验证,对剂量"冷区"移除模板后进行补种。对于肿瘤距离颈部血管或神经较近者,建议 CT 联合 B 超引导完成粒子植入治疗,以免损伤神经或血管(图 3-6-4)。

**2. 粒子治疗甲状腺髓样癌纵隔淋巴结转移**　甲状腺髓样癌可通过淋巴引流的途径转移至颈部淋巴结以及纵隔淋巴结,纵隔淋巴结转移灶往往由于毗邻重要解剖结构或胸骨等部位的遮挡,外科手术创伤大、风险高;既往常使用外照射放射治疗,但是周边正常组织耐受剂量低,且易导致放射性肺炎、放射性食管炎、放射性气管炎、放射性气管食管瘘及心脏功能受损等,靶区剂量难以达到肿瘤致死剂量,影响了外照射放射治疗疗效。[125]I 粒子在组织内射程短,肌肉组织半价层厚度才 1.7cm,对周围正常组织损伤小,可让靶区肿瘤组织达到致死剂量照射并可作用于细胞分裂全周期,因而具有比较好的治疗效果。

肿瘤比邻肺、血管、气管、神经、心脏等重要组织和气管,因此术前必须进行增强 CT 检查,熟悉肿瘤与周边血管、神经及重要器官的关系,选择安全的穿刺路径详细制订 TPS,尽可能避免长距离过肺进针,必要时用生理盐水建立安全通道,甚至可从胸骨入路进行穿刺治疗(图 3-6-5)。

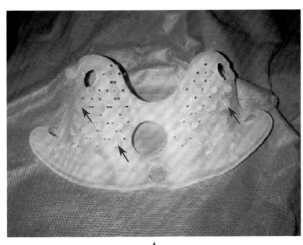

**A**

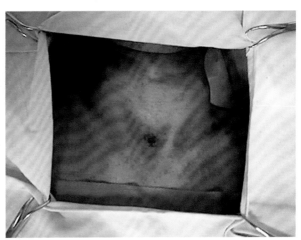

**B**

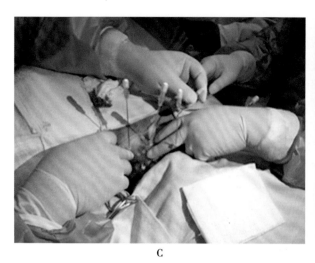
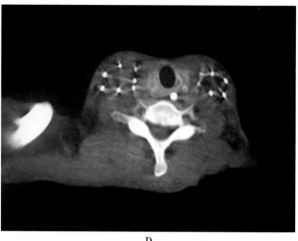

C　　　　　　　　　　　　　　　　　　D

**图 3-6-4　3D 打印非共面模板引导 $^{125}$I 粒子植入治疗颈部淋巴结转移病例**

患者,男,65 岁,甲状腺髓样癌颈部淋巴结转移,3D 打印模版引导粒子植入。A. 患者术前行病灶部位 CT 检查并导入 TPS 计划系统制作 3D 模版,使得靶区剂量及周边组织剂量最优化,针道避让危及组织及器官。使用 3D 打印设备将模版"打印"制作,图中所示(红箭头)为针道导引柱。B. 在 CT 引导设备及定位设备辅助下,复位患者体位并暴露术区。C. 将 3D 模版按术前计划复位,将穿刺针经导引柱穿入患者组织内,使用 CT 扫描检测穿刺针方向、位置与术前计划是否相符。按计划将穿刺针穿入相应深度。D. 植入后复查 CT,检查粒子位置是否满意,有无粒子移位、局部出血等。

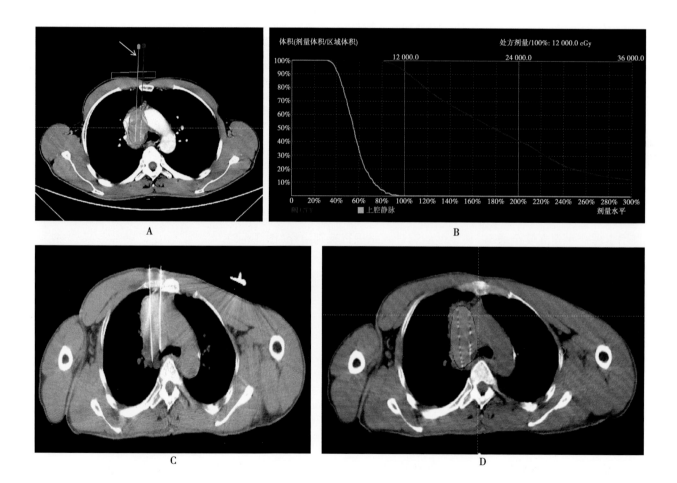

A　　　　　　　　　　　　　　　　　　B

C　　　　　　　　　　　　　　　　　　D

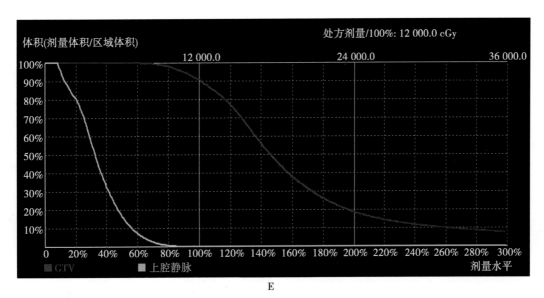

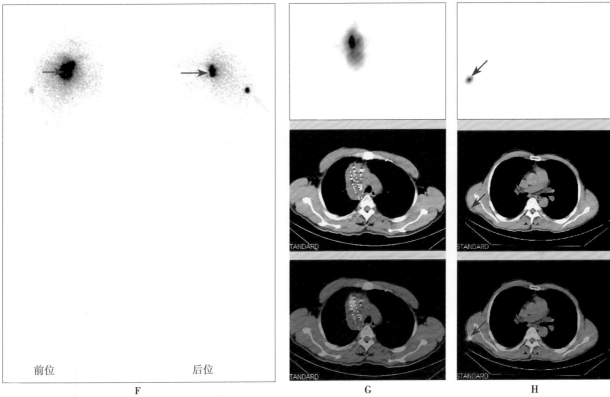

**图 3-6-5　125I 粒子植入治疗纵隔淋巴结转移病例**

患者,男,56 岁,甲状腺髓样癌纵隔淋巴结转移,行甲状腺全切及颈淋巴结清扫,纵隔淋巴结行125I 粒子植入。A、B. 术前进行胸部增强 CT 扫描,使用 TPS 植入计划进行术前规划,勾画生物靶区(红线所围范围),穿刺针(白箭头)避开重要血管及脏器,给予肿瘤靶区(GTV)120Gy 的处方剂量,模拟粒子分布情况(黄色点),通过计算,得出剂量体积直方图(dose volume histogram,DVH),D90(90% 肿瘤所接受的放射剂量)为 125Gy,而附近主要器官(以上腔静脉为例)接受的放射剂量平均值为 67Gy,未超出危及器官剂量限值。C. 粒子植入术中使用 CT 引导,穿刺针按术前计划植入。D、E. 按计划植入粒子后行 CT 检查,使用 TPS 进行术后剂量验证,DVH 示放射剂量分布较合理。125I 粒子植入术后 1 个月行 SPECT-CT 检查。F. 全身显像示纵隔病区团状核素浓聚(红箭头),另见术区外有一核素异常浓聚灶(黄箭头)。G. SPECT/CT 融合显像,纵隔淋巴结转移灶内见金属粒子分布,核素浓聚影与粒子分布区域相一致。H. 断层融合显像发现右侧肩背部皮下一枚125I 粒子移位。血清降钙素从 2 896ng/L 下降到 761ng/L,CEA 从 87.69μg/L 下降到 26.32μg/L,复查 CT 肿瘤略有缩小,提示病情好转。

**3. 粒子治疗甲状腺髓样癌骨转移**　中晚期甲状腺髓样癌常伴有骨骼转移,多数以溶骨性骨质破坏并软组织肿块形成。骨转移瘤往往导致骨相关事件,如病理性骨折、脊髓压迫、骨疼痛、高钙血症等。考虑到脊髓的耐受剂量,作为首选治疗的外照射放射只能进行姑息治疗,而<sup>125</sup>I粒子植入治疗因其独特的物理及放射生物学特征,可以取得较好的疗效。

根据肿瘤破坏部位可以采用前位、侧位或后位进针,腰椎前半椎体破坏可以采取腹腔入路,采用真空体模固定体位;尽量选择骨皮质中断或骨结构破坏明显的入路进行穿刺,避开神经及血管;控制好进针方向及力度,避免损伤神经、血管、脊髓;避免较大幅度弯针,避免断针;骨皮质尚连续者,普通粒子植入针难以突破时可考虑使用骨活检针建立通道,再用18G穿刺针进行粒子治疗;对于侵入椎管的病变,采用不同活度粒子进行治疗,邻近椎管处肿瘤使用低活度粒子,确保脊髓安全剂量同时让肿瘤达到处方剂量(图3-6-6)。

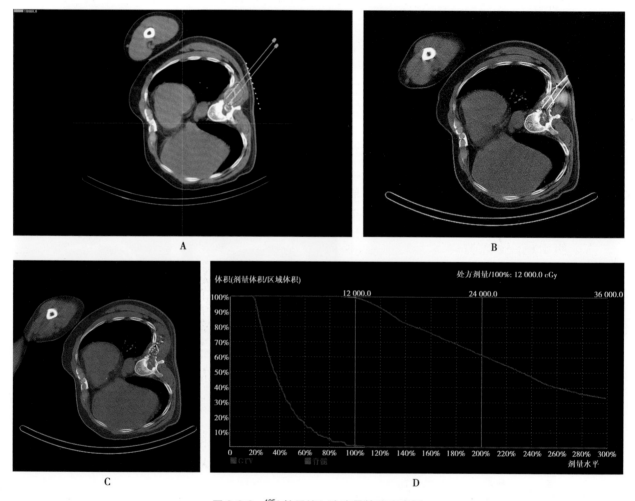

**图3-6-6　<sup>125</sup>I粒子植入治疗骨转移瘤病例**

患者,女,63岁,甲状腺髓样癌骨转移,胸椎骨质破坏并软组织肿块形成,椎管内软组织侵入。A. 术前固定患者体位,体表用标记网格定位,行CT检查,导出CT图像并使用TPS模拟穿刺针穿刺路径,模拟粒子分布,给予肿瘤靶区120Gy处方剂量,图中粉色区域为90%处方剂量所覆盖的范围,蓝色圈为重要脏器(脊髓),脊髓平均剂量42Gy;B. 按术前计划穿入穿刺针;C. 按术前计划植入粒子(白色点),分布状态与术前基本一致;D. 术后复查CT并导入TPS计划系统,DVH示靶区剂量曲线符合要求,脊髓平均剂量为47Gy,与术前计划基本一致。

**4. 粒子治疗甲状腺髓样癌肺转移**　严格进行术前检查如增强CT、凝血功能、血常规、心肺功能检查等,准确评估治疗风险。术前建立好静脉通道。根据肿瘤部位选择不同体位:平卧位适用于上叶前段、中叶内侧段、下叶内侧段及前基底段;俯卧位适用于上叶尖后段、下叶背段、下叶基底段;侧卧位适用于上叶前后段、中叶外侧段、下叶前段、外侧段。位于下肺较小的转移灶,因呼吸运动影响穿刺难度加大,建议采用平面模板引导进行粒子植入治疗。为降低气胸及血胸发生率,采用以最短距离快速通过胸膜、慢速通过肺,尽量在瘤体内改变穿刺针方向,避免反复多次肺内变针。

## 五、放射免疫治疗

放射免疫治疗(RIT)是目前核医学针对肿瘤治疗较新的一种治疗手段,其原理是以抗体或其片段为载体,携带放射性核素"弹头",靶向性治疗相关肿瘤,同时,利用核素释放出的射线进行显像,可以对肿瘤进行定位及其活性的显示,实现诊疗一体化的作用。

传统抗体的制备多为多克隆抗体,且具有鼠源性,会导致人体产生人抗鼠抗体并导致人抗鼠抗体反应(human antimurine antibody response,HAMA),鼠源抗体在体内引起过敏反应并很快被人体免疫系统清除掉,从而无法到达治疗目的。利用噬菌体展示系统制备的人源单链抗体(single-chain antibody fragment,ScFv)可以克服以上不足,如有研究成功制备 MTC 人源噬菌体单链抗体(ScFv),并使用[131]I 对其进行标记,在动物实验中,该放射免疫药物在甲状腺髓样癌肿瘤组织中有较高的摄取率,并且停留时间长,清除缓慢,而在正常组织(肌肉、肺)中摄取较少。[131]I-ScFv 注射后 4 周,动物实验可见肿瘤质量和体积降低,镜下可见肿瘤细胞坏死、核破碎溶解明显,提示[131]I-ScFv 有确定的抑瘤效果。

甲状腺髓样癌细胞可以较高表达癌胚抗原(CEA),[131]I-双 DTPA-铟-半抗原靶向 CEA 抗体 BsmAb 通过使用[131]I 标记 CEA 抗体,靶向性治疗甲状腺癌,临床试验表明该治疗方式具有较好的疗效及疾病稳定率。建议甲状腺髓样癌患者按 40mg/m² 给药,间隔 5d 后注射 3GBq 的[131]I-di-DTPA-In。

虽然目前放射免疫治疗临床应用较少,大多处于试验阶段,但伴随着研究的深入,优秀的标记核素及抗体或片段的发现,这类靶向性治疗肿瘤的手段势必会引起广泛关注。目前,对于放射免疫治疗核素,倾向选择能释放高能 β 射线的核素,如[90]Y;对于单抗,倾向使用单抗片段或多肽,甚至由小分子化合物替代。此外,更加特异性的肿瘤分子靶点的发现和使用,有助于提高疗效,降低毒性。

## 六、质子重离子治疗

回旋加速器生产的高能质子或重离子(碳离子)束进入人体后的剂量变化呈现尖锐的布拉格峰(Bragg peak),在形成峰之前的平坦段为坪(Plateua),峰后则是一个突然减弱陡直的尾(图 3-6-7A)。质子或离子束在达到靶区的途中与组织形成的散射远小于电子线,而且质子束峰锐减(尾),所以肿瘤后方与侧面的正常组织可以得到保护,从而对肿瘤进行定点爆破治疗(图 3-6-7B)。

在离子进入人体的大部分射程里,巨大的初始能量使离子穿过组织的速度很快,因而损失的能量较

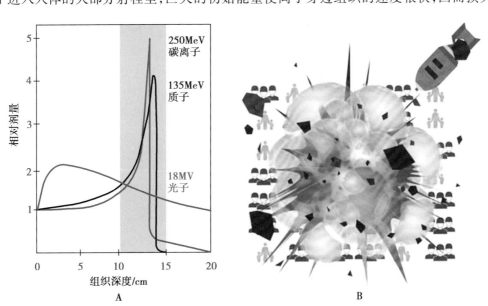

图 3-6-7　高能质子及重离子束在组织内深度与相对剂量变化示意图

小,形成一个相对低能量的坪区;在射程末端,随着能量的损失,离子运动速度减慢,与靶电子碰撞的概率增大,最终在射程末端形成一个陡峭的高剂量(能量损失)峰,即布拉格峰,其后剂量迅速跌落。布拉格峰位的深度可以通过改变入射离子的初始能量来调节。治疗时,精确调整展宽的布拉格峰并套住整个肿瘤靶区,使周围正常的组织只受到很小剂量的照射。利用重离子的带电性,实现栅网扫描技术引导束流对肿瘤实行精确断层扫描的"适形治疗"。此外,重离子的散射比质子和光子小,对精确的剂量分布也非常有利。重离子射线可以直接对 DNA 双链进行不可修复的破坏,对于普通光子射线不敏感的乏氧癌细胞,重离子射线同样可以破坏其 DNA 双链,导致不可以修复。

质子及重离子治疗的特点见表 3-6-6。

表 3-6-6 质子及重离子治疗的特点

| 治疗方法 | 生物学特点 | 物理特点 |
| --- | --- | --- |
| 质子治疗 | 低传能线密度,相对生物学效应 1.1;DNA 单链断裂,存在亚致死损伤修复;杀死肿瘤存在细胞周期性依赖性;乏氧细胞对肿瘤抗拒 | 具有布拉格峰,能量较大($70\sim200MeV$);照射次数较常规放疗少 |
| 重离子治疗 | 高传能线密度,相对生物学效应 $2.0\sim5.5$;DNA 双链断裂,损伤无法修复;杀死肿瘤无细胞周期性依赖性;杀死肿瘤不受氧浓度影响 | 布拉格峰更为明显,剂量分布更佳,能量更大($80\sim430MeV$);照射次数更少,平均 11 次 |

甲状腺髓样癌目前以手术治疗为主,对于术后残灶、转移复发病灶、无法手术的病灶,常规的放射治疗效果欠佳,质子及重离子治疗因其独特的放射物理学及生物学特性,往往可以取得比较好的局部治疗效果,并且不良反应相对较小,将成为难治性甲状腺髓样癌重要的治疗手段之一。

## 七、硼中子俘获治疗

### (一) BNCT 治疗原理

硼中子俘获治疗(boron neutron capture therapy,BNCT)像质子、重离子一样,对肿瘤放射治疗时采用高能量带电粒子,这些高能量带电粒子不仅能较好地保护肿瘤周边的正常组织,而且由于其具备的物理学和放射生物学特性使其对某些类型的实体肿瘤是一种更佳的治疗选择,如头部肿瘤、颅底和脊柱肿瘤、儿童肿瘤、胰腺癌以及软组织肉瘤等。将影像与治疗融合为一体的、被誉为细胞水平放疗的 BNCT 较质子、重离子具有更好的临床应用价值。BNCT 放疗是通过给患者注射用正电子标记的能被肿瘤细胞俘获的含硼药物,通过 PET/CT 或 PET/MR 显像精准显示肿瘤部位,再经过热中子束对已摄取含硼药物的肿瘤进行照射,癌细胞内的硼原子和热中子发生核裂解反应,硼-10($^{10}$B)释放出射程仅约 1 个细胞直径的重粒子 α 和 $^7$Li(图 3-6-8)进而摧毁肿瘤细胞内的遗传物质(DNA)来"引爆"癌细胞,以达到治疗肿瘤的目的,对周边邻近正常组织损伤很小,是治疗癌症的一个新利器,也是一项先进的肿瘤治疗策略。

### (二) BNCT 治疗的基本要素

**1. B 元素及其标记药物** 硼药的使用是 BNCT 的关键之一,硼在自然界中存在 $^{10}$B 与 $^{11}$B 两种,两者都

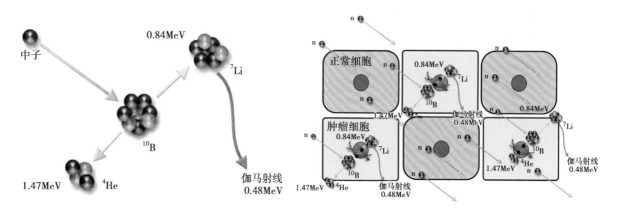

图 3-6-8 热中子俘获 $^{10}$B 产生带电粒子 α 和 $^7$Li 示意图

比较稳定,$^{10}$B 含有 5 个中子,$^{11}$B 含有 6 个中子,天然 $^{10}$B 含量为 19.1%,最高为 20.3%,其余为 $^{11}$B,硼药需要满足如下要求才能被应用于临床试验:

（1）硼药在肿瘤组织中的浓度达 $10\sim30\mu g^{10}B/g$,在临床有效剂量时无毒,有高的肿瘤/正常组织浓度比和肿瘤/血液浓度比,可以快速从血液循环和正常组织中清除,而在肿瘤组织中聚集,易溶于水,化学性质稳定。目前临床试验的基本要求是肿瘤细胞的 $^{10}$B 含量必须高于正常组织细胞的 $^{10}$B 含量达 2.5 倍以上（T/N>2.5）。

（2）目前临床试验使用的硼药包括硫基十二硼烷二钠盐（boron-capture sodium,BSH;$Na_2B_{12}H_{11}SH$）和 $^{10}$B-对-二羧硼酰苯丙氨酸硼（boronophenylalanine,BPA;$^{10}BC_9H_{12}NO_4$）（图 3-6-9）两种。BSH 是一种水溶性化合物,是一个多面体的巯基硼分子,静脉滴注 BSH 后,$^{10}$B 存在于肿瘤病灶处,使得 $^{10}$B 的肿瘤/健康组织的浓度比适合治疗。BPA 是一种脂溶性化合物,是中性氨基酸苯丙氨酸的衍生物。细胞通过中性氨基酸转运机制选择性吸收 L 型异构体。

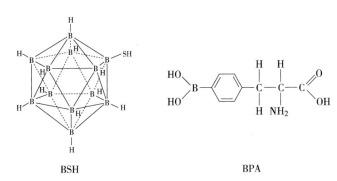

图 3-6-9　BSH 及 BPA 的分子结构图

2. **中子源**　实现 BNCT 技术的治疗,除了涉及专一性的靶向含硼药物,获取中子源并投射到肿瘤区同样作为其前提。最初中子源的获取与反应堆分不开,后来被快速发展的加速器所取代。根据按能量从高到低将中子分为快中子（fast neutron,>1.0MeV）、超热中子（epithermal neutron,1~10keV）和热中子（thermal neutron,<0.1eV）。用于 BNCT 的中子注量率需要达到（$10^{12}\sim10^{13}/cm^2$）才能满足能量和照射的需求,目前采用超热中子外照射方式,到达患处的高能量超热中子慢化成热中子后,再与硼元素发生反应。

3. **BNCT 治疗计划系统（TPS）**　和其他放射治疗法 TPS 大体上是相同的:根据患者的医学诊断图像获取放射区域的信息,勾画靶区和感兴趣区域,对放射源和患者建模,计算患者体内吸收剂量的分布。重要的是,在进行粒子输运计算时,必须考虑到各种放射自身的特点。BNCT 治疗的辐射场为混合场牵涉多种不同辐射与物质的作用,需要考虑不同能量、不同种类的辐射物理特性和辐射生物效应。

**（三）BNCT TPS 的工作流程与功能**

BNCT TPS 制订治疗计划的流程类似于常规放射治疗（如 X 射线放射治疗和离子放射治疗）,有以下 9 个步骤:

1. 获取患者的医学影像资料,并加载至 TPS。
2. 对影像进行适当处理,如配准/融合。
3. 勾画图像,包括肿瘤靶区（GTV）、临床靶区（CTV）和其他感兴趣区域（region of interest,ROI）。
4. 重建患者三维模型,完整描述勾画信息。
5. 设置照射条件,如射束入射点、射束方向、照射场、能谱、射束强等。
6. 根据患者三维模型,生成适用于粒子输运计算的模型。
7. 执行粒子输运计算。
8. 显示、分析计算结果。
9. 测试不同照射条件,以确定最佳的照射方案。

针对甲状腺髓样癌术后残灶、复发及转移灶,传统的外照射放疗一方面因病灶周围的正常组织对放疗剂量的耐受有限,另外放疗后复发的甲状腺髓样癌可能会出现放疗或放化疗抵抗,导致治疗失败。BNCT 中的 $^{10}$B 释放出射程仅约 1 个细胞直径的重粒子 α 和 $^7$Li,其靶向性也好,因此可以最大可能地保存周围正常组织,为无法手术、局部晚期和复发的甲状腺髓样癌提供了一种安全有效的治疗方法。

## 八、总结

甲状腺髓样癌患者,尤其是晚期患者,虽然部分接受了手术治疗,但由于肿瘤的生物学特性,往往预后欠佳。放射性核素治疗作为一种有效的补充治疗手段,可以在不引起严重不良反应的前提下,达到较好的治疗效果。同时,大部分放射性核素治疗药物都具有诊疗一体化的潜力及特点,通过特定设备显像,不仅可以评估疗效,也为放射性核素治疗的剂量学研究提供了可行性。

$^{125}$I粒子植入治疗甲状腺髓样癌疗效明显,随着其在临床的广泛开展,势必会为甲状腺髓样癌的治疗带来新的转变。粒子植入治疗不仅是一种介入治疗,作为放射性核素治疗的一种,更应该引起关注的应该是放射剂量学的研究。最佳的粒子治疗剂量既可以有效提高粒子植入治疗的效果,又能最大限度地避免不良反应的发生。

质子、重离子及硼中子治疗是一种新兴的肿瘤治疗方法,其采用的高能带电粒子,因独特的放射生物学及物理学特点,可以非常精准地对肿瘤病灶进行照射,在取得良好效果的同时对周围正常组织损伤小,将成为难治性甲状腺髓样癌的一种重要治疗手段。

(粟宇　陈志军)

## 参考文献

[1] 许俊锋,彭学姣,张琨,等.甲状腺髓样癌的分子诊断及研究进展.现代肿瘤医学,2019,27(4):681-685.

[2] 赵佳正,郭良,赵坚强,等.甲状腺髓样癌中 RET 原癌基因研究进展.临床耳鼻咽喉头颈外科杂志,2018,32(22):1754-1758.

[3] 谭天秩.临床核医学.3 版.北京:人民卫生出版社,2003.

[4] 黄钢.核医学.3 版.北京:高等教育出版社,2003.

[5] 王俊杰,张福君.肿瘤放射性粒子治疗规范.北京:人民卫生出版社,2016.

[6] WELLS SA JR, ASA SL, DRALLE H, et al. American Thyroid Association guidelines task force on medullary thyroid carcinoma. revised American Thyroid Association guidelines for the management of medullary thyroid carcinoma. Thyroid, 2015, 25(6):567-610.

[7] 邓波.$^{99}$Tcm(V)-DMSA 与 Tcm-MIBI 亲肿瘤显像在诊断甲状腺髓样癌中的对比.同位素,2004,17(1):62-64.

[8] 朱瑞森,陆汉魁.放射性核素治疗.上海:上海科学技术出版社,2004.

[9] WELLS SA JR, ASA SL, DRALLE H, et al. Revised American Thyroid Association guidelines for the management of medullary thyroid carcinoma. Thyroid, 2015, 25(6):567-610.

[10] 田琨,张瑞明.甲状腺癌疾病诊治的研究进展.世界最新医学信息文摘,2016,16(50):51-52,54.

[11] 陈燕,孙德胜,钟洁愉,等.细针穿刺细胞学联合血清降钙素对甲状腺髓样癌的诊断价值.中国医师杂志,2019,21(8):1136-1138.

[12] 龚艳萍,刘枫,邹秀和,等.甲状腺髓样癌的诊治进展.中国普外基础与临床杂志,2016,23(5):620-625.

[13] 曾博,田兴德.甲状腺髓样癌诊断及治疗的研究进展.医学理论与实践,2020,33(6):894-896.

[14] 阮华兵,王东.甲状腺髓样癌诊疗研究进展.世界最新医学信息文摘,2019,19(10):25-26.

[15] 王文俊,陈志军,许波,等.3D 打印非共面模板 CT 引导下$^{125}$I粒子植入治疗恶性肿瘤临床应用.实用癌症杂志,2018,33(9):1557-1559.

[16] 陈志军,谭丽玲,粟宇,等.$^{125}$I粒子植入治疗难治性甲状腺癌骨转移临床应用.中华核医学与分子影像杂志,2018,38(1):14-16.

[17] 陈志军,谭丽玲,王文俊,等.$^{131}$I联合$^{125}$I粒子治疗难治性甲状腺癌骨转移一例.国际放射医学核医学杂志,2017,41(1):76-78.

[18] KANKAANRANTA L, SEPPL T, KOIVUNORO H, et al. Boron neutron capture therapy in the treatment of locally recurred head and neck cancer. Int J Radiat Oncol Biol Phys, 2007, 69(2):475-482.

[19] WANG LW, WANG SJ, CHU PY, et al. BNCT for locally recurrent head and neck cancer:preliminary clinical experience from a phase Ⅰ/Ⅱ trial at Tsing Hua Open-Pool Reactor. Appl Radiat Isot, 2011, 69(12):1803-1806.

[20] WANG LW, CHEN YW, HO CY, et al. Fractionated BNCT for locally recurrent head and neck cancer:experience from a phase Ⅰ/Ⅱ clinical trial at Tsing Hua Open-Pool Reactor. Appl Radiat Isot, 2014, 88:23-27.

# 第七章

# 甲状腺癌放射性核素治疗的特殊情况和最新进展

## 第一节　甲状腺癌合并毒症的病因学分类及放射性核素治疗

### 一、背景

甲状腺毒症是指体内甲状腺激素水平过高造成的神经、循环、消化系统功能亢进综合征。患者通常表现为心悸、消瘦、怕热、多汗、食欲增强、大便次数增多等临床症状,但引起这些症状的原因不尽相同。最常见的病因是格雷夫斯病(GD),其他还有中枢性甲亢、毒性腺瘤、高功能性转移性甲状腺癌等。

理论上讲,甲状腺毒症患者伴随低 TSH 水平,甲状腺癌发病率更低。然而随着检测技术的提升,越来越多的毒症患者合并甲状腺癌的临床情形。

不同患者发生甲状腺毒症的病因不尽相同,其临床处理、治疗也会有所不同。本章主要就甲状腺癌合并毒症的病因学分类及放射性核素治疗方案做简要评述。

### 二、甲状腺癌合并毒症的病因学分类

#### (一) 甲状腺癌合并格雷夫斯病

格雷夫斯病是指促甲状腺激素受体抗体(TRAb)异常增高,激活促甲状腺激素受体(TSHR),导致甲状腺激素分泌过多的疾病。据报道,格雷夫斯病合并甲状腺癌患者在所有格雷夫斯病患者中的占比最高达到 17%。其中,甲状腺癌的病理类型主要是 DTC,MTC 也有报道。目前认为,TRAb 类似于 TSH,一方面通过 TSHR 受体信号通路调控细胞活化与生长,另一方面协同血管内皮生长因子及胰岛素样生长因子受体信号通路促进细胞增殖、肿瘤形成及侵袭。

#### (二) 甲状腺癌合并 Plummer 病

Plummer 病又称毒性多结节性甲状腺肿,常发生于碘缺乏地区。Plummer 病合并的甲状腺癌病理分型以 PTC 为主,滤泡型乳头状癌(follicular variant papillary thyroid carcinoma,FVPTC)及滤泡状癌也有报道。长期碘缺乏可导致体内甲状腺素水平降低,反馈性引起 TSH 增高,从而刺激滤泡增生。在此基础上,TSHR 及下游 Gsα 蛋白突变导致环磷酸腺苷信号通路异常活化,刺激正常滤泡上皮细胞异常增生,形成毒性甲状腺肿。此外,转化生长因子 β 及胰岛素样生长因子可促进滤泡上皮细胞增殖及失分化,导致肿瘤形成。

#### (三) 甲状腺癌合并胺碘酮源性甲状腺毒症

胺碘酮是一种临床常用的抗心律失常药,长期服用胺碘酮治疗心律失常的患者中约有 18% 的患者出现胺碘酮源性甲状腺毒症(amiodarone-induced thyrotoxicosis,AIT)。常见的病理类型是 PTC 及 FVPTC,多见于老年男性。一种情形是患有自主功能结节或格雷夫斯病的患者服用含有大量碘的胺碘酮后毒症加重,另一种情形是该药直接破坏甲状腺滤泡上皮细胞导致激素异常释放。目前临床认为,胺碘酮可能会直接导致甲状腺癌形成,但仍待更多证据予以验证。

#### (四) 甲状腺癌合并中枢性甲亢

甲状腺癌合并中枢性甲亢可分为甲状腺癌合并垂体促甲状腺激素腺瘤和甲状腺癌合并甲状腺素抵抗两类。中枢性甲亢患者虽然也存在毒症的相关临床症状,但 TSH 是增高的。正常甲状腺滤泡上皮细胞在长期 TSH 刺激下最终形成肿瘤,主要病理类型是 PTC 及 FTC。

### （五）甲状腺癌高功能转移灶

临床上,引起甲状腺毒症的转移性甲状腺癌病理类型以 FTC 为主,PTC 也偶有报道。常见的转移部位主要位于肺及骨。甲状腺癌转移灶异常分泌甲状腺激素的原因有很多。例如,体内 TRAb 刺激肿瘤细胞 TSHR,肿瘤细胞 TSHR 突变,肿瘤负荷高导致肿瘤本身分泌甲状腺激素水平增高,以及肿瘤组织内脱碘酶表达增多等。

## 三、甲状腺癌合并毒症的放射性核素治疗

对于甲状腺癌合并毒症的这类特殊人群,目前并没有统一的治疗标准。此类患者病情较甲状腺功能正常者复杂,宜采取内分泌、外科、重症医学科、核医学科等多学科相结合的治疗方式。

首先需明确甲状腺毒症的病因,继而采取相应措施。比如,对于外源性药物引起者,应首先停止该药的摄入;对于格雷夫斯病引起者,可用抗甲状腺药物控制症状等。对于临床症状较严重的患者,除了加用抗甲状腺药物外,还需使用 β 受体阻滞剂改善心率,或者通过血液透析快速降低体内甲状腺激素水平。当患者临床症状得到改善以后,可进行后续对因治疗。对于能够手术切除的原发灶或转移灶,可优先考虑手术切除。对于部分无法通过局部治疗达到疾病控制的患者,需进行后续 $^{131}$I 治疗。

与其他甲状腺癌合并毒症的患者不同,高功能转移灶患者在 $^{131}$I 治疗过程中存在肿瘤细胞破坏后激素大量释放的风险。因此,对于此类患者进行 $^{131}$I 治疗时,可采用分次治疗方案。同时,在治疗过程中可给予糖皮质激素来增加患者耐受性。对于部分病情特别严重的患者,在服用 $^{131}$I 治疗后可继续加用抗甲状腺药物及 β 受体阻滞剂来缓解高代谢症状。

# 第二节　不明原因高甲状腺球蛋白血症的 $^{131}$I 辅助治疗

全甲状腺切除术( total thyroidectomy,TT)后患者在接受首次 $^{131}$I 治疗之前,TSH 刺激或抑制状态下血清甲状腺球蛋白(Tg)水平在疾病监测和管理决策中均具有重要价值。有文献表明,术后数周的高 Tg 血症与持续/复发/转移性 DTC(prmDTC)及生存关系密切。2015 版美国甲状腺协会(ATA)指南指出,术后 TSH 刺激下 Tg($Tg_{off}$)>10ng/mL 的患者需要再次评估,甚至补充治疗。遗憾的是,虽然距 2009 版 ATA 指南首次提出术语——"甲状腺球蛋白血症"已有十余年,但是多数研究中混杂了结构学病变的病例,专用于 TT-DTC 患者不明原因高 Tg 血症的数据非常少。

为了便于分期和随访,延长疾病特异性生存期和无进展生存期,降低疾病复发率,2015 版 ATA 指南提出复发风险度中危患者应考虑放射性碘辅助治疗( radioiodine adjunctive therapy,RAT),高危患者常规建议 RAT。目前尚没有准确的 Tg 截断值区分低、中、高危患者,血清 Tg 水平在复发风险度分层中的意义不甚明晰,造成了明确辅助治疗的概念和适应证方面的实际困难。笔者已发表于 *Journal of Nuclear Medicine* 的研究认为,TT-DTC 患者不明原因的高 Tg 血症是 RAT 合适的适应证,理由分述如下。

## 一、超过 90% 的患者风险度分层为中-高危

2009 年 6 月—2018 年 8 月招募的 254 例术后不明原因高 Tg 血症患者中,6.7%(17/254)患者术后风险度分层为低危,中危和高危患者分别为 225(88.6%)和 12(4.7%)例。RAT 后进行即刻动态风险度分层,11.8%(2/17)的术后低危患者因发现淋巴结转移转为中危,2 例中危患者因发现远处转移定为高危。术后和 RAT 后即刻风险度分层分布是相似的(中、高危患者比例均超过 90%),这表明此类患者具有稳定的中、高风险分层。

## 二、超过 80% 的患者归因为非残留甲状腺组织

经过 5.55GBq $^{131}$I 辅助治疗后,仅 17.3% 的患者考虑术后高 Tg 来源于残留甲状腺组织。同时,50% 以上患者的高 Tg 血症归因为生化疾病(意味着体内存在亚临床病灶)——这群患者是辅助治疗的最佳人群。尽管统计学上 $Tg_{off}$ 的截断值可以把结构/功能疾病与残留甲状腺组织及生化疾病区分开来,但总体效能较低。<1% 的患者存在远处转移,但预后均较佳。

### 三、超过80%患者的疗效评价为非结构/功能学病变

疗效评价为反应完全(ER)、反应不确切(IR)、生化反应不完全(BIR)和结构/功能反应不完全(structural/functional incomplete response,S/FIR)的患者数分别为46(18.1%)、69(27.2%)、92(36.2%)和47(18.5%)。其中,35.3%(6/17)的术后低危患者获得了ER,在中、高危人群中分别为16.4%(37/225)和25.0%(3/12)(P=0.119)。此外,S/FIR在术后低、中、高危患者中占比分别为11.8%(2/17)、19.6%(44/225)和8.3%(1/12)(P=0.632)。

研究中纳入的患者90%以上风险度分层是中高危,5.55GBq的<sup>131</sup>I揭示超过80%患者的高Tg归因为生化/功能/结构病变,超过80%患者的疗效评价为非S/FIR。因此,研究者得出结论认为分化型甲状腺癌术后不明原因高Tg血症是RAT合适的适应证。

## 第三节 甲状腺癌再次<sup>131</sup>I治疗的指征

2015年ATA指南建议,若患者<sup>131</sup>I治疗后存在获益,可给予重复治疗。但是,该指南并没有对"获益"做出详细解释,无法指导<sup>131</sup>I重复治疗。目前,大部分放射性核素治疗中心在临床实际工作中,只要病灶存在摄碘,即给予患者下一次<sup>131</sup>I治疗,导致部分患者可能接受了不必要的<sup>131</sup>I治疗,使得唾液腺功能障碍、肺纤维化、骨髓抑制和第二癌症等不良反应的风险增高。

关于预测远处转移DTC患者是否从下一次<sup>131</sup>I治疗中得到生化获益的问题,有一项前瞻性研究发现,前一次治疗后全身<sup>131</sup>I显像中病灶靶本比≥8.1和前一次<sup>131</sup>I治疗甲状腺球蛋白下降比例≥25.3%是预测下一次<sup>131</sup>I治疗生化获益的独立预测因子。同时符合病灶靶本比≥8.1和前一次<sup>131</sup>I治疗甲状腺球蛋白下降比例≥25.3%时,预测下一次<sup>131</sup>I治疗生化获益的特异性为90.2%,阳性预测值为87.7%;满足病灶靶本比≥8.1或前一次<sup>131</sup>I治疗甲状腺球蛋白下降比例≥25.3%中一条时,下一次<sup>131</sup>I治疗生化获益的敏感性为98.8%,阴性预测值为97.7%。这些结果表明,同时符合病灶靶本比≥8.1和前一次<sup>131</sup>I治疗甲状腺球蛋白下降比例≥25.3%时,患者从下一次<sup>131</sup>I治疗中获益的可能性非常大;两条均不符合的情况下,患者几乎不可能从下次<sup>131</sup>I治疗中取得生化获益。

## 第四节 大量残留甲状腺组织的<sup>131</sup>I消融

《2015ATA成人甲状腺结节与分化型甲状腺癌指南》建议低危DTC的患者不需要行全甲状腺切除,可仅接受甲状腺腺叶切除术,且进一步指出,接受全甲状腺切除术与腺叶切除术后再按需补充行全切的DTC患者的临床结局相似,但腺叶切除术可有效规避甲状旁腺功能低下和喉返功能障碍等手术并发症。遗憾的是,无论是全甲状腺切除还是部分腺叶切除术后的患者,如果需行补充二次手术时,都存在手术相关并发症发生比例不低,患者二次手术接受程度差等问题。

<sup>131</sup>I可以作为补充全甲状腺切除术的替代方案,实现功能意义上的全甲状腺切除,避免患者接受二次手术。有研究显示,4周的甲状腺素撤退后,100mCi的<sup>131</sup>I消融成功率为75%~90%。但是应用30mCi固定剂量的<sup>131</sup>I消融成功率仅不到60%。同时,采用《2015ATA成人甲状腺结节与分化型甲状腺癌指南》提出的疗效评价方案,30mCi的<sup>131</sup>I消融生化反应不完全比例在24%,而100mCi的<sup>131</sup>I消融生化反应不完全比例仅为不到18%。面对争议,有一项前瞻性研究联合Tg和摄<sup>131</sup>I率的分层剂量法,明确了不同剂量在残留甲状腺组织<sup>131</sup>I消融中的意义(图3-7-1)。该研究中,对于摄<sup>131</sup>I率>15%的患者,

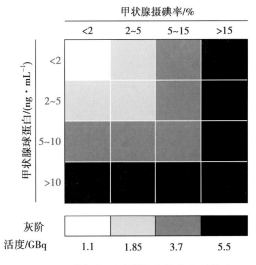

图3-7-1 联合Tg和摄<sup>131</sup>I率的分层剂量法

5.55GBq 的 $^{131}$I 的消融成功率约为 88.7%，远高于 3.7GBq 的固定剂量法组（$P = 0.001$）。该研究还发现，颈痛为大量残留甲状腺组织 $^{131}$I 消融最常见的不良反应，其发生率接近 70%，其中严重颈痛发生率约为 18%。经对乙酰氨基酚、泼尼松等药物预防和对症治疗后，患者颈痛的发生率和严重程度有显著降低，可低至 10% 以下。

（程林　付浩　陈立波）

## 参考文献

[1] HAO FU, LIN CHENG, YUCHEN JIN, et al. Thyrotoxicosis with concomitant thyroid cancer. Endocr Relat Cancer, 2019, 26 (7): R395-R413.

[2] AMLASHI FG, TRITOS NA. Thyrotropin-secreting pituitary adenomas: epidemiology, diagnosis, and management. Endocrine, 2016, 52(3): 427-440.

[3] BACUZZI A, DIONIGI G, GUZZETTI L, et al. Predictive features associated with thyrotoxic storm and management. Gland Surgery, 2017, 6(5): 546-551.

[4] BARTALENA L, BOGAZZI F, CHIOVATO L, et al. Vanderpump M 2018 European Thyroid Association (ETA) guidelines for the management of amiodarone-associated thyroid dysfunction. European Thyroid Journal, 2018, 7(2): 55-66.

[5] SHARMA A. Marine-Lenhart syndrome in two adolescents, including one with thyroid cancer: a case series and review of the literature. Journal of Pediatric Endocrinology and Metabolism, 2017, 30(12): 1237-1243.

[6] TJORNSTRAND A, NYSTROM HF. Diagnosis of endocrine disease: diagnostic approach to TSH-producing pituitary adenoma. European Journal of Endocrinology, 2017, 177(4): R183-R197.

[7] FURUYA-KANAMORI L, SEDRAKYAN A, ONITILO AA, et al. Differentiated thyroid cancer: millions spent with no tangible gain? Endocr Relat Cancer, 2018, 25(1): 51-57.

[8] LIM H, DEVESA SS, SOSA JA, et al. Trends in thyroid cancer incidence and mortality in the united states, 1974-2013. JAMA, 2017, 317(13): 1338-1348.

[9] ZHANG XY, SUN JW, QIU ZL, et al. Clinical outcomes and prognostic factors in patients with no less than three distant organ system metastases from differentiated thyroid carcinoma. Endocrine, 2019, 66(2): 254-265.

[10] HAUGEN BR, ALEXANDER EK, BIBLE KC, et al. 2015 American Thyroid Association management guidelines for adult patients with thyroid nodules and differentiated thyroid cancer: the American Thyroid Association guidelines task force on thyroid nodules and differentiated thyroid cancer. Thyroid, 2016, 26(1): 1-133.

[11] JIN Y, VAN NOSTRAND D, CHENG L, et al. Radioiodine refractory differentiated thyroid cancer. Crit Rev Oncol Hematol, 2018, 125: 111-120.

[12] KLEIN HESSELINK EN, BROUWERS AH, DE JONG JR, et al. Effects of radioiodine treatment on salivary gland function in patients with differentiated thyroid carcinoma: a prospective study. J Nucl Med, 2016, 57(11): 1685-1691.

[13] CHEN L, SHEN Y, LUO Q, et al. Pulmonary fibrosis following radioiodine therapy of pulmonary metastases from differentiated thyroid carcinoma. Thyroid, 2010, 20(3): 337-340.

[14] CHENG L, SA R, LUO Q, et al. Unexplained hyperthyroglobulinemia in differentiated thyroid cancer patients indicates radioiodine adjuvant therapy: a prospective multicenter study. J Nucl Med, 2021, 62(1): 62-68.

[15] KLAIN M, PACE L, ZAMPELLA E, et al. Outcome of patients with differentiated thyroid cancer treated with 131-iodine on the basis of a detectable serum thyroglobulin level after initial treatment. Front Endocrinol(Lausanne), 2019, 10: 146.

[16] HIRSCH D, GORSHTEIN A, ROBENSHTOK E, et al. Second radioiodine treatment: limited benefit for differentiated thyroid cancer with locoregional persistent fisease. J Clin Endocrinol Metab, 2018, 103(2): 469-476.

[17] CALIFANO I, DEUTSCH S, LOWENSTEIN A, et al. Outcomes of patients with bone metastases from differentiated thyroid cancer. Arch Endocrinol Metab, 2018, 62(1): 14-20.

[18] DE LA FOUCHARDIERE C, DECAUSSIN-PETRUCCI M, BERTHILLER J, et al. Predictive factors of outcome in poorly differentiated thyroid carcinomas. Eur J Cancer, 2018, 92: 40-47.

[19] WANG R, ZHANG Y, TAN J, et al. Analysis of radioiodine therapy and prognostic factors of differentiated thyroid cancer patients with pulmonary metastasis: an 8-year retrospective study. Medicine(Baltimore), 2017, 96(19): e6809.

[20] GIOVANELLA L, CERIANI L, GHELFO A, et al. Thyroglobulin assay 4 weeks after thyroidectomy predicts outcome in low-risk papillary thyroid carcinoma. Clin Chem Lab Med, 2005, 43(8): 843-847.

52检